循環器内科専門医バイブル
The Bible for Specialist of Cardiovascular Medicine

3

不整脈
Cardiac Arrhythmia
識る・診る・治す

総編集
小室一成

専門編集
平尾見三

中山書店

[総編集]

小室　一成　東京大学大学院医学系研究科循環器内科学

[専門編集]

平尾　見三　東京医科歯科大学大学院医歯学総合研究科心臓調律制御学

循環器内科専門医バイブル
シリーズ刊行にあたって

　高齢者人口の増加に伴い，循環器疾患を有する患者数は増え続けている．厚生労働省による平成26年（2014年）の「患者調査」によると，高血圧性疾患で継続的に治療を受けている総患者数は約1,010万人，高血圧性のものを除いた心疾患の総患者数は約173万人と推計されている．また日本循環器学会による2016年度の「循環器疾患診療実態調査」によると心不全の入院患者は約24万8千人おり，この4年間で約3万5千人増え，急性心筋梗塞の患者は約7万2千人で，この5年間で約3千人増えている．

　これに対し，日本循環器学会の会員は約2万6千名，循環器専門医はその半数の約1万3千5百名であるが，急増する循環器疾患の患者を診療するには，さらなる専門医の育成が急務である．平成31年度からは新しい専門医制度が開始されるが，診断・治療ともに日進月歩の循環器病学において修得すべき情報量は増え続けており，より効率的な学習が求められている．

　そこでこの度，循環器専門医を主たる読者として，これから専門医を目指す若手医師の育成にも役立つ『循環器内科専門医バイブル』シリーズを企画し刊行することになった．本シリーズの特色は，以下の5点である．

1. 循環器領域を網羅的に扱うのではなく，専門医が関心の高いテーマや重要な領域を取り上げる．
2. 各巻ごとにその領域を代表する専門編集者を立ててコンテンツを練り上げ，相応しい執筆者をご選考いただく．
3. 各巻のテーマは疾患をベースとし，関連する診断，検査・手技，薬物治療・非薬物治療，予防法などを盛り込む．
4. 臨床に重点を置きつつ必要に応じて基礎研究にも触れ，病態の深い理解を実臨床に活かす．
5. 循環器専門医として知っておくべき知識，身につけておくべき技術，さらに最新の診断・治療の動向を，わかりやすく，具体的に解説する．

　シリーズ最初の3巻は，代表的循環器疾患である「心不全」「虚血性心疾患」「不整脈」を取り上げる．循環器専門医が常に座右において実臨床の指針を仰ぐ，まさにバイブルとよべる実践書となることを目指すものである．

2018年　3月

シリーズ総編集　小室一成

不整脈 — 識る・診る・治す

序

　心臓病の中でこの30年間に大きく変遷を遂げた領域は，不整脈だといえる．不整脈は頻脈，徐脈（含：伝導障害），期外収縮に大別され，その中でまた多数に細分類されるwide-spectrum疾患である．1906年心電計にて心房細動が記録されて以来，上記のさまざまな不整脈の存在が認知されてきた．一方，その治療法は，頻脈には1910年代のキニジンにはじまるclass Ⅰ群～Ⅳ群抗不整脈薬による治療，徐脈には1970年代からペースメーカ治療が導入され主流となり，不整脈治療はここに一旦確立した．

　しかし30年前にカテーテル焼灼術が臨床応用されるに至り，頻脈治療は根治可能となり一大転機を迎えた．1990年代には3Dマッピングシステムが開発導入され，心房細動を中心に心室頻拍などの治療成績も格段に向上していった．同じく30年前に，心室細動・心室頻拍治療に植込み型除細動器（ICD），2000年からは心不全に心臓再同期療法（CRT）が用いられるようになり，ここに現在の不整脈・不整脈関連疾患の治療法が勢揃いした．

　さらに，不整脈の中で最もcommonな心房細動治療には，アブレーション（焼灼術）に加えて，脳梗塞予防に画期的な抗凝固薬（非ビタミンK抗凝固薬：NOAC）が加わり，現状の包括的治療戦略が確立した．血栓予防には左心耳閉鎖デバイスの導入も予定されており，今後の心房細動治療には，不整脈専門医のみならず他の循環器専門医も診療に参加が求められる時代を迎えている．

　臨床の現場で診療に当たる循環器医にはwide-spectrumな不整脈の広範な知識（識る）と的確な診断（診る），そして頻繁に最新機器が開発・臨床応用される治療（治す）について十分に知悉することが求められる．具体的には，微小な植込み型レコーダーからMRI・3Dマッピングなどに至る不整脈と不整脈基質の最新診断術，新規機器が導入されるアブレーション領域，今やリードさえもないペースメーカ領域，心臓へのリードが不要なICDが頻用されている心室除細動領域，有効率を上げる新しいCRTが開発される心不全領域に加えて，従来治療対象にならなかったBrugada症候群などのチャネル病頻脈のアブレーション術など，多岐の領域にわたる．

　時間的制約もあるなかで，頻脈から徐脈まで不整脈の全領域について学ぶのはなかなか容易ではないが，本書は第一線で活躍されている多数の不整脈専門医によって，最先端の診断法・治療法の真髄がコンパクトに解説されており，循環器診療に携わる医師のみならず，メディカルプロフェッショナルの方々にも是非ご活用いただきたい一冊に仕上がっている．日常診療にお役に立つことができれば，編者として望外の喜びである．

2018年　9月

「不整脈」専門編集　平尾見三

循環器内科専門医バイブル 不整脈

目次

序章　不整脈オーバービュー

不整脈専門領域の拡大―過去，現在，未来	平尾見三	2
コラム　最新のデバイス治療		8
不整脈薬物治療の変遷	新　博次	9
コラム　抗不整脈薬として最古の薬剤はキニジン		10

第1章　不整脈を識る―不整脈の基礎

不整脈の分類	奥村　謙	20
不整脈の疫学	清水昭彦	25
不整脈の発生機序	辻　幸臣，蒔田直昌	33
コラム　渦巻き型旋回興奮波（ローター）と心房細動・心室細動		41
臨床研究のエビデンス	村川裕二	43

第2章　不整脈を診る―不整脈の診断

臨床症状と診断のフローチャート	杉　薫，熊谷賢太	52
コラム　動悸の原因と鑑別		56
問診/身体所見のとり方	小林洋一	58
標準12誘導心電図から何がわかるか	松本万夫，田中沙綾香	62
心電図検査		
a．ホルター心電図	橋本賢一，渡邊一郎	72
b．運動負荷心電図	八木直治，相良耕一	81
コラム　ペースメーカ植込み患者の身体障害認定基準		87
チルト試験	大江学治，安部治彦	88
コラム　心抑制型VVS患者に対するペースメーカ治療		93
加算平均心電図とT波オルタナンス	池田隆徳	95
心エコー	関口幸夫	103

| コラム | WPW症候群における Kent 束の局在部位 | 107 |

MRI/CT/PET .... 佐々木 毅 110
| コラム | CT を用いた脂肪変性を伴う線維化の評価 | 116 |

臨床電気生理学的検査 .... 森田典成, 小林義典 119
遺伝性不整脈の遺伝子検査 .... 堀江 稔, 大野聖子 129
鑑別診断のポイント .... 南方友吾, 影山智己, 三田村秀雄 136

第3章　不整脈を治す─薬物治療と非薬物治療

徐脈（洞不全症候群/房室ブロック） .... 戸叶隆司, 中里祐二 144
期外収縮 .... 福井 暁, 髙橋尚彦 152
心房頻拍/心房粗動 .... 庭野慎一 160
心房細動 .... 山根禎一 166
発作性上室頻拍/早期興奮症候群 .... 山内康照 172
心室頻拍 .... 野上昭彦 182
心室細動 .... 宮﨑晋介, 夛田 浩 191
まれな心室頻脈/心室細動─Brugada 症候群など .... 川田哲史, 森田 宏 198
遠隔モニタリング .... 三橋武司 207
| コラム | 生体情報の測定 | 212 |

チーム医療 .... 鈴木 誠 213
| コラム | 終末期心不全患者の緩和ケア（植込み型心臓デバイス患者） | 214 |
| コラム | 日本におけるチーム医療の報告 | 219 |

第4章　Expert Advice
─治療薬やデバイスの一歩進んだ使い方・使いこなし方

抗不整脈薬 .... 小松 隆 222
抗凝固薬 .... 鈴木信也, 山下武志 230
ペースメーカ治療─デバイス植込み症例における遠隔モニターと
　心原性脳梗塞の予防 .... 石川利之 236
ICD/CRT-D .... 栗田隆志 240
| コラム | 不適切作動，不必要作動を減らすための実際 | 240 |
| コラム | CRT-D と CRT-P | 241 |

デバイス抜去術 .... 合屋雅彦 245
放射線被曝低減 .... 副島京子 249

第5章 さまざまな不整脈─病態に応じた治療の実際

不全心を伴った不整脈

　　a． 心房細動 .... 里見和浩 254
　　　　コラム 拡張不全と心房細動 256
　　　　コラム 頻拍依存性心筋症 258
　　b． 心室頻拍/細動 .... 横式尚司 259
　　　　コラム 重症心不全症例に合併した心室頻拍・心室細動に対する
　　　　　　　　アブレーション治療 265
　　　　コラム IMPELLA© 補助循環用ポンプカテーテル 266
虚血心における不整脈 .... 中原志朗 267
肥大型心筋症における不整脈 .... 池主雅臣, 齋藤 修, 保坂幸男 275
不整脈原性右室心筋症における不整脈 .... 永瀬 聡, 草野研吾 284
Brugada症候群/J波症候群における不整脈 .... 因田恭也 291
小児の不整脈（QT延長症候群/カテコラミン誘発多形性心室頻拍）......... 住友直方 301
外科手術後の不整脈 .... 宮内靖史 314

第6章 Current Topics ─診断と治療の最新動向

S-ICD .... 佐々木真吾 324
非薬物的左心耳血栓予防 .... 原 英彦 329
潜因性脳梗塞診断 .... 相澤義泰, 金澤英明 333
リードレスペースメーカ .... 浅野 拓 336
カテーテルアブレーションにおける high density 3D マッピングの実際
　......... 田中泰章 342
レーザーバルーンアブレーション .... 重田卓俊, 沖重 薫 346

略語一覧 351
索引 356

▶ 執筆者一覧 (執筆順)

平尾見三	東京医科歯科大学大学院医歯学総合研究科心臓調律制御学	森田典成	東海大学医学部付属八王子病院循環器内科
新 博次	南八王子病院	小林義典	東海大学医学部付属八王子病院循環器内科
奥村 謙	済生会熊本病院心臓血管センター	堀江 稔	滋賀医科大学医学部医学科内科学講座循環器内科
清水昭彦	宇部興産中央病院	大野聖子	国立循環器病研究センター研究所分子生物学部
辻 幸臣	長崎大学医歯薬学総合研究科分子生理学	南方友吾	立川病院循環器内科
蒔田直昌	長崎大学医歯薬学総合研究科分子生理学	影山智己	立川病院循環器内科
村川裕二	帝京大学医学部附属溝口病院内科	三田村秀雄	立川病院
杉 薫	小田原循環器病院	戸叶隆司	順天堂大学医学部附属浦安病院循環器内科
熊谷賢太	小田原循環器病院循環器内科	中里祐二	順天堂大学医学部附属浦安病院循環器内科
小林洋一	昭和大学病院医療安全管理部門	福井 暁	大分大学医学部循環器内科・臨床検査診断学講座
松本万夫	東松山医師会病院	髙橋尚彦	大分大学医学部循環器内科・臨床検査診断学講座
田中沙綾香	東松山医師会病院内科	庭野慎一	北里大学医学部循環器内科学教室
橋本賢一	防衛医科大学校集中治療部	山根禎一	東京慈恵会医科大学内科学講座循環器内科
渡邊一郎	日本大学医学部内科学系循環器内科学分野	山内康照	横浜市立みなと赤十字病院循環器内科
八木直治	心臓血管研究所・付属病院循環器内科（不整脈）	野上昭彦	筑波大学医学医療系循環器不整脈学
相良耕一	心臓血管研究所・付属病院循環器内科（不整脈）	宮﨑晋介	福井大学医学部医学科病態制御医学講座循環器内科学
大江学治	産業医科大学医学部第2内科学循環器系グループ	夛田 浩	福井大学医学部医学科病態制御医学講座循環器内科学
安部治彦	産業医科大学医学部第2内科学循環器系グループ不整脈先端治療学	川田哲史	岡山大学大学院医歯薬学総合研究科循環器内科学
池田隆徳	東邦大学大学院医学研究科循環器内科学	森田 宏	岡山大学大学院医歯薬学総合研究科先端循環器治療学
関口幸夫	筑波大学医学医療系循環器内科学不整脈次世代寄附研究部門	三橋武司	自治医科大学附属さいたま医療センター循環器内科
佐々木毅	災害医療センター循環器内科・不整脈センター	鈴木 誠	横浜南共済病院循環器内科

小松　隆	岩手医科大学内科学講座循環器内科分野	永瀬　聡	国立循環器病研究センター病院心臓血管内科部門不整脈科
鈴木信也	心臓血管研究所・付属病院循環器内科（不整脈）	草野研吾	国立循環器病研究センター病院心臓血管内科部門不整脈科
山下武志	心臓血管研究所・付属病院	因田恭也	名古屋大学大学院医学系研究科循環器内科学
石川利之	横浜市立大学附属病院循環器内科	住友直方	埼玉医科大学国際医療センター小児心臓科
栗田隆志	近畿大学医学部附属病院心臓血管センター	宮内靖史	日本医科大学千葉北総病院循環器内科
合屋雅彦	東京医科歯科大学大学院医歯学総合研究科循環制御内科学	佐々木真吾	弘前大学大学院医学研究科循環器腎臓内科学講座
副島京子	杏林大学医学部第二内科学教室	原　英彦	東邦大学医療センター大橋病院循環器内科
里見和浩	東京医科大学病院不整脈センター	相澤義泰	慶應義塾大学医学部循環器内科
横式尚司	市立札幌病院循環器内科	金澤英明	慶應義塾大学医学部循環器内科
中原志朗	獨協医科大学埼玉医療センター循環器内科	浅野　拓	昭和大学藤が丘病院循環器内科
池主雅臣	新潟大学大学院保健学研究科	田中泰章	横須賀共済病院循環器センター内科
齋藤　修	新潟大学大学院保健学研究科	重田卓俊	横浜市立みなと赤十字病院循環器内科
保坂幸男	新潟市民病院循環器内科	沖重　薫	横浜市立みなと赤十字病院循環器内科

▶本書で参考とした主な日本のガイドラインなど （2018年9月閲覧）

遺伝性不整脈の診療に関するガイドライン（2017年改訂版）
Guidelines for Diagnosis and Management of Inherited Arrhythmias (JCS 2017)
日本循環器学会
http://www.j-circ.or.jp/guideline/pdf/JCS2017_aonuma_h.pdf

カテーテルアブレーションの適応と手技に関するガイドライン
Guidelines for indications and procedural techniques of catheter ablation (JCS2012)
日本循環器学会
http://www.j-circ.or.jp/guideline/pdf/JCS2012_okumura_h.pdf

失神の診断・治療ガイドライン（2012年改訂版）
Guidelines for Diagnosis and Management of Syncope (JCS 2012)
日本循環器学会
http://www.j-circ.or.jp/guideline/pdf/JCS2012_inoue_h.pdf

循環器医のための心肺蘇生・心血管救急に関するガイドライン
Guidelines for Cardiopulmonary Resuscitation and Cardiovascular Emergency (JCS 2009)
日本循環器学会
http://www.j-circ.or.jp/guideline/pdf/JCS2010kasanuki_h.pdf

循環器診療における放射線被ばくに関するガイドライン（2011年改訂版）
Guideline for Radiation Safety in Interventional Cardiology (JCS 2011)
日本循環器学会
http://www.j-circ.or.jp/guideline/pdf/JCS2011_nagai_rad_h.pdf

心臓突然死の予知と予防法のガイドライン（2010年改訂版）
Guidelines for Risks and Prevention of Sudden Cardiac Death (JCS 2010)
日本循環器学会
http://www.j-circ.or.jp/guideline/pdf/JCS2010aizawa.h.pdf

心房細動治療（薬物）ガイドライン（2013年改訂版）
Guidelines for Pharmacotherapy of Atrial Fibrillation (JCS 2013)
日本循環器学会
http://www.j-circ.or.jp/guideline/pdf/JCS2013_inoue_h.pdf

肥大型心筋症の診療に関するガイドライン（2012年改訂版）
Guidelines for Diagnosis and Treatment of Patients with Hypertrophic Cardiomyopathy (JCS 2012)
日本循環器学会
http://www.j-circ.or.jp/guideline/pdf/JCS2012_doi_h.pdf

不整脈の非薬物治療ガイドライン（2011年改訂版）
Guidelines for Non-Pharmacotherapy of Cardiac Arrhythmias (JCS 2011)
日本循環器学会
http://www.j-circ.or.jp/guideline/pdf/JCS2011_okumura_h.pdf

不整脈薬物治療に関するガイドライン（2009年改訂版）
Guidelines for Drug Treatment of Arrhythmias (JCS 2009)
日本循環器学会
http://www.j-circ.or.jp/guideline/pdf/JCS2009_kodama_h.pdf

慢性虚血性心疾患の診断と病態把握のための検査法の選択基準に関するガイドライン（2010年改訂版）
Guidelines for Diagnostic Evaluation of Patients with Chronic Ischemic Heart Disease (JCS 2010)
日本循環器学会
http://www.j-circ.or.jp/guideline/pdf/JCS2010_yamagishi_h.pdf

QT延長症候群（先天性・二次性）とBrugada症候群の診療に関するガイドライン（2012年改訂版）
Guidelines for Diagnosis and Management of Patients with Long QT Syndrome and Brugada Syndrome (JCS 2012)
日本循環器学会
http://www.j-circ.or.jp/guideline/pdf/JCS2013_aonuma_h.pdf

序章

不整脈オーバービュー

不整脈専門領域の拡大
─過去，現在，未来

平尾見三

● 不整脈診療はカテーテルアブレーション治療が日本に導入された1990年を境にして大きく変わってきた（❶）．その前後に二分して，薬物治療＊・デバイス・外科手術・アブレーション治療の変遷について概説する．

＊薬物治療の変遷の詳細についてはp.9参照．

1. アブレーション治療導入前の不整脈治療（〜1990年）

Point!
- 不整脈治療の基礎は，1906年の田原　淳博士の房室結節・脚の発見と，それに続く刺激伝導系概念の樹立に始まる．
- 電気生理学的検査が臨床導入され，刺激伝導系の概念の理解が深まり，徐脈の質的・部位的診断が可能となり，またリエントリー性上室頻拍の機序解明に活用された．
- 頻脈の薬物治療としては，主としてナトリウムチャネル遮断薬が利用されたが，クラスIc群薬の限界が示されるとともにカリウムチャネル遮断薬，なかでもアミオダロンの臨床導入が進んだ．
- 徐脈に対するペースメーカ植込みは1974年に保険償還され，1980年代には小型化，生理的ペーシングの開発により植込み数が増加した．
- 開胸下のWPW症候群，心室頻拍，心房細動の外科手術が開発された．

1 電気生理学的検査
- 20世紀初頭は心臓の刺激伝導・伝播については十分な概念が確立されていなかったが，田原　淳博士が羊心臓において房室結節・脚の存在を発見し，すでに発見されていたHis束，Purkinje線維と併せて一元的に刺激伝導系とする概念を樹立した[1]．ここに，今に至る不整脈診療の基礎が構築されたといえる．
- 電気生理学的検査は，1969年ScherlagらのElectrodeカテーテルによるHis束心電図記録に始まる[2]．正常洞調律時あるいは不整脈時の刺激伝導系および心腔内の興奮伝導プロセスを電位で可視化した心腔内心電図と，徐脈評価・頻脈の誘発を目的とする心臓プログラム刺激から成る検査法である．この検査により不整脈の機序解明に道筋がつき，画期的治療法となるカテーテルアブレーションへと続いた．

刺激伝導系：心臓を拍動させるための興奮刺激の流れ（通り道）．興奮刺激は，洞結節→心房筋→房室結節→His束→左脚・右脚→Purkinje線維→心室筋の順に流れる．

2 薬物治療
- 抗不整脈薬の代表として，マラリア感染予防薬のキニーネの異性体キニジンが19世紀より用いられてきた歴史があるが，「キニジン失神」と

❶ 不整脈領域の治療の変遷

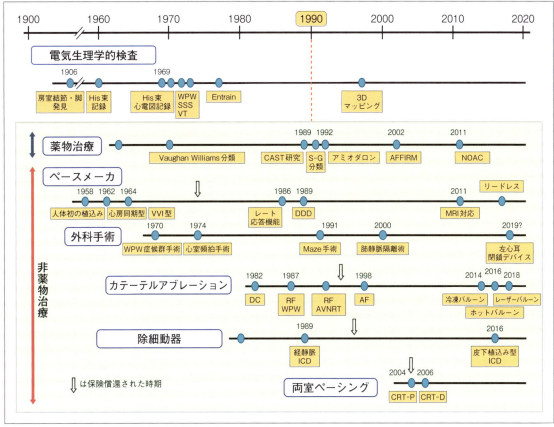

SSS：sick sinus syndrome（洞不全症候群），S-G 分類：Sicilian Gambit 分類，AFFIRM：atrial fibrillation follow-up investigation of rhythm management，DC：direct current（直流），RF：radiofrequency（高周波），AVNRT：atrioventricular nodal reentrant tachycardia（房室結節リエントリー性頻拍），CRT-P：cardiac resynchronization therapy-pacemaker

よばれる（おそらく torsades de pointes* によると思われる）副作用のため，その使用は一部の専門家の手に委ねられた．

- 1970 年代，抗不整脈薬はその作用に基づいて 4 群に分類され（Vaughan Williams 分類）（❷）[3]，キニジンより副作用の少ないナトリウムチャネル遮断薬が次々と開発された．なかでも，心室期外収縮（PVC）を強力に抑制する PVC killer として期待されたクラス Ic 群薬が，心筋梗塞に伴う心室不整脈患者の死亡率を高めるとした 1989 年の CAST 研究[4] 以来，薬剤開発はカリウムチャネル遮断薬に向かうことになる．

3 ペースメーカ

- 1958 年に人体に初めてペースメーカが植え込まれ，以来心室のみを一定のリズムで刺激する固定レート型によって，高度徐脈患者の Adams-Stokes 発作が予防可能となった．
- 1962 年に心房同期型が，1964 年には自己の心室興奮を感知できる VVI 型が開発された．

* torsades de pointes (TdP)；トルサードドポワント，倒錯心室頻拍．

❷ Vaughan Williams 分類

I 群薬（Na チャネル遮断）
　Ia：活動電位持続時間延長
　Ib：活動電位持続時間短縮
　Ic：活動電位持続時間不変

II 群薬（β遮断）

III 群薬（K チャネル遮断）

IV 群薬（Ca チャネル遮断）

PVC：premature ventricular contraction
CAST：Cardiac Arrhythmia Suppression Trial

- 経静脈的に心腔内に電極を留置できるようになったのは1963年であり，それまでは外科的に心外膜に電極が縫着された．
- 1980年代に体外から無線的に刺激条件や動作モードを変更できるマルチプログラム方式となり，また，心房・心室にリード電極を留置するデュアルチャンバー型（DDD）ペースメーカが登場した．心房興奮に続き心室をペーシングできる「生理的ペーシング」であり，房室ブロックに加えて，洞不全症候群による徐脈，徐脈頻脈症候群への有効な治療法として適応が拡張された*．

4 外科手術

- 1970年，岩らによりWPW症候群患者の根治療法として開胸下Kent束離断術が開発され[5]，1974年にはGuiraudonらにより心室頻拍[6]に対する外科手術が実施された．

*1986年には，運動しても自発心拍が増えない洞性徐脈に対して，レートを自動的に変更するレート応答機能が追加された．
WPW：Wolff-Parkinson-White

2. アブレーション治療導入後のアブレーション治療の発展（1990年〜）

Point!
- 日本では1990年代初頭に高周波アブレーション治療が導入され，大半の頻脈治療に有用性を示した．
- 1990年代後半から3Dマッピングシステムを用いた解析，2009年に導入されたイリゲーションアブレーション*などの技術革新により，複雑な不整脈アブレーションも可能になった．
- 1998年の肺静脈起源性異常興奮の発見を契機に，心房細動に対する肺静脈隔離術が開発され，急速に普及した．

1 カテーテルアブレーション治療の導入

- カテーテルアブレーションは1982年，直流通電による房室ブロック作成術に始まる[7]．心室頻拍，WPW症候群に一定の有効性が示されたが合併症の問題がある中で，1987年に高周波エネルギーを用いたカテーテルアブレーションが登場し，発作性上室頻拍[8]，心房粗動，特発性心室頻拍に高い成功率を示して，安全性も高いため急速に普及した．
- 日本では1990年代初頭から導入され，1994年の保険償還を機に実施施設は拡大した．

2 心房細動の治療

- 薬物治療に関しては，リズムコントロールは薬物副作用もあり，レートコントロールに対して優位性のないことが大規模研究で明らかになっていった．
- 1991年，Coxらは心房細動の患者の心房にMaze手術を実施し，良好な成績をおさめた[9]．
- 一方，1998年にHaïssaguerreらは，発作性心房細動が肺静脈起源の異常興奮を引き金として発症することを報告し[10]，2000年には肺静脈隔

*カテーテル先端の小さな穴から生理食塩水を流すことで先端電極を冷却するイリゲーションカテーテルを用いたアブレーションのこと．周囲の血流に依存せずに安定した出力を発生でき，電極の血栓形成も少ない．

Maze手術（メイズ手術）：心房細動に対する手術．心房細動は心房内に無数の興奮旋回路が形成されており，これをメイズ（迷路）状に切開し縫合することで，興奮旋回路を遮断するもの．

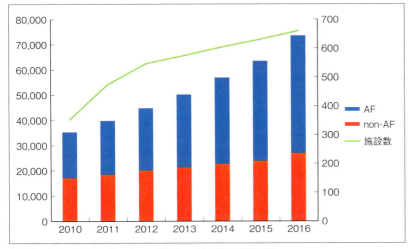

❸ カテーテルアブレーション実施数・実施施設数の推移

左目盛：カテーテルアブレーション実施数，右目盛：実施施設数．

離術が考案された．これにより非薬物的なリズムコントロール療法の有用性が注目され，アブレーション実施数は飛躍的に増加を続けている．
- 心房細動治療には，確実で永続的な肺静脈隔離が最重要であるため，それに特化した治療デバイスが登場した．2014年に冷凍バルーン，2016年にはホットバルーンが導入され，現在では内視鏡下に肺静脈口をレーザー照射するシステムの導入治験が進行中である．

3 電気生理学的検査
- 1990年代後半には3Dマッピングが開発され，解剖学的部位と局所電位の連関性が認識されるようになって，アブレーション標的の解剖学的認知がより正確に，容易になった．
- 3Dマッピング装置を用いることで，肺静脈隔離術実施のみならず，複雑な心房頻拍，器質的心疾患，とくに虚血性心疾患に合併する心室頻拍のアブレーションが可能となった．

4 Brugada症候群の治療
- それまで再分極異常のチャネル病とされてきたBrugada症候群に対して，心外膜アブレーション成功の報告が2011年になされ[11]，その後，本治療は徐々に評価されて，臨床導入されつつある*．
- 同様に希少例であるがカテコラミン誘発多形性心室頻拍（CPVT）の左室アブレーション成功も報告されており[12]，従来はアブレーション適応とみなされていなかったチャネル病性不整脈に対する今後の非薬物的治療が期待できる．

5 カテーテルアブレーション治療の現在
- 2010年からのアブレーション実施数はこの6年間に倍増して，2016年には7万件を越え，アブレーション実施施設も全国で600病院を超えている（❸）．これはアブレーション治療が，もはや不整脈の主たる治療

3Dマッピング（三次元マッピング）：術中に心腔内の位置情報と電位情報によって三次元画像を構築し，従来の電気生理学的検査システムと接続してマッピングするシステム．術前のCT，MR画像との合成が可能である（詳しくはp.267参照）．

＊Brugada症候群のアブレーション治療については，頻回な心室頻拍（VT），心室細動（VF）ストームを呈する場合，右室起源トリガーPVCへの心内膜アプローチと，右室心外膜からの基質アブレーションとが報告されている（詳しくはp.291参照）．

CPVT：catecholamine-induced polymorphic ventricular tachycardia

❹ ICD・CRT-D 実施数の推移（新規＋交換）

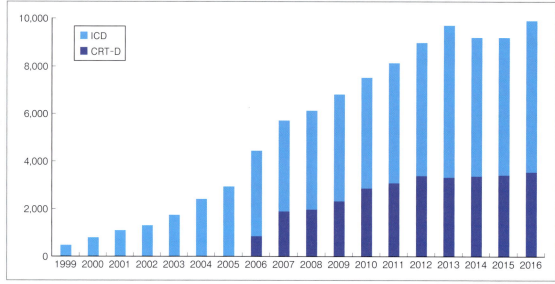

（日本不整脈デバイス工業会より）

手段となっていることを示すものである．
- 現在，アブレーションの対象疾患は心房細動が全体の 60％を占め，100 万人以上の患者が存在することを考慮すると，その実施数は今後さらに増加すると予測される．

3. アブレーション治療導入後のデバイス治療の発展（1990 年〜）

Point!
- 1996 年に ICD が，2004 年に両室ペーシングが保険償還され，CRT-D も普及してきた．
- デバイス内蔵アンテナによって，デバイス自体の機能チェックや不整脈イベントレポートを遠隔モニタリングすることが可能となった．
- ペースメーカは小型化し，リードレスペースメーカが導入された．
- 心房細動患者の血栓予防には経口抗凝固薬の NOAC が有用であるが，非薬物的血栓形成予防法として，左心耳閉鎖デバイスが導入される予定である．

1 ICD，WCD
- 右室と冠状静脈の二箇所に留置したリード電極を用いて，左右の心室を同時にペーシングする心臓再同期療法（CRT）が開発され，一部の心不全が治療対象となった．致死性不整脈を生じる症例には，除細動機能をもった両室ペーシング機能付き ICD（CRT-D）も普及している（❹）．
- 2016 年には，静脈を経由しない S-ICD が臨床導入された．
- 1989 年の CAST 研究後，致死性不整脈に対する薬物療法の主流となっ

CRT：cardiac resynchronization therapy
ICD：implantable cardioverter defibrillator（植込み型除細動器）
CRT-D：CRT-defibrillator
SICD：subcutaneous implantable cardioverter defibrillator（皮下植込み型除細動器）

たアミオダロンは，その後の複数の大規模試験でICDより全死亡改善に劣っていた[13]．
- ICDには除細動効果に加え，心室頻拍に対して頻拍周期より早い周期でペーシングする抗頻拍ペーシング機能が導入された．
- 急性期虚血性心疾患の治療後，デバイス感染によるシステム抜去後などには，ある一定期間において除細動機能を有する着用型除細動器（WCD）の適応となる．

2 遠隔モニタリング
- デバイスの機能のテストや記録保存されたイベント抽出のために，従来はプログラマーを用いる必要性があった．そこで，各種デバイス本体にアンテナを装着した電波通信と電話回線の利用によって，2010年ごろより自宅にて遠隔監視できるシステム（遠隔モニタリング）が登場し，臨床現場にて活用されている*．

3 ペースメーカ
- ペースメーカは小型化し，リードを不要とするリードレスペースメーカが開発され，臨床導入された．

4 左心耳閉鎖デバイス
- 心房細動時の左心耳由来の血栓形成予防薬ワルファリンに代わり，2011年以降4種の非ビタミンK拮抗経口抗凝固薬NOACが登場し，より安全で容易な抗凝固療法を可能とした．
- 一方で，全身的抗凝固が不適切な患者においては，日本で現在治験中の左心耳閉鎖デバイスの有効性が期待できる．

4．おわりに

- 抗不整脈薬から始まった不整脈治療は，薬剤の限界からカテーテルアブレーション時代に突入し，ほとんどの頻脈性不整脈が根治レベルまで治療可能となった．また，徐脈から心室頻脈まで治療をカバーするデバイスは小型化し，新たなシステムへと進歩を遂げている（コラム参照）．
- 今や不整脈治療はすべての徐脈・頻脈を包括し，一部とはいえ心不全にまで領域を拡大し，心臓機能全体のモニタリングも可能な時代に入った．今後さらなる技術革新とともに，この流れは大きく発展していくものと予想される．

WCD：wearable cardioverter defibrillator

*遠隔モニタリングによってデバイスチェックのためだけに通院する負担は減った．また，デバイスの不具合や植込み患者の不整脈イベントを，医療施設に日々送信するシステムが構築され，不整脈イベント（とくに無症候時）の早期発見と従来より早期でタイムリーな介入が可能となった．最近では，いわゆるマルチパラメーターの遠隔モニタリング機能を有するデバイスも登場している（詳しくはp.207参照）．

NOAC：non-vitamin K antagonist oral anticoagulant

左心耳閉鎖デバイス：経口抗凝固薬は全身的に影響するため，出血箇所，易出血性を有する患者には時に禁忌となる．左心耳閉鎖デバイスでは心房細動時の左房血栓形成の場である左心耳の入口部で蓋をして，血栓発生元としない（詳しくはp.329参照）．

> **コラム　最新のデバイス治療***

最近，2つの画期的デバイス治療が導入された．2016年のS-ICDと，2017年のリードレスペースメーカである．

■ **S-ICD**

従来の経静脈的ICDでは，リードを経静脈的に挿入・留置するため，急性期の血管損傷，心タンポナーデ，リード移動などのトラブルが内在した．また，長期的には感染時などのリードを含む全抜去時に大きなリスクを伴う．これに対しS-ICDでは，リードもジェネレーターも皮下に留置するシステムであり，急性期合併症の回避が可能で，システム全抜去時の心血管リスクがなくなる．一方，心臓のペーシングは不可能である．

■ **リードレスペースメーカ**

技術革新に伴い本体を大幅に小型化したリードをもたないペースメーカである．容積が1mL，1.75gと極小であるが，電池寿命は約10年と長い．右室に留置してのVVI作動のみであるが，血管損傷やリード損傷，ポケット部出血・感染がなくなる大きな利点を有する．

＊S-ICD，リードレスペースメーカの詳細については，p.324，p.336参照．

引用文献

1) Tawara S. Das Reizleitungssystem des Säugetierherzens. Eine anatomisch-histologische Studie uber das Atrioventrikularbundel and die Purkinjeschen Fäden. Fischer G；1906.
2) Scherlag BJ, et al. Catheter technique for recording His bundle activity in man. Circulation 1969；39：13-8.
3) Vaughan Williams EM. Classification of antiarrhythmic drugs. In：Sandoe E, et al, editors. Symposium on Cardiac Arrhythmias. Sodertalje Astra；1970. p.449-72.
4) CAST Investigators. Preliminary report：Effect of encainide and flecainide on mortality in a randomized trial of arrhythmia suppression after myocardial infarction. N Engl J Med 1989；321：406-12.
5) 岩　喬ほか．Wolff-Parkinson-White症候群の外科治療．胸部外科 1970；23：513-7.
6) Guiraudon G, et al. Encircling endocardial ventriculotmy：A new surgical treatment for life-threatening ventricular tachycardias resisitant to medical treatment following myocardial infarction. Ann Thorac Surg 1978；26：438-44.
7) Scheinman MM, et al. Catheter-induced ablation of the atrioventricular junction to control refractory supraventricular arrhythmias. JAMA 1982；248：851-5.
8) Jackman WM, et al. Catheter ablation of accessory atrioventricular pathways（Wolff-Parkinson-White syndrome）by radiofrequency current. N Engl J Med 1991；324：1605-11.
9) Cox JL, et al. The surgical treatment of atrial fibrillation. III. Development of a definitive surgical procedure. J Thorac Cardiovasc Surg 1991；101：569-83.
10) Haïssaguerre M, et al. Spontaneous initiation of atrial fibrillation by ectopic beats originating in the pulmonary veins. N Engl J Med 1998；339：659-66.
11) Nademanee K, et al. Prevention of ventricular fibrillation episodes in Brugada syndrome by catheter ablation over the anterior right ventricular outflow tract epicardium. Circulation 2011；123：1270-9.
12) Shirai Y, et al. Elimination of ventricular arrhythmia in cathecholaminergic polymorphic ventricular tachycardia by targeting "cathecholamine-sensitive area". Pacing Clin Electrophysiol 2017；40：600-4.
13) AVID Investigators. A comparison of antiarrhythmic-drug therapy with implantable defibrillators in patients resuscitated from near-fatal ventricular arrhythmias. N Engl J Med 1997；337：1576-83.

不整脈薬物治療の変遷

新　博次

- 薬物治療の目的は，使用できる薬剤の種類とその薬力学的・薬物動態的特性から最適なものを選択し，また，その限界をさまざまなエビデンスを通じ学び，その効能を最大限に引き出すことである．
- 約半世紀のあいだに，医療現場に大きな影響を与えた新たな情報がもたらされ，現在の治療指針が構築された．これまでの進歩を振り返ることにより，薬物治療の本質を見定める能力を養うことが望まれる．

1. キニジンとジギタリスで始まる不整脈治療

Point!

- 抗不整脈薬として最古の薬剤はキニジンである．
- ジギタリスは初期にはその利尿効果が利用された．
- 1980年ごろまで静注薬はプロカインアミドが中心的薬剤であった．

- 不整脈に対する薬物治療の歴史は古いが，今から半世紀前の状況を振り返ると，不整脈といえば，まだ一般には扱いにくいものとみなされていた．
- 約40年前に使用可能であった抗不整脈薬はキニジン，プロカインアミド，アジマリン（2006年販売中止）であり，このうちキニジンは経口薬のみで（欧米では静注薬あり），注射可能な薬剤はプロカインアミドとアジマリンであった．当時，発作性上室頻拍，発作性心房細動に対して静注で使用されていた薬剤はもっぱらプロカインアミドであった．アジマリンは強力な抗不整脈薬であったが肝機能障害が知られていたため，使用する機会は限られていた．心室頻拍に対しては，時にジフェニルヒダントインを使用する機会もあったが，まれであった．
- 1970年ごろでは，抗不整脈薬を積極的に使用する医師は限られていた．心不全のあるなしにかかわらず動悸や息苦しさといった自覚症状のある心房細動症例には，抗凝固薬を考慮せずにもっぱらジギタリスが使用された．とくに起座呼吸を呈し，急性右心不全を合併し来院した心房細動症例にはジギタリス急速飽和を行うことが日常であり，循環器を専攻する医師はその使用法に熟練していないと一人前とみなされない時代であった．

> ジギタリス：*Digitalis purpurea*の心臓への効能に関する初めての記述が1700年代後半にイギリスのWilliam Witheringによりなされて以来，その利尿効果により浮腫の患者に使用され，副作用として知られる"悪心・嘔吐"が薬力学的な指標とされていた．その後1900年初頭にstrophanthinic acidが，静注可能なジギタリス製剤として使用できるようになり，その重要性が高められてきた．

> **コラム** 抗不整脈薬として最古の薬剤はキニジン
>
> 古くはインカ帝国の時代から知られていたようで，キナの樹皮が用いられていた．マラリアの治療薬キニーネの光学異性体として知られる．1749年に頻脈に対し使用したとする記述があり，そのころから心拍異常に対し使用されてきた．1914年にはWenckebachにより，心房細動に1gのキニジンを投与し除細動したことが記載されている．

2. I群抗不整脈薬を中心とした新薬の開発

Point!
- ジソピラミドの登場により抗不整脈薬の市場性が拡大した．
- 日本では1980年代後半から多くのI群抗不整脈薬が開発された．
- 1989年のCASTの報告で抗不整脈薬への警鐘が鳴らされた．
- III群薬への期待とその後の挫折を経て，薬物治療の中心は心房細動へ向けられた．
- 単回経口投与（pill-in-the-pocket）が普及した．

- 日本で1980年代に抗不整脈薬の開発がさかんに行われたのは，抗不整脈薬市場の拡大が期待されたためと考えられる．ジソピラミドの開発が順調に進み上市されると，活発な啓発活動により市場を徐々に拡大した．この状況に刺激を受け，各製薬企業は次々と抗不整脈薬の開発に着手し，臨床開発試験のラッシュを迎えた．すなわち背景として，薬価の比較的高い抗不整脈薬の市場がまだ未開発であるとの判断がなされた時代であった．
- 1980年代後半になると，新規抗不整脈薬の臨床開発がさかんに行われ，ジソピラミド（経口，静注），ベラパミル（静注）を皮切りに多くのI群薬が開発された．これら薬剤の一連の臨床試験が終了し，これから申請という時期にCAST[1]の成績が報告され，その後の抗不整脈薬の臨床応用にも大きな影響を与えた．

CAST：Cardiac Arrhythmia Suppression Trial

- その後，致死性心室不整脈に対しては，非薬物治療の進歩とともに不整脈薬物治療の限界が認識される時代となり，とくに致死性心室不整脈への対応は薬物治療がその主役の座を植込み型除細動器（ICD）に明け渡すことになった．

ICD：implantable cardioverter defibrillator

- その後，薬物治療の主な対象は心房細動へと移っていったが，この不整脈に対してもカテーテル治療の進歩とともに，個々の症例でより適した治療法を選択する時代へと推移した．

1 新規I群抗不整脈薬開発の背景と心室性・上室性不整脈に対する効果への期待

- キニジン，プロカインアミドに続き新規I群抗不整脈薬として臨床試験

が開始されたのがジソピラミドであった．心室性不整脈から各種上室性不整脈への効果が期待された．抗コリン作用はあるものの，これまでの薬剤でみられるキニジンショック，消化器症状，あるいは全身性エリテマトーデス（SLE）様症状などの副作用がなく比較的使用しやすい薬剤として注目され，市場を席巻した．このような状況下，各製薬企業が次々と期待を込めて新規化合物による臨床試験を開始した．

- そのころ，開発試験が実施されたフレカイニドは，電気生理学的特性から Vaughan Williams 分類で Ic とされ，これまでの抗不整脈薬と比べ強力な不整脈抑制作用を有することが知られていた．当時の臨床試験で重要とみなされていた心室期外収縮抑制作用について，用量依存的，かつ強力な抑制作用を示した．
- アメリカにおいては当時，急性期心筋梗塞後の症例で，心室期外収縮が致死性心室不整脈を誘発し死亡例が増加するとの観察研究の成績を受け，心室期外収縮が抗不整脈薬の投与で消失することで死亡率が改善するとの仮説を検証するための二重盲検比較試験が実施された．それが後述の CAST である．

2 Cardiac Arrhythmia Suppression Trial（CAST）[1] の衝撃とその影響

- 心室期外収縮は心室頻拍・心室細動といった持続性心室性不整脈の誘因として認識され，これらの心室性不整脈による死亡例を減少させるためにⅠ群抗不整脈薬が有効であるか否かを検証する試みが開始された．
- 心筋梗塞後の心室期外収縮を有する症例を対象として臨床試験 IMPACT[2] が実施された．これはメキシレチンとプラセボの比較試験であったが有意差を示すことができなかった．
- 上記の仮説を検証するため，さらに強力な心室期外収縮抑制作用を有する encainide（2018年現在日本未承認），フレカイニドを用いプラセボとの二重盲検群間比較試験（CAST）が実施された．残念なことに心室期外収縮を十分に減少させた encainide，フレカイニド群で死亡例が増加する結果となり，この試験は早期に中断された．
- 以後，とくに心筋梗塞後など器質的心疾患，心機能低下例では Na チャネル遮断薬（Ⅰ群）の使用が控えられるようになった．器質的心疾患を有する場合，伝導遅延によるリエントリーの易形成性が指摘された．
- 当時，日本では，CAST で使用されたフレカイニド，moricizine（2018年現在日本未承認），さらに国産抗不整脈薬であるピルシカイニドの臨床試験がほぼ終了した時期でもあった．しかし，開発を断念した moricizine を除き，フレカイニド，ピルシカイニドの2剤はその後上市され，ほかの多くのⅠ群抗不整脈薬が市場を縮小した中で，今日では中心的な役割を担う薬剤となった．

3 Ⅲ群抗不整脈薬への期待とその後の臨床効果の検討

- CAST から得られた，Ⅰ群薬の強力な伝導抑制が催不整脈作用と関連す

SLE：systemic lupus erythematosus

Vaughan Williams 分類：1970年にオックスフォード大学のE M Vaughan Williams により紹介された抗不整脈薬の分類で，その後の改変を受け現在のものとなっている．局麻作用を有しNaチャネルを抑制するキニジンに代表される薬剤をクラスⅠ，交感神経活動を抑制するβ遮断薬をクラスⅡ，再分極相すなわち活動電位延長を主作用とするアミオダロンをクラスⅢ，ベラパミルに代表されるカルシウム拮抗薬をクラスⅣに分類したのが始まりである（詳細はp.3の❷参照）．

クラス Ic：Naチャネルとの結合・解離が遅く，強力な抑制作用を発揮する薬剤で，フレカイニド，ピルシカイニドなどがある．心室性，上室性のいずれの不整脈にも効果が期待できる．

IMPACT：The International Mexiletine and Placebo Antiarrhythmic Coronary Trial

CAST（The Cardiac Arrhythmia Suppression Trial）：心室期外収縮がⅠ群抗不整脈薬の投与で消失することで心筋梗塞後の死亡率が改善するとの仮説を検証するために実施された臨床試験であったが，むしろ強力なNaチャネル抑制による催不整脈作用により心室性不整脈をきたし死亡するリスクが高まると考察された．この成績は1989年N Engl J Med誌上に報告[1]されるとともにニューヨーク・タイムズ紙上にも取り上げられ大きな話題となった．

- るとの考察により，不応期延長を主作用とするⅢ群抗不整脈薬の開発に目が向けられた．
- アミオダロンは，CASTに続き実施された臨床試験で，心筋梗塞後の心室期外収縮を有する症例の予後を改善する薬剤として注目されたが，その後ICDにまさる効果を上げられないことが示された．
- 多くの純粋Ⅲ群薬の開発が開始された．不応期を延長させる作用は，虚血にかかわる心室性不整脈には好都合であったが，心房細動に対する効果はⅠ群薬と比較すると劣り，増量はQT延長による催不整脈作用を伴うなどの理由で，今日では静注薬のニフェカラントのみが臨床使用可能である．
- Ⅲ群薬としては，現在アミオダロン（経口，静注），ソタロール（経口），ベプリジル（経口）が使用可能である．
- CAST以後に沸き起こったⅢ群薬への期待は，結果としてついえることになった．その時期に報告された心房細動の持続・停止の電気生理学的背景を光学的マッピングを利用し可視化して検討した研究で，心房細動の停止状況が説明されるに至り，心房細動の停止には，Ⅰ群薬がより有利であることが知られるようになったことも影響したものと考えられた．
- その後日本では，ベプリジルの心房細動停止効果を検証する二重盲検試験[3]が実施され，比較的長期間持続する心房細動に対しても効果が期待できることが示されている．それぞれの薬剤を適材適所で注意深く使用することで，その存在意義を高めるものと考えられた．

純粋Ⅲ群薬：当初，Ⅲ群薬として知られていたアミオダロンが，複数のイオンチャネルに対する作用を有する薬剤であるのに対し，選択的にKチャネル遮断作用を示す薬剤に対しつけられた呼称．日本でも数種のⅢ群薬の臨床開発が実施されたが，最終的にニフェカラント（静注薬）のみ臨床使用可能となっている．

4 pill-in-the-pocketという使用法

- Ⅰ群薬の長期投与に伴う不都合を克服する使用法である．陰性変力作用，過度の伝導遅延により引き起こされる催不整脈作用などを回避するため，必要時，すなわち発作性心房細動など頻拍発作時に強力な薬剤を頓服させ早期の洞調律回復を意図する方法である．
- このような方法は，臨床の現場で古くから行われてはいたが，これまでは単剤ではなく，多くの場合ジギタリスとジソピラミドあるいはベラパミル，プロプラノロールといった薬剤の併用として用いられていた．その理由は，単剤での効果はそれほど期待できるものではなかったからである．
- 日本で前述のフレカイニドの臨床開発試験が開始された際に，この薬剤が単回投与後わずかな時間で心電図上のPR間隔，QRS幅を延長させることから，単剤の頓用でも，十分に臨床効果を発揮するものと考え，実臨床でその効果を検証した[4]．その後，薬物動態的に消化管からの吸収が良好で，かつ消失半減期が短いピルシカイニドを用いた発作性心房細動を対象とした二重盲検比較試験[4]を実施し，良好な臨床効果が確認された（❶）．

❶ ピルシカイニド単回経口投与による発作性心房細動停止効果―プラセボ対照二重盲検試験での成績[4]

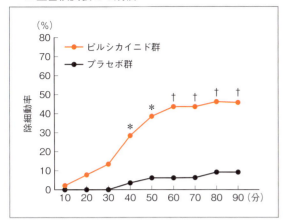

* : $p<0.05$, † : $p<0.01$
(Fisher の正確確率検定；Bonferroni 補正による p 値).

● 海外からもフレカイニド，プロパフェノンを用いることで良好な臨床効果を示した報告[5]がなされている．現在，日本では，ピルシカイニドをはじめとして，シベンゾリン，フレカイニドによる単回経口投与が実施されている．この方法は，不整脈発作が自覚症状から明らかな症例で，かつその薬剤の効果と安全性が確認されている症例で実施されるべきであり，服薬する側の薬剤に対する理解も必要となる．

3. up-stream 治療の意義と役割

Point!

- レニン・アンジオテンシン系阻害薬の効果が示されてきた．
- GISSI-AF の成績で ARB 追加投与では心房細動再発抑制は示さなかった．

- 川の流れを例えにして上流にさかのぼり対策を講じることで心臓のリモデリングの進行を減弱させ，本来の機能を維持あるいは改善させる目的で行う予防的治療を up-stream 治療という．この用語は，主として心房細動の心房リモデリングの防止に対して用いられる．
- 実際に，心房リモデリングの進行を防止できるか否かにつき実施された動物実験では，レニン・アンジオテンシン系阻害薬の効果が示されてきた．心房細動の再発をエンドポイントとして実施されたバルサルタンとプラセボによる二重盲検比較試験 GISSI-AF では明らかな効果を示すことができなかった．
- この臨床試験の報告以後，up-stream 治療にかかわる話題は影を潜めるようになったが，「効果がなかった」という試験結果がどのような状況で示されたのかを知らないで対処することは問題である．この試験に

GISSI-AF trial：The Gruppo Italiano per lo Studio della Sopravvivenza nell'Infalto Miocardico-Atrial Fibrillation (GISSI-AF) trial の通称で，論文の題は "Valsartan for prevention of recurrent atrial fibrillation" (N Engl J Med 2009；360：1606-17) である．

組み入れられた被検者は，その過半数ですでに ACE 阻害薬を服薬しており，そのような条件下でのバルサルタン追加投与の有無で比較検討した成績であった．
- ARB は抗不整脈薬とは異なり，直接的に不応期あるいは伝導時間を延長させるものではない．GISSI-AF の結果では ARB は無効と判定されたが，ACE 阻害薬に上乗せした際の効果とみるべきであろう．これまでに報告された種々の報告[6]や臨床経験からも，up-stream 治療を考慮して対応すべきであり，今後もレニン・アンジオテンシン系阻害薬は期待できる治療手段である．

ACE：angiotensin converting enzyme

ARB：angiotensin II receptor blocker

4. ジギタリスの役割とβ遮断薬の意義

Point!
- 世界的にジギタリスの使用頻度は，2000 年を境に急激に減少している．
- β遮断薬による心不全合併の心房細動例での予後改善効果についてはさらなる検討が必要である．
- AFFIRM 試験，RACE II 試験は心房細動の治療戦略に大きな影響を与えた．
- 心房細動は個々の症例に適した治療目標を考慮した対応が望まれる．

- 心房細動の薬物治療に欠かすことのできなかったジギタリスの使用頻度は，2000 年を境に急激に減少している．
- ジギタリスは心房細動による心房リモデリングからの回復を遷延[7]し，心房不応期を短縮[8]させ再発を容易にするとの報告が相次ぎ，さらには臨床的にも心房細動再発抑制作用が明らかではない[9,10]ことが示されている（❷，❸）．その後，さらに追い打ちをかけるように，心房細動に使用した際には予後を悪化させるとの報告[11]がなされるようになったが，この点については，心不全症例や高齢者で多く使用されているなどの患者背景による影響を考慮すべきとの意見もある．
- 心房細動のレートコントロールで推奨されるβ遮断薬につき新たな知見が示されている．心不全合併の心房細動例では予後の改善をみないとする報告[12,13]である．悪化させないようであるが，これらの問題についてはさらなる検討が必要と思われる．
- ここで心房細動の治療戦略に大きな影響を与えた AFFIRM 試験[14]につき回顧しておきたい．心房細動の洞調律化を目指すリズムコントロール群と心拍数調整を目標とするレートコントロール群に分け予後を比較した結果，これまでリズムコントロールのほうが優れていると思われていたが，レートコントロールでも予後は劣らないことが示され，大きな話題となった．
- 使用されている薬剤が欧米と日本では異なることなどから J-RHYTHM 試験[15]が実施された．その結果，抗不整脈薬による自覚症状改善を加

AFFIRM：The Atrial Fibrillation Follow-up Investigation of Rhythm Management

J-RHYTHM：Japanese Rhythm Management Trial for Atrial Fibrillation

❷ 二重盲検クロスオーバー法で比較したジゴキシンとプラセボの初回再発発作性心房細動のKaplan-Meier曲線[9]

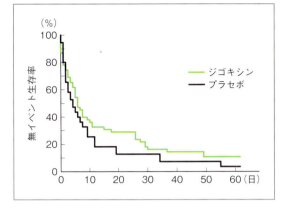

❸ アプリンジン，ジゴキシン，プラセボ3群での二重盲検試験による発作性心房細動再発のKaplan-Meier曲線[10]

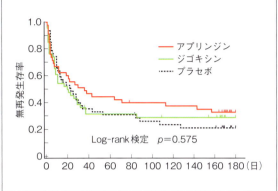

抗不整脈薬アプリンジンでは有意差はないが無再発例が多く，ジゴキシンではプラセボとほぼ同様の経過であった．

味した複合エンドポイントでみると発作性心房細動ではリズムコントロールで有利な成績を示した．一方，持続性心房細動ではAFFIRM試験と同様の成績であった．
- RACE II 試験[16]では，厳格な心拍数管理を目指すのではなく，110/分を目標とする緩やかな治療が望ましいとの報告がなされ，日本にも大きな影響を与えることになった．
- 新たな研究成果の報告により臨床現場は大きな影響を受けることになるが，心房細動を代表とする持続性頻脈性不整脈は安全性が確保できる範囲において消失させることを目標として対応すべきと思われる．

RACE II：Rate Control Efficacy in Permanent Atrial Fibrillation：A comparison between Lenient and Strict Rate Control II

5. 新規経口抗凝固薬の登場

Point!
- 薬剤の選択肢拡大により，より積極的な抗凝固療法が可能となった．
- 新規経口抗凝固薬は臨床的には効果的な薬剤といえる．

- 50年前は，抗凝固にかかわる問題は血栓形成による血管病変を対象として考えられており，心房細動に対し今日のように重要な命題として認識されていない時代であった．
- 日本では2000年を過ぎると高齢化社会の進行が話題となった．心房細動の増加が見込まれる状況となり，心房細動症例における心原性脳梗塞の予防が注目され，各種の啓発活動によりワルファリンの使用率は増加した．
- その後，新規経口抗凝固薬の市場への導入を目前とした2009年，日本

- でのワルファリン使用状況の実態、ならびに至適用量を調査するためJ-RHYTHM Registry[17]が実施された．続いてFushimi AF Registry[18]が開始され，日本での抗凝固療法の実態が紹介され注目されるに至っている．
- 2011年のダビガトランを皮切りにリバーロキサバン，アピキサバン，エドキサバンが上市された．これらの新規経口抗凝固薬は，標的とする凝固因子に対し阻害的に作用しワルファリンに劣らぬ脳梗塞予防効果を示し，出血性合併症を低率に抑えることが予測されており[19]，今後，中心的な役割を演ずる薬剤となることが期待される．

6. 課題と展望

Point!
- 最近，経鼻スプレーで投与する即効型のL型カルシウム拮抗薬（ベラパミル様作用）が登場した．
- 抗不整脈薬は自覚症状を標的としQOLあるいはADLの向上を目標とする．

- 最近，抗不整脈薬では初めての経鼻スプレーで投与する薬剤が開発され，発作性上室頻拍に対し臨床試験を実施し良好な成績が示された．頻拍発作発症時（この臨床試験では誘発発作を対象として実施）に経鼻スプレーを用い発作停止を試みた試験である．
- etripamil（2018年現在日本未承認）[20]は，経鼻スプレーで投与する即効型のL型カルシウム拮抗薬で，房室伝導抑制を主作用とする新規薬剤である．初めての経鼻スプレー製剤であり，これまでpill-in-the-pocketで知られる頓服経口投与する方法より即効性が期待できることで注目されている．
- 抗不整脈薬の開発試験はまれとなっているが，その主な要因としては，心機能を抑制せずに不整脈発生機序を選択的に抑制するとして開発された新規化合物が，その臨床効果を明確に示すことができなかったこと，一方では，カテーテル治療が普及し，さらにその精度も高まったことなどが考えられる．
- 不整脈の薬物治療，とくに抗不整脈薬は，今後も主に自覚症状を標的とし，QOLあるいはADLの向上を目標とした範囲での使用が勧められると考える．非薬物治療が適応とならない場合には，心機能維持を目標とし，背景因子（高血圧，糖尿病など）の管理を積極的に取り入れること，すなわち心房細動に限定されることなくup-stream治療を優先した対応が望まれる．

- 引用文献

1) Cardiac Arrhythmia Suppression Trial (CAST) Investigators. Preliminary report：Effect

1) of encainide and flecainide on mortality in a randomized trial of arrhythmia suppression after myocardial infarction. N Engl J Med 1989 ; 321 : 406-12.
2) International mexiletine and placebo antiarrhythmic coronary trial : I. Report on arrhythmia and other findings. Impact Research Group. J Am Coll Cardiol 1984 ; 4 : 1148-63.
3) Yamashita T, et al. Dose-response effects of bepridil in patients with persistent atrial fibrillation monitored with transtelephonic electrocardiograms : A multicenter, randomized, placebo-controlled, double-blind study (J-BAF Study). Circ J 2009 ; 73 : 1020-7.
4) Atarashi H, et al. Conversion of recent-onset Atrial Fibrillation by a single oral dose of Pilsicainide (Pilsicainide Suppression Trial on atrial fibrillation). Am J Cardiol 1996 ; 78 : 694-7.
5) Alboni P, et al. Outpatient treatment of recent-onset atrial fibrillation with the "pill-in-the-pocket" approach. N Engl J Med 2004 ; 351 : 2384-91.
6) Healey JS, et al. Prevention of atrial fibrillation with angiotensin-converting enzyme inhibitors and angiotensin receptor blockers : A meta-analysis. J Am Coll Cardiol 2005 ; 45 : 1832-9.
7) Tieleman RG, et al. Digoxin delays recovery from tachycardia-induced electrical remodeling of the atria. Circulation 1999 ; 100 : 1836-42.
8) Sticherling C, et al. Effects of digoxin on acute, atrial fibrillation-induced changes in atrial refractoriness. Circulation 2000 ; 1102 : 2503-8.
9) Murgatroyd FD, et al. Double-blind placebo-controlled trial of digoxin in symptomatic paroxysmal atrial fibrillation. Circulation 1999 ; 99 : 2765-70.
10) Atarashi H, et al. Double-blind placebo-controlled trial of aprindine and digoxine for the prevention of symptomatic atrial fibrillation. Circ J 2002 ; 66 : 553-6.
11) Turakhia MP, et al. Increased mortality associated with digoxin in contemporary patients with atrial fibrillation Findings from the TREAT-AF study. J Am Coll Cardiol 2014 ; 64 : 660-8.
12) Kotecha D, et al. Efficacy of β blockers in patients with heart failure plus atrial fibrillation : An individual-patient data meta-analysis. Lancet 2014 ; 384 : 2235-43.
13) Kotecha D, et al. Heart Rate and Rhythm and the Benefit of Beta-Blockers in Patients With Heart Failure. J Am Coll Cardiol 2017 ; 69 : 2885-96.
14) The Atrial Fibrillation Follow-up Investigation of Rhythm Management (AFFIRM) Investigators. A comparison of rate control and rhythm control in patients with atrial fibrillation. N Engl J Med 2002 ; 347 : 1825-33.
15) Ogawa S, et al. Optimal treatment strategy for patients with artrial fibrillation : J-RHYTHM Study. Circ J 2009 ; 73 : 242-8.
16) Van Gelder IC, et al. Lenient versus strict rate control in patients with atrial fibrillation. N Engl J Med 2010 ; 362 : 1363-73.
17) Inoue H, et al. Target international normalized ratio values for preventing thromboembolic and hemorrhagic events in Japanese patients with non-valvular atrial fibrillation : Results of the J-RHYTHM Registry. Circ J 2013 ; 77 : 2264-70.
18) Akao M, et al. Current status of clinical background of patients with atrial fibrillation in a community-based survey : The Fushimi AF Registry. J Cardiol 2013 ; 61 : 260-6.
19) Ruff CT, et al. Comparison of the efficacy and safety of new oral anticoagulants with warfarin in patients with atrial fibrillation : A mata-analysis of randomized trials. Lancet 2014 ; 383 : 955-62.
20) Efficacy and Safety of Intranasol MSP-2017 (Etripamil) for the Conversion of PSVT to Sinus Rhythm (NODE-1). www.clinicaltrials.gov. NCT02296190.

第 1 章

不整脈を識る
不整脈の基礎

不整脈の分類

奥村 謙

Point!
- 不整脈は正常洞調律以外の異常な調律で，レートとリズムの異常から成る．
- 頻脈性不整脈，徐脈性不整脈，期外収縮に分類され，起源部位を追記して診断名となる．
- 頻脈性不整脈は頻拍，粗動，細動に，徐脈性不整脈は徐脈，停止，ブロックに細分類される．
- 不整脈の持続時間，原因・背景疾患の有無，発作性か持続性か，症状の有無なども個々の例で検討する．

- 不整脈は正常洞調律以外の異常な調律であり，レート（心拍数）とリズムの異常が含まれる．基本的にはレート・リズムと起源部位で分類され，これに持続時間，原因・背景疾患の有無，発作性か持続性か，症状の有無などを検討して，診断し，診療を進める．なお，不整脈の診断は心電図で確定されるため，発作性の不整脈では発作時の心電図記録が必須となる．

1. レート・リズムと起源部位に基づく分類

- 不整脈分類の基本で，頻脈性不整脈（tachyarrhythmia），徐脈性不整脈（bradyarrhythmia），期外収縮（premature contraction）に分けられ，これに起源部位を追記して診断名とする（❶）．

1 頻脈性不整脈

- レートが100拍/分以上の速い不整脈の総称で，リズムは規則正しいこともあれば不規則なこともある．一般にはレートが100～240拍/分の頻脈を頻拍（tachycardia），240～440拍/分の頻脈を粗動（flutter），さらにレートが速い不規則な頻脈を細動（fibrillation）とよぶ．これに頻脈の主たる起源部位を接頭に付け，診断名とする．
- たとえば，起源が洞結節であれば洞頻脈（sinus tachycardia），心房であれば心房頻拍（atrial tachycardia），心房粗動（AFL），心房細動（AF），房室接合部であれば房室接合部頻拍（AV junctional tachycardia），心室であれば心室頻拍（VT），心室細動（VF）と診断される．房室結節または心房心室間のリエントリーによる頻拍は発作性上室頻拍（PSVT）とよばれる．心室起源以外の頻拍は上室頻拍ともよばれる．

AFL：atrial flutter
AV：atrioventricular
VT：ventricular tachycardia
VF：ventricular fibrillation
PSVT：paroxysmal supraventricular tachycardia

❶ レート・リズムおよび起源部位に基づく分類と診断名

分類	定義	起源部位	診断名
頻脈性不整脈（頻拍，粗動，細動）	レートが100拍/分以上の不整脈	洞結節	洞頻脈
		心房	心房頻拍，心房粗動，心房細動
		房室接合部	房室接合部頻拍
		心室	心室頻拍，心室細動
		房室結節または房室回帰性	発作性上室頻拍
徐脈性不整脈（徐脈，停止，ブロック）	レートが60拍/分未満の不整脈（臨床的には50拍/分未満が重要）	洞結節	洞徐脈，洞停止，洞房ブロック
		房室結節〜脚枝	房室ブロック（1度，2度，3度）
期外収縮	早期に出現する異常収縮	心房	心房期外収縮
		房室接合部	房室接合部期外収縮
		心室	心室期外収縮

2 徐脈性不整脈

- レートが60拍/分未満の遅い不整脈で，しばしばリズムの異常を伴う．レートに関しては，正常洞調律であってもしばしば60拍/分未満となるため，臨床的には50拍/分未満を徐脈（bradycardia）と定義することが多い．
- 徐脈は洞徐脈のほか，洞結節の自動能が一時的または長時間停止する洞停止（sinus arrestまたはsinus pause），洞結節から心房筋への，または心房から心室への伝導が途絶する洞房ブロック（sinoatrial block），房室ブロック（AV block）に分類される．房室ブロックは程度により1度（PR間隔の延長のみ），2度（時々QRS波が脱落する），3度房室ブロック（房室伝導が完全に途絶した状態で，完全房室ブロックともよばれる）に分類される．
- なお，完全房室ブロックなどで高度の徐脈となると，補充収縮（escape beat）とよばれる下位の自動能が出現し，これが連続して出現，調律が形成される（補充調律〈escape rhythm〉）．
- 補充調律（収縮）は発生部位により細分される．発生部位が房室結節〜His束の房室接合部であれば房室接合部補充調律（収縮）（AV junctional escape rhythm），His束より下位の心室であれば心室固有調律（idioventricular rhythm）とよばれる．房室接合部補充調律に比して心室固有調律のレートは30〜40拍/分以下と遅くなる．

3 期外収縮

- リズムの異常による不整脈で，早期収縮ともよばれる．本来予期される心拍のタイミングよりも早期に出現する1発，または複数発連続する異常興奮で，3連発以上連続する場合は非持続性頻拍に分類されることもある．臨床的に最も多くみられる不整脈である．

❷ QRS幅とリズムによる頻脈の分類と診断名

QRS幅	リズム	診断名
narrow QRS ＝上室（心房，房室接合部，房室回帰性）	規則正しい narrow QRS, regular tachycardia	・洞頻脈 ・心房頻拍 ・発作性上室頻拍 ・心房粗動 ・房室接合部頻拍
	不規則 narrow QRS, irregular tachycardia	・房室伝導比が不定の心房粗動 ・心房細動
wide QRS ＝上室＋脚ブロック　または 　上室＋WPW症候群　または 　心室	規則正しい wide QRS, regular tachycardia	・規則正しい上室頻拍＋脚ブロック ・規則正しい上室頻拍＋WPW症候群 ・心室頻拍
	不規則 wide QRS, irregular tachycardia	・心房細動＋脚ブロック ・心房細動＋WPW症候群 ・多形性心室頻拍，torsades de pointes

● 起源部位が心房であれば，心房期外収縮（APC），房室接合部であれば房室接合部期外収縮（AV junctional premature contraction），心室であれば心室期外収縮（VPC）と診断される．

APC：atrial premature contraction

VPC：ventricular premature contraction

2. 頻脈の心電図診断のための分類

● 頻脈はQRS幅とリズムにより細分類される（❷）．鑑別診断上きわめて有用な分類である．

1 QRS幅
● 0.12秒未満の幅の狭いQRS（narrow QRS）と0.12秒以上の幅の広いQRS（wide QRS）に分けられる．
● 前者は上室起源（心房または房室結節/接合部または房室回帰性）で，後者は上室性不整脈に脚ブロックまたは早期興奮（WPW症候群）が合併した場合か心室起源である．

WPW：Wolff-Parkinson-White

2 リズム
● 規則正しい頻脈（regular tachycardia）と不規則な頻脈（irregular tachycardia）に分けられる．一般に頻拍および粗動は規則正しく，細動は不規則である．粗動は房室伝導比が不定であれば不規則となる．

3 QRS幅とリズムの組み合わせによる分類
● 以上の組み合わせで以下の4つに分類される．代表的な心電図を❸に示す．
　① narrow QRS, regular tachycardia：洞頻脈，心房頻拍，発作性上室頻拍，心房粗動，房室接合部頻拍を鑑別する．
　② narrow QRS, irregular tachycardia：房室伝導比が不定の心房粗動，心房細動を鑑別する．
　③ wide QRS, regular tachycardia：規則正しい上室頻拍＋脚ブロック，

❸ 代表的な頻脈の心電図

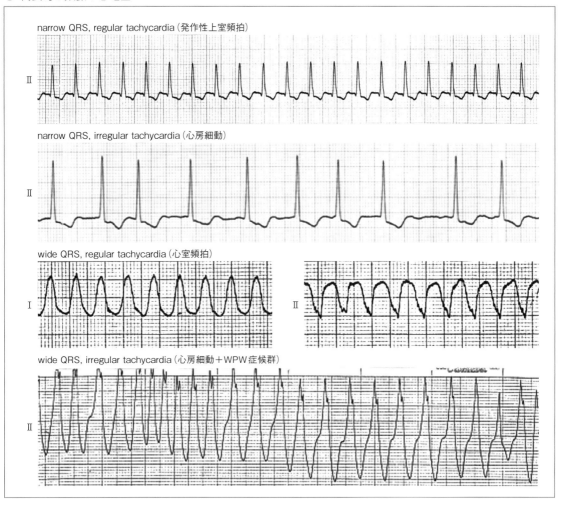

規則正しい上室頻拍＋WPW症候群，心室頻拍を鑑別する．
④ wide QRS, irregular tachycardia：不規則な上室頻拍（心房細動）＋脚ブロック，不規則な上室頻拍（心房細動）＋WPW症候群，心室起源では多形性心室頻拍，torsades de pointes を鑑別する．

3. 持続時間による分類

- とくに VT は，30秒以上持続する持続性 VT，30秒以内に自然停止する非持続性 VT に分類される．30秒以内であっても血圧低下などの血行動態悪化のために直ちにカルディオバージョンを必要とする場合は持続性 VT と定義される．
- 上室頻拍（粗動，細動を含む）では明確に定義されていないが，VT と同様に30秒以上持続すれば持続性頻拍（粗動，細動）とよぶことが多い．

心房細動アブレーション後の再発の基準は，30秒以上持続する上室頻拍・粗動・細動が記録された場合とされている．

4. 原因・背景疾患の有無による分類

- 不整脈を診た場合，必ず原因・背景疾患の有無を確認する必要がある．
- 器質的心疾患としては虚血性心疾患，肥大型または拡張型心筋症，高血圧性心疾患，左室肥大，弁膜症，先天性心疾患，開心術後，心不全などが重要である．全身性疾患として貧血，発熱，甲状腺異常，慢性肺疾患，腎不全などが，遺伝子異常としてQT延長症候群，Brugada症候群などが，電解質異常として低カリウム血症などがあげられる．薬物の影響も重要で，とくに抗不整脈薬，ジギタリス，非ジヒドロピリジン系カルシウム拮抗薬，QT延長作用を有する薬剤，β交感神経刺激薬，シロスタゾール，β遮断薬などに注意する．
- 諸検査にても背景になんら異常を認めない場合は特発性と診断される．

5. 発作性か持続性か

- 頻脈も徐脈も一過性に短時間だけ出現することがある．短時間の不整脈が繰り返して出現する場合，発作性の不整脈と診断される．頻脈では発作性心房細動，発作性上室頻拍が動悸発作の原因として，徐脈では，発作性房室ブロック，洞停止が失神の原因として重要である．
- 持続的に認められる不整脈としては，持続性心房細動（1年以上持続している場合は長期持続性心房細動）が多い．30秒以上の持続性心室頻拍を繰り返す場合もしばしば認められ，再発性持続性心室頻拍と診断される．

6. 症状の有無による分類

- 不整脈はいつも症状を伴うとは限らない．動悸や胸部不快感，めまい，失神，心不全症状などを認める場合は有症候性（symptomatic），まったく認めない場合は無症候性（asymptomatic）と診断される．
- 心房細動では約半数の症例で自覚症を認めない．しかしながらアウトカムは有症候性心房細動と変わりはなく，リスクに応じた管理・治療が必要となる．

- 参考文献

・奥村　謙．ステップで判読！心電図．南江堂；2007．

不整脈の疫学

清水昭彦

Point!

- 不整脈の出現頻度は期外収縮（14%前後）が最も多く，次が心房細動（6.7～11.7%）で，心房粗動はかなり少ない（0.5～0.9%）との報告がある．
- WPW症候群の出現頻度は一般人口の0.09～0.3%，発作性上室頻拍は0.8%程度である．
- 心房細動は60歳未満では発作性が多く，60歳以上では持続性が多い．男性に多く（女性の約2倍），高齢化に伴って急峻に増加する．
- 心臓突然死は欧米のみならず日本でも増加しており，虚血性心疾患によるものが最も多い（30～50%）と考えられている．
- Brugada症候群はアジア人に多く（日本人の頻度は0.05～0.15%），心室細動の好発年齢は25～50歳で，ピークは40歳ごろである．男性に多い（女性の9～10倍）．
- 先天性QT延長症候群は成人の0.02～0.05%で見つかり，二次性QT延長症候群のうち抗不整脈薬によるTdpの頻度は2.0～8.8%と推定される．
- カテコラミン誘発多形性心室頻拍の有病率は1～10万人に1人．平均初発年齢は7～9歳であるが，成人例の報告もある．
- 徐脈性不整脈は加齢に伴って増加し，その頻度は洞徐脈3.8%前後，房室ブロック4.1～6.5%，右脚ブロック3.4%，左脚ブロック1.9%と続く．
- 若年者は成人に比べて不整脈の発生頻度が低く，高学年になるほど頻度が増加する．学童では不完全右脚ブロック（0.42%）が期外収縮（0.37%）より多かった．

- 疫学とは「人間集団における病気の発生に関する学問」[1]であり，通常は疾患の発生頻度を一般人口の年齢・性別・基礎心疾患別で調べ，さらには自然経過や予後に関しても検討するものである．
- しかしながら，不整脈は常時出現するものでもなく，無症状の場合もあり，重症な疾患ではその発現頻度も低く疫学的に調査するには限界がある．多くは健診などにおける心電図あるいは施設における連続の心電図記録から得たデータをもとに発生頻度を調査している．したがって，厳密な意味での疫学調査が十分に行われているとは言い難いが，不整脈の出現頻度を中心に概説する．

1. 不整脈全般の種類別出現頻度

- 海外で行われた連続5万枚の心電図で認められた不整脈の種類別出現

❶ 海外（A）および日本（B）での不整脈の発生頻度（A：文献1より作図，B：文献2より作図）

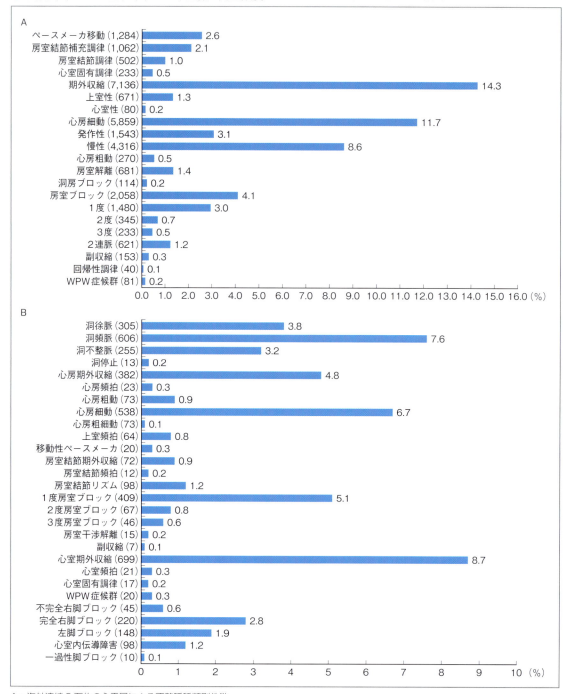

A：海外連続5万枚の心電図による不整脈種類別件数．
B：1971年，東京大学第二内科における連続8,000枚の心電図による種類別出現頻度．

頻度（❶A）[1]と東京大学第二内科での連続8,000枚の心電図で認められた不整脈の種類別出現頻度（❶B）[2]を示した．いずれの報告でも期外収縮が最も多い．

- 心房期外収縮と心室期外収縮で分けた場合には，報告からは心房期外収縮の出現頻度のほうが心室期外収縮より低い値を示している．しかし，その出現頻度は母集団の年齢にも左右され，心房期外収縮は60歳以上の高齢になると出現頻度が急に増加するといわれている．このことが，心房細動が高齢者に多い一因となっている．一方，心室期外収縮に関しては，加齢とともに疾病に関連した心室期外収縮は増加していく．
- その次に高頻度なのが心房細動で，6.7〜11.7％とかなり出現頻度に幅がある．心房細動の疫学に関しては近年，心房細動そのものの臨床的意義が認められ比較的多くの疫学研究が行われているので，詳細は後述する．その一方，心房粗動は0.5〜0.9％とかなり低い出現頻度である．

2. 各種不整脈の疫学

1 WPW症候群

WPW：Wolff-Parkinson-White

- 一般人口の0.09〜0.3％の出現頻度で，WPW症候群に関連した頻脈性不整脈の出現頻度は40〜80％である．副伝導路を回路に含む房室回帰性頻拍は約半数の症例に認められる．
- WPW症候群に関連した特異な頻拍として逆方向房室回帰性頻拍があるが，この発生頻度は低く，WPW症候群全体からすると臨床的には2〜3％，電気生理学的に誘発されるのは6％程度である．一方，WPW症候群に心房細動を併発する頻度は10〜40％前後に認められ，房室回帰性頻拍に次いで多い不整脈となる．

2 発作性上室頻拍

- 発生頻度は0.8％程度で，その95％前後はリエントリー性の発作性頻拍であって，副伝導路の関与するものが60％，房室結節リエントリー性頻拍が26％と続く．ほかにも洞結節リエントリー性頻拍3％，心房内リエントリー性頻拍7％，異所性自動能によるものは3％前後で少ない．
- 最近，WPW症候群に関しては高周波カテーテルアブレーションが行われ根治されるため，発作性上室頻拍の原因としての房室結節リエントリー性頻拍が相対的に増加してきていると筆者は感じる．

3 心房細動

- 心房細動のタイプは60歳未満では発作性心房細動が多く，60歳以上では持続性心房細動が多くなる．男性に多く，女性の2倍程度である．
- Ohsawaら[3]によって健診時における約2万3,000例の心電図データをもとに1980〜2000年の調査（10年単位）が行われ，心房細動の有病率が報告された（❷）．それによると，30〜39歳約0.1％と比較して50歳台約0.5％，60歳台約1％，70歳以上では約3.0％と高齢になると急増している．ほかの統計でも同様に1,000人・年あたりの心房細動発症率は50歳台1％，60歳台3％，70歳台5％，80歳以上では10％と，高齢

❷ 日本における循環器疾患基礎調査（文献3より作図）

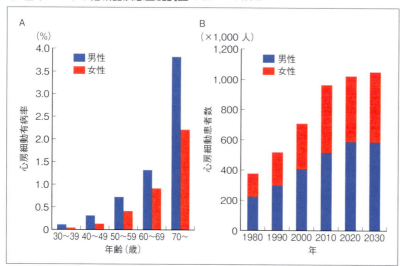

A：年齢別の心房細動有病率，B：心房細動患者数の推移．

化に伴い急峻に増加している．今後，日本は未曾有の超高齢社会を迎え，心房細動症例の増加が見込まれる．
- 経年的変化は，1980年では40万人弱であった患者数が2010年では100万人弱と2.5倍に増加している．40歳以上の住民健診や企業健診を受けた63万138例を対象とした日本循環器学会の調査でも同様な結果が示された．日本の人口動態で換算すると2050年には心房細動患者は100万人を超えることが予想され，総人口の1.1％を占めると推定されている．
- 心房細動発生のリスク因子をポイント化して将来10年以内の心房細動の発生率を予測した研究もあり，今後，心房細動の個別治療の評価に有用と考えられる[4]．
- 心房細動の有病率は欧米と比較しては低いが，日常臨床で最も遭遇する頻脈性不整脈は高齢者に多く，高齢者に多い心不全や脳卒中の原因にもなることから臨床的重要性が高まってきている．

4 心室頻脈性不整脈
- 心臓突然死と関連が強く，詳細は後述する．
- 心室頻拍は，原因となる基礎心疾患，とくに虚血性心疾患や心筋症の発生頻度が人種，年代，性別，地域別に異なるため一律に出現頻度を調査するのは難しいが，0.3％程度である．

5 心臓突然死
- 突然死は24時間以内の予期せぬ内因性死亡，心臓突然死は1時間以内の死，と定義される．欧米のみでなく日本においても突然死は増加しており，総務省消防庁の救急・救助の現況をみると，2005年（平成17年）

❸ ホルター心電図記録中に突然死を起こしたときの心電図診断—日本の症例
（文献5より作図）

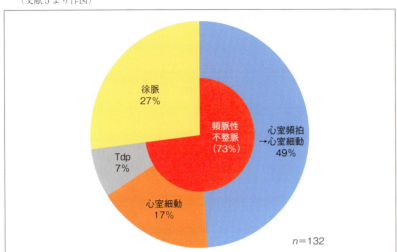

では年間5.6万人であった心原性の心肺機能停止例は2013年（平成25年）では7.5万人と37%も上昇している．その内訳では虚血性心疾患によるものが最も高く，30〜50%と考えられている．

- 日本の突然死の発生率は，年代，施設やデータ収集法の違いもあるが人口1,000人あたり0.15〜1.0，男性のほうが高く，欧米の1/4〜1/2である．突然死を引き起こす致死性不整脈としては，ホルター心電図記録中に突然死したもの（❸）を分析すると，日本[5]では132人中，心室頻拍から心室細動へ移行49%，心室細動17%，Tdp 7%，徐脈が27%で，73%は頻脈性不整脈であった．心室頻拍中に病院を受診できた症例の予後は相対的に良いが，徐脈・心停止の状態で受診した人の予後は不良である．この結果は，欧米で同様な方法で調査されたものと類似していた．

- 突然死の発症時間は，日内変動があり午前10〜11時のピークと午後5〜6時の二相性のピークがあり，午前中のピークはβ遮断薬により消失することから交感神経の関与が示唆されている．一方，虚血が関与しないBrugada症候群では夜間にピークがある．

6 Brugada症候群

- 広義の特発性心室細動，なかでもBrugada症候群はその特異な心電図の特徴から疫学的研究は比較的進んでいる．本疾患は1992年にBrugada兄弟により報告され，主にNaチャネルに関与した遺伝子異常を20%近くに認めるが，家族性発生は20〜30%程度で孤立性発生も多い．東南アジアで多く認め，日本を含めたアジア人に多い．

- Brugada症候群の特徴的心電図であるcoved型（コブド型）ST上昇および陰性T波を示す日本人の頻度は0.05〜0.15%である．このうち，

Tdp : torsades de pointes

実際に心室細動を発生するリスクを有するのは0.5〜1％である．心室細動・心停止の既往のある症例のリスクは高く8〜11％/年，失神の既往のある症例では0.7〜6％/年に重篤な心事故が発生する．一方，無症状では心事故は0.5％/年で発生する．
- 心室細動を発生する好発年齢は25〜50歳で40歳ころにピークを迎える．男性が女性の9〜10倍くらい多い．かつて日本で"ぽっくり病"といわれた人たちの一部はBrugada症候群と推測されている．
- coved型ST上昇は，ナトリウムチャネル遮断薬で誘発され，1肋間高位での前胸部誘導記録で出現率が高まる．また，日内・日差変動があり，食後の満腹時あるいは運動負荷後や温熱刺激に誘発される症例もある．また，心室細動や突然死例では心電図の自然波形の変化が大きいとの報告もあるので，疫学的に正確な有病率を求めるのは容易ではない．

7 早期再分極症候群
- 健常者や若年スポーツマンによく認められ，0.1mV以上のJ点の上昇として定義されている．
- 健常者でも3〜24％に認めるが，特発性心室細動では23〜44％と合併頻度が高い．若年者，運動選手，アフリカ系アメリカ人，日本を含むアジア人に高い頻度で認められる．

8 QT延長症候群
- 正確な有病率は不明だが，先天性QT延長症候群は学校心臓検診では0.006〜0.017％に発見されている．成人では0.02〜0.05％に見つかる．最近のイタリアの調査では，遺伝異常の発現頻度から推定すると0.05％とされる．
- 一方で薬剤や徐脈などが原因で起こる二次性QT延長症候群のうち抗不整脈薬によるTdpの頻度は2.0〜8.8％，抗不整脈薬以外の薬剤誘発性の頻度は0.001〜0.01％と推定されている．

9 カテコラミン誘発多形性心室頻拍
- リアノジン受容体あるいはカルセクエステリン2の遺伝子異常により運動あるいは情緒的ストレスにより放出されるカテコラミンによって二方向性あるいは多形性の心室頻拍が起こる．薬剤投与を行っても10年で15〜40％が死亡するといわれる重篤な疾患である．非常にまれな疾患で，心イベントを起こさないと発見されない．
- 正確な有病率は不明であるが1〜10万人に1人くらいと推定されている．平均初発年齢は7〜9歳であるが，成人例もまれに報告されている．この疾患は心電図や画像診断では検知されにくいが，突然死の1/8〜1/7を占めるとの報告もある．

10 徐脈性不整脈
- 洞不全症候群，房室ブロックと脚ブロックに大別される．いずれも加齢に伴いその出現頻度が増加する．洞徐脈は3.8％前後で洞房ブロッ

❹ 岡山県の学童（小学校, 中学, 高校1年生）の心電図検診結果[6]

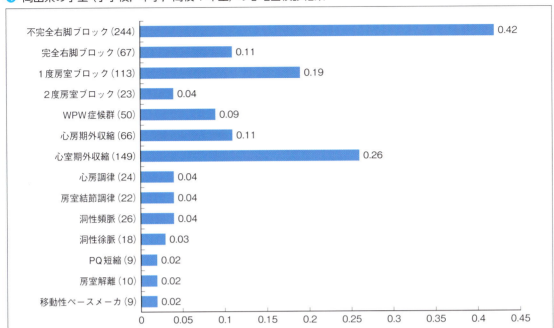

ク・洞停止はそれぞれ0.2％程度である．房室ブロックは4.1〜6.5％の出現頻度である．房室ブロックでは，1度房室ブロック（3.0〜5.1％）が最も多く，その次に2度（0.7〜0.8％），3度（0.5〜0.6％）と続く．脚ブロックでは，右脚ブロック（3.4％）のほうが左脚ブロック（1.9％）より多く，心室内伝導障害（1.2％），一過性脚ブロック（0.1％）*と続く．

11 学童期の不整脈の頻度

● 成人と若年者とでは不整脈発生頻度は異なる．現在日本では小・中・高校の1年生全員に健診として心電図が施行される．1980年代[6]の岡山県3学年の学校検診5万8,366人（❹）では心電図異常は830人（1.4％）に認められた．その内訳は心室期外収縮は149人（0.26％），WPW症候群50人（0.09％），心房期外収縮66人（0.11％），不完全右脚ブロック224（0.42％），完全右脚ブロックでは67人（0.11％），1度房室ブロック113人（0.19％），2度房室ブロック23人（0.04％）であった．

● 成人では不整脈の発現頻度として，期外収縮が14％前後で最も多いが，学童では不完全右脚ブロックが0.42％で最も多く，期外収縮が0.37％で次に多かった．学童の不整脈の発生頻度は，成人に比べて低い．学童間で比較しても小学生1.1％，中学生2.0％，高校生2.6％で，不整脈頻度は高学年になるほど増加した．

*一過性脚ブロックは理論的にはもっと高い頻度と考えられるが，検出方法に限界があるために低値を示している．

●引用文献

1) Ahlbom A, Norell S. Introduction to Modern Epidemiology. 2nd edition. Epidemiology Resources；1990. p.1.
2) 杉本恒明．心房細動の疫学．早川弘一，笠貫　宏編．心房細動・粗動・頻拍．医学書院；1999.
3) Ohsawa M, et al. Rapid increase in estimated number of persons with atrial fibrillation in Japan：An analysis from national surveys on cardiovascular diseases in 1980, 1990 and 2000. J Epidemiol 2005；15：194-6.
4) Shimizu A. Genesis and the Risk Score of A trial Fibrillation for Personalized Management. Circ J 2017；81：1574-5.
5) Watanabe E, et al. Sudden cardiac arrest recorded during Holter monitoring：Prevalence, antecedent electrical events, and outcomes. Heart Rhythm 2014；11：1418-25.
6) 鼠尾祥三ほか．学童不整脈の臨床的検討─その頻度，再現性，他の心疾患の合併，運動負荷に対する反応．心電図 1985；5：375-81.

不整脈の発生機序

辻　幸臣, 蒔田直昌

- 不整脈発生のしくみは, 興奮発生の異常(自動能の変化や撃発活動), 興奮伝導の異常(伝導ブロックやリエントリー), 両者の組み合わせに大別される. 頻脈性不整脈は, 生理的自動能の亢進, 異常自動能, 撃発活動, またはリエントリーにより, 徐脈性不整脈は, 生理的自動能の低下, または伝導ブロックにより発生する. 本項では, 生理的自動能, 異常自動能, 撃発活動, リエントリーの成立機序を概説する.

1. 自動能

Point!
- 自動能を機序とする不整脈には, 生理的自動能の変化と異常自動能によるものがある.
- 刺激伝導系細胞での生理的自動能の変化により, 洞性頻脈・徐脈, 促進型心房・心室調律が発生する.
- 異常自動能は, 心房筋・心室筋細胞が脱分極されると出現する.

1 生理的自動能
- 洞房結節, 心房筋の一部, 房室結節, His-Purkinje 線維で構成される刺激伝導系心筋細胞には, 自動能(ペースメーカ活動)がある.
- 洞房結節細胞と心房・心室筋細胞の活動電位波形(❶)を比較すると, 心房・心室筋細胞の活動電位第4相は, 深い静止膜電位に保持されるのに対し, 洞房結節細胞では, 膜電位が緩徐に脱分極する結果, 閾値に到達し, 活動電位が自然発生する(❷)[1].
- 第4相緩徐脱分極は, 過分極活性化内向き電流 (I_f), T型・L型 Ca^{2+} チャネル電流 (I_{Ca-T}, I_{Ca-L}) などの内向き電流, および遅延整流 K^+ チャネル電流 (I_K) などの外向き電流との総和によって形成される正味の内向き電流によって形成される.
- その他, Na^+/Ca^{2+} 交換機構電流 (I_{NCX}), Na^+/K^+-ATPase ポンプ電流 (I_{pump}), 内向き背景電流 (I_{Na-b}) などが関与するが, 部位により, これらイオンチャネル・トランスポータの役割は異なる[2]. ❸に関連するイオンチャネル・トランスポータの一覧を示す.

■ 生理的自動能のレート
　最大拡張期電位(MDP)や第4相脱分極の傾きによって決定され(❹A), 自律神経活動, ペーシング, 虚血, 低カリウム血症, 薬剤などに

❶ 心筋細胞の活動電位波形と5つの時相

第0相	立ち上がり相
第1相	早期再分極相
第2相	プラトー相
第3相	再分極相
第4相	静止膜電位, 緩徐脱分極相

MDP : maximum diastolic potential

❷ 洞房結節細胞，心房・心室筋細胞の活動電位波形，およびイオンチャネル・トランスポータ電流[1]

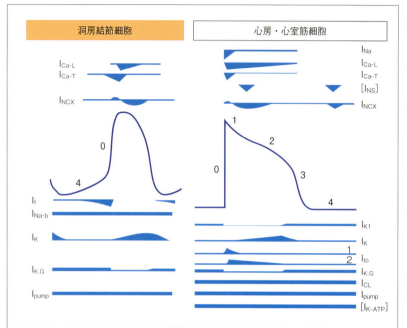

I_{K1}：内向き整流K^+チャネル電流
I_{Ca-L}：L型Ca^{2+}チャネル電流
I_{Ca-T}：T型Ca^{2+}チャネル電流
I_{NCX}：Na^+/Ca^{2+}交換機構電流
I_f：過分極活性化内向き電流
I_{Na-b}：内向き背景電流
I_K：遅延整流K^+チャネル電流
$I_{K,G}$：抑制型G蛋白共役型受容体刺激によって活性化されるアセチルコリン感受性K^+チャネル電流（I_{K-ACh}）とアデノシン感受性K^+チャネル電流（I_{K-Ado}）
I_{pump}：Na^+/K^+-ATPaseポンプ電流
I_{NS}：swelling誘発陽イオン電流
I_{to}：一過性外向きK^+チャネル電流（I_{to1}）と4-aminopyridine非感受性Cl^-チャネル電流（I_{to2}）
I_{Cl}：cAMPまたはswelling活性化Cl^-チャネル電流
I_{K-ATP}：ATP感受性K^+チャネル電流

洞房結節細胞には，心房・心室筋細胞が呈する深い静止膜電位の形成に寄与する内向き整流K^+チャネル電流（I_{K1}）がなく，また，活動電位立ち上がり（0相）はNa^+チャネル電流ではなく，L型Ca^{2+}チャネル電流（I_{Ca-L}）が担う．病態心で生じる電流I_{NS}とI_{K-ATP}を［ ］で表示した．詳細は本文参照．

より変化する．アドレナリン刺激により，I_fやI_{Ca-L}が増加し第4相の傾きが大きくなることで自動能は亢進する．一方，迷走神経活動が賦活化されると，アセチルコリン感受性K^+チャネル電流（I_{K-ACh}）が活性化され，MDPが深くなることに加え，I_fやI_{Ca-L}が低下して第4相の傾きが低下する[2]．

オーバードライブペーシングによる抑制は，自動能の特徴の一つである．刺激頻度依存性に細胞内Na^+過負荷が引き起こされ，Na^+/K^+-ATPaseポンプ活性が亢進する．外向きのI_{pump}が増加するため，膜電位は過分極側に移動しMDPが深くなる結果，自動能は抑制される（❹B）．この抑制効果は，Purkinje細胞で大きいが，洞房結節細胞や脱分極された心室筋細胞（異常自動能，後述）ではほとんど生じない．これらの細胞では，MDPが浅くNa^+チャネルは不活化状態にあるため，細胞内Na^+濃度はほとんど上昇しないためである．虚血，低カリウム血症では，Na^+/K^+-ATPaseポンプ活性が抑制されることにより，生理的自動能が速くなる[2]．

■ 生理的自動能亢進を機序とする不整脈

洞性頻脈，迷走神経刺激に反応する促進型心房・心室調律などがあげられる．自動能を有する細胞に興奮が侵入できないエントランスブロックが生じる場合，副収縮（parasystole）として出現する[2]．

❸ イオンチャネル・トランスポータ

電流	サブユニット	機能
I_{Na}	$Na_V1.5, Na_V1.1$ (α)	電位依存性Na^+チャネル電流のテトロドトキシン非感受性($Na_V1.5$)・感受性アイソフォーム($Na_V1.1$). $Na_V1.5$が心房・心室筋やPurkinje細胞の第1相を担う. 洞房結節細胞には, $Na_V1.5$に加え$Na_V1.1$が発現するが, その膜電位が浅く, 不活性化状態にあると考えられている. 家族性洞不全症候群の原因遺伝子の一つに, $Na_V1.5$をコードする*SCN5A*がある[3]
I_{Ca-L}	$Ca_V1.2$ (α)	L型電位依存性Ca^{2+}チャネル電流. ジヒドロピリジン系(ニフェジピン), フェニルアルキルアミン系(ベラパミル), ベンゾジアゼピン系(ジルチアゼム)誘導体で遮断. 洞房結節・房室結節細胞では, 第4相終末期~第0相を担う. 心房・心室筋およびPurkinje細胞では第2相の形成に寄与する
I_{Ca-T}	$Ca_V3.1$ (α)	T型電位依存性Ca^{2+}チャネル電流. L型より深い電位(−70 mV)で活性化される. ミベフラジル, エホニジピンで遮断. ジヒドロピリジン系非感受性. 洞房結節・房室結節細胞の緩徐脱分極形成に寄与する
I_{NCX}	NCX1.1	Na^+とCa^{2+}を双方向に輸送する膜蛋白. Ca^{2+}を細胞外へ汲み出すCa^{2+}流出モード(forward mode)とCa^{2+}を細胞外から流入させるCa^{2+}流入モード(reverse mode). Na^+とCa^{2+}の交換比率が3:1であるため, forward modeで内向き電流, reverse modeで外向き電流が発生する. 洞房・房室結節の自動能に寄与する
I_f	HCN4 (α)	過分極活性化 "funny" 電流. 膜電位−40~−60 mVで活性化され過分極で大きくなる電位依存性チャネル電流. Na^+, K^+が通過. 細胞内cAMP濃度で制御. 洞房結節, 房室結節, His-Purkinje細胞に分布. 緩徐脱分極形成に寄与するペースメーカ電流で, Purkinje細胞では主たる役割を担う. *HCN4*変異は家族性洞不全症候群を引き起こす[4]
I_{Kr}	hERG (α) / MiRP1 (β)	遅延整流K$^+$電流の速い活性化成分. −40 mVよりプラス側の電位で開口後すぐに不活性化する. この内向き整流特性が, 洞房結節細胞のペースメーカ活動に寄与する. III群抗不整脈薬は逆頻度依存性に遮断する
$I_{K,G}$ (I_{K-ACh}, I_{K-Ado})	Kir3.1/Kir3.4 (α)	ムスカリン受容体(M2)やプリン受容体(A1)刺激により活性化される内向き整流K$^+$チャネル電流. 洞房結節・房室結節細胞と心房筋細胞に発現. 膜電位の過分極移動, 活動電位持続時間の短縮, 陰性変時・変伝導作用を引き起こす
I_{pump}	αサブユニット / βサブユニット	細胞内ATPの加水分解と共役してNa^+を細胞外に汲み出し, K^+を取り込む膜輸送体蛋白. その比率が3:2であるため外向き電流が発生する. ポンプ電流の活性状態は自動能に影響を及ぼす
I_{Ks}	KvLQT1 (α) / minK (β)	遅延整流K$^+$電流の遅い活性化成分. 第3相を規定する再分極電流. β受容体刺激で増加する
I_{K1}	Kir2.1 (α)	内向き整流K$^+$チャネル電流. 心房・心室筋, Purkinje細胞の静止膜電位形成に貢献. 細胞外K$^+$濃度により活性が変化する. 洞房・房室結節には発現していない

2 異常自動能

- 心房・心室筋細胞は通常, 自発興奮を示さないが, 心筋梗塞巣辺縁部で発生する傷害電流, 非心筋細胞からの電気緊張効果などによって膜電位が脱分極されると, 自発興奮が生じるようになる(❹C). 脱分極誘発自発興奮が異常自動能とよばれ, 心房・心室筋細胞, Purkinje細胞で発生する. 脱分極の程度が大きいほど, 自発興奮の頻度が高くなる. 脱分極に伴い膜コンダクタンスが低下するため, 内向き電流による緩徐脱分極作用(ペースメーカ活動)が生じやすくなるからである[2].

- 実験研究にて, 心筋梗塞急性期にみられる心室固有調律や心室頻拍が, 異常自動能を機序とすることが以前から知られている. また近年, 肺静脈スリーブ状心筋では, 高頻度ペーシングによって異常自動能に類似した速い自発興奮が誘発されることが報告されている[5].

電気緊張効果:電気的に連結された細胞の膜電位が相互に影響を及ぼし合うこと.

❹ 生理的自動能，異常自動能，早期後脱分極（EAD）と遅延後脱分極（DAD）[2]

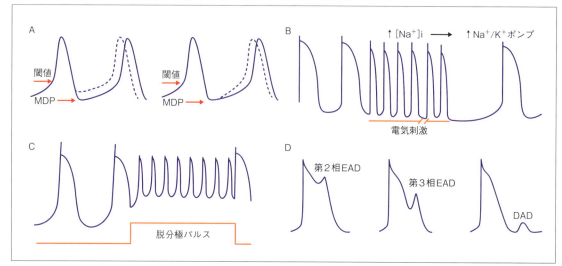

A：生理的自動能の亢進．最大拡張期電位（MDP）が浅くなる，または第4相緩徐脱分極の傾きが大きくなると，膜電位が閾値に達する時間が短縮され，レートが速くなる（点線）．
B：Purkinje線維でのオーバードライブ抑制．
C：異常自動能．矩形波の電流を加えて，心筋細胞を脱分極させると発生する自動能．
D：第2・3相EADとDAD．詳細は本文参照．

2. 撃発活動

Point!

- 撃発活動には，EADとDADがある．
- EADは，心電図QT時間に相当する心室筋細胞の活動電位持続時間が延長する病態・薬剤により発生する．活動電位第2相・3相で発生する膜電位振動で，不活性化されたL型Ca^{2+}チャネルの再開口による内向き電流によって引き起こされる．
- 近年，筋小胞体リアノジン受容体からの異常なCa^{2+}放出がEADの引き金となることが示されている．
- DADは，ジギタリス中毒や細胞内Ca^{2+}過負荷をきたす病態・状況により発生する．拡張期にCa^{2+}過負荷が加わると，Na^+/Ca^{2+}交換機構などを介し，I_{ti}が発生しDADが誘発される．
- DADには，ペーシングやアデノシンに対して反応が異なるタイプが存在する．

- 撃発活動（トリガードアクティビティ）とは，活動電位をきっかけとする異常興奮で，後脱分極とよばれる膜電位振動から発生する．自動能とは異なり，先行する活動電位が必ず存在する．
- 活動電位の再分極中に生じる早期後脱分極（EAD）と，再分極完了直後に発生する遅延後脱分極（DAD）とがある．どちらとも閾値電位に達すると活動電位が発生し異常興奮が生成される．発生様式，機序，薬物に対する反応性など，両者の電気生理学的特徴・意義は異なる．

EAD：early afterdepolarization
DAD：delayed afterdepolarization

1 EAD

- EADは，活動電位第2相または第3相に発生する膜電位振動で（❹ D），

活動電位持続時間（APD）が過度に延長すると発生する．先天性・後天性 QT 延長症候群 ❺ に伴う多形性心室頻拍（TdP）の発生に寄与すると考えられている．I_K の速い活性化成分（I_{Kr}）や遅い活性化成分（I_{Ks}）などの外向き電流が低下，または遅延 Na^+ 電流などの内向き電流が増加すると，APD が延長するとともに，EAD が惹起されやすくなる．不活性化された L 型 Ca^{2+} チャネルが再開口することにより発生する内向き電流が，EAD を引き起こすと考えられている[2]．

- EAD は，徐脈や低カリウム血症によって惹起されやすくなる．APD は徐脈依存性に延長する．また，低カリウム血症になると，K^+ の膜コンダクタンスの低下，Na^+/K^+-ATPase ポンプ活性の抑制が生じる結果，再分極予備能が低下する．L 型 Ca^{2+} チャネル刺激薬で誘発，遮断薬で抑制される．カテコラミンには，L 型 Ca^{2+} チャネルを活性化させることで EAD を誘発する効果がある一方で，生理的自動能を亢進させ APD の短縮と EAD の抑制作用を併せもつ[2]．

- 最近，2 型先天性 QT 延長症候群や薬剤性 QT 延長症候群の実験モデル* を用いた研究により，筋小胞体（SR）リアノジン受容体（RyR）から収縮期に異常放出される Ca^{2+} が EAD 発生の引き金となることが明らかにされ[6,7]，新たな機序として注目されている．収縮期 Ca^{2+} 異常放出が，Na^+/Ca^{2+} 交換機構の内向き電流を増大させることで，膜電位の再分極を妨げ，L 型 Ca^{2+} チャネルが再活性化されやすくなる．RyR 遮断作用薬リアノジン，RyR 安定化薬 K201，筋小胞体 Ca^{2+}-ATPase 阻害薬 thapsigargin（2018 年現在日本未承認），Na^+/Ca^{2+} 交換機構遮断薬 SEA0400 によって EAD は抑制されることが報告されている[6]．

❷ DAD

- DAD は，第 4 相で発生する膜電位振動で，ジギタリス中毒や，カテコラミン，虚血・再灌流，心肥大，低 K^+ 血症など細胞内 Ca^{2+} 過負荷を引き起こす状況下にて発生する（❻ A）．カテコラミン誘発多形性心室頻拍（CPVT）に伴う特徴的な心室頻拍も DAD を機序とする[2]．

- DAD には 2 つのタイプが存在する．①ジギタリス中毒の場合，その Na^+/K^+-ATPase ポンプ阻害作用により，細胞内 Na^+ の蓄積が生じ，Na^+/Ca^{2+} 交換機構の働きを介し二次的な細胞内 Ca^{2+} 過負荷が引き起こされる．②カテコラミン負荷や CPVT などの病態では，SR の Ca^{2+} 含量が過剰になること，または RyR の Ca^{2+} 感受性が変化することにより，SR から細胞質へ Ca^{2+} の自然漏出・放出が生じ，拡張期に Ca^{2+} 過負荷が加わる．両者とも Ca^{2+} 依存性非特異的チャネル（主に Na^+/Ca^{2+} 交換機構）を介して，一過性内向き電流（I_{ti}）が発生し，DAD が誘発される．しかし，ペーシング刺激やアデノシンに対する反応が両者で異なる．

- Na^+/K^+-ATPase ポンプ阻害による DAD は，刺激頻度・時間依存性に誘発されるのに対し，カテコラミンによる DAD は，至適な刺激間隔

APD : action potential duration

❺ 先天性 QT 延長症候群の代表的な型と原因遺伝子

型	原因遺伝子	イオン電流変化
LQT1	KCNQ1	I_{Ks} 減少
LQT2	KCNH2	I_{Kr} 減少
LQT3	SCN5A	I_{Na-L} 増加

先天性QT延長症候群には，14 個の遺伝子型がある．遺伝子診断される患者の 90% 以上を LQT1，LQT2，LQT3 が占める．

TdP : torsades de pointes

＊LQT2 の遺伝子改変家兎（KCNH2 G628S）やⅢ群抗不整脈薬を用いた家兎灌流心モデル．

SR : sarcoplasmic reticulum
RyR : ryanodine receptor

カテコラミン誘発多形性心室頻拍 (catecholaminergic polymorphic ventricular tachycardia : CPVT)：遺伝性不整脈疾患の一つ．原因遺伝子は，RyR2 や CASQ2．交感神経活動時に特徴的な二方向性心室頻拍や多形性心室頻拍が発生する心臓突然死疾患．

❻ DAD の発生機序[2]

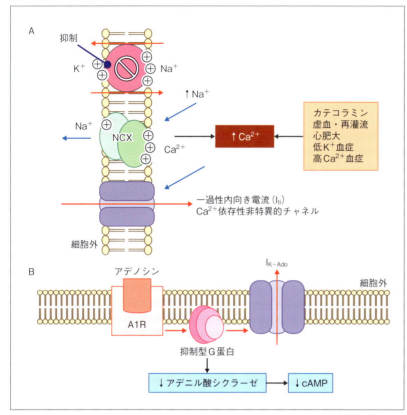

A：細胞内 Ca^{2+} 過負荷の病態生理，
B：アデノシンの作用機序．
アデノシン感受性 K^+ チャネル電流（I_{K-Ado}）は通常，洞房結節・房室結節細胞，心房筋細胞に発現し，膜電位の過分極側移動，APD の短縮を引き起こす．詳細は本文参照．
NCX；Na^+/Ca^{2+} 交換機構，cAMP：cyclic adenosine monophosphate

でのみ誘発される．刺激頻度が高すぎると，外向きの I_{pump} が内向き電流の I_{ti} を打ち消してしまい，DAD が抑制される．アデノシンは，カテコラミン誘発 DAD を抑制するのに対し，Na^+/K^+-ATPase ポンプ阻害による DAD に反応しない[2]．

● アデノシンの作用機序を❻B に示す．アデノシン A1 受容体は，抑制型 G 蛋白共役型受容体で，その活性化により，洞房・房室結節や心房に発現する内向き整流特性をもつ K^+ チャネル電流（I_{K-Ado}）が増加し，APD の短縮，ペースメーカ活動の抑制，静止膜電位の過分極側移動が引き起こされる[*]．また，アデニル酸シクラーゼが抑制され，cAMP 産生が低下するので，抗アドレナリン効果が現れる[2,8]．

● 心室筋には，I_{K-Ado} は発現していない．単離心室筋細胞にアデノシンを添加しても，その静止膜電位，APD，cAMP レベルは変化しない．しかし，アデノシンには，β受容体またはアデニル酸シクラーゼ刺激により増加した I_{Ca-L} を減弱させる作用があり，心室筋でも抗不整脈作用が発揮される[8]．アデノシンに感受性を示す流出路起源の特発性心室頻拍，再灌流性不整脈は，cAMP 依存性 DAD を機序とすると考えられている[8,9]．

＊アデノシンは，アブレーションによる肺静脈隔離術後の休止伝導部位を明らかにする[10]．アデノシンが膜電位を過分極側に移動させることにより，Na^+ チャネル利用率を上げる．その結果，同部位心筋の興奮性や伝導性が回復する[11]．

3. リエントリー

> **Point!**
> - リエントリーには，解剖学的リエントリーと機能的リエントリーがある．
> - 解剖学的リエントリーでは，解剖学的構造部・障壁により興奮旋回路が決定されている．その成立には一方向性ブロックが必要であり，緩徐伝導部位が存在するとより発生しやすくなる．
> - 機能的リエントリーの発生に，解剖学的構造部・障壁が必要とされず，心房筋・心室筋のどこからでも発生しうる．リーディングサークル型リエントリーと渦巻き型旋回興奮波（ローター）の2つの学説があるが，渦巻き型旋回興奮波が，心房細動，多形性心室頻拍，心室細動の発生・維持に重要な役割を果たすと考えられている．

- 興奮伝導は通常，心周期ごとに完結・消失するが，消失せずにもとの部位に戻り，再興奮させることがある．この現象を，興奮の再侵入（リエントリー）とよぶ．多くの持続性不整脈の機序となる．
- リエントリーには，興奮旋回路または障壁物が存在することで成立する解剖学的リエントリーと，それらに依存しない機能的リエントリーとに分けられる．

1 解剖学的リエントリー
- 解剖学的リエントリーが成立するためには，興奮旋回路が決定されていること，不均一な興奮伝導特性より発生する一方向性ブロックが生じることが必要とされる[2]．回路の一部に緩徐伝導部位が存在すると，リエントリーがより成立しやすくなる（**7 A**）[2, 12]．また，不応期と伝導速度との積で表される興奮波長は，旋回路より必ず短いという特徴がある（**7 B**）[2]．興奮間隙とよばれる不応期から脱した部位が存在するため，外部刺激による興奮波の侵入が可能となり，リエントリーはエントレインまたは停止される[2]．
- 解剖学的リエントリーを機序とする不整脈として，WPW症候群に伴う房室回帰性頻拍，房室結節リエントリー性頻拍，心房粗動，脚枝間リエントリー性心室頻拍，陳旧性心筋梗塞など器質的心疾患に伴う単形性心室頻拍などがあげられる．

WPW：Wolff-Parkinson-White

2 機能的リエントリー
- 機能的リエントリーは，その発生に解剖学的回路・障壁を必要としないので，心房筋・心室筋のどこからでも発生しうる．その成立機序に関して，リーディングサークル説と渦巻き型旋回興奮波（ローター）説の2つの学説が提唱されている．

■ リーディングサークル説
　リーディングサークル型リエントリーとは，解剖学的構造物に似た領域が機能的に作成され，その周囲を興奮旋回するという考え方である（**7 C**）[2]．その機能的構造物は，旋回興奮波から絶え間なく受ける電気

❼ リエントリー[12,13]

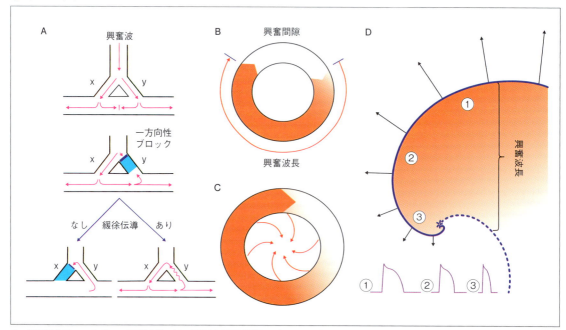

A：解剖学的リエントリー．正常状態では，興奮波は解剖学的回路xとyを順行性伝導する（上段）．興奮伝導が回路yで途絶した場合，興奮波は回路xを介し，yに逆行性に侵入する（一方向性ブロック，中段）．興奮波は回路yを逆行性に伝導するが，回路xが依然不応期にあり伝導できない（下段左）．しかし，回路yに緩徐伝導部位があれば，興奮波は容易に回路xに侵入できるようになる（下段右）．
B：興奮波長と興奮間隙．興奮波長＝不応期（ms）×伝導速度（mm/ms）
C：リーディングサークル型リエントリー．
D：渦巻き型旋回興奮波（ローター）．興奮前面・尾部を各々実線（━）・点線（･･･）で示す．興奮前面が旋回中心（＊）に近づくほど，その伝導速度は低下，APDは短縮する．詳細は本文参照．

緊張効果によって作成される．旋回興奮波の前面（頭部）が自身の終末（尾部）を最短の経路で追いかける興奮波長（不応期×伝導速度≒旋回路），言い換えると，興奮間隙がない旋回興奮波であれば，中心部は常に不応期になる[2]．

　機能的リエントリーという新しい概念，興奮波長という理解しやすいコンセプトに基づき，リーディングサークル説は広く受け入れられ，心房細動は複数の旋回興奮波がランダムに出現して維持されると長年解釈されてきた．しかし，この学説では説明できない事象があることが指摘されていた．①リーディングサークル型リエントリーには興奮間隙がないため，電気刺激非感受性であることが予想されるが，実際には，ペーシングによる局所電位の捕捉は可能である．②伝導速度が低下すると興奮波長が短くなり，多くの旋回路を誘導してしまうことが予想されるが，Na^+チャネル遮断薬は，心房細動治療薬であり，その発生を促すわけではない．③心房細動時のマッピングによって検出される旋回興奮波のドリフト現象を説明することができない[2]．

コラム　渦巻き型旋回興奮波（ローター）と心房細動・心室細動

近年の光学マッピング技術の進歩により，渦巻き型旋回興奮波（ローター）が心房細動や心室細動の駆動源であることが明らかになってきた．

高速旋回するローターが，周囲の心筋を高頻度に興奮させる結果，興奮波の分裂や細動様伝導が生じ，不規則でランダムな細動波が形成される．ローターは通常，旋回中心が移動するさまよい運動特性を呈するが，安定化・定在化することが，心房細動や心室細動を維持させるのに重要であると考えられている[13]．

心房では，櫛状筋などの解剖学的構造，病態に伴う線維化やイオンチャネルリモデリング（I_{K1}やI_{K-ACh}の増加など）によりローターの動態特性が変化し，その投錨化・安定化が促される結果，心房細動が維持されやすくなる[13]．心室でも，ペーシング誘発心室細動が自然停止せず持続する場合，定在化したローターが捕捉されやすくなること，乳頭筋がローターの投錨部位となること，I_{K1}チャネルが強制発現された遺伝子改変マウス摘出灌流心では安定化したローターが描出されること，などが示されている[13]．最近，持続性心房細動患者を対象にローター・アブレーション治療が行われ，その有効性が報告されている[14]．

ローターの旋回中心は点として表されているが（❼D），立体構造をもつ心房・心室では，三次元渦巻き型旋回興奮波（スクロール波）となり，旋回中心は，点ではなくフィラメントとよばれる線となる[13,15]．フィラメントが心内膜面から垂直に心外膜面に達する場合，両面で同じ旋回興奮波が観察されるが，フィラメントの形状が直線でない場合，両断端が別々の動態を呈する場合，旋回興奮波はより複雑化する[15]．フィラメントの片端を焼灼しても，反対側のフィラメント断端が残存する限りスクロール波は消滅しないことが示唆される．壁厚が大きい心室でのローター・アブレーションの効果はきわめて乏しいと推察される．

革新的な心房・心室細動治療・予防法の開発には，フィラメント・キネティクス（移動軌跡・動態変化）の解明が必要である．

■ 渦巻き型旋回興奮波（ローター）説

ローターは，興奮前面がらせん状の形状を呈し，台風などの自然現象に類似すると考えると理解しやすい（❼D）．旋回興奮波の中心では，膜電位は浅くなるが未興奮状態で，その興奮性は保たれている．興奮前面の弯曲度は，中心に近づくにつれ大きくなり，興奮部位から未興奮部位に流れる局所電流が減少（sink-source mismatch）するため，伝導速度は低下する[16]．その結果，中心領域では伝導が維持できなくなり，同部位を中心として興奮が旋回する．

ローターにはさまよい運動特性（meandering）があり，旋回中心の移動軌跡は，抗不整脈薬により特徴的な動態を呈することが示されている[16]．Na^+チャネル遮断薬は，中心領域の拡大を引き起こすことにより，ローターの周期長が延長するとともに，meanderingしやすくなり，解剖学的・機能的構造物に衝突する機会を増やす[16]．また，ローターには，解剖学的または機能的な不連続部位が存在すると，容易に定在化し，安定した旋回が継続されるという特性がある．

近年の基礎研究の進歩により，ローターが，心房細動，多形性心室頻拍，心室細動の発生・維持に重要な役割を果たすと考えられているが，その動態・制御機構についての詳細は依然不明な点が多い．

● 引用文献

1) Rubart M, Zipes DP. Genesis of cardiac arrhythmia：Electrophysiological considerations. In：Mann DL, et al, editors. Braunwald's Heart Disease：A Textbook of Cardiovascular Medicine. 10th edition. Elsevier；2015. p.629-61.
2) Jalife J, et al. Basic mechanisms of cardiac arrhythmias. In：Jalife J, et al, editors. Basic Cardiac Electrophysiology for the Clinician. 2nd edition. Wiley-Blackwell；2009. p.152-90.
3) Abe K, et al. Sodium channelopathy underlying familial sick sinus syndrome with early onset and predominantly male characteristics. Circ Arrhythm Electrophysiol 2014；7：511-7.
4) Ishikawa T, et al. Sick sinus syndrome with HCN4 mutations shows early onset and frequent association with atrial fibrillation and left ventricular noncompaction. Heart Rhythm 2017；14：717-24.
5) Honjo H, et al. Pacing-induced spontaneous activity in myocardial sleeves of pulmonary veins after treatment with ryanodine. Circulation 2003；107：1937-43.
6) Nëmec J, et al. The link between abnormal calcium handling and electrical instability in acquired long QT syndrome--Does calcium precipitate arrhythmic storms? Prog Biophys Mol Biol 2016；120：210-21.
7) Terentyev D, et al. Hyperphosphorylation of RyRs underlies triggered activity in transgenic rabbit model of LQT2 syndrome. Circ Res 2014；115：919-28.
8) Lerman BB. Ventricular tachycardia：Mechanistic insights derived from adenosine. Circ Arrhythm Electrophysiol 2015；8：483-91.
9) Yoshida Y, et al. Antiarrhythmic efficacy of dipyridamole in treatment of reperfusion arrhythmias：Evidence for cAMP-mediated triggered activity as a mechanism responsible for reperfusion arrhythmias. Circulation 2000；101：624-30.
10) Macle L, et al. Adenosine-guided pulmonary vein isolation for the treatment of paroxysmal atrial fibrillation：An international, multicentre, randomised superiority trial. Lancet 2015；386：672-9.
11) Datino T, et al. Mechanisms by which adenosine restores conduction in dormant canine pulmonary veins. Circulation 2010；121：963-72.
12) Prust MJ, et al. Mechanisms of cardiac arrhythmias. In：Lilly LS, editor. Pathophysiology of Heart Disease：A Collaborative Project of Medical Students and Faculty. 6th edition. Wolters Kluwer；2016. p.268-86.
13) Filgueiras-Rama D, Jalife J. Structural and Functional Bases of Cardiac Fibrillation. Differences and Similarities Between Atria and Ventricles. JACC Clin Electrophysiol 2016；2：1-3.
14) Narayan SM, et al. Treatment of atrial fibrillation by the ablation of localized sources：CONFIRM (Conventional Ablation for Atrial Fibrillation With or Without Focal Impulse and Rotor Modulation) trial. J Am Coll Cardiol 2012；14：60：628-36.
15) Yamazaki M, et al. Ectopic and reentrant activation patterns in the posterior left atrium during stretch-related atrial fibrillation. Prog Biophys Mol Biol 2012；110：269-77.
16) Pandit SV, Jalife J. Rotors and the dynamics of cardiac fibrillation. Circ Res 2013；112：849-62.

臨床研究のエビデンス

村川裕二

● 現在の不整脈治療にかかわるエビデンスを構築した主な臨床研究について概要を述べる．

1. 心室不整脈の臨床試験

Point!
- VT・VF に対し予防効果が期待できる抗不整脈薬はアミオダロンのみ．
- ICD は VT・VF に対して抗不整脈薬を上回る効果が確立されている．
- 心機能により薬物治療や ICD のメリットは異なる．

1 I 群抗不整脈薬の限界 ― CAST

- CAST 試験では，「陳旧性心筋梗塞の心室期外収縮（PVC）や非持続性心室頻拍（NSVT）[*1] を抗不整脈薬で減らすことにより予後が改善するか否か」が検討された[1]．
- Ic 群抗不整脈薬[*2] によって PVC が 80％以上，NSVT が 90％以上減少した症例のみをエントリーした．つまり，不整脈が減少する可能性が高い対象のみを選んで試験が行われている．
- 期待に反して，不整脈死もそれ以外の心臓死も実薬が劣っており，試験は早期に中止された（❶）．この結果について，さまざまな視点から論じられ，実薬群でのイベント増加に急性虚血が関与している可能性が考えられている．CAST 試験は「器質的背景があると I 群薬は使いにくい」という考え方を定着させた．

2 アミオダロンの意義 ― BASIS

- BASIS 試験では，心筋梗塞後の心室不整脈に対するアミオダロン投与の意義が検討された[2]．任意の薬物治療群，アミオダロン群，無治療群を合わせても 312 症例と小規模な試験である．
- 1 年以内の死亡率では，アミオダロン群 5％が無治療群 13％よりも優れており，任意の薬物治療群 10％はアミオダロン群を上回る効果は示さなかった．その後のアミオダロンに関するメタ解析でも，本剤が突然死や全死亡を減少させる意義が確認されている．

3 二次予防としての ICD ― AVID

- AVID 試験では，突然死蘇生例や心機能低下例を対象にアミオダロンを

CAST : Cardiac Arrhythmia Suppression Trial
PVC : premature ventricular contraction
NSVT : nonsustained ventricular tachycardia

[*1] 一般に心室期外収縮が連続して出現する（≧120/分，≧3連発）ものを心室頻拍（VT）という．持続時間30秒以上が持続性，30秒未満が非持続性である．
[*2] Ic 群抗不整脈薬についてはp.9参照．

BASIS : Basel Antiarrhythmic Study of Infarct Survival

AVID : Antiarrhythmics versus Implantable Defibrillators

❶ CAST[1)]

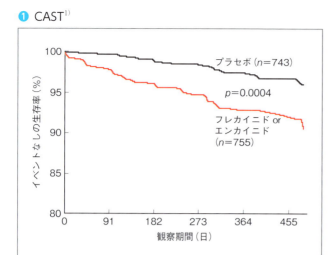

Ic群抗不整脈薬により生存率が向上しなかったのみでなく，むしろ悪化を認めている．

中心にした薬物治療とICD（植込み型除細動器）の予後への効果が比較された[3)]．平均18.2か月の観察で，薬物治療群とICD群の死亡率は24.0％と15.8％となり有意差が認められた（$p<0.02$）．この試験で二次予防としてICDが抗不整脈薬より優れていることが示された．

4 一次予防としてのICD — MADIT-IとMADIT-II

- 心室頻拍・心室細動（VT・VF）では初回発作が致死的となる例が少なくない．いくつかのトライアルにおいてICDの一次予防効果が検討されている．MADIT-I（$n=196$）[4)]ではNSVTを認める陳旧性心筋梗塞（Q波を有し，左室駆出率〈LVEF〉低下例）のなかから，プログラム刺激でプロカインアミド抵抗性のVT/VFが出現した患者群においてICD群と非ICD群の予後を比較し，ICD群で54％もの死亡率の減少を認めた．
- 規模を拡大したMADIT-II（陳旧性心筋梗塞，LVEF 30％未満[5)]）においても，約3年の経過中30％の死亡率低下を認めた．しかし，母集団の臨床像が変われば，ICDの効果も異なっている．冠動脈バイパス手術に際し，心機能低下と加算平均心電図陽性例*を対象にICD植込みの意義を検討したICD-patch Trial[6)]では，ICDによる生命予後改善効果は確認されなかった．
- 診断まもない拡張型心筋症を対象とした報告（CAT[7)]）でもICDの延命効果は認められなかった（❷）．また，ICD植込み群のなかでも作動のあった者のほうの死亡率が高いことが観察され，VT・VFの出現は単に不整脈としてのリスクのみでなく，生命予後にかかわる高度の心筋障害の進行を反映していることが示唆された．
- 大規模臨床試験のサブ解析では，心機能低下軽度の患者では薬物治療とICDの優劣は顕著でない[8)]．AVID試験をLVEFごとに分けて解析

ICD : implantable cardio-verter defibrillator

MADIT : Multicenter Automatic Defibrillator Implantation Trial
LVEF : left ventricular ejection fraction
VT : ventricular tachycardia
VF : ventricular fibrillation

*心筋梗塞後に加算平均心電図の遅延電位(LP)陽性でもVT・VFの陽性的中率は低い．しかし陰性的中率は90％以上と高く，ここにLPの価値がある．『心臓突然死の予知と予防法のガイドライン』（2010年改訂版）では，心筋梗塞後の評価として有用度はクラスIIbである．
LP : late potential
CAT : The Cardiomyopathy Trial

臨床研究のエビデンス

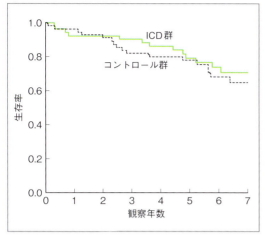

❷ CAT[7)]

特発性拡張型心筋症におけるICDの一次予防効果の検討．全死亡率の改善は認められなかった．

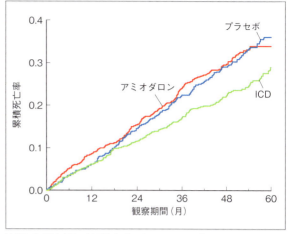

❸ SCD-HeFT[9)]

LVEF 0.35以下の心不全患者においてアミオダロンは死亡率の低下に寄与できなかった．ICD群はプラセボ群と比較して，死亡相対リスクは23％減少していた．

しても，LVEF低下が小さい患者群ではICDのメリットは認められなかった．

5 心不全症例におけるICDによる一次予防— SCD-HeFT

● SCD-HeFTは虚血性心疾患と非虚血性心疾患の両方の心不全患者における一次予防に関する大規模試験である．アミオダロン群，プラセボ群，ICD群の3群で生存率が比較されている[9)]．この試験ではアミオダロンは生存率の向上に寄与できず，ICD群はプラセボ群と比較して，死亡相対リスクが23％減少していた（❸）．また，NYHA心機能分類III度の患者ではアミオダロンによる死亡率の有意な上昇も指摘された．ICDにおいても，NYHAによるアウトカムの差があり，NYHA II度では46％の死亡率の低下がみられたにもかかわらず，NYHA III度では有意な低下はなかった．

SCD-HeFT：Sudden Cardiac Death in Heart Failure Trial

NYHA：New York Heart Association

2. 心房細動（AF）の臨床試験

Point!
- 予後の面でレートコントロールはリズムコントロールに劣らない．
- 心不全症例でもリズムコントロールの優越性は認められていない．
- 厳格なリズムコントロールは大きなメリットを約束しない．
- RA系阻害薬による発作性AFの再発予防効果は証明されていない．

1 レートコントロール vs. リズムコントロール— AFFIRMとAF-CHF

■ AFFIRM

リズムコントロール（洞調律の維持を目的とした治療）とレートコン

AFFIRM：Atrial Fibrillation Follow-up Investigation of Rhythm Management

❹ AF-CHFのサブ解析[12]

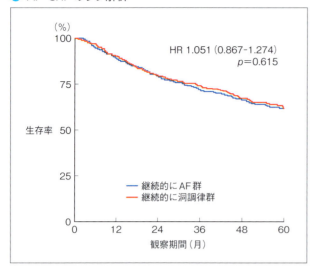

心不全症例の予後を洞調律が維持された患者群とAFを繰り返し確認した患者群で比較し，明らかな差は認めなかった．

トロールの優劣を検討したのがAFFIRM試験である[10]．

血栓塞栓症のリスクが1つ以上あり，ワルファリンが使用可能な4,060例の非慢性心房細動（AF）患者が対象となった．リズムコントロール群ではまずアミオダロンとソタロールがそれぞれ39％と33％使用されたが，その後の変更を経てアミオダロンが2/3に達している．

総死亡率は早くも治療2年目の段階でレートコントロール群のほうがリズムコントロール群を下回っていた．さらに，5年後の二次評価項目に該当した者はリズムコントロール群では30％で，レートコントロール群の25％よりも大きな数値となっていた．つまり，洞調律の維持を目的とした薬物治療のほうがレートコントロールより予後の面で優れているわけではないことが示された＊．

心不全症例にAFを認める頻度は10～50％を占めている．しかし，AFFIRM試験では心不全患者が占める割合は20％にすぎない．その後，心不全合併例でのAF治療のあり方についての報告がされた（AF-CHF[11]）．

■ AF-CHF

2001～2005年にわたって1,376症例がエントリーされた．有症候性のときはLVEF 35％以下，自覚症状がないときは25％以下，あるいは心不全による入院経験などの厳しい基準が採用されている．平均37か月の追跡期間で，心血管死はリズムコントロール群で27％，レートコントロール群で25％とほぼ同じだった．両群の予後に差を認めない理由として，抗凝固療法と心筋保護的薬物治療の進歩が寄与している可能性がある．さらに，試験中，実際に洞調律であった群とAFが続いた群

AF：atrial fibrillation

＊AFFIRMではレートコントロール群でも40％で洞調律が維持されていた．リズムコントロール群での洞調律維持率60％と差が小さいことが両群の予後に著しい差が出なかった理由の一つかもしれない．

AF-CHF：Atrial Fibrillation and Congestive Heart Failure

を抽出したサブ解析も行われたが，ここでも両群の生存率に差はなかった（❹）[12]．

2 厳格なレートコントロール vs. 緩やかなレートコントロール─RACE II

- RACE II では，レートコントロールを厳格に行うことは予後を改善するか否かが検討された[13]．緩やかなコントロール（lenient rate control）群では安静時心拍数 110/分未満，厳格なコントロール群では安静時＜80/分と中等度の運動時＜110/分を目指している．心血管イベントの発生は緩やかなコントロールでも劣ることはなく，むしろ厳格なコントロール群よりも良好な結果を示している．
- 着目すべきことは症状についても差がなかったことである．当初は緩やかなレートコントロール群のほうに動悸などの症状は多かったが，時間とともに差は少なくなっている．自覚症状が乏しければ若干心室レートが高くても，許容しうることになる．

3 RA 系阻害薬による AF の再発抑制─GISSI-AF

- 抗不整脈薬の洞調律維持効果に限界があることが周知されるにつれて，レニン・アンジオテンシン（RA）系阻害薬によるアップストリーム治療の役割に期待が寄せられた．
- しかし，GISSI-AF 試験[14]では ARB のバルサルタンに AF 再発抑制効果はみられなかった．日本の J-RHYTHM II でもカンデサルタンとカルシウム拮抗薬に AF 発症頻度の差を認めなかった．
- しかし，高血圧が AF の発生率を高め，さらに血栓塞栓症のリスクを高めることは，一方で降圧治療が AF 発生の悪循環を緩和させる期待につながる．長期的な視点での基礎疾患の治療は意味のあるアップストリーム治療と考える．

4 ジギタリスと AF ─ TREAR-AF

- TREAR-AF 試験は，医療保険データベースに基づいた AF におけるジゴキシンの意義を探った検討である[15]．
- ジゴキシン（ジギタリス）投与群は非投与群より死亡率が高かった（❺）．腎機能，心血管系疾患，併用薬などで補正しても，ジギタリスは独立した死亡増加の因子であると指摘された．
- 同様な処方ベースの研究が報告される頻度が高くなってきた．臨床像の情報は必ずしも十分ではないが，アジアからの報告でも AF 症例でβ遮断薬投与群とジゴキシン投与群では生存率に対照的な観察がなされている（❻[16]）．

5 心不全，AF，β遮断薬─メタ解析でみれば

- 慢性心不全の予後改善に寄与する治療として RA 系阻害薬とβ遮断薬は確立された選択肢である．しかし，最近のメタ解析ではβ遮断薬による生存率の向上は，洞調律の心不全患者のみで認められる現象であり，AF 症例では明らかではないという（❼[17]）．

RACE II：Rate Control Efficacy in Permanent Atrial Fibrillation：a Comparison between Lenient versus Strict Rate Control II

レニン・アンジオテンシン（RA）系阻害薬：アンジオテンシン変換酵素（ACE）阻害薬とアンジオテンシンⅡ受容体拮抗薬（ARB）を含む．動物実験では AF の発生に抑制的に作用する可能性を示唆する結果も得ている．

RA：renin-angiotensin
ACE：angiotensin converting enzyme
ARB：angiotensin II receptor blocker
GISSI-AF：Gruppo Italiano per lo Studio della Sopravvivenza nell'Infarto Miocardico-Atrial Fibrillation
J-Rhythm II：Japanese Rhythm Management Trial II for Atrial Fibrillation
TREAR-AF：The Retrospective Evaluation and Assessment of Therapies in AF

❺ TREAR-AF[15]　　　　　　　　　❻ レートコントロールの処方と死亡率[16]

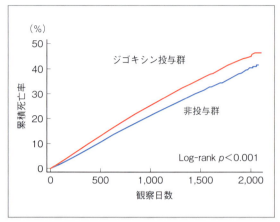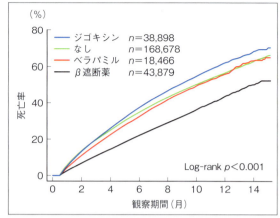

ジゴキシン投与群の死亡率は非投与群を有意に上回っていた．　　β遮断薬投与群では死亡率の低下，ジゴキシン投与群では死亡率の上昇の傾向が認められた．

❼ 心不全とβ遮断薬に関するメタ解析[17]

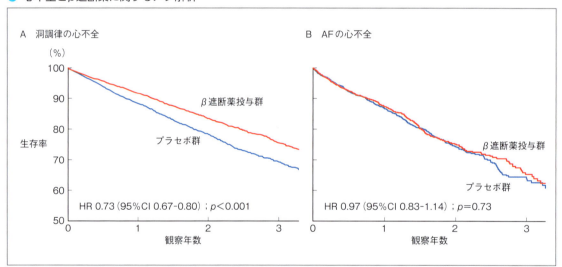

A：洞調律症例ではβ遮断薬による生存率向上が確立された知見となっている．
B：AF症例ではβ遮断薬投与による生存率向上は確認できなかった．

● AFのレートコントロールに貢献するβ遮断薬のメリットと，心不全としての病態でのメリットの乏しさをどのように理解するのか，直感的には理解しがたいところが残る．

● 引用文献

1) Echt DS, et al. Mortality and morbidity in patients receiving encainide, flecainide, or placebo. The Cardiac Arrhythmia Suppression Trial. N Engl J Med 1991；324：781-8.
2) Burkart F, et al. Effect of antiarrhythmic therapy on mortality in survivors of myocardial infarction with asymptomatic complex ventricular arrhythmias：Basel Antiarrhythmic Study of Infarct Survival (BASIS). J Am Coll Cardiol 1990；16：1711-8.
3) Antiarrhythmics versus Implantable Defibrillators (AVID) Investigators. A comparison of antiarrhythmic-drug therapy with implantable defibrillators in patients resuscitated from

near-fatal ventricular arrhythmias. N Engl J Med 1997;337:1576-83.
4) Moss AJ, et al. Improved survival with an implanted defibrillator in patients with coronary disease at high risk for ventricular arrhythmia. Multicenter Automatic Defibrillator Implantation Trial Investigators. N Engl J Med 1996;335:1933-40.
5) Moss AJ, et al. Prophylactic implantation of a defibrillator in patients with myocardial infarction and reduced ejection fraction. N Engl J Med 2002;346:877-83.
6) Bigger JT Jr. Prophylactic use of implanted cardiac defibrillators in patients at high risk for ventricular arrhythmias after coronary-artery bypass graft surgery. Coronary Artery Bypass Graft (CABG) Patch Trial Investigators. N Engl J Med 1997;337:1569-75.
7) Connolly SJ, et al. Canadian implantable defibrillator study (CIDS): A randomized trial of the implantable cardioverter defibrillator against amiodarone. Circulation 2000;101:1297-302.
8) Domanski MJ for the AVID Investigators. Relative effectiveness of the implantable cardioverter-defibrillator and antiarrhythmic drugs in patients with varying degrees of left ventricular dysfunction who have survived malignant ventricular arrhythmias. J Am Coll Cardiol 1999;34:1090-5.
9) Bardy GH, et al. Amiodarone or an implantable cardioverter-defibrillator for congestive heart failure. N Engl J Med 2005;352:225-37.
10) Wyse DG, et al. Atrial Fibrillation Follow-up Investigation of Rhythm Management. N Engl J Med 2002;347:1825-33.
11) Roy D, et al. Rhythm control versus rate control for atrial fibrillation and heart failure. N Engl J Med 2008;358:2667-77.
12) Talajic M, et al. Maintenance of sinus rhythm and survival in patients with heart failure and atrial fibrillation. J Am Coll Cardiol 2010;55:1796-802.
13) Van Gelder IC, et al. Lenient versus strict rate control in patients with atrial fibrillation. N Engl J Med 2010;362:1363-73.
14) GISSI-AF Investigators. Valsartan for prevention of recurrent atrial fibrillation. N Engl J Med 2009;360:1606-17.
15) Turakhia MP, et al. Increased mortality associated with digoxin in contemporary patients with atrial fibrillation: Findings from the TREAT-AF study. J Am Coll Cardiol 2014;64:660-8.
16) Chao TF, et al. Rate-control treatment and mortality in atrial fibrillation. Circulation 2015;132:1604-12.
17) Kotecha D, et al. Efficacy of β blockers in patients with heart failure plus atrial fibrillation: An individual-patient data meta-analysis. Lancet 2014;384:2235-43.

第2章

不整脈を診る
不整脈の診断

臨床症状と診断のフローチャート

杉　薫，熊谷賢太

Point!

- 不整脈があるときに症状を伴う場合もあるが，自覚症状のまったくない場合もある．したがって，症状がないからといって不整脈がないことにはならない．
- 不整脈は洞調律以外の心拍をすべて包括するので，右脚ブロックや異所性心房調律も含まれることになり，このような不整脈は症状を伴わない．
- 臨床的に不整脈の診断は心電図によって行われる．
- 不整脈の心電図診断は心拍の規則性，P波の有無と位置，QRS幅，P波とQRS波の関係を見分けることがポイントである．

1. 臨床症状

- 不整脈による臨床症状にはどのようなものがあるか，症状から不整脈の種類[*]が予測できるか，その症状は臨床的にみて軽症か重篤か，などを見分けることが必要である．

[*] 不整脈の種類については p.20, p.25参照.

- 不整脈による症状は多彩である．明らかに不整脈と思われるものから，狭心症，心不全を想起するようなもの，さらには意識消失から突然死に至るものまで含まれる．これらの症状によって，その不整脈が軽症か，重篤かの区別がつけられる（❶）．
- 臨床症状から不整脈を診るときに，徐脈性不整脈と頻脈性不整脈，さらに期外収縮に大きく分けると理解しやすい．通常，期外収縮は予想より早期に生じる電気興奮なので，本来は頻脈性不整脈に含まれるが，脈がクーッと抜けると感じ，あるいはどんどんと胸が踊るように感じることもあるので，徐脈あるいは頻脈から離しておくほうが便利である．さらに徐脈性不整脈でも頻脈性不整脈でも「気が遠くなる」など失神を生じることがある．このため，本項では臨床症状を軽症の場合，中等症の場合，重症な場合に分けて診断への道筋をつけてみた．

1 自覚症状のない不整脈

- ❷に治療の必要ない不整脈をまとめた．基本的に自覚症状のない不整脈は治療が必要ないので，❷にあげた不整脈は自覚症状のないことが多い[1]．

❶ 臨床症状による不整脈の重症度

ごく軽症
症状がない
軽症
胸の違和感，気分が悪い，脈がとぶ，胸がつかえる，胸がもやもやする，など一時的な症状
中等症
持続する動悸，めまいがある
重症
意識がなくなる→失神，突然死

❷ 自覚症状のない不整脈

徐脈性不整脈	頻脈性不整脈
・洞徐脈 ・1度房室ブロック ・2度Ⅰ型房室ブロック ・等頻度房室解離（房室干渉解離） ・心房解離 ・右脚ブロック ・左脚ブロック ・左脚前枝ブロック ・左脚後枝ブロック	・異所性心房調律 ・房室接合部調律 ・非発作性房室接合部頻拍 ・促進心室固有調律 ・洞頻脈 ・呼吸性洞不整脈 ・ペースメーカ移動 ・移動性ペースメーカ ・心房・心室期外収縮 　・持続性頻脈の既往がなく，自覚症状のない心房期外収縮の散発，あるいは非持続性心房頻拍 　・器質的心疾患のない例に生じる症状のない心室期外収縮や非持続性心室頻拍

2 自覚症状が軽症

- 自覚症状はあるが，血行動態的に問題はなく，物事に集中できないなど生活の質（QOL）を低下させるものが含まれる．❶にあげた「軽症」に相当する．一時的に胸の違和感，胸がもやもやする，胸がつかえる，脈がとぶ，などの症状がある．
- 時に胸が痛いと訴えて狭心症かと疑う例もある．このような症状は期外収縮を生じるときに多いが，期外収縮の連続である心房頻拍，非持続性心室頻拍，持続時間の短い心房細動・心房粗動・発作性上室頻拍などの頻脈性不整脈が含まれることがある．これらの頻脈性不整脈ではドキドキするなどの症状を訴えることもある．
- 期外収縮が生じると空咳をする場合があり，咳嗽を訴える症例で，呼吸器疾患が明確でない場合には考慮したほうがよい．
- 徐脈性不整脈でも短い洞停止または洞房ブロック，高度房室ブロックにならない2度房室ブロックなどが胸の違和感などの胸部症状を呈する．軽症の臨床症状は一過性症候性不整脈と理解できる．

3 自覚症状が中等症

- 長く持続する動悸，軽症に分類された胸部違和感などでも長時間続くような持続性の症状は中等症に含まれる．頻脈性不整脈に含まれる長く持続する症候性心房細動，心房粗動，発作性上室頻拍，意識の保たれている持続性心室頻拍などが該当する．
- 徐脈性不整脈では心拍数が著しく少ないために意識はあるものの心不全症状を呈する房室ブロック，症候性洞徐脈，起源が下位の補充収縮などが当てはまる．血行動態が悪化する徐脈性不整脈がこれに相当する．
- 前失神を考慮すると徐脈性不整脈によるめまいは前駆症状を伴わず，「突然引き込まれるような」という表現をすることが多い．一方，頻脈性不整脈によるめまいは最初にドキドキするなどの動悸を訴えてから気

高度房室ブロック：隣り合うQRS波とQRS波とのあいだに心室へ伝導しないP波が2つ以上ある場合をいう．RR間隔が長くなって脳へ血流が行かず，脳虚血を誘発する可能性があることから，このようによばれる．2度房室ブロックでも3度房室ブロックでも高度房室ブロックになりうる．

補充収縮：洞結節など上位からの電気刺激が届かないときに下位の一部からそれを補うような形で電気興奮が起こる心拍をいう．刺激伝導系の洞結節→心房→房室結節→His束→脚枝→Purkinje線維→心室の順行伝導を上から下と考えるときに心室より先に記載されている部位が上位で，洞結節より後に記載されている部位が下位となる．房室結節は洞結節より下位で，心室より上位である．

❸ 心室細動を生じうる心電図の特徴

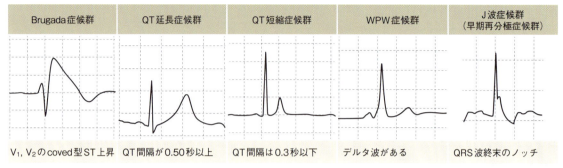

を失いそうになるのが特徴である．中等症の臨床症状は失神，意識消失のない症候性不整脈によると理解すべきである．

4 自覚症状が重症

- 不整脈により意識消失を生じ，突然死に至る不整脈を生じる状態が相当する．
- 不整脈による突然死の原因はほとんどが心室細動である[2]．心室細動を生じて突然死を起こしうる Brugada 症候群[3]，QT 延長症候群，QT 短縮症候群，WPW 症候群，早期再分極症候群[4]（❸），あるいは特発性心室細動に含まれる症例などで，心室細動による意識消失から蘇生した症例は明らかにこの範疇に入る．
- 器質的心疾患に生じる心室細動は自然に停止することはほとんどなく電気ショックなどが行われなければ死に至るが，前述の特発性心室細動などのように器質的心疾患のない例に生じる心室細動は自然停止することがある．これにより突然死でなく，失神という病態を呈することになるので，一過性心室細動による失神を生じたと考えられる症例は二次予防の観点からも植込み型除細動器の適応となる．
- ❹に示す WPW 症候群に心房細動が生じた場合は心室細動へ移行することがある[5]（❸）．
- 一過性の高度房室ブロック，あるいは覚醒時9秒以上の洞停止または洞房ブロックによる意識消失は，その不整脈がなくなれば自然に意識が回復し，突然死に至ることはない．しかし，完全房室ブロックや恒常的に著しい徐脈が持続する例では QT 間隔が延長して torsades de pointes を生じ，場合によっては心室細動へ移行することがあるので危険である．

5 発症時の状態と臨床症状を組み合わせる

- このように臨床症状から不整脈を診断することはできないが，不整脈による臨床症状は原因となっている不整脈の重症度を表すことになる．また，❺のようにいくつかの状況と臨床症状を組み合わせることで，不整脈の診断が可能になることもある．

WPW：Wolff-Parkinson-White

❹ 心房細動が心室細動へ移行する可能性のある WPW 症候群の状態
- 心房細動中の最短RR間隔が<250 ms
- 心房細動中の平均RR間隔が<380 ms
- 副伝導路の順行性有効不応期が短い（<250 ms）
- 複数副伝導路例
- 心房細動と房室回帰性頻拍ともに生じる例
- 器質的心疾患を伴うWPW症候群例

❺ 不整脈の種類と臨床症状の生じる状態と危険性

不整脈の種類	主要臨床症状	失神・突然死などの危険性
心房期外収縮	多くは無自覚，安静時に症状 多発・連発では動悸	なし
発作性上室頻拍	動悸 時にめまい，脱力感	なし
発作性心房細動	動悸，とくに初期および労作時	まれ WPW症候群ではまれでない
慢性心房細動	動悸，とくに労作時 徐脈例では，易疲労感など	通常はない
心房粗動	4：1房室伝導では無自覚 2：1，1：1では動悸	1：1房室伝導では大
心室期外収縮	動悸 多くは無自覚，安静時に症状	症例によって危険
心室頻拍	動悸，胸痛，脱力感	少なくない
torsades de pointes	失神が主症状	突然死も多い
心室細動	意識消失，突然死	停止しなければ必ず死亡
洞不全症候群	めまい，失神，易疲労感	失神は多い，突然死はない
房室ブロック	めまい，失神，易疲労感	QT延長で突然死

2. 診断のフローチャート

- 不整脈の診断は心電図で行われる．したがって，不整脈を診断するには，心電図により心拍が規則正しいか不規則か，P波の有無，QRS幅が正常か幅広か，などが参考になる（❻）．当然のこととして，不整脈の正確な診断には電気生理学的検査が必要になることがあり，その診断によっては治療法が変わることもあるので，正確な不整脈診断は大切である．

- 不整脈の心電図診断を容易にするために，心拍が規則的な場合と心拍が不規則な場合に分けると理解しやすい．心拍が規則的で心拍数が60～100/分の正常範囲にあるか，60/分以下の徐脈である場合には❻Aのアルゴリズムに従い，P波が先行するかどうか，P波とQRS波の関係，QRS波が正常か幅広いかで，診断にたどり着ける．❻Bのように規則的な心拍で頻拍が記録されていたら，QRS幅に注目し，P波とQRS波の関係から診断を導ける可能性がある．❻Cのように明らかに不規則な心拍の場合にも，P波の存在とQRS波とP波の関係から診断を予測することは可能である．

- ❻の右側に示してある不整脈を理解していないと不整脈診断はつけられない．もし不整脈が不得手な専門医でも右側の診断名に到達したら，その不整脈について調べてみると理解が深まるはずである．

コラム　動悸の原因と鑑別

　動悸は不整脈により引き起こされる症状であるが，その他の病態により引き起こされる場合もある．動悸という表現は症例によって意味するところは変わるが，おおよそ心臓あるいはそれに類似するものがここにあると感じることを表現しているようである．心臓性動悸，全身疾患性動悸，薬剤などの外因性動悸，精神的動悸に分類すると理解しやすいかもしれない（**表**）．
　表を見てもわかるように，不整脈による症状よりはるかに不整脈以外による症状の可能性が多いことに気づく．さらに身体所見として脈が不規則で動悸を自覚する場合と，脈が規則正しくて動悸を自覚する場合に分けて鑑別を行うと便利である（**図**）．脈が不規則で動悸と感じる場合には徐脈でも頻脈でも不整脈に関連した症状であることになる．しかし，脈が規則正しくて動悸と感じる場合は，原因疾患として心臓病以外の場合も多く含まれることを理解すべきである．

動悸の原因

動悸の原因			重症度*
心臓性動悸	不整脈による	洞頻脈，心房・心室期外収縮，心房頻拍	軽症
		発作性あるいは頻脈性心房細動・心房粗動	中等症
		心室頻拍	重症
		房室ブロック，洞不全症候群	中等症
	器質的心疾患による	心臓弁膜疾患，先天性心疾患，虚血性心疾患，心筋炎などによる心不全	重症
全身疾患性動悸	内分泌疾患（甲状腺機能亢進症，褐色細胞腫），低血糖，貧血，発熱，脱水		中等症
	慢性呼吸器疾患		中等症
薬剤などの外因性動悸	カテコラミン，抗コリン薬，キサンチン製剤，アルコール摂取，コーヒー，喫煙		軽症
精神性動悸	心臓神経症，過換気症候群，感情的な興奮・不安		軽症

*動悸としての重症度．

動悸の鑑別

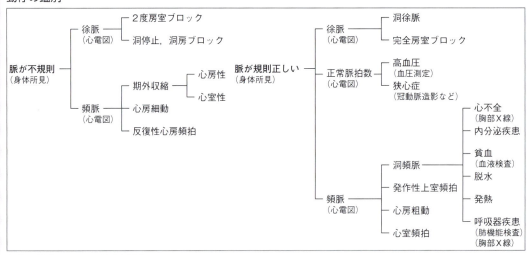

（　）は鑑別するための検査を記載．

6 心電図による不整脈の鑑別

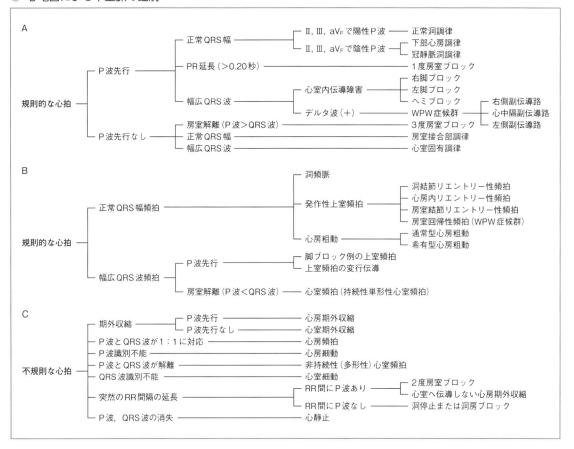

● 引用文献

1) 杉　薫. 緊急治療を要しない不整脈. 治療 2000；82：54-9.
2) Bayés de Luna A, et al. Ambulatory sudden cardiac death：Mechanisms or production of fatal arrhythmia on the basis of data from 157 cases. Am Heart J 1989；117：151-9.
3) Brugada P, Brugada J. Right bundle branch block, persistent ST segment elevation and sudden cardiac death：A distinct clinical and electrocardiographic syndrome. A multicenter report. J Am Coll Cardiol 1992；20：1391-6.
4) Haïssaguerre M, et al. Sudden cardiac arrest associated with early repolarization. N Engl J Med 2008；358：2016-23.
5) Klein GJ, et al. Ventricular fibrillation in the Wolff-Parkinson-White syndrome. N Engl J Med 1979；301：1080-5.

問診/身体所見のとり方

小林洋一

> **Point!**
> - 直接突然死につながる「失神」は，問診でとくに詳しく聴取する．突然死につながる家族歴，心疾患の既往も注意深く聞く．
> - 不整脈の主な自覚症状は失神，失禁，動悸，胸痛，呼吸困難であり，失神の原因には起立性低血圧，反射性（神経調節性）失神，心原性失神がある．
> - 不整脈の種類（頻脈，徐脈，期外収縮）によって症状に違いがある．
> - 生活歴および嗜好品，内服薬，年齢も考慮しながら問診する．
> - 胸部診察では，触診や聴診によって器質的心疾患を有していないかを理学的に判断する．

- 不整脈の診断には，ほかの疾患同様，詳細な問診は不可欠である．また，特発性のものを除き，心疾患，代謝性疾患などに合併することが多く，むしろそのような不整脈が重篤な予後をもたらすので，循環器一般の問診・身体所見のとり方と同様である．そのなかでも，不整脈の関与の深い事項を取り上げて述べる．

1. 問診

- 診察の中で最も重要な部分と言っても過言ではない．十分な時間をかけて面接する必要があるが，限られた時間で行わざるをえない場合が多いので，肝心なことを聞き逃さないよう意識して行う．不整脈診療での究局的目標は突然死の予防である．症状で直接突然死につながる失神は，とくに詳しく聴取する．また，突然死につながる家族歴，心疾患の既往を注意深く聞くことも重要である．

1 不整脈に認められる主な症状
■失神
　　失神の原因には，起立性低血圧，反射性（神経調節性）失神，そして心原性失神がある．原因として最も多いのは神経調節性失神で，眼前暗黒感，冷汗，嘔気，腹痛，便意などの前兆がある．また，起立時，座位時に生じ，臥位では生じない．起立性低血圧は自律神経障害があり，起立直後に生じる．心原性失神は最も予後不良である．不整脈以外でも，大動脈狭窄症，肺動脈血栓塞栓症などで失神は生じる．肥大型心筋症，虚血性心疾患などは，致死的不整脈を合併すると失神あるいは死に至る．

❶ 失禁症状が心原性失神診断の決め手となった症例

[症例1] SK，男性，45歳
主　訴：夜間の失禁．
現病歴：2007年35歳時に会社の健診でBrugada型心電図変化を指摘されていた．2013年，夜間就眠中の失禁と終末期様のいびきが出現し当院*循環器内科で入院．心臓電気生理検査で心室細動が誘発され，植込み型除細動器（ICD）を植込んだ．2016年，入浴中に心室細動を発症しICDが作動した．
家族歴：2016年，20歳の長男が本人と同様に就眠中の失神を2回認め，心臓電気生理検査を施行したが心室細動は誘発されなかった．心電図は，ピルシカイニド負荷を含め典型的Brugada型変化はみられていない．
植込み型ループレコーダーで経過観察後，皮下植込み型除細動器（S-ICD）を植込んだ．

[症例2] HA，女性，13歳
主　訴：失神，失禁．
現病歴：2009年，失神にて当院小児科を紹介受診．運動負荷心電図検査では，めまいが出現するものの心電図変化を認めなかった．長時間心電図，体外式イベントレコーダー，チルト試験で異常を認めず経過観察していたが，2012年，プールで胸痛とともに失神が出現，自動体外式除細動器（AED）を装着したが作動しなかった．このとき上室頻拍を認めたが，心臓電気生理検査で房室ブロックを認めたためアブレーションは施行せず，植込み型ループレコーダーを植込んだ．その後，遊園地でジェットコースターに乗っている最中に失禁を伴う失神を生じ，このときにQT延長とともにtorsade des pointesがとらえられ，心臓性失神の診断がつきICDを植込んだ．

*昭和大学病院．
ICD：implantable cardioverter defibrillator, S-ICD：subcutaneous implantable cardioverter defibrillator, AED：automated external defibrillator

心原性失神の特徴は臥位を含むいかなる姿勢でも出現し，前兆がなく突然出現し，健忘のある症例は，意識が消失したことも認識せず足のもつれで転倒したと訴える場合もある．また，痙攣を伴うことも多く，てんかんと誤診される場合もある．ただし，頻度は低いが，神経調節性失神のなかの心抑制型は，前兆が乏しいので心原性失神との鑑別が難しい．

■ 失禁

失神と同時に失禁を伴う場合は，心原性失神を疑う．夜間の失禁は心臓性失神を疑う．失禁症状が心原性失神診断の決め手となった症例（❶）を提示する．

■ 動悸

不整脈の症状として最も一般的な症状であるが，患者の訴える「動悸」は多様であり，脈のつまずく感じ，早鐘のように心臓の鼓動を感じる，突然スイッチが入ったようにバクバクと胸の鼓動を感じるなどと訴える．具体的な症状を記述する必要がある．

■ 胸痛

胸痛は重要な症状である．緊急処置が必要な心血管疾患として，心筋梗塞，大動脈解離，肺梗塞があげられる．狭心症，心膜炎，肺高血圧，胸膜炎，気胸なども胸痛を訴える．不整脈そのものの症状として胸痛を訴えることもしばしばあるので注意が必要である．

■ 呼吸困難

心不全でよく認められる症状である．心不全では，心房細動を含め上室不整脈や心室不整脈を高率に合併する．また，頻脈性心房細動では心不全を招来する．心不全を伴うと易疲労感や息切れなども出現する．

2 不整脈の種類による症状

■頻脈
　心房細動などの上室頻拍が長時間続けば，心不全を呈し，重症になると呼吸困難，起座呼吸，浮腫を生じる．重症器質的心疾患があれば，ショック症状が出現し，意識消失も生じる．頻拍が生じれば，拡張期が短縮し，心室充満の減少から心拍出量は減少する．さらに心室肥大を伴った場合は，コンプライアンスの低下による拡張能の低下から，よりいっそう心拍出量は低下し，血圧低下による症状は強くなる．一方，心室頻拍は，房室解離あるいは逆行性心房興奮により心房のブースター効果が消失することで心拍出量が激減し血圧は低下し，意識消失する．

■徐脈
　著しい徐脈では，息切れ，易疲労感，めまいなどの前失神症状が出現する．洞不全症候群や房室ブロックでは運動時の脈拍増加が得られないので，症状はいっそう強くなる．房室ブロックは，突然死の合併があるので見逃してはならない．また，徐脈は，torsade des pointes を合併し失神・突然死を引き起こすので注意が必要である．

■期外収縮
　ドキンとする，心臓が詰まる，脈がつまずく感じなどと訴える．期外収縮数が増えると無症状となる場合もある．期外収縮が著しく多い場合は，心機能低下もみられ，それによる症状が認められる．

3 家族歴
- 家族歴は不整脈疾患では必ず聴取しなければならない．遺伝性不整脈疾患では，家族歴の有無が診断・予後に大きく影響する．
- アジア人は Brugada 症候群の有病率が高く，ICD の適応基準にも組み込まれているので詳細な聴取が必須である．
- 最近では，早期再分極症候群にも遺伝が関与するとの報告がある．

4 既往歴
- 失神の既往が重要であることは述べたが，とくに夜間の場合は，失禁の既往の有無も重要である．成人の失禁は心臓性失神の存在を疑う．

5 生活歴および嗜好品

■アルコール摂取
　アルコール摂取が不整脈に直接関係することは，心房細動症例で知られている．また，不整脈の重要な症状である失神に深く関与する．この場合の失神は神経調節性失神が主な原因である．神経調節性失神はアルコール摂取中のみでなく，アルコール摂取後，摂取翌日も出現しやすい．

■カフェイン摂取
　カフェインは，アデノシンの作用に拮抗する．つまり，内因性アデノシンを抑制するためアデノシン感受性不整脈を悪化させる作用がある．

アデノシン感受性不整脈は，アセチルコリンにも感受性を有し，迷走神経緊張手技でも抑制される特徴を有するので，日中に出現し夜間に改善する不整脈は，カフェインで誘発されることがある．

6 内服薬
- 直接刺激伝導系に影響を及ぼす薬物を内服している場合は注意が必要である．
- 気管支拡張薬のβ刺激作用，感冒薬や胃腸薬の抗コリン作用，麻酔薬のナトリウムチャネル遮断作用，PDE阻害薬の内因性アデノシン増加作用，心不全薬のcyclic AMP増加作用などが不整脈に直接関与する．

PDE：phosphodiesterase
AMP：adenosine monophosphate

7 年齢
- 年齢により特定の疾患やそれに合併する不整脈が存在するので，そのことを考慮しながら問診しなければならない．
- 若年では，WPW症候群による発作性上室頻拍や運動で誘発されるカテコラミン感受性心室頻拍，遺伝性QT延長症候群に伴うtorsade des pointesなどを想定した問診を行う．
- 日本で頻度の高いBrugada症候群は中年男性に発症する．早期再分極症候群はBrugada症候群よりも若年で発症する．心房細動は年齢とともに発症頻度が高まる．

WPW：Wolff-Parkinson-White

2. 身体所見のとり方

1 胸部診察
- 基本的には，前述したように，器質的心疾患を有していないかを理学的に判断する．
- 触診は，前胸部の拍動や心尖拍動を触知する．心拡大やthrill（振戦）など情報は多い．
- 聴診では，心不全は不整脈に深く関与するので，III音，IV音の存在には注意を払う．心不全例での奇異性II音の分裂は，CRTの適応のスクリーニングに役立つ．I音の減弱は1度房室ブロックを疑い，完全房室ブロックでは特有なcannon soundに注意が必要である．僧帽弁開放音があれば僧帽弁狭窄症とそれに高率に合併する心房細動の存在を疑う．心尖部の収縮期クリックと収縮期雑音は，僧帽弁逸脱症と僧帽弁閉鎖不全を考慮し，心室不整脈や心房細動の合併を疑う．

CRT：cardiac resynchronization therapy（心臓再同期療法）

2 その他の診察
- 肝腫大，下肢浮腫は心不全の診断に重要な兆候である．同時に，hepatojugular reflex（肝頸静脈逆流）は心不全の診断に重要であるので行うべき手技である．

標準12誘導心電図から何がわかるか

松本万夫，田中沙綾香

> **Point!**
> - Einthovenの双極肢誘導，Wilsonらの単極肢誘導から，Goldbergerらの増大単極肢誘導を経て，1944年Wilsonの単極胸部誘導により標準12誘導心電図が誕生した．
> - 心電図は心臓の電気現象の時間的経過を示すが，標準12誘導心電図では心臓の電気現象を立体的にも把握できる．
> - 標準12誘導心電図は心疾患の診断に必須の検査法であり，WPW症候群やBrugada症候群の診断，wide QRS tachycardiaの鑑別，期外収縮や頻拍の起源の推定，狭心症や心筋梗塞の診断，心臓突然死の予測，心臓の肥大・負荷の診断などに広く用いられている．

- 人体の中で電気を発生する部位は筋肉と神経で，筋肉の電気現象を最初に報告したのは1780年イタリア・ピサのL Galvaniであった．彼はカエルの下肢に電気刺激を与え，筋肉が収縮する現象を報告した[1]．実際の筋電図は1890年フランス・パリのEJ Mareyが骨格筋の電気現象を報告，筋電図という言葉を提唱したといわれている．
- 神経では，頭部に直接電極を貼付して記録することができる脳波の報告は，1875年イギリス・リバプールのR Catonがウサギと猿の脳から直接脳の電気現象を記録したことから始まる[2]．人間の脳波は1929年ドイツ・イエナーのH Bergerによって記録された[3]．
- 心電図は1887年イギリス・ロンドンのAD Wallerに始まることになる．
- これらの発見は電気現象を"見える化"した毛細管電気計[4]や，弦線電流計[5]をはじめとした発明が基礎にあった．本項では標準12誘導心電図の発達とその有用性につき概説する．

1. 心電図の歴史―標準12誘導心電図の誕生

- 心電図は，前述したように1887年イギリス・ロンドンのWallerによるリップマン毛細管電気計（Lippmann's capillary electrometer）[4]を使用した記録に始まる[6]．
- 1889年にはWallerは上肢・下肢の4か所と口の5か所に電極を置いて記録する心電図の記録方法を考案した[7]．この方法は電気抵抗が最も少なく，心電図を最大限に記録することができるものであった．

❶ 双極肢誘導

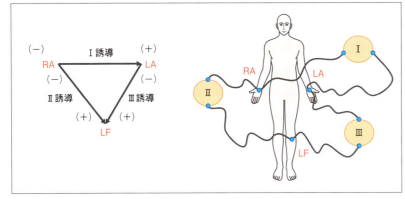

Einthovenの三角を形成する基本的な四肢の双極誘導で，I+III＝IIの関係がある．心臓を中心とした逆正三角形を想定している．心臓を前面（前額面）からみるかたちとなる．

❷ Wilsonの結合電極

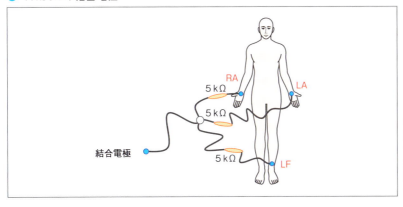

右上肢，左上肢，左下肢からの誘導にそれぞれ5kΩの抵抗を介し，3つの誘導を結合させたものである．これをマイナス電極として，単極誘導心電図をとるための不関電極として用いる．

- 1897年オランダ・ライデンのW Einthovenは弦線電流計を自ら発明し，それによる心電図記録を行い[5]，1908年に最初の臨床応用となる心電図記録法を報告した[8]．

- Einthovenは心臓の電気現象を記録するために，右上肢・左上肢・左下肢を結ぶ正三角形の中心に心臓が位置すると仮定した「Einthovenの三角」の考えを提唱し，3組の双極肢誘導（I，II，III）を示した（❶）[9]．

- アメリカ・ミシガンのFN Wilsonらは1931年，単極誘導の取り方を考案するなかで，右上肢，左上肢，左下肢それぞれの電極に5kΩの抵抗を介して結合させた誘導（Wilsonの結合電極）を提唱した（❷）[10]．この部位は心臓の心基部と一致するとし，この位置はEinthovenの三角の中心点と一致すると考えられた．

- 単極肢誘導に関してはWilsonの結合電極を不関電極としたV_R，V_L，V_Fが用いられていたが（❸），1942年アメリカ・ニューヨークのE Goldbergerは当該誘導の結合電極の結合を解除すると，電位が50％大きくなることを発見し，その有用性を示した（❹）[11]．1944年Wilsonらは単極胸部誘導（V_1，V_2，V_3，V_4，V_5，V_6）を考案し提唱した（❺）[12]．かくして標準12誘導心電図（I，II，III，aV_R，aV_L，aV_F，V_1，V_2，V_3，V_4，V_5，V_6）が誕生することになった．

❸ 単極肢誘導

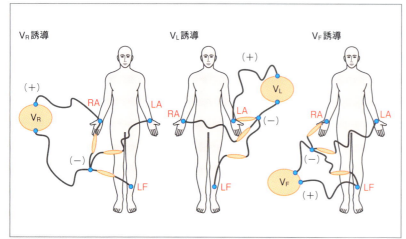

Wilsonの結合電極を不関電極として，右上肢，左上肢，左下肢の電位を記録したものをV_R，V_L，V_Fと表記する．

❹ 増大単極肢誘導

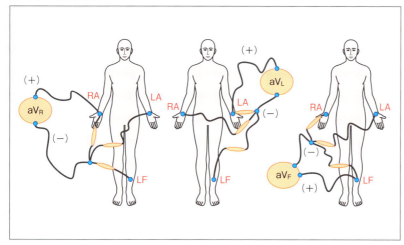

Goldberger誘導ともいう．Wilsonの結合電極のうち，観察したい誘導の結合を解除した状態を不関電極とし電位を計測する方法．aV_Rなどのaは増大（augmented）の意味．

2. 標準12誘導心電図の有用性

- 心電図は発明以来110年を超えた現在でもその有用性が失われていない，画期的な発明といえる．心電図は心臓の電気現象を図式化したものである．
- その波形のよび方にはWallerやEinthovenらにより当初はA，B，C，Dの記号が使われていたが，後にEinthovenが数学的慣習としてデカルト理論からP，Q，R，S，T，Uと付けたとされている[13]．
- それぞれ波形の発生原因としてP波は心房筋脱分極（電気的興奮過程），QRS波は心室筋脱分極（電気的興奮過程），T波は心室筋の再分極を示す．U波は心室内乳頭筋の再分極によるといわれている．
- 心電図は心臓の電気現象の時間的経過を示している．そしてこの過程は一定の時間内に行われ繰り返されるのが正常で，その一定の値（正常

❺ 単極胸部誘導

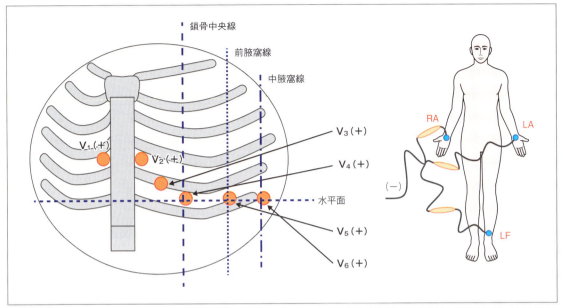

Wilsonの結合電極を不関電極とした，単極胸部誘導の位置を示す．V_1は胸骨右縁第4肋間，V_2は胸骨左縁第4肋間，V_3はV_2とV_4の中間，V_4は鎖骨中央線と第5肋間の交差する位置，V_5，V_6はV_4と同一水平面上で前腋窩線（V_5），中腋窩線（V_6）と交差する点と決められている．単極胸部誘導では心臓の水平面における電気現象をとらえることができる．

値）が示されている．その正常値は一般的にⅡ誘導で得られた心電図が標準となっている．
- "なぜ12誘導か？"，それは心臓の電気現象を立体的に把握できることにある．現代の3D画像に匹敵することが，1944年以来心電図では行われていることになる．四肢誘導は前額面，胸部誘導は水平面における心臓の電気現象をとらえられる．矢状面は前額面と水平面を合わせることで可能となる．そして標準12誘導心電図の誘導はそれぞれ心臓の部位を示している．
- 標準12誘導心電図の誘導と心臓部位との関連を❻に示す．標準12誘導心電図は心臓の部位ごとの事象を観察できることに強みがある．有用性の実例を以下に示す．

1 WPW症候群の診断

- WPW症候群は心房と心室を結ぶ副伝導路の存在により①PQ短縮，②デルタ波出現，③QRS幅延長の心電図的特徴があるといわれる．これは心電図の心臓電気現象の時間的経過表現により診断される．ところが❼では，第Ⅱ誘導で必ずしもWPW症候群の心電図の特徴であるデルタ波が判然としない．そこで，ほかの誘導に目を移すと，デルタ波は顕著でありWPW症候群の診断は容易である．WPW症候群における副伝導路は複数の副伝導路を有する複雑なものもあるが，単純なものでは副伝導路が偏在することから誘導によりデルタ波が明らかな誘導と，そうでない誘導がみられることに注意が必要である．

WPW：Wolff-Parkinson-White

❻ 肢誘導と胸部誘導の立体的関係

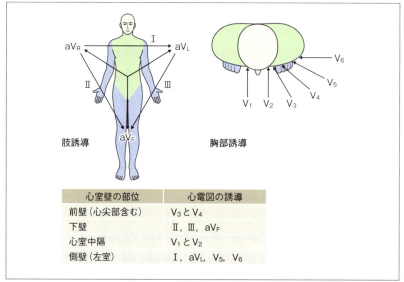

肢誘導は前額面，胸部誘導は水平面上の心臓電気現象を示す．下段に各誘導と心臓部位との関係を示す．誘導と心臓の部位は心臓の解剖学的位置により変化があることに留意する．

❼ 左室後壁の副伝導路による WPW 症候群の心電図

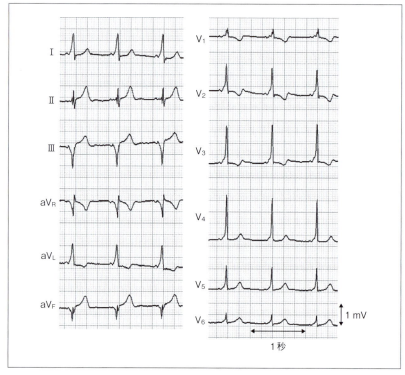

第Ⅱ誘導ではデルタ波は明らかではない．

- また逆に，デルタ波の出現の特徴から，副伝導路の部位を推定することも可能である．あらかじめ副伝導路の位置を推定することは WPW 症候群の根治的治療であるカテーテルアブレーション治療を行う際に重要な手がかりとなる．副伝導路の位置推定のアルゴリズムが提唱されている（❽）[14]．

標準12誘導心電図から何がわかるか

❽ Arruda らによる副伝導路同定のためのアルゴリズム[14]

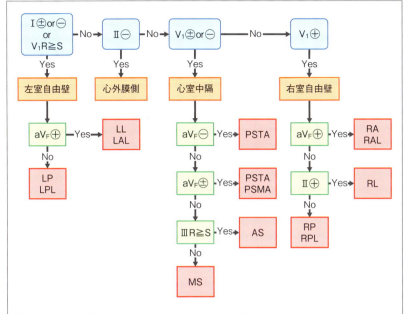

LAL：left anterolateral, LL：left lateral, LP：left posterior, LPL：left posterolateral, PSTA：posteroseptal tricuspid annulus, PSMA：posteroseptal mitral annulus, AS：anteroseptal, MS：midseptal, RA：right anterior, RAL：right anterolateral, RL：right lateral, RP：right posterior, RPL：right posterolateral

❾ Brugada 症候群の患者の心電図

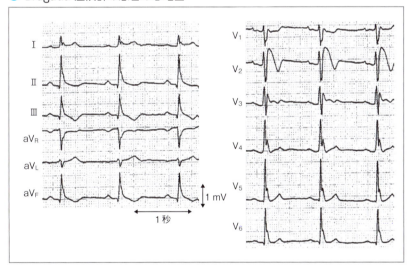

V_2 に特徴的な coved 型 ST 上昇がみられる．肢誘導には下壁誘導を中心に J 波がみられる．

2 Brugada 症候群の診断

- Brugada 症候群は前胸部誘導の V_1, V_2 に特徴的な RsR' ST 上昇の心電図を特徴とする遺伝性疾患である（❾）．標準12誘導心電図がなければ診断は難しい．
- V_1, V_2 は心室中隔の変化を示すが，この場合は右室流出路の電気的異常を反映しているといわれている．
- 同様の疾患である J 波症候群の診断でも，J 波の出現する誘導が下壁誘導であることが多く，心臓全体を多方面から観察することができる標準12誘導心電図は有用で必須となる．

❿ 上室頻拍患者マネージメントの ACC/AHA/ESC ガイドラインに示された，wide QRS 頻拍の鑑別診断アルゴリズム[16]

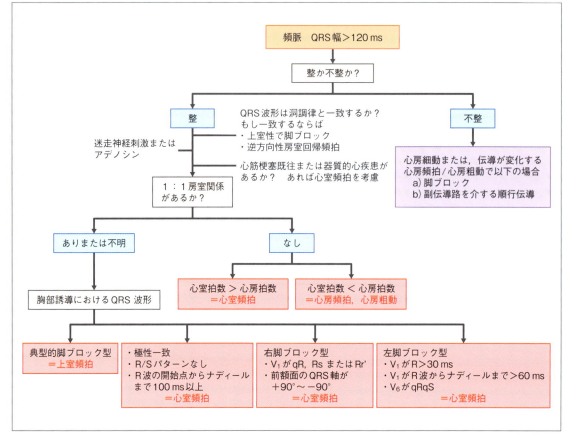

ACC；アメリカ心臓病学会，AHA；アメリカ心臓協会，ESC；ヨーロッパ心臓病学会

3 wide QRS 頻拍の鑑別診断

- QRS の幅が広い頻拍には，上室頻拍と心室内変行伝導と，心室頻拍の場合がありこれらの鑑別は重要である．この鑑別には以前より標準 12 誘導心電図に関するアルゴリズムの提言がなされてきている[15,16]（❿）．単一の誘導心電図に比べその有用性は明らかに高い．

4 期外収縮，頻拍の起源の推定

- 期外収縮，頻拍が多発する場合，心機能障害を呈する場合，動悸のため日常生活に支障をきたす場合などにはカテーテルアブレーションが適応となる．その際にそれらの起源をあらかじめ推定することは重要となる．
- 部位診断に関するアルゴリズムの提唱が多くなされている．体表面マッピングによるアルゴリズムの報告もあるが，12 誘導心電図は簡便であり汎用性が高い．特発性心室不整脈の起源と診断は日本からの報告が多い．芥田らによる流出路起源心室不整脈の局在診断のためのアルゴリズムを⓫に示す[17]．

⓫ 流出路起源心室不整脈の局在診断のためのアルゴリズム[17]

```
Step 1          V₆誘導にS波 (0.1 mV以上)
                 │No              │Yes
Step 2   胸部移行帯≧V₄誘導,      左室心内膜側
         またはⅠ誘導にS波がない
          │No              │Yes
Step 3                    Step 5
R/S amplitude index＜0.3  Ⅰ誘導R, あるいはRR'パターン
     かつ                   │Yes
R-duration index＜0.5     Step 6
          │No              aVL誘導RSR' あるいはRR'パターン
Step 4                    │No        │Yes
Q aVL/aVR＞1.4,           Step 7     His束近傍
 あるいは                  Ⅰ誘導と下壁誘導：RR'パターン,
V₁誘導：S波高≧1.2 mV              かつ
                          V₂誘導：S波高≧3.0 mV
 │No    │Yes     │No      │No    │Yes
左冠尖  左室心外膜側  右室中隔  右室自由壁
```

感度88％，特異度95％．

5 狭心症，心筋梗塞の診断

● 胸痛の鑑別診断には標準12誘導心電図は欠かせない．狭心症に関しては運動負荷心電図検査が有用であるが診断の感度と特異度は必ずしも高いとはいえない．0.1 mVのST下降を指標とした冠動脈疾患の診断能は，メタ解析で感度68％，特異度77％（24,074例）である[18]．日本での報告でも感度73％，特異度74％（1,055例）と同等であった[18]．負荷心電図が陰性の高危険因子例や，陽性の低危険因子例では，その他の情報を加味した判断が必要であるといわれている[18]．

● 心筋梗塞診断には安静時の心電図記録による診断が重要である[19]．とくに胸痛時と胸痛がないときの心電図を比較することはきわめて重要である．

● 異常Q波は心筋梗塞を示す重大な指標となるが，肥大型心筋症との鑑別が問題となる．心電図変化，心エコー検査所見，血液検査診断を加えて行う．また心筋梗塞の責任冠動脈と梗塞部位の診断の有用性も，周知のことである．ただし，運動負荷心電図検査の陽性所見と冠動脈の責任病変の部位との相関性はない．

6 心臓突然死の予測指標

● 標準12誘導心電図で得られる心臓の突然死予測指標には，Brugada症候群，J波症候群に加え short QT 症候群，long QT 症候群がある．そして標準12誘導心電図から導かれる指標がQT dispersion（QTd）である．QTdは再分極の空間的均一性または不均一性を示す指標として提唱された[20]．

- QTd は標準 12 誘導心電図の最大 QT 間隔から最小 QT 間隔を引いた値として求められ，健常心に比べ病的心では延長しているとされる．QTd と心室不整脈の発生や各種心疾患の予後との関連が報告されている．QT の実測が当初は使用されたが，最近では補正 QT 間隔（QTc）の差が用いられる．
- 病的意義としては，QTc dispersion＞100 ms に有意性があるといわれている[21]．問題点としては T 波の計測法，正常値などが一定しないことである．

7 心臓の肥大・負荷の診断

- 心電図の時間軸は心臓内の伝導時間を示す一方，標準 12 誘導心電図では P 波，QRS 波，T 波の高さや形が心臓の各部位における負荷や肥大を示すことは古くから知られている．すなわち左房負荷，右房負荷，左室肥大，右室肥大である．さらにそれらと関連した弁膜症，心筋症，慢性肺疾患，肺血栓塞栓症，不整脈原性右室異形成症などが知られている．
- 急性心外膜の炎症は特異的な ST 上昇を示すことで診断される．左室肥大の心電図診断基準としては Sokolow-Lyon 指標が有名である[22]．それ以外では Cornell voltage criteria[23]，Romhilt-Estes point score system[24] などがある．
- これら心電図の診断基準を標準化することが試みられている[25]．

3. おわりに

- 標準 12 誘導心電図の成り立ちと 12 誘導の意義について概述し，それによる診断が有用な病態について紹介した．
- モニター心電図などの単一誘導心電図は心臓の電気現象の時間的変化を表すが，それに加え標準 12 誘導心電図は立体的に心臓の電気現象をみることができ，心臓疾患の診断には欠くことができない検査法である．そして，その波形とその変化の示す実態はいまだ解明しきれていない．発明されて110年が経過した現在もなお，多くの謎が残されている．

引用文献

1) Galvani L. Aloysii Galvani de Viribus Electricitatis in Motu Musculari Commentarius. Ex Typographia Instituti Scientiarium, Bononiae, 1791.
2) Caton R. The electrical currents of the brain. British Medical Journal 1875；2（765）：278. doi：10.1136/bmj.2.765.257.
3) Berger H. Über das Elektrenkephalogramm des Menschen. Archiv für Psychiatrie und Nervenkrankheiten 1929；87：527-70.
4) Scholz F. Electroanalytical Methods：Guide to Experiments and Applications. 2nd ed. Springer；2010.
5) Einthoven W. Galvanometrische registratie van het menschelijk electrocardiogram. In：Herinneringsbudendedl Professor S.S. Rosenstein. Eduard Ijdo；1902. p.101-7.

6) Waller AD. A demonstration on man of electromotive changes accompanying the heart's beat. J Physiol 1887；8：229-34.
7) Waller AD. On the electromotive changes connected with the beat of the mammalian heart, and on the human heart in particular. Phil Tran Roy SocLondon 1889；180：169-94.
8) Einthoven W. Weiteres über das Elektrokardiogram. Pflüger Arch ges Physiol 1908；122：517-48.
9) Einthoven W, et al. Über die Richtung und die Manifeste Grösse der Potential-schwankungen im mennschlichen Herzen und über den Einfluss der Herzlage auf die form des Elektrokardiogramms. Pflüger Arch ges Physiol 1913；150：275-315.
10) Wilson FN, et al. Electrocardiograms that represent the potential variations of a single electrode. Am Heart J 1934；9：447-71.
11) Goldberger E. A simple indifferent electrocardiographic electrode of zero potential and a technique of obtaining augmented, unipolar extremity leads. Am Heart J 1942；23：483-92.
12) Wilson FN, et al. The precordial electrocardiogram. Am Heart J 1944；27：19-85.
13) Hurst JW. Naming of the waves in the ECG, with a brief account of their genesis. Circulation 1998；98：1937-42.
14) Arruda MS, et al. Development and validation of an ECG algorithm for identifying accessory pathway ablation site in Wolff-Parkinson-White syndrome. J Cardiovasc Electrophysiol 1998；9：2-12.
15) Vereckei A. Current algorithms for the diagnosis of wide QRS complex tachycardias. Curr Cardiol Rev 2014；10：262-76.
16) Blomström-Lundqvist C, et al. ACC/AHA/ESC Guidelines for the Management of Patients With Supraventricular Arrhythmias*—Executive Summary. A Report of the American College of Cardiology/American Heart Association Task Force on Practice Guidelines and the European Society of Cardiology Committee for Practice Guidelines (Writing Committee to Develop Guidelines for the Management of Patients With Supraventricular Arrhythmias). Developed in Collaboration with NASPE-Heart Rhythm Society. JACC 2003；42：1493-531.
17) 芎田 浩. 12誘導心電図波形を用いた特発性心室不整脈起源の診断. 心電図 2010；30：453-65.
18) 日本循環器学会. 循環器病の診断と治療に関するガイドライン（2009年度合同研究班報告）：慢性虚血性心疾患の診断と病態把握のための検査法の選択基準に関するガイドライン（2010年改訂版）.
http://www.j-circ.or.jp/guideline/pdf/JCS2010_yamagishi_h.pdf
19) Carroll I, et al. Myocardial infarction in intensive care units：A systematic review of diagnosis and treatment. J Intensive Care Soc 2016；17：314-25.
20) Cowan JC, et al. Importance of lead selection in QT interval measurement. Am J Cardiol 1988；61：83-7.
21) Malik M, et al. Measurement, interpretation and clinical potential of QT dispersion. J Am Coll Cardiol 2000；36：1749-66.
22) Sokolow M, Lyon TP. The ventricular complex in left ventricular hypertrophy as obtained by unipolar precordial and limb leads. Am Heart J 1949；37：161-86.
23) Casale PN, et al. Improved sex-specific criteria of left ventricular hypertrophy for clinical and computer interpretation of electrocardiograms：Validation with autopsy findings. Circulation 1987；75：565-72.
24) Romhilt W, Estes EH Jr. A point-score system for the ECG diagnosis of left ventricular hypertrophy. Am Heart J 1968；75：752-8.
25) Hancock EW, et al. AHA/ACCF/HRS recommendations for the standardization and interpretation of the electrocardiogram：Part V：Electrocardiogram changes associated with cardiac chamber hypertrophy：A scientific statement from the American Heart Association Electrocardiography and Arrhythmias Committee, Council on Clinical Cardiology；the American College of Cardiology Foundation；and the Heart Rhythm Society. Endorsed by the International Society for Computerized Electrocardiology. J Am Coll Cardiol 2009；53：992-1002.

心電図検査
a. ホルター心電図

橋本賢一，渡邊一郎

1. ホルター心電図の基本

Point!

- ホルター心電図は1957年にN Holterによって開発された．日本における市販機種の使用が可能になったのは1972年である．
- ホルター心電計記録器の機種は近年増加している．スタンダードな機種に加え，12誘導ホルター心電計や防水型，微小電位項目（SAECG，TWA）が測定可能な機種の使用が日本で可能である．
- ホルター心電図検査の適応は主に，発作性不整脈の診断，虚血性心疾患の診断，HRTによる自律神経機能評価である．
- ホルター心電図で使用する誘導はNASA誘導，CM5誘導，CC5誘導などである．
- 症状記録カードの情報は不可欠であり，主訴の診断のみならず，精神疾患との鑑別にも有用である．

1 ホルター心電図の歴史

- ホルター心電図は1957年にN Holter[1]によって開発された．1960年代には，5〜10時間の長時間記録が可能な機種が発売された．
- 日本における市販機種の使用が可能になったのは1972年である．同年に24時間記録可能な機種が市販された．

2 ホルター心電計の検査のしかたおよび種類

- ホルター心電図は通常電極を4〜5か所につける．近年，心電図情報はデジタル記録により24時間から，機種によっては最大14日間の心電図記録が可能である．スタンダードなホルター心電計の本体重量は50〜70gが一般的であるものの（❶A），本体重量13gの超小型機種も使用可能となっている（❶B）．スタンダードな機種の場合，本体は腰に着け，症状の出現時にはイベントのボタンを患者に押してもらう．症状の内容と時間を行動記録カードに記載することにより，心電図異常所見と症状の関連を調べる．
- ホルター心電計の種類は近年増加している．スタンダードな機種に加え，12誘導ホルター心電計や防水型，微小電位項目（加算平均心電図〈SAECG〉，T波オルタナンス〈TWA〉）が測定可能な機種が日本で使用可能である．以下に各機種の特徴を簡潔に記す．

■ ホルター記録器（スタンダード）

NASA誘導，CM5誘導，CC5誘導などから2chを選択する．近年，

SAECG：signal averaged electrocardiogram
TWA：T wave alternans

心電図検査　a．ホルター心電図

❶ 各種ホルター心電図を装着した実例

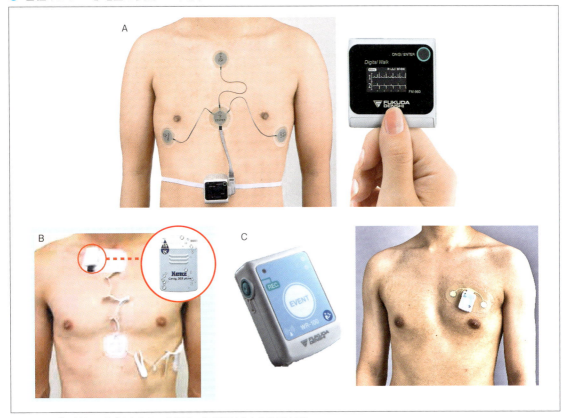

A：スタンダードなタイプのホルター心電計．電極以外の本体重量は70g．
B：超小型化防水ホルター心電計．電極以外の本体重量は13g．
C：パッチ型ホルター記録器．最大14日間，心電図記録が可能である．電極以外の本体重量は25g．

シャワー入浴できるタイプのホルター心電計が増えている．浴槽にも入ることが可能なタイプもある．

■ 12誘導ホルター記録器

　Brugada型心電図を有する患者のST上昇の診断や，心室期外収縮（PVC）の起源の推定に有利である．

PVC：premature ventricular contraction

■ ホルター記録器（長時間型）

　24時間以上記録可能であり，最大14日まで記録ができる．また，長時間記録可能な機種の中にはパッチ型の小型機種も使用可能である（❶C）．パッチ型のホルター記録器は本体重量25gで軽量である．この機種では双極一誘導しか記録できないものの，被験者の負担は少ない．長時間記録型のホルター心電計は，心房細動のカテーテルアブレーション後の不整脈再発評価などに有効である．

3 ホルター心電図検査の適応

● ACC/AHAのガイドラインによるとホルター心電図検査の適応は主に，以下の項目である[2]．

ACC/AHA：American College of Cardiology/American Heart Association

❷ 代表的なホルター心電図の誘導

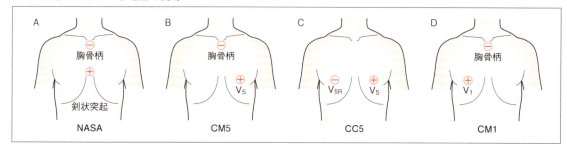

①発作性不整脈の診断．
②虚血性心疾患の診断．
③抗狭心症薬や抗不整脈薬の薬効評価．
④ペースメーカおよび植込み型除細動器（ICD）患者におけるデバイス機能評価．
⑤心拍変動解析（HRT）による自律神経機能評価．

ICD：implantable cardioverter defibrillator

HRT：heart rate turbulence

- 主に不整脈の診断を目的としてホルター心電図は使用されることが多い．検査中に不整脈を認めた場合に，多くの情報が得られる．
- ホルター心電図検査では不整脈の発症様式・持続時間・停止をとらえることができる．しかしながら，症状が週1回に満たない場合は診断できる可能性が低い．このような場合イベントレコーダーなど，ほかのデバイス使用が推奨される．
- 虚血性心疾患に関しては，体位によって容易にSTが偏位するため判読に注意を要する．心疾患治療後に不整脈の発生頻度・狭心症発作が減少したか否かをホルター心電図検査で評価することもできる．HRTによる自律神経機能評価は心臓突然死の予後予測に有用であることもガイドラインで述べられている[2]．

4 ホルター心電図検査で使用する誘導

- ホルター心電図で使用する誘導はNASA誘導，CM5誘導，CC5誘導，CM1誘導などである．
- NASA誘導（❷A）はV_1，V_2に近い誘導でありP波とQRS波を明瞭に記録しやすく，この誘導は不整脈診断に有利である．
- CM5（❷B），CC5（❷C）はV_5に近い波形が得られるため心筋虚血の感度が高い．ただし，CC5は胸郭を挟む誘導であるため，CM5と比べるとCC5は呼吸の影響を受けやすい．
- CM1（❷D）はⅡ誘導に近いので下壁虚血の評価に使われる．

5 症状記録カード

- 症状記録カードの情報は，主訴の診断のみならず，精神疾患との鑑別にも有用である．患者が記載した自覚症状の時間が心イベントと一致しているかを確認することが重要である．

- 心イベントがなくとも患者が胸痛や動悸を訴える場合は，精神的要因の可能性が高いといえる．

2. ホルター心電図検査結果の評価

Point!

- 成人の1日の脈拍数は約10万拍である．総心拍数144,000/日以上，または72,000/日以下は明らかな異常であり，精査が必要である．
- ホルター心電図検査は不整脈の定性的・定量的評価に優れている．最も頻度が高いのは心房期外収縮である．
- ホルター心電図検査では，不整脈の開始・持続時間・終了について評価可能である．
- 体位によって容易にSTが偏位するため注意を要するものの，無症候性心筋虚血・冠攣縮性狭心症の評価がホルター心電図検査にて可能である．

1 ホルター心電図評価の基本事項─総心拍数，最大心拍数，最小心拍数，平均心拍数，最大RR間隔

- 成人の1日の脈拍数は約10万拍である．平均心拍数100/分は総心拍数144,000/日に該当する．平均心拍数50/分は総心拍数72,000/日に該当する．したがって総心拍数144,000/日以上，または72,000/日以下は明らかな異常であり，精査が必要である[3]．また，β遮断薬内服前後での総心拍数変化の評価にホルター心電図検査は有用である．β遮断薬内服により夜間の過度な徐脈になっているか否か本検査により確認することも重要である．
- ホルター心電図検査はAdams Stokes症候群の診断に有用である．RR間隔が3秒以上は有意な異常であり，失神の原因となる可能性がある．本来は，ホルター心電図検査中に徐脈や心停止が記録できることが望ましい．しかしながら，検査中に不整脈があるとは限らない．RR間隔が3秒以上の徐脈や心停止が記録された場合は，検査以外のときに実際に3秒以上の心停止が起きている可能性があり，ペースメーカ治療を考慮する[3]．

> **Adams Stokes症候群**：徐脈性不整脈または頻脈性不整脈が原因で生じるめまい・失神を呈する病態．

2 不整脈の評価─上室期外収縮，PVC，発作性上室頻拍，VT

- ホルター心電図検査は不整脈の定性的・定量的評価に優れている．最も頻度が高いのは心房期外収縮である．次にPVCの頻度が高い．これらの不整脈は健常者においても加齢とともに発生頻度が増加することをBjerregaardらは報告している（❸）[4]．さらに彼らは40〜79歳の健常者においては心房期外収縮・PVCともに200回/日以上認める場合は異常所見であると定義している（❹）[4]．PVCの重症度分類としてLown分類が使用される．しかしながら，不整脈の原因が心筋虚血に起因する場合に本分類は臨床的意義があることに留意する．
- また，検査中に発作性上室頻拍，発作性心房細動，心房粗動，心室頻

> **Lown分類**：陳旧性心筋梗塞後の心室期外収縮を，致死性不整脈（持続性VT, VF）に移行する危険度ごとに分類したもの．一般的にグレードが高いほど持続性VT, VFに移行しやすい．

❸ ホルター心電図を用いた健常者における期外収縮発生の年齢別発生率[4]

	心室期外収縮						心房期外収縮			
	全体(%)	多源性(%)	2連発(%)	2段脈, 3段脈, 4段脈(%)	VT(%)	R on T(%)	全体(%)	複合(%)	2段脈, 3段脈, 4段脈(%)	AT(%)
40～49歳	57	12	3	2	3	1	78	33	2	5
50～59歳	73	28	10	3	1	1	89	56	2	20
60～79歳	79	32	11	1	1	0	97	72	8	46
40～79歳合計	69	23	8	2	2	1	88	52	4	22

健常者における期外収縮発生の年齢別割合である．心室期外収縮，心房期外収縮ともに高齢になるに従い，発生率が上昇している．

❹ 期外収縮に対する40～79歳における異常所見の定義[4]

		異常所見
心室期外収縮	1) 発生数	＞200回/日 2, 3, 4段脈
	2) 発生源	＞2源性
	3) 連発型	
	2連発	＞2回/日
	心室頻拍	あり
	4) R on T型	あり
心房期外収縮	1) 発生数	＞200回/日
	2) 心房頻拍	＞2回/日 10連発

心房期外収縮，心室期外収縮ともに健常者においては200回/日以上みられる場合は異常所見である．

拍（VT）などが出現すれば不整脈の開始・持続時間，終了について評価可能である．心房頻拍（AT）は健常者でも約22％に認め，比較的頻度が高い．しかしながら10連発以上のATを1日に2回以上認めるのは健常者の5％以下であり，異常所見と考えられる[4]．❺，❻にホルター心電図検査中にとらえられた不整脈の自験例を呈示する．

3 虚血性心疾患─労作性狭心症，冠攣縮性狭心症

- 体位によって容易にSTが偏位するため注意を要するものの，無症候性心筋虚血・冠攣縮性狭心症の評価がホルター心電図検査にて可能である．夜間から明け方に頻度が多い，冠攣縮性狭心症の診断にホルター心電図検査は優れている．

- ホルター心電図におけるST下降およびST上昇の診断基準が日本循環器学会のガイドラインにて示されている[5]．ガイドラインで推奨される有意なST下降の基準は，コントロール時の基線に比し，①0.1 mV以上の水平または下行傾斜型のST下降を示し，②最大ST下降に達するまで1分を要し，③0.1 mV以上のST下降が1分以上持続する場合である．一方，ST上昇の基準は，Q波がない誘導で0.1 mV以上のST上昇が30～60秒以上持続する場合である．

VT : ventricular tachycardia
AT : atrial tachycardia

❺ 発作性心房頻拍（PAT）—症例 1

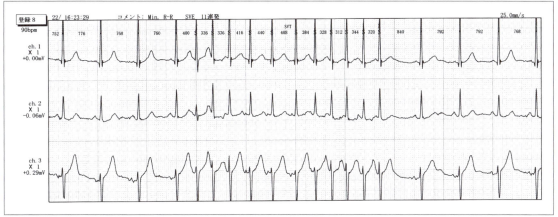

11 連発の心房頻拍である．P 波は QRS の前方に認め心房頻拍と診断される．種々の房室ブロックを有するため RR 間隔は整ではない．
PAT：paroxysmal atrial tachycardia

❻ 間欠性 WPW 症候群—症例 2

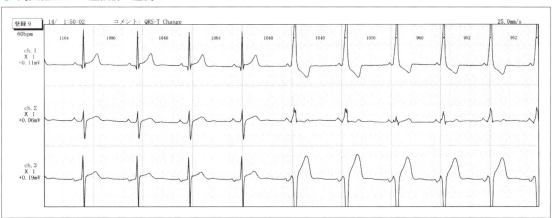

数か月に 1 回の数時間持続する動悸を訴える患者．12 誘導心電図では異常を認めなかったものの，ホルター心電図にて頻回に PR 短縮とデルタ波を認めた．以上の所見より間欠性 WPW 症候群と診断した．
WPW：Wolff-Parkinson-White

3. ホルター心電図検査による心臓突然死予知

Point!

- ホルター心電図は心臓突然死のリスク層別化に有用である．
- 心臓突然死の頻度には日内変動がある．午前と午後に 2 峰性のピークを認める．夜間の心臓突然死は少ない．心臓突然死の原因の約 8 割は VF または VT である．
- Brugada 症候群，J 波症候群の心電図変化には日内変動がある．ホルター心電図にてこれらの症候群における ST 変化，J 波などの日内変動評価が可能である．
- 器質的心疾患を有する患者において，非持続性 VT は心臓突然死に対する陰性的中率が高い．
- SAECG，TWA，HRV，HRT は非侵襲的心臓突然死のリスク層別化因子である．SAECG，TWA は近年ホルター心電図で 24 時間評価することが可能となった．

1 心臓突然死の疫学

- 心臓突然死の頻度は日内変動を有する．6〜10時を中心とした午前と，14時から18時までの午後の2峰性のピークを認める[6]．夜間の心臓突然死は少ない．
- Bayés[7]らはホルター心電図が記録可能であった死亡例157人のケースシリーズにおいて，頻脈性不整脈が死因であったのは84％で，徐脈性不整脈が死因であったのは16％であったことを報告している．また頻脈性不整脈の中で初期から心室細動（VF）であった割合は8％で，torsades de pointes の割合は13％であり初期はVTでVFに移行する割合は62％であった．

> VF：ventricular fibrillation
>
> **torsades de pointes**：心電図の基線を上下しながらうねるように連続する多形性VT．QT延長時みられることが多い．

2 Brugada症候群，J波症候群の日内変動

- Brugada症候群，J波症候群の心電図変化には日内変動がある．ホルター心電図において，これらの症候群におけるST変化，J波などの心電図変化の日内変動評価が可能である．Brugada症候群において通常の12誘導心電図検査ではtype 2またはtype 3 Brugada型心電図であっても，夜間にtype 1の波形となっている可能性がある．また，J波症候群においてもJ波が増高している可能性がある．このような場合は致死性不整脈に対する次のステップのリスク評価を行うべきである．

3 非持続性VT

- 心筋梗塞患者において非持続性VTがホルター心電図で記録された場合に，心臓突然死に対する陰性的中度は97.8％ときわめて高いものの，陽性的中率は7％と低い[8]．したがって，非持続性VTが陰性であった場合はリスク層別化に有用であるものの，ICD適応の判断基準としてこの不整脈の有無で判断するのは適切ではない．

4 SAECG，TWA，HRV，HRT

- SAECG，TWA，心拍変動（HRV），HRTは非侵襲的心臓突然死のリスク層別化因子である．SAECG，TWAは近年ホルター心電図で24時間評価することが可能となった．実時間型のSAECG，TWA検査と比較して簡便に，SAECG，TWAが記録可能となった．

> HRV：heart rate variability

- HRV，HRTは通常ホルター心電図を用いて評価する指標である．HRVはRR間隔から算出される，心拍の揺らぎを評価する手法である．健常者では心拍の揺らぎがみられる．HRVの低下は心筋梗塞後患者においては心臓突然死のリスクであることが報告されている．心疾患において心臓突然死予測の報告が多くなされているのは，HRVのパラメータのなかでもSDNN（24時間におけるNN間隔の標準偏差）である．心筋梗塞症例ではHRVの有用性に関する多くの報告がなされている．La Rovere MT[9]らはSDNNが105μV以上，70〜105μV，70μV未満に分けて生存曲線を検討した（❼）．70μV未満の群では有意に生存率が低かった．

> SDNN：standard deviation of the NN intervals

心電図検査　a. ホルター心電図

❼ 心筋梗塞後の予後指標としてのHRV（SDNN）

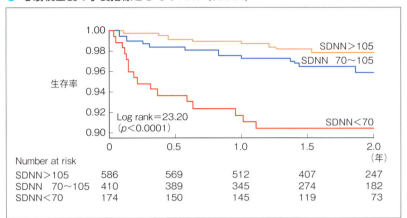

心筋梗塞後患者においてSDNNが70未満であった群は有意に2年生存率の低下を認めた．

❽ HRTのタコグラムと測定（A）およびHRTパラメータの定義（B）

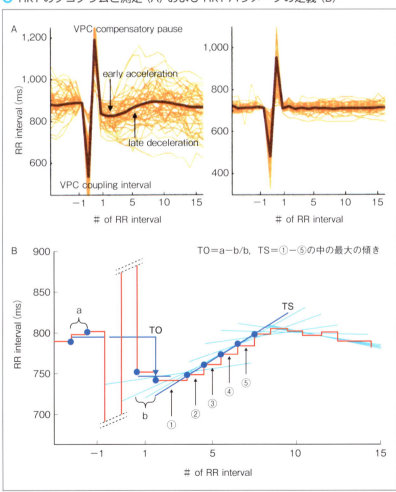

A：HRTのタコグラム（速度曲線）を示す．健常者（左）では期外収縮後一過性のRR短縮後に続きRR延長を認める．心筋梗塞後の異常者（右）では期外収縮後のRR間隔のゆらぎを認めない．
B：TOは期外収縮前後の短縮率，TSは期外収縮後の最大のRR間隔の傾きである．この2項目ともに異常を示した場合に心臓突然死の予測因子となることが報告されている．
VPC：ventricular premature contraction

- HRTは心室期外収縮後に生理的にみられる一過性頻脈と，これに引き続く徐脈（タービュランス）を定量評価した指標である．タービュランスの低下は心筋梗塞後患者においては心臓突然死のリスクであることが報告されている（❽A）[10]．HRTの定量的な評価のパラメータとしてTOとTSがあり，この2項目ともに異常を示した場合に心臓突然死の予測因子となることが報告されている（❽B）[10]．

TO：turbulence onset
TS：turbulence slope

● 引用文献

1) Holter NJ. Radioelectrocardiography：A new technique for cardiovascular studies. Ann N Y Acad Sci 1957；65：913-23.
2) Crawford MH, et al. ACC/AHA Guidelines for Ambulatory Electrocardiography. A report of the American College of Cardiology/American Heart Association Task Force on Practice Guidelines（Committee to Revise the Guidelines for Ambulatory Electrocardiography）. Developed in collaboration with the North American Society for Pacing and Electrophysiology. J Am Coll Cardiol 1999；34：912-48.
3) 石川利之．Holter心電図を臨床にどういかすか？．Heart view 2016；20：78-85.
4) Bjerregaard P. Premature beats in healthy subjects 40-79 years of age. Eur Heart J 1982；3：493-503.
5) 日本循環器学会．循環器の診断と治療に関するガイドライン（2009年度合同研究報告）慢性虚血性心疾患の診断と病態把握のための検査法の選択基準に関するガイドライン（2010年改訂版）．
www.j-circ.or.jp/guideline/pdf/JCS2010_yamagishi_h.pdf
6) Arntz HR, et al. Circadian variation of sudden cardiac death reflects age-related variability in ventricular fibrillation. Circulation 1993；88（5 Pt 1）：2284-9.
7) Bayés de Luna A, et al. Ambulatory sudden cardiac death：Mechanisms of production of fatal arrhythmia on the basis of data from 157 cases. Am Heart J 1989；117：151-9.
8) Hodges M, Bailey JJ. Ambulatory electrocardiography：Use in arrhythmia risk assessment. In：Malik M, editor. Risk of Arrhythmia and Sudden Death. BMJ Publishing；2001. p.194-201.
9) La Rovere MT, et al. Baroreflex sensitivity and heart-rate variability in prediction of total cardiac mortality after myocardial infarction. ATRAMI（Autonomic Tone and Reflexes after Myocardial Infarction）Investigators. Lancet 1998；351：478-84.
10) Schmidt G, et al. Heart-rate turbulence after ventricular premature beats as a predictor of mortality after acute myocardial infarction. Lancet 1999；353：1390-6.

心電図検査
b. 運動負荷心電図

八木直治, 相良耕一

Point!

- 不整脈疾患における運動負荷試験は虚血性心疾患の評価のようなプロトコールが存在しないため, 各症例ごとに検査内容を吟味する必要がある.
- 重篤な不整脈が出現する可能性があるので, 心肺蘇生が可能な環境で行う.
- 副伝導路の不応期や持続性心房細動患者の心拍数調節の評価に運動負荷試験が用いられることもある.
- デバイス挿入患者では, 運動に対するデバイスの反応を熟知したうえで検査を行う必要がある.

1. 不整脈患者における運動負荷試験の意義

- 不整脈患者における運動負荷試験の意義は大きく, ①不整脈の診断(労作時の動悸や失神を訴える例など), ②安静時に存在する不整脈の運動における変化の観察, ③治療効果(薬物療法, カテーテル治療など)の評価, ④虚血性心疾患のスクリーニング, に大別される.
- このなかで最も頻度が多いのは, 虚血性心疾患のスクリーニングとして行われる場合であろう. 労作時の動悸や息切れを訴えるが, 診断がついていない場合のみならず, すでに期外収縮や心房細動と診断されている患者においても, 常に虚血性心疾患の有無を評価することはきわめて重要である.
- 一般に運動負荷は不整脈について誘発的にも抑制的にも作用する. 不整脈出現の機序は自動能の亢進, triggered activity(撃発活動), リエントリーに大別され, 運動に伴う交感神経の緊張や心筋虚血などはこれらの機序に対して誘発的に作用する.
- 一方で, 運動による迷走神経の抑制は安静時にある不整脈に対しては抑制的に作用し, 交感神経緊張に伴う心拍数増加は不整脈に対して overdrive suppression 的に作用する. 運動負荷終了後には交感神経緊張の消退と迷走神経活動の再興奮により, 不整脈出現に作用する.
- 虚血性心疾患の診断・評価に用いられる場合は症候限界性あるいは 220 − 年齢の 85% という基準が適用されることが多い. しかし不整脈患者における運動負荷試験には定まったプロトコールはなく, 各患者および運動負荷試験の目的ごとに調整する必要がある. 多くは虚血性心疾患で用いられる Bruce 法や modified Bruce 法などを用いて行われることに

❶ 運動負荷試験でよく用いられるプロトコール— Bruce 法と modified Bruce 法

Bruce	modified Bruce	時間 (分)	傾斜 (%)	速度 (km/時)	METs
	1	3	0	2.7	3
	2	3	5	2.7	4
1	3	3	10	2.7	5
2	4	3	12	4.0	7
3	5	3	14	5.4	10
4	6	3	16	6.7	13
5	7	3	18	8.0	15
6	8	3	20	8.8	18
7	9	3	22	9.6	20

METs：metabolic equivalents（メッツ，代謝率，代謝平衡）

なろう（❶）
- とくに運動時に失神を認める例など，重篤な不整脈の可能性が考えられる場合には，患者に十分な説明をしたうえで，心肺蘇生などの準備が整った環境で運動負荷試験を行う必要がある．

2. 動悸・失神の診断における運動負荷試験

- 労作時に動悸・失神の症状がある場合に検査の適応と考えられる．
- 頻度的には上室不整脈を認めることが多いであろうが，労作によって誘発される可能性がある不整脈としてはカテコラミン誘発多形性心室頻拍（CPVT）や QT 延長（LQT）症候群，運動誘発性心室頻拍（VT）などがあげられる．

CPVT：catecholamine-induced polymorphic ventricular tachycardia
LQT：long QT
VT：ventricular tachycardia

3. 運動負荷試験の中止基準としての不整脈

- 不整脈の診断に限らず，虚血性心疾患の評価で運動負荷試験を行う場合，中止基準として不整脈は重要である．
- 絶対的適応として血行動態の維持に支障をきたす持続性心室頻拍，2 度または 3 度房室ブロックの誘発，相対的適応として多源性心室期外収縮，心室期外収縮（PVC）3 連発，上室頻拍や徐脈性不整脈，また直ちに VT との鑑別ができない脚ブロックの出現などがあげられる（❷)[1]．

PVC：premature ventricular contraction

心電図検査　b．運動負荷心電図

❷ 運動負荷試験の中止基準[1]

絶対的適応	相対的適応
・心筋梗塞の既往による既存のQ波がない誘導で，ST上昇（>1.0 mm）がある（aV_R，aV_L，V_1以外） ・作業負荷の増加にもかかわらず>10 mmHgの収縮期血圧低下があり，虚血を示すほかのエビデンスを伴っているとき ・中等度〜重度の狭心症 ・中枢神経系の症状（運動失調，めまい，失神寸前の症状など） ・血液灌流不良の徴候（チアノーゼまたは蒼白） ・血行動態の維持に支障をきたす持続性心室頻拍（ventricular tachycardia：VT）またはほかの不整脈（2度または3度房室ブロック） ・ECGまたは収縮期血圧のモニタリングの技術的困難 ・被験者による中止依頼	・虚血の疑いのある患者における著明なST偏位［J点（QRS群の終点）から60〜80 ms後で測定した>2 mmの水平型または下降型の偏位］ ・作業負荷の増加にもかかわらず，>10 mmHgの収縮期血圧低下があり（持続的なベースライン以下の低下），虚血を示すほかのエビデンスがない場合 ・胸痛の増悪 ・疲労，息切れ，喘鳴，こむらがえり，または跛行 ・悪化，あるいは血行動態の安定性に支障をきたす可能性のある，持続性VT以外の不整脈（多源性心室期外収縮，心室期外収縮3連発，上室頻拍，徐脈性不整脈など） ・過度の高血圧反応（収縮期血圧>250 mmHgまたは拡張期血圧>115 mmHg） ・直ちにVTとの鑑別ができない脚ブロックの出現

ECG：electrocardiogram（心電図）

❸ 洞不全症候群におけるペースメーカ適応[2]

Class I
1. 失神，痙攣，眼前暗黒感，めまい，息切れ，易疲労感等の症状あるいは心不全があり，それが洞結節機能低下に基づく徐脈，洞房ブロック，洞停止あるいは運動時の心拍応答不全によることが確認された場合．それが長期間の必要不可欠な薬剤投与による場合を含む

Class II a
1. 上記の症状があり，徐脈や心室停止を認めるが，両者の関連が明確でない場合 2. 徐脈頻脈症候群で，頻脈に対して必要不可欠な薬剤により徐脈を来たす場合

Class II b
1. 症状のない洞房ブロックや洞停止

4. 各不整脈において運動負荷試験で留意すべき点

1 洞不全症候群

- 洞機能の低下による徐脈によって，安静時に失神やふらつきを認める症例は，運動負荷試験によらずペースメーカの適応となる．
- 運動時の心拍応答不全により，めまいや息切れ，易疲労感などの症状を認める場合にもペースメーカ植込みの適応となる（❸）[2]．

2 房室ブロック

- 一般に心拍数が増加すると交感神経緊張の増加と迷走神経の抑制によってPR時間は短縮する．逆に運動終了時に1度房室ブロックを認めることもあり，潜在的な房室結節の障害が示唆される．
- 運動時には房室伝導が改善するため，通常，Wenckebach型の房室ブロックの出現はまれである．一方で，運動負荷時でも房室ブロックが不変あるいは増悪する場合は，ペースメーカ植込みの適応となる（❹）[2]．

❹ 房室ブロックにおけるペースメーカ適応[2]

Class I
1. 徐脈による明らかな臨床症状を有する第2度, 高度または第3度房室ブロック
2. 高度または第3度房室ブロックで以下のいずれかを伴う場合
    (1) 投与不可欠な薬剤によるもの
    (2) 改善の予測が不可能な術後房室ブロック
    (3) 房室接合部のカテーテルアブレーション後
    (4) 進行性の神経筋疾患に伴う房室ブロック
    (5) 覚醒時に著明な徐脈や長時間の心室停止を示すもの

Class IIa
1. 症状のない持続性の第3度房室ブロック
2. 症状のない第2度または高度房室ブロックで, 以下のいずれかを伴う場合
    (1) ブロック部位がHis束内またはHis束下のもの
    (2) 徐脈による進行性の心拡大を伴うもの
    (3) 運動または硫酸アトロピン負荷で伝導が不変もしくは悪化するもの
3. 徐脈によると思われる症状があり, 他に原因のない第1度房室ブロックで, ブロック部位がHis束内またはHis束下のもの

Class IIb
1. 至適房室間隔設定により血行動態の改善が期待できる心不全を伴う第1度房室ブロック

3 副伝導路症候群

- 運動によって心室早期興奮は誘発, 消失したり, または不変であったりと症例によってさまざまな反応を示す. 顕性の副伝導路症候群で, 運動のピークでもデルタ波が認められる場合は, 副伝導路の順行伝導の不応期が短いと判断できる. このような症例は今後, 心房細動を合併した際には偽性心室頻拍を発症する可能性があり注意を要する. 一方, 生理的な脈拍数で心室前興奮が消失する場合は, 副伝導路が突然死の原因となるリスクは低いと考えられる.

4 心房細動/心房粗動

- 運動によって誘発される発作性心房細動の診断に有用なことがある. 心房粗動の場合は, 運動負荷時に房室伝導の改善により1:1伝導となって血行動態の破綻をきたすことがあるので注意を要する.
- 持続性心房細動で運動負荷を行う場合は, 運動時の心拍応答の評価と自覚症状の関係をみる場合と, 複数の冠動脈危険因子を有する場合に虚血性心疾患のスクリーニングとして行う場合が考えられる.
- 持続性心房細動の心拍数調節は, 安静時心電図などをもとになされることが多い. ジギタリス製剤は運動負荷時の過大な心拍数増加を抑制しえないことが知られており, 房室伝導抑制作用のあるβ遮断薬や非ジヒドロピリジン系カルシウム拮抗薬が心拍数調整で頻用されている. しかし安静時には心拍数が調整されているようにみえても, 運動時には過度の心拍応答を認める例や, 投薬によりかえって心拍応答が抑制され, 運動耐容能の低下を招くことがある. 心拍応答や運動耐容能の評価として適宜運動負荷試験を行うことは有用と考えられる.

❺ CPVT における特徴的な心電図所見[3]

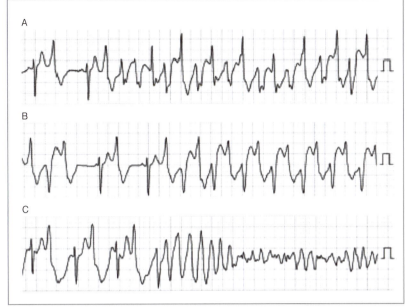

A：多形性心室頻拍，B：二方向性心室頻拍，C：速い多形性心室頻拍から心室細動への移行．

5 CPVT

- 1975 年に初めて報告された頻拍で，運動負荷により多源性心室期外収縮，多形性心室頻拍を認める疾患である．二方向性心室頻拍が特徴的である（❺）[3]．致死的頻拍が運動により誘発される疾患であり，運動制限と抗不整脈薬（内因性刺激のないβ遮断薬）の内服が必要となる．

6 QT 延長症候群

- 明らかな QT 延長を認め，失神の既往や多形性心室頻拍，TdP が記録されていれば，あえて運動負荷試験を行う必要はない．先天性 QT 延長症候群のガイドラインでは，❻のような場合が適応としてあげられている[4]．

TdP : torsades de pointes

7 Brugada 症候群

- Brugada 症候群では交感神経/副交感神経の緊張によって，ST 上昇の程度や波形は変化することが知られている．
- もともと coved type（コブド型）であった ST 上昇が交感神経系の活性により運動時には saddleback type（サドルバック型）に変化し，逆に負荷後には副交感神経の亢進により ST 上昇が顕著になることがある．Brugada 症候群では副交感神経活動の亢進が，心室細動の発生に関連することが知られており，こうした運動負荷試験による評価が予後予想に有用な可能性がある．一方で運動負荷中に ST 上昇が顕著になる Brugada 症候群も報告されており，リスク評価の方法としてはまだ課題が残されている．

❻ 先天性QT延長症候群における運動負荷試験の適応[1]

クラスI	・QT延長症候群が疑われるが，安静時心電図がQTc≦440 msecでQT延長症候群かどうかの診断が困難な症例 ・安静時心電図でQT延長を認め，運動に対する反応により治療方針を決定する必要のある症例 ・運動中の原因不明の失神を認める症例
クラスIIa	・原因不明の失神を認めるが，運動との因果関係が不明な症例 ・LQT1かLQT2かの鑑別を要する症例
クラスIIb	・明らかなQT延長症候群の診断がついている症例

8 心室期外収縮（PVC）

- 安静時にPVCがある場合に運動負荷試験による反応を評価することは，運動時の自覚症状がない場合や器質的心疾患がなければ必要ないと考えられる．一方で，複数の冠危険因子をもつ場合には，虚血性心疾患のスクリーニングを行う意義があると考えられる．
- 多くの安静時PVCは，運動中には心拍数増加によるoverdrive suppressionやPurkinje系の自動能の低下の機序によって消失し，負荷終了後には再出現することが一般的である．このような変化は良性のものと考えられ，連結期は固定の場合が多いとされる．運動中や運動後に起こるPVCはさまざまで，また再現性にも乏しいことが多い．

9 心室頻拍

- 外見上健康人でも運動負荷時に心室頻拍が誘発されることがあるが，大部分は非持続性であることが多く，おおむね3〜6連発であることが多いとされている．無症状であることが多く，器質的心疾患の合併がなければ予後的には問題ないとされている．

10 デバイス植込み後

- ペースメーカには心拍応答機能（rate response）が搭載されている．これは身体活動などの生理的な要求に対してペースメーカが設定心拍数を自動で調整する機能である．
- ペースメーカには本体の動きを検出する加速度センサーや分時換気量から呼吸変動を検出するものなどがある．
- 加速度センサーのみしか搭載されていない機種では，トレッドミルではデバイスの移動を感知して反応するものの，エルゴメーターでの運動中は本体（上半身）の動きが乏しく，rate response機能の反応がみられないことに注意する必要がある．
- ICD植込み患者で運動負荷を行う場合は，VTやVF（心室細動）の設定を確認することが必須である．おおむねVTゾーンでは各社のアルゴリズムによって洞頻脈との鑑別が行われ，すぐに治療が行われるわけではないが，VFゾーンではショック作動などの治療がすみやかに行われるため，運動負荷時の心拍上昇，心房細動などの上室不整脈の発生には注意する必要がある．

ICD：implantable cardioverter defibrillator（植込み型除細動器）
VF：ventricular fibrillation

コラム　ペースメーカ植込み患者の身体障害認定基準

　以前はペースメーカ植込みを行った患者すべてが1級の身体障害と認定されていたが，法律の改定に伴い2014年4月以降の植込み患者ではペースメーカへの依存度と日常生活動作の制限の程度をもとに等級が判定されることとなった．3年以内に再認定が行われ，その際は身体活動能力に応じて，1級は2 METs未満，3級は2以上4 METs未満，4級は4 METs以上と設定されている (**図**)[5]．

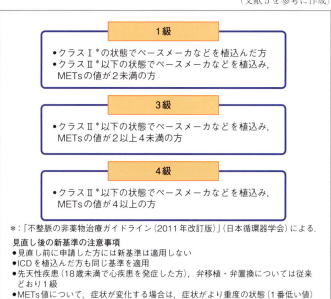

図　ペースメーカ植込み患者の身体障害認定基準見直し後の新基準
（文献5を参考に作成）

1級
- クラスⅠ*の状態でペースメーカなどを植込んだ方
- クラスⅡ*以下の状態でペースメーカなどを植込み，METsの値が2未満の方

3級
- クラスⅡ*以下の状態でペースメーカなどを植込み，METsの値が2以上4未満の方

4級
- クラスⅡ*以下の状態でペースメーカなどを植込み，METsの値が4以上の方

*：「不整脈の非薬物治療ガイドライン（2011年改訂版）」（日本循環器学会）による．

見直し後の新基準の注意事項
- 見直し前に申請した方には新基準は適用しない
- ICDを植込んだ方も同じ基準を適用
- 先天性疾患（18歳未満で心疾患を発症した方），弁移植・弁置換については従来どおり1級
- METs値について，症状が変化する場合は，症状がより重度の状態（1番低い値）を採用する
- 3年以内に再認定を行う（1級：METs値2未満，3級：METs値2以上4未満，4級：METs値4以上）

引用文献

1) Fletcher GF, et al. Exercise standards for testing and training：A scientific statement from the American Heart Association. Circulation 2013；128：873-934.
2) 日本循環器学会．循環器病の診断と治療に関するガイドライン（2010年度合同研究班報告）：不整脈の非薬物治療ガイドライン（2011年改訂版）．
http://www.j-circ.or.jp/guideline/pdf/JCS2011_okumura_h.pdf
3) Sumitomo N. Current topics in catecholaminergic polymorphic ventricular tachycardia. J Arrhythm 2016；32：344-51.
4) 日本循環器学会．循環器病の診断と治療に関するガイドライン（2011年度合同研究班報告）：QT延長症候群（先天性・二次性）とBrugada症候群の診療に関するガイドライン（2012年改訂版）．
http://www.j-circ.or.jp/guideline/pdf/JCS2013_aonuma_h.pdf
5) 厚生労働省．身体障害者手帳．
http://www.mhlw.go.jp/stf/seisakunitsuite/bunya/hukushi_kaigo/shougaishahukushi/shougaishatechou/

チルト試験

大江学治, 安部治彦

- チルト試験(head-up tilt〈HUT〉test/tilt test)は血管迷走神経性失神(VVS)の診断に有用な検査であるが, 注意すべき点がいくつかある. 本項ではその原理・適応・方法・判定法・合併症に加えて, 最近のトピック(コラム)について概説する.

VVS : vasovagal syncope

1. 原理

Point!

- チルト試験は, 臥位から受動的に立位の姿勢にした際にかかる重力によるストレスに対する自律神経の反応を評価するものである.
- 臥位から立位への体位変化によって約1Lもの血液が上半身から下肢や内臓の容量血管へ移動する. この生理的変化に対して, 通常, 自律神経系の調節機能による心拍数の上昇, 心収縮力の増加, 血管収縮反応が起こり, 重要臓器とくに脳への血流が維持されるが, VVSの患者では自律神経調節が適切に行われず, 結果的に徐脈や血圧低下をきたし全脳血流の低下とそれに引き続く失神が誘発される.

- 失神(syncope)の診断におけるチルト検査の歴史は, 1986年にKennyらが原因不明の失神患者に対して当時航空宇宙医学で利用されていたチルト検査を用いて評価を行った報告に始まる. 今なおVVSの診断を確定させるツールとして有用である. 最近ではVVS患者において, ペースメーカ治療による失神再発予防効果の有効性を予測するうえでチルト検査の有用性が報告されている[1].
- 臥位から立位になると, 重力で内臓や下肢の容量血管へ血液が貯留し静脈還流量が減少し, 心拍出量は低下する. この変化に対して頸動脈洞や大動脈弓に多数存在する圧受容器を介した自律神経系の迅速な調節機能が作用し, 交感神経亢進による血管収縮(細動脈の収縮による末梢血管抵抗の上昇と静脈系の収縮による静脈還流量の増加=血圧上昇)と心拍数の上昇, 心収縮力の増強(=心拍出量の増加)をもたらすとともに心臓を支配する副交感神経(迷走神経)が相対的に抑制され, 脳への血流が維持される.
- VVS患者においてチルト試験で失神が誘発されるメカニズムに関しては次のように考えられている.

失神: 失神の原因は, 反射性(神経調節性)失神, 起立性低血圧, 心原性失神に分類され, 反射性失神の中に血管迷走神経性失神, 頸動脈洞症候群, 状況失神が含まれる. 失神の原因として最も多いのが, 反射性失神である.

❶ チルト試験で誘発される VVS のメカニズム（文献 7 より作成）

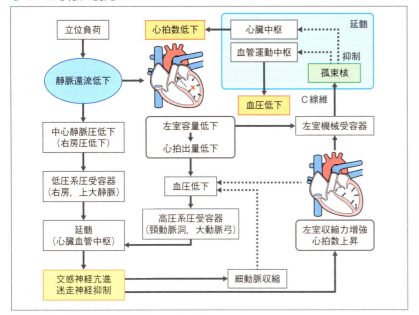

■ チルト試験で失神が誘発されるメカニズム
- 立位姿勢の持続により左室容量が低下した状態での過度な交感神経亢進，心収縮力増強によってもたらされる左室への機械的ストレスにより心室の C 線維 (C-fiber) から中枢神経（脳幹部）へ情報伝達がなされる．
- 延髄孤束核から血管運動中枢を介して反射が引き起こされる（交感神経の抑制，副交感神経の亢進）結果，心拍数低下や血管拡張による血圧低下をもたらすと考えられている[2]（❶）．
- しかし，心臓移植を行い心臓と中枢神経の神経経路が遮断されている患者においても，チルト試験でVVSが誘発された報告があり，上記のメカニズムのみでは説明困難な場合もある．

C 線維 (C-fiber)：神経線維の一種であり，心臓自律神経の節後成分を構成している．

2. 適応

Point!
- 最も良い適応は，VVS が疑われるが初期評価では診断が確定できない患者である．
- POTS，起立性低血圧，心因性失神との鑑別にも有用である．
- VVS の治療効果判定には有用でない．

- チルト試験の最も良い適応は，VVS が疑われるものの，その診断が初期評価では確定できない原因不明の失神患者である[3]*（❷）．
- 病歴や身体診察によりVVSの臨床診断がなされている場合でも，チルト検査による診断確定によって患者の不安を取り除くことができ[4]，患者自身が前兆や病態を知ることで失神の再発予防につながる場合もある．

*チルト試験陽性であった患者の検査後の失神再発率は，28％(1年間)，38％(2年間)，49％(3年間)であり[6]，検査を行うことで前兆や病態を知り失神の予防につながる可能性もある．

❷ チルト試験の適応（文献3より作成）

クラスⅠ
・器質的心疾患のない再発性失神またはハイリスク例（外傷の既往や職業への影響など）の単回の失神．器質的心疾患があっても，諸検査で心原性失神が否定された場合
・臨床的に反射性失神が疑われるが，診断が確定していない患者

クラスⅡa
・反射性失神と起立性低血圧の鑑別

クラスⅡb
・痙攣を伴う失神とてんかんの鑑別
・再発性のfall（崩れ落ち）
・失神を繰り返す精神科疾患の患者（心因性との鑑別）

クラスⅢ
・失神治療の有効性の評価
・虚血性心疾患患者でのイソプロテレノールを用いたチルト試験

- 起立性頻拍症候群（POTS），起立性低血圧，心因性失神との鑑別には有用である[5]が，VVSの治療効果判定には有用でない．

POTS（postural orthostatic tachycardia syndrome）：起立不耐の一種で，起立によって急激に心拍数が上昇し，易疲労感，眼前暗黒感，動悸といった症状によってQOLの低下をきたす．若年女性に多い．

3. 方法

Point!

- チルト試験には統一されたプロトコールはなく，チルト台の傾斜角度，負荷時間，薬物負荷の有無などによって感度・特異度に差がでる．
- 最も一般的なプロトコールとしては，静脈ルートを確保し20分間の安静臥床に続いて，チルト台の傾斜角度60〜80°で20〜45分間起立させ，検査が陰性の場合には，立位を継続したままイソプロテレノール負荷もしくはニトログリセリン負荷を行う方法である．

- チルト検査の結果に影響を及ぼす因子として，①チルト台の傾斜角度，②負荷時間，③薬物負荷の有無と使用する薬物の種類，④評価判定基準，があげられる．傾斜角度が急峻なほど，負荷時間が長いほど，そして薬物負荷を行うほど，検査の感度（失神の誘発率）は上がるが特異度は下がる（偽陽性が増える）ことを知っておく必要がある．
- そもそもチルト検査は診断感度（sensitivity）が低く，特異度（specificity）は比較的高い検査である．薬物負荷まで行った場合のsensitivityは61〜69％，specificityは92〜94％と報告されている[3]．
- 薬物負荷を行う場合，イソプロテレノール（0.01〜0.03 μg/分）負荷にて，平均心拍数がベースラインの20〜25％上昇するようにする．ニトログリセリン負荷であればニトログリセリン錠を1T舌下またはスプレー1噴霧0.3 mgを使用する．
- 急激な血圧低下や心拍数の低下とともに失神する患者もいるので，血圧，心拍数の連続的なモニタリングが必要である．チルト試験の具体的な方法について表（❸）[3,7]と写真（❹）で示す．

❸ チルト試験の手技に関する推奨 （文献3および7より作成）

検査室	・照明を落とした静かで適温に保たれた部屋で行う
患者	・検査の4時間前から絶食 ・薬剤負荷, 徐脈や低血圧が生じた場合に備えて静脈路の確保
記録	・最低3誘導での心電図の連続記録 ・侵襲の少ない方法での1心拍ごとの血圧モニター
チルト台	・フットボードサポートがあり, スムーズに角度変換できるもの
傾斜角度	・60〜80°が推奨される (70°が最も一般的)
負荷時間	・臥位は少なくとも5分 (静脈路の確保がない場合) ・静脈路を確保した場合には少なくとも20分の臥位 ・薬物負荷のない場合には20〜45分 (最短でも20分) ・薬物負荷では立位を継続したまま15〜20分
薬物負荷	・イソプロテレノール (点滴静注) ・ニトログリセリン (日本ではニトログリセリン錠1Tまたはスプレー1噴霧0.3 mg)
監視	・チルト試験に精通した看護師と検査技師 ・医師は同伴するか近くで待機
小児	・検査に協力できないなどの小児特有の問題点がある ・負荷時間は確立していない ・通常の血圧計での血圧測定が一般的

❹ 電動式チルト台とTask Force Monitor®を用いたチルト試験の実際

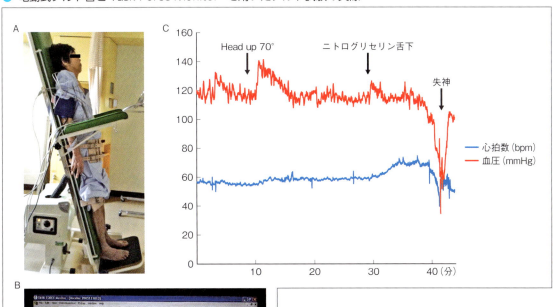

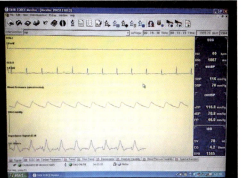

A：電動式チルト台に患者を固定する.
B：Task Force Monitor®は, 頸背部, 胸部につけた電極に微小な高周波電流を流し, 心拍動により生じる胸郭のインピーダンス変化を検出し, 演算処理することによって一回拍出量, 心拍出量, 末梢血管抵抗などの各種パラメータが算出できる. また, 指先につけたカフ内部から赤外線を照射し, 透過した光を電気信号に変換して動脈波形を得ることで, マンシェットで測定した血圧値により補正し非観血的に連続的な血圧の測定が可能となる.
C：検査中の心拍数, 血圧の推移をグラフにしたもの. 本患者は薬剤負荷 (ニトログリセリン1錠舌下) 後, 14分後に著しく血圧が低下し失神, VVS (混合型) と診断した.
VVS；血管迷走神経性失神

❺ チルト試験で誘発される VVS の病型[7]

Type 1：混合型 (mixed type)
- 心拍数は増加した後減少するが 40/分以下にはならないか，40/分以下でも 10 秒未満あるいは心停止 3 秒未満
- 血圧は上昇した後，心拍数が減少する前に低下

Type 2：心抑制型 (cardioinhibitory type)
- 心拍数は増加した後減少し，40/分以下が 10 秒以上あるいは心停止 3 秒以上
- 2A：血圧は上昇した後，心拍が低下する前に低下
  2B：血圧は心停止時あるいは直後に 80 mmHg 以下に低下

Type 3：血管抑制型 (vasodepressor type)
- 心拍は増加した後不変のまま血圧低下
- 心拍は低下しても 10％未満

4. 判定法

Point!
- 徐脈（時に心停止）や血圧低下による失神あるいは前失神症状が出現した場合にチルト試験陽性と判定する．
- チルト試験で誘発された VVS は，心拍数と血圧の反応から，混合型，心抑制型，血管抑制型の 3 つの病型に分類される．
- 偽陽性が 10％程度あることやチルト試験で失神が誘発されても，実際の失神時と病型が異なる場合があることなどに注意が必要である．

- VVS で誘発される 3 つの病型のうち，国内では過半数が混合型で，血管抑制型が 3 割程度，心抑制型が 1 割程度とされる（❺）[7]．チルト試験での心抑制型の誘発率は低く，チルト試験は主に血管抑制（血圧低下）を誘発するための検査と現在では考えられている．
- 評価法の注意点として，失神の既往がない健常者においても失神が誘発される場合があること（偽陽性が 10％程度あること[8]）や，植込み型ループ式心電計（ILR/ICM）で確認された自然発作時の心電図記録と，チルト試験で誘発された病型とが異なる場合がある[9]ことは知っておく必要がある*．

ILR：implantable loop recorder
ICM：implantable cardiac monitor

*植込み型ループ式心電計が日本では 2009 年 10 月から使用可能となり，病歴聴取や従来の一般的な検査（ホルター心電図など）で診断できなかった原因不明の失神患者の診断率が向上した．

5. 合併症

Point!
- チルト試験は安全性の高い検査である．

- 虚血性心疾患患者または洞不全症候群患者でのイソプロテレノール負荷中の致死性心室不整脈の報告はあるが，非常にまれなケースであり，チルト試験は安全な検査といえる．なお，ニトログリセリン負荷による

コラム 心抑制型 VVS 患者に対するペースメーカ治療

VVS 患者における治療の基本は病態の説明，薬剤を含めた誘因の回避，前駆症状出現時の回避法 (physical counterpressure maneuvers) の指導，チルト訓練 (起立調節訓練法) である．一方，心抑制型の VVS 患者に対するペースメーカ治療の有効性に関しては，長年にわたり循環器医にとっての臨床的課題であった．

ISSUE-3 trial では，失神発作時に長い心停止を有する反射性失神患者に rate drop response 機能*を搭載したペースメーカ治療の一定の有効性は示されたものの，失神を完全には抑制できない (失神の再発率はペースメーカ OFF vs. ON で 57% vs. 25%/2 年) ことが改めて認識された[9]．

その後 ISSUE-3 trial の結果を受けて行われた SUP2 study によって，失神発作時に長い心停止をきたす反射性失神患者のうち，チルト試験が陰性の患者 (すなわち，血圧低下が誘発されない患者) において最もペースメーカ治療が有効である (図) ということが示された[1]．

＊rate drop response 機能とは，失神前の徐脈を感知した時点で高頻度の心房心室順次ペーシングを行うことで血圧低下を抑制するもの．

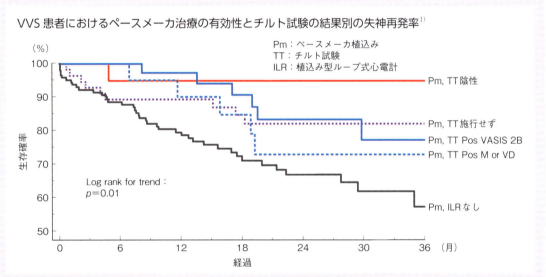

VVS 患者におけるペースメーカ治療の有効性とチルト試験の結果別の失神再発率[1]

反射性失神の患者のうち，頸動脈洞マッサージ，チルト試験または ILR で 3 秒以上の心停止が確認された患者に対してペースメーカ治療 (rate drop response 機能オン) を行い，失神の再発率を調べたところ，ペースメーカ植込み患者 (3 年間で 20%) に対して非植込み患者 (3 年間で 43%) であり，ペースメーカ治療によって失神の再発率は有意に低下したが，完全には抑制できなかった．最も失神の再発率が低かったのは，ペースメーカ植込みを行った患者のうち，チルト試験が陰性の患者で，その再発率は 3 年間で 5% であった．

ISSUE-3：Third International Study on Syncope of Uncertain Etiology，SUP 2：Syncope Unit Project 2

合併症の報告はない．

● 引用文献

1) Brignole M, et al. Standardized algorithm for cardiac pacing in older patients affected by severe unpredictable reflex syncope：3-year insights from the Syncope Unit Project 2 (SUP 2) study. Europace 2016；18：1427-33.
2) Blanc JJ, Benditt DG. Vasovagal syncope：Hypothesis focusing on its being a clinical feature unique to humans. J Cardiovasc Electrophysiol 2016；27：623-9.
3) The Task Force for the Diagnosis and Management of Syncope of the European Society of Cardiology (ESC). Guidelines for the diagnosis and management of syncope (version 2009). Eur Heart J 2009；30：2631-71.
4) Mann D, et al. Braunwald's Heart Disease：A Textbook of Cardiovascular Medicine. 10th

edition. Vol.1, 2. Elsevier Saunders；2014.
5) Sutton R. The value of tilt testing and autonomic nervous system assessment. Cardiol Clin 2015；33：357-60.
6) Sheldon R, et al. Risk factors for syncope recurrence after a positive tilt-table test in patients with syncope. Circulation 1996；93：973-81.
7) 日本循環器学会. 循環器病の診断と治療に関するガイドライン（2011年度合同研究班報告）：失神の診断・治療ガイドライン（2012年改訂版）.
http://www.j-circ.or.jp/guideline/pdf/JCS2012_ioue_h.pdf
8) Sumiyoshi M, et al. Poor reproducibility of false-positive tilt testing results in healthy volunteers. Jpn Heart J 1999；40：71-8.
9) Brignole M, et al. Pacemaker therapy in patients with neurally mediated syncope and documented asystole：Third International Study on Syncope of Uncertain Etiology（ISSUE-3）：A randomized trial. Circulation 2012；125：2566-71.

加算平均心電図と
T波オルタナンス

池田隆徳

1. 危険な不整脈に対する予知検査

Point!
- 心臓性急死の多くは心室頻拍や心室細動などの心室不整脈によって生じる．
- 持続する心室不整脈の停止には ICD が有効である．
- ICD の適応決定には，以前は侵襲的な検査でその判断がなされてきた．
- 近年，非侵襲的に計測される指標も有用であることが示されるようになった．

- 心室頻拍や心室細動などの致死性不整脈の発現を予測あるいは植込み型除細動器（ICD）の適応を決定する場合，侵襲的な心臓電気生理検査（EPS）による誘発試験の結果を考慮して判断されることが多かった．

ICD : implantable cardio-verter defibrillator
EPS : electrophysiological study

1 LVEF
- 近年になって非侵襲的に測定される指標も，EPS と同等あるいはそれ以上の有用性があることが示されるようになった．その代表格が心エコーなどの画像診断で計測される左室駆出率（LVEF）である．
- LVEF は致死性不整脈の予知において有用であるものの，一方で本来危険ではない多くの患者を取り込むことになり，危険患者の絞り込みの必要性が論じられるようになった．

LVEF : left ventricular ejection fraction

2 LP，TWA
- そこで登場してきたのが，加算平均心電図（SAECG）で測定する心室レイトポテンシャル（LP）やT波オルタナンス（TWA）のような非侵襲的な心電学的検査指標である[1]．
- この2つの検査指標は2012年（平成24年度）の診療報酬改定で，致死性不整脈の予知における新規の保険収載技術として承認された．
- 本項では，SAECG 検査による LP と TWA の特徴とリスク評価における有用性，さらには実際の計測法と判定の仕方について解説する．

SAECG : signal-averaged electrocardiography
LP : late potentials
TWA : T-wave alternans

2. 加算平均心電図（SAECG）による心室レイトポテンシャル（LP）

Point!
- 加算平均心電図で検出されるQRS波終末部の微小な遅延電位を心室LPとよぶ．
- 心室LPは「脱分極異常」または「伝導異常」を反映する．
- 連続する心電図を時系列解析し加算平均することで検出されるため，ホルター心電図を用いても測定できる．
- 心室LPは心筋梗塞後の危険な心室頻拍，Brugada症候群の診断やリスク評価に活用されている．

1 心室LPとは
- 心室LPとは，SAECGで記録される微小なQRS波終末部の遅延電位のことである[2,3]．また，心室の脱分極異常を反映する．
- QRS波の心電信号の一部であるため，「脱分極異常または伝導異常」を反映する．
- 心内からしか記録することのできない微小な電位でも，SAECGを用いると体表から記録することができる．SAECGでは，複数の心電波形を加算平均しノイズ処理することでそれを可能にする．
- 持続性不整脈のメカニズムはリエントリーであるが，リエントリーが成立するには一方向性ブロックと伝導遅延の存在が必要である（❶）．

❶ 心室LPの概念と持続性心室不整脈の発現

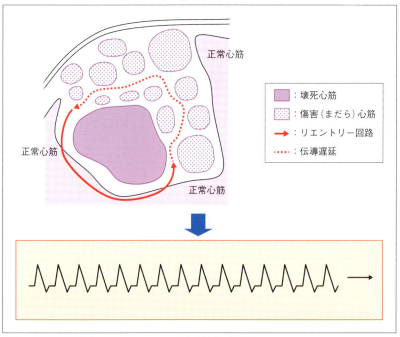

心筋に伝導遅延領域があるとリエントリー性心室頻拍が発現しやすい．

❷ 加算平均心電図による心室 LP 検出のプロセス

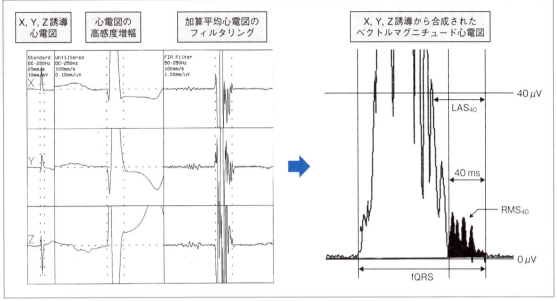

3つの X, Y, Z 誘導から合成されるベクトルマグニチュード心電図の QRS 波を加算平均したものである．fQRS, RMS_{40}, LAS_{40} の3つのパラメータが測定される．

- 一方向性ブロックは結果として形成されるものであるため確認することはできないが，伝導遅延の存在は LP の有無で確認することができる．心室で LP が記録されると，持続性心室不整脈が発現しやすい状態と判断される．

2 心室 LP の検出

- 心室 LP を検出するには，まず加算平均心電計を用いて X, Y, Z 誘導の心電図を 90～150 心拍以上記録し，加算平均する．X, Y, Z 誘導を I (≒X), aV_F (≒Y), V_1 (≒Z) 誘導で代用することもあるが，国際的には認められていない．
- 次に加算平均され心電図をフィルタリングし，3つの誘導の心電図を合成して，空間（ベクトル）マグニチュード心電図を作成する．そうすると，目的とする QRS 波終末部の微小電位を検出することができる（❷）．
- SAECG を用いて検出する心室 LP は，2012 年度の診療報酬改定で保険償還対象の医療技術評価法として認可された．

3 心室 LP の判定

- 心室 LP の判定は，3つのパラメータ，すなわち①フィルター処理された QRS 幅（fQRS），② QRS 終末部 40 ms において記録された電位の二乗の平均値の平方根（RMS_{40}），③ QRS 終末部で 40 μV を下回った低電位の持続時間（LAS_{40}）を測定して行われる．
- 機種によって陽性基準は異なるが，フクダ電子社製の機種であれば，① fQRS＞135 ms，② RMS_{40}＜15 μV，③ LAS_{40}＞39 ms の3項目のうち，

fQRS : filtered QRS

RMS : root-mean-square

LAS : low amplitude signal duration

❸ ホルター心電図を用いて解析された心室LP

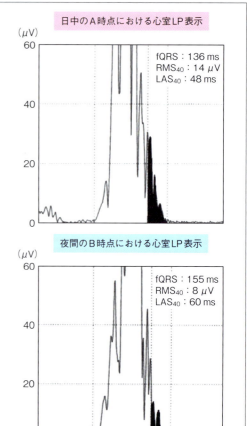

Brugada症候群患者やJ波症候群患者では，心室LPの各パラメータ（fQRS，RMS_{40}，LAS_{40}）が日内変動する．そのため，心室LPの判定も変動する．

2項目以上を満たす場合を陽性とする．
- ホルター心電図を利用して心室LPを判定する場合，夜間のデータは（安静臥床のため）そのまま活用できるが，日中のデータに関しては一定のプロトコールをつくる必要がある*．
- 最近では，ホルター心電図計を用いて心室LPを24時間解析することも可能となっている[4]．心電図が自然変動するBrugada症候群や早期再分極（J波）症候群などでは，心室LPもダイナミックに変化することが多い（❸）．そのため，このような自律神経活動が関与する疾患においては，SAECGを用いて一時点記録のみで測定するのではなく，ホルター心電図を利用して24時間記録で心室LPを測定したほうがよいと考えられる．

4 心室LPの臨床的な有用性
- 基礎心疾患別では心筋梗塞後で最も確立している[5,6]．しかし，近年では有用性を否定する研究報告も出されているため，以前ほどの信頼性はない．

* 心室LPの判定を行ううえで留意すべき点は，脚ブロック例を除外することである．右脚または左脚ブロックがあると必然的にf-QRSは延長し，多くはLAS_{40}の延長も伴うため，陽性となってしまい正確な判定ができなくなる．頻脈性心房細動例や頻発性期外収縮例においては，QRS波の同定が難しく加算に時間がかかってしまうなどして，信頼性の高いデータを得ることが困難になることが多い．

- 拡張型心筋症と肥大型心筋症については，有用性を強く支持する報告は出されていない．
- 不整脈原性右室心筋症では，大部分の症例で心室 LP は検出されるが，予後との関連性を十分に検討した報告はない．
- 器質的異常を認めない Brugada 症候群においては有用とされており，日本では心室 LP は Brugada 症候群のリスク評価で最も活用されている．
- 最近では，特発性心室細動の原因の一つである J 波症候群においても有用とする報告が出されている．

3. T波オルタナンス（TWA）

Point!
- 形の異なる T 波が 1 拍ごとに交互に出現する現象を TWA とよぶ．
- TWA は心室の「再分極異常」を反映する．
- スペクトル解析で検出する以外に，簡易にホルター心電図を用いて時系列解析で検出する手法もある．
- TWA は心筋梗塞後，虚血性あるいは拡張型心筋症に起因する心臓死の予知に活用される．

1 TWA とは

- TWA とは，形の異なる T 波が 1 拍ごとに交互（ABABAB…）に出現する現象であり（❹），心室の「再分極異常」を反映する[7,8]．
- 近年，基礎研究を中心に，心室細動（あるいは多形性心室頻拍）の発現には脱分極異常よりも再分極異常のほうが関与しやすいことが報告され，TWA は再分極異常と密接に絡んでいることから注目されるようになった．
- TWA の出現には心拍数閾値があるため，測定時にはエルゴメータやトレッドミルによる運動負荷で心拍数をある一定の値（110〜120 拍/分くらい）まで上昇させる必要がある．ペーシングを用いて行うこともあるが，この場合は心房ペーシングでのみ可能となる*．

2 M-TWA

- 運動負荷中に記録した心電図をスペクトル解析することで測定されるマイクロボルト TWA（M-TWA）で，多くのエビデンスが出されている．
- 現在，M-TWA は非侵襲的予知指標のなかで，LVEF に次いで信頼性の高い指標となっている[5,6]．
- M-TWA では陽性，陰性の判定以外にも，判定不能の基準が設けられている．M-TWA の陽性基準は，X，Y，Z 誘導あるいは隣り合う胸部誘導において交互電位（TWA の程度を反映するパラメータ）が 1.9 μV 以上で，かつ交互比（交互電位とノイズとの比でデータの信憑性を表すパラメータ）が 3.0 以上あり，これが心拍数 110 拍/分以下で出現し，1 分以上持続した場合である（❺）．それらを満たさなければ陰性，判定できなければ判定不能となる．

*TWAは，持続性心房細動例や期外収縮頻発例では，交互性の判定が困難になるため解析できない．また，TWAの出現には心拍数閾値があるため，運動負荷法で心拍数をやや上昇させた状態で測定が行われるが，高度徐脈例やβ遮断薬服用例では目標値まで心拍数を増加できないことがある．このような場合は判定不能となる．どうしても測定したい場合は心房ペーシング下で評価するしかない．

M-TWA：microvolt (μV)-TWA（マイクロボルトTWA）

❹ TWA の概念と心室細動の発現

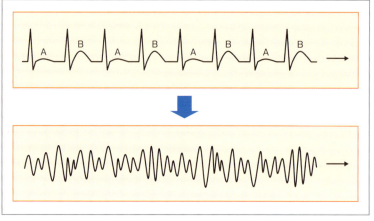

T 波の交互現象（オルタナンス）が強くなると心室細動を惹起しやすい．

❺ 運動負荷下でのスペクトル解析による M-TWA 検出のプロセス

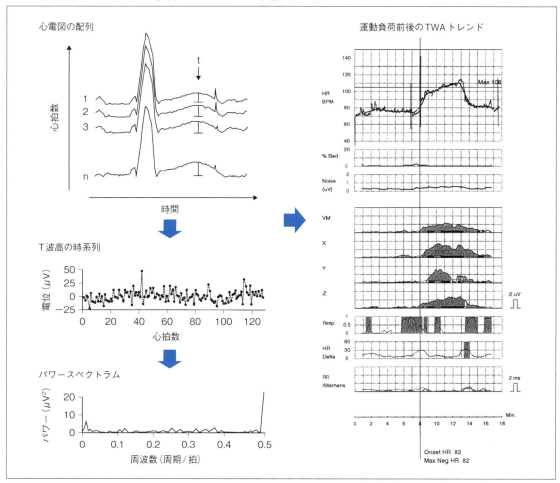

T 波高の時系列を作成し，それをスペクトル解析することで TWA の有無を評価する．TWA 出現には心拍数閾値があるため，運動負荷法を用いて行われる．

❻ 24時間ホルター心電図を利用した（タイムドメイン解析による）MMA-TWA検出のプロセス

24時間15秒ごとにTWAを解析する．2つの誘導における最大値によってTWAの有無を判定する．

- 運動負荷を用いて行われるM-TWAの測定は，現在では保険償還対象の医療技術評価法として認可されている．

3 その他のTWA検出測定法

- 最近では，ホルター心電図の波形を modified moving average（MMA）法とよばれる手法を用いて，簡易にタイムドメイン（TD）解析で連続的にTWAを検出する測定法（MMA-TWA〈❻〉またはTD-TWA），あるいはM-TWAと同様にスペクトル（周波数ドメイン：FD）解析で連続的に検出する測定法（FD-TWA）もあり，すでに臨床で活用されている[4]．特許の関係から，MMA-TWAと異なったタイムドメイン解析で検出するT-wave variability（TWV）とよばれる指標もある．

- M-TWAは，心筋梗塞，心筋症，心不全などの心疾患を有する患者において多くのエビデンスがある[5,6]．心筋梗塞後の患者においては，心機能の程度にかかわらず，心臓突然死もしくは致死性心室不整脈の予知に有用であることが示されている．低心機能患者に限定した大規模臨床試験の結果がいくつかあるが，いずれも総死亡あるいは心臓死の予知においては，M-TWAが有用であることを示している．

TD：time domain
MMA-TWA：modified moving average TWA
FD：frequency domain

- 最近では，MMA-TWA の有用性を示す数多くの報告もあり，心筋梗塞や虚血性心筋症で有用であることが示されている．
- TWA の予知指標としての有用性が高まってきたことを受けて，関連する国際学会が TWA の解釈および測定に関するガイドラインを発行した[9]．

● 引用文献

1) 日本循環器学会. 循環器病の診断と治療に関するガイドライン（2009年度合同研究班報告）心臓突然死の予知と予防法のガイドライン（2010年改訂版）．
http://www.j-circ.or.jp/guideline/pdf/JCS2010aizawa.h.pdf
2) 池田隆徳. ホルター心電図による心イベントの予測. 井上 博編. Medical Topics Series 不整脈 2013. メディカルレビュー社；2013. p.177-90.
3) 池田隆徳. 加算平均心電図法. 村川裕二編. 心電図. 新 目でみる循環器病シリーズ 1. メジカルビュー社；2005. p.174-87.
4) 池田隆徳. 遅延電位（late potentials）. 北風政史編. ICD と CRT-D の臨床—心不全・致死性不整脈への対応. 循環器臨床サピア 3. 中山書店；2009. p.30-5.
5) ACC/AHA/ESC 2006 guidelines for management of patients with ventricular arrhythmias and the prevention of sudden cardiac death : A report of the American College of Cardiology/American Heart Association Task Force and the European Society of Cardiology Committee for Practice Guidelines. J Am Coll Cardiol 2006；48（5）：e247-346.
6) JCS Joint Working Group. Guidelines for risks and prevention of sudden cardiac death （JCS2010）: Digest version. Circ J 2012；76：489-507.
7) 池田隆徳. T-wave alternans（TWA）. 田邉晃久編. 心臓突然死を予知するための不整脈ノンインベイシブ検査. 医学書院；2010. p.221-40.
8) 池田隆徳. T 波交互現象（T-wave alternans）の意義と展望. 井上 博編. Medical Topics Series 不整脈 2011. メディカルレビュー社；2011. p.158-75.
9) Verrier RL, et al. Microvolt T-wave alternans : Physiologic basis, methods of measurement, and clinical utility : Consensus guideline by the International Society for Holter and Noninvasive Electrocardiology. J Am Coll Cardiol 2011；58：1309-24.

心エコー

関口幸夫

- いまや，心エコー検査は従来から存在するMモード心エコー法，断層心エコー法，ドプラ心エコー法に加えて，カラー組織ドプラ法，コントラスト心エコー法，三次元心エコー法などの新技術が次々と導入され臨床診療において幅広く活用されている．不整脈分野でも，心エコー法を用いた技術はさまざまな形で検査ならびに治療技術に用いられている．
- 本項では，現在の不整脈診療においてどのような形で心エコーの技術が使用・応用されているかについて考えてみたい．

1. 経胸壁・経食道心エコー

Point!

- 心房細動症例では発作性から慢性に移行するにつれて左房が拡大する．また，左心耳などに血栓が形成されることで塞栓症が生じやすい．
- 経胸壁心エコーを用いて左房の計測を行う際，左房径と左房容積を評価する．
- 左房容積は左房径と比べ，より正確な評価が可能であり予後との関連性が強く，臨床的な意味合いが高い．
- 左心耳内血栓の有無を確認するためには経食道心エコーが有用である．
- 経胸壁三次元心エコーは非侵襲的検査であり，三尖弁輪部におけるリードの走行や状態を詳細に観察することができる．

1 心房細動と左房

- 心房細動は社会の超高齢化に伴い年々増加している不整脈であり，循環器内科領域の外来診療において触れる機会の多い不整脈の一つである．
- 心房細動は，発作性から慢性に移行するにつれて左房が拡大していく．
- また，主に左心耳内に血栓が形成されることで塞栓症が生じ，生命を脅かす場合も少なくない．
- 逆に洞調律が維持されているようにみえる症例でも明らかな左房拡大がみられる場合では，心房細動が気づかぬうちに生じている可能性，もしくは近い将来に心房細動に移行する可能性を考慮しておく必要がある．
- 左心耳内に血栓が存在する症例では心房細動がすでに生じている確率がさらに高まる．

■ 左房の計測

　左房の大きさの指標には左房径と左房容積がある．これまで左房径を目安に診療が行われることが多かったため，左房径のほうが大きさのイメージがつきやすい医師も少なくないが，左房径とは左房の前後径の測定結果にすぎず，症例によっては左房全体の大きさを必ずしも反映していない．一方で左房容積は左房径と比べ，より正確な評価が可能であり予後との関連性が強く臨床的な意味合いが高い．

　Marcheseらは薬物的もしくは電気的除細動に成功した心房細動患者411人における心房細動再発因子を調べたところ，左房径が有意な再発予測因子とならなかった一方で，心房細動持続期間とともに左房容積係数が有意な予測因子であったことを報告している[1]．

　左房径：傍胸骨長軸像での測定が一般的に計測値として用いられ，収縮末期〜拡張早期で最も拡張した時相における大動脈洞レベルで計測する．MモードとBモード法による計測法があるが，いずれにおいても左房壁と垂直に計測を行う必要がある．正常値は男性で3.0〜4.0 cm，女性で2.7〜3.8 cmとされ，おおむね4.0 cm以上で左房拡大が疑われるが，左房径のみで評価せず，左房容積と併せて評価することが望ましい．

　左房容積：前述のとおり左房径と比べ左房の状況をより正確に評価できるとされる一方で，検者間/検者内のばらつきが生じやすい．計測は心尖部四腔断面と心尖部二腔断面を用い，心電図上のT波の終末付近を参考にして僧帽弁が開放する直前の左房内腔が最も大きくなる時相で行う．通常は体表面積補正を行った左房容積係数が用いられ計測法も数種類存在する．2015年の欧米心エコー図学会ガイドライン[2]では**modified Simpson法**が推奨され，正常値上限が34 mL/m^{2}に設定されている．測定には左房が最も大きく長く，かつ肺静脈および左心耳と左房壁との接合部ができるだけ明瞭に描出される断面で計測するよう努める．

■ 左心耳の観察

　心内血栓：心房細動に由来する心原性塞栓症は心房細動における最も重篤な合併症であり，塞栓の原因である血栓は左心耳内で形成されることが多い*．

　左心耳は経胸壁心エコーでは大動脈レベルの短軸像，心尖部二腔像にて描出されるが，経食道心エコーで確認された左心耳内血栓が経胸壁心エコーで描出される確率は約10％程度とされる．このため，左心耳内血栓の有無を確認するためには経食道心エコーが必要である（❶）．経食道心エコーを用いて血栓の有無を確認する際，時にクマジン稜（coumadin ridge）とよばれる左心耳と左上肺静脈流入口の間に存在する筋性隆起のアーチファクトや，スラッジ（sludge）とよばれるヘドロのような強いもやもやエコーとの鑑別が難しい場合がある．このような

modified Simpson法：左房を楕円柱と仮定し，ディスク体積の総和から求める方法である．心尖部四腔断面と二腔断面それぞれの左房内腔をn個（当施設では$n=20$）のディスクに分けて総和することで左房容積が計算される．

＊ただし，過去の報告からは，非弁膜症性心房細動では左房内血栓を認めた222症例のうち91％が左心耳内に存在していたが，弁膜症性心房細動では血栓が左心耳のみに存在していた割合は57％（254/446例）にとどまった[3]．このため，僧帽弁狭窄症などの弁膜症を合併する症例では左房壁全体を注意深く観察する必要がある．

❶ 経食道心エコーによって確認された左心耳内血栓

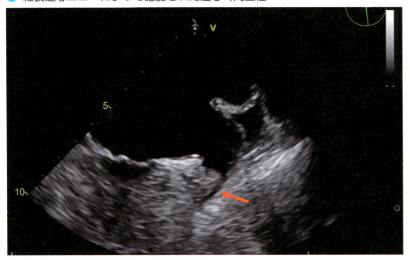

➡：左心耳内血栓.

ときには心臓CTが有用となりうる．

左心耳血流速度：通常，経食道心エコーにて左心耳の入口部より約1 cm奥の部位で測定する．左心耳収縮に伴う上向き（左心耳→左房）の左心耳駆出血流速度を連続した3〜5心拍の計測値から平均を算出するが，左心耳駆出血流速度平均値は60 cm/秒程度とされ，低下の目安は40 cm/秒以下である．20 cm/秒以下まで低下すると，除細動成功率が低下し左心耳内血栓形成のリスクが上昇するといわれる．

■ アブレーション治療後の変化

心房細動アブレーション治療によって洞調律が維持される症例では，左房のリバースリモデリングによって左房容積の縮小がみられることがある一方，洞調律が維持できず心房細動が再発した例では治療前後で左房容積に変化がみられないか，もしくは増大している．なかには，長期間洞調律が維持されているにもかかわらず左房容積に変化がみられない症例も存在するが，このような例ではアブレーション治療前にすでに器質的心疾患や長期間の心房細動持続などの原因によって心房筋の障害が不可逆的に進行しているためと推測される．

筆者らの検討では，心房細動アブレーション後に1年以上洞調律が維持された46症例（男性36例，平均年齢62±9歳）において，左房容積は有意に縮小し（73±25 mL → 63±24 mL），三次元心エコーから測定した左心耳容積についても有意に縮小した（7.4±2.9 mL → 6.7±2.6 mL）[5]（❷）．ほかの心エコーによるパラメータにおいても，左室駆出率改善（65±10% → 69±8%），左心耳駆出血流速度改善（38±19 cm/秒 → 44±19 cm/秒）が得られており，もやもやエコー強度も低下するなど，より血栓ができにくい状況へと変化していることがわかる．

心臓CT：造影剤や被曝などの問題はあるものの，血栓が描出されない場合の陰性的中率が高いとされる[4]．左心耳内の血流うっ滞などの影響で造影欠損と血栓との鑑別が困難な場合でも遅延造影を撮像することで陽性的中率が92%にまで上昇すると報告されている[4]．心臓CTについてはp.110も参照．

❷ 心房細動アブレーションによって洞調律が維持された症例における治療前後の変化（文献5より改変）

	治療前	治療後	p値
BNP (pg/mL)	124±135	44±52	<0.001
hs-CRP (mg/dL)	0.13±0.14	0.09±0.10	0.04
左室駆出率 (%)	65±10	69±8	0.002
左室拡張末期容量 (mL)	103±33	104±27	0.91
左室収縮末期容量 (mL)	37±20	33±12	0.03
左房容積 (mL)	73±25	63±24	<0.001
左心耳駆出血流速度 (cm/秒)	38±19	44±19	0.02
左心耳容積 (mL)	7.4±2.9	6.7±2.6	<0.001

BNP；脳性ナトリウム利尿ペプチド，hs-CRP；高感度CRP

❸ 三次元心エコーで確認されたリード起因性三尖弁閉鎖不全（文献6より改変）

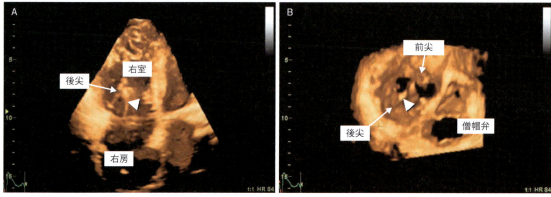

A：右室側壁方向からみた心内腔．
B：心尖部方向からみた心内腔．
▷：リード．
ペースメーカリードが三尖弁後尖の開閉を障害していることがわかる．

2 植込みデバイスリードと三尖弁閉鎖不全

- ペースメーカや植込み型除細動器といった植込みデバイス機器の導線（リード）を原因とする有症候性三尖弁閉鎖不全の症例が時に報告される．
- 従来の二次元心エコーでは三尖弁閉鎖不全の程度は認識できるものの，リードの走行や三尖弁との位置関係まで把握することは困難であった．
- しかし，現在では三次元心エコーの使用によって三尖弁輪部におけるリードの走行や状態を詳細に観察することが可能となり，三尖弁閉鎖不全が存在する症例では，三尖弁の開閉障害の原因がリードに起因するものなのかどうか判別できる[6]（❸）．
- リードの描出には多少の修練を必要とするが，経胸壁からの三次元心エコーは非侵襲的検査にもかかわらず，左室重量・容積の測定にも有用であり今後の新たなツールとして期待される．

コラム WPW症候群におけるKent束の局在部位

WPW症候群（Wolff-Parkinson-White syndrome）に併発する房室リエントリー性頻拍もしくは偽性心室頻拍の治療には副伝導路（ACP）であるKent束の伝導を途絶させることが肝要であり，カテーテルアブレーション治療によってACPを離断することが有用かつ成功率が高い方法とされる．そのため，弁輪部に位置するACPの局在部位をあらかじめ推測しておく必要があり，12誘導心電図におけるデルタ波の極性を指標とすることが一般的である．これらを心エコーで推測することも現在の技術では可能である．

顕性WPW症候群では心室の最早期興奮部位がACPであることを利用し，三次元スペックルトラッキング心エコーを用い，心室最早期興奮部位を見つけ出すことで房室弁輪に存在するACP付着部位を同定する（図）．筆者らのデータでは87％（34/39ACP）でおよそのACP位置が予測できた[7]．

顕性WPW症候群における3DマッピングシステムおよびエコーでACPを用いたACP付着部位の同定（文献7より改変）

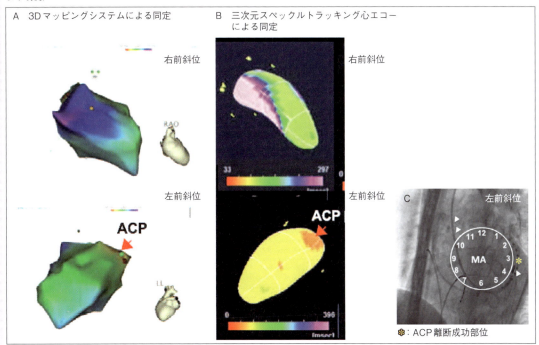

顕性WPW症候群の1例．心室の最早期興奮部位であるACP付着部位を3Dマッピングシステム（A）と三次元スペックルトラッキング心エコーを用いて同定（B）．同定部位はカテーテルアブレーションによるACP離断成功部位（C）に一致していた．

❹ 心腔内心エコーを用いた心房中隔穿刺の描出

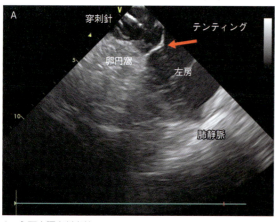
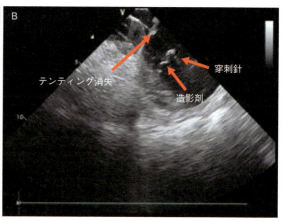

A：心房中隔穿刺直前．
B：心房中隔穿刺直後．

2. 心腔内心エコー

Point!

- 心腔内心エコー法とは血管内エコーカテーテルを心腔内に留置し，心臓内部から心臓や大血管を観察する観血的診断法である．
- 不整脈治療の診断やサポートに用いられている．

● 心腔内心エコー法とは血管内エコーカテーテルを心腔内に留置し，心房や心室内部から心臓や大血管を観察する観血的診断法である．本手法の特徴として，経胸壁心エコーよりも高周波のトランスデューサーを使用し，かつごく近接部から対象を観察できるため，広範囲の高画質エコー像の描出が可能な点があげられる．また，カテーテルを留置しておくことで，経時的な変化についても観察できる．

1 カテーテル手技中のモニタリング

● 不整脈関連領域では，カテーテルアブレーションをはじめとするカテーテル治療中のモニタリングとして，手技中に生じうる心タンポナーデをはじめとする合併症の早期発見に有用である．

2 心房中隔穿刺（Brockenbrough法）

● 心房細動アブレーションは肺静脈や左房を対象とすることから，心房中隔穿刺法は避けては通れない手技である．この手技を行う際，心腔内心エコーを用いて穿刺針の先端が卵円孔に位置することを確認することで，より安全かつ確実に実施することが可能となる．
● 心腔内心エコーを右房の卵円窩と左肺静脈が確認できる位置に留置し，Brockenbrough針がテント状にテンティングしていることを確認する．この状況で穿刺を行い，テンティングが消失し，針先端から注入した造影剤が左房内に流入することを透視およびエコーで確認する（❹）．

3 三次元マッピングシステムとの融合

- 近年,カテーテル先端に磁気センサーが内蔵され64個の素子が装備されたフェーズドアレイ走査方式の心腔内心エコーカテーテルが登場し(CARTOSOUND®),このカテーテルから取り込まれた超音波画像から不整脈治療に用いられる3Dマッピングシステム上の三次元マップを構築することが可能となった.
- 陳旧性心筋梗塞,心筋症など器質的心疾患をもつ低心機能患者では,心筋梗塞巣もしくは障害心筋巣によって形成された瘢痕組織が解剖学的な障壁となり,リエントリー性の心室頻拍を生じうる.このような例では心腔内心エコーを用いて異常壁運動部位を詳細に同定し三次元マッピングシステムに反映させることで,心室頻拍に対するカテーテルアブレーション治療の標的部位を同定する際の足がかりとする.
- この技術を用いることで,カテーテルアブレーション治療の手技時間短縮,放射線被曝削減,治療成績の向上などに役立っている.

引用文献

1) Marchese P, et al. Indexed left atrial volume predicts the recurrence of non-valvular atrial fibrillation after successful cardioversion. Eur J Echocardiogr 2011 ; 12 : 214-21.
2) Lang RM, et al. Recommendations for cardiac chamber quantification by echocardiography in adults : An update from the American Society of Echocardiography and the European Association of Cardiovascular Imaging. Eur Heart J Cardiovasc Imaging 2015 ; 16 : 233-70.
3) Blackshear JL, Odell JA. Appendage obliteration to reduce stroke in cardiac surgical patients with atrial fibrillation. Ann Thorac Surg 1996 ; 61 : 755-9.
4) Romero J, et al. Detection of left atrial appendage thrombus by cardiac computed tomography in patients with atrial fibrillation : A meta-analysis. Circ Cardiovasc Imaging 2013 ; 6 : 185-94.
5) Yamamoto M, et al. Complex left atrial appendage morphology and left atrial appendage thrombus formation in patients with atrial fibrillation. Circ Cardiovasc Imaging 2014 ; 7 : 337-43.
6) Seo Y, et al. Clinical utility of 3-dimensional echocardiography in the evaluation of tricuspid regurgitation caused by pacemaker leads. Circ J 2008 ; 72 : 1465-70.
7) Ishizu T, et al. Noninvasive localization of accessory pathways in Wolff-Parkinson-White Syndrome by three-dimensional speckle tracking echocardiography. Circ Cardiovasc Imaging 2016 ; 9. pii : e004532. doi : 10.1161/CIRCIMAGING.116.004532.

MRI/CT/PET

佐々木　毅

- 近年，心臓 MRI・CT・超音波・核医学検査などの画像診断装置や画像診断ソフトの進歩により，疾患の診断や病勢の把握，治療効果の判定を非侵襲的に行うことが可能となり，不整脈診療にも多岐にわたり活用されている．本項では，不整脈診療における心臓 MRI，CT，PET の有用性について述べる．

1. 心臓 MRI

Point!

- ガドリニウム造影剤を用いた遅延造影 MRI では，不整脈基質となる心筋線維化の評価が可能であり，器質的心疾患に合併した scar-related 心室頻拍では，不整脈基質の形態学的・質的な評価が可能である．
- シネ MRI では，壁運動や容量の評価が可能であり，とくに ARVC などの右室心筋症では，不整脈基質に関連した壁運動異常や右室拡大が評価できる．
- T2 強調画像では，PET やガリウムシンチグラフィと同様に心筋の炎症や浮腫の評価が可能であり，心臓サルコイドーシスや心筋炎，心筋梗塞急性期における心筋の状態が評価できる．

- 心臓 MRI は，心機能や解剖学的形態，心筋組織の性状や血流などを包括的に評価可能な画像診断モダリティーであり，種々の画像シークエンスを用いることで多角的な不整脈基質の評価が可能である（❶）．

1 遅延造影 MRI

- 遅延造影による組織学的な線維化の評価は，リエントリーを機序とする scar-related 心室頻拍の基礎心疾患の診断（❷ A）や不整脈基質とな

❶ 心臓 MRI における各種画像シークエンスの評価内容と臨床応用

画像シークエンス	造影	評価内容	臨床応用
シネ	無	壁運動（心機能）壁厚，形態の評価	左室流出路狭窄や左室瘤の評価 dyssynchrony の評価 不整脈源性右室心筋症における右室機能評価
T2 強調画像	無	浮腫，炎症の有無	心筋炎，心臓サルコイドーシス，心筋梗塞急性期における心筋の炎症や浮腫の評価
T1 強調画像	無	脂肪組織の有無	不整脈源性右室心筋症や虚血性心筋症における脂肪沈着の評価
T1 マッピング	無	線維組織の評価	遅延造影で描出できない diffuse fibrosis の評価
冠動脈 MRA	無	冠動脈病変	腎機能低下例における冠動脈評価
phase contrast 法	無	血流の計測	流出路血流や左心耳血流の評価
遅延造影	有	線維組織の有無	心筋症診断，不整脈基質の評価
パーフュージョン	有	誘発虚血の有無	心筋 viability の評価

❷ 各心筋症における遅延造影 MRI における線維化像（➡）

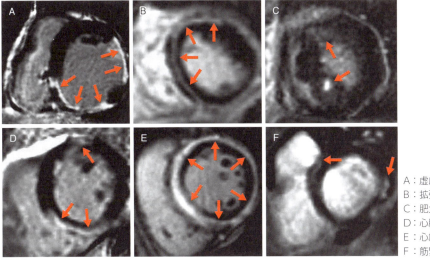

A：虚血性心筋症．
B：拡張型心筋症．
C：肥大型心筋症．
D：心臓サルコイドーシス．
E：心筋炎（急性期）．
F：筋緊張性ジストロフィ．

❸ 虚血性心筋症における遅延造影と電位波高

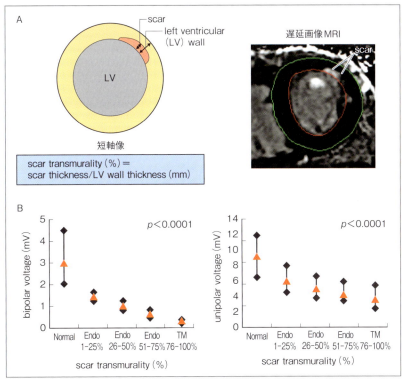

A：scar transmurality の計測．
B：虚血性心筋症における電位波高と scar transmurality. scar transmurality の増加とともに双極電位（bipolar voltage）と単極電位（unipolar voltage）の電位波高は有意に低下する．
Endo：endocardial, TM：transmural

る線維化の定量的な評価に有用である．

● 一般的に，虚血性心筋症における遅延造影は心内膜下または貫壁性に認められ，非虚血性心筋症に比べて線維化の範囲が広い．一方で，非虚血性心筋症における遅延造影のパターンは基礎心疾患により異なり，左室心外膜側や心室中隔内に線維化が認められることが多い．

● カテーテルアブレーションにおける３Ｄマッピングで描出された低電位領域と遅延造影における線維化の部位や範囲は一致し，心筋層におけ

❹ 虚血性心筋症患者における scar-related 心室頻拍と遅延造影 MRI

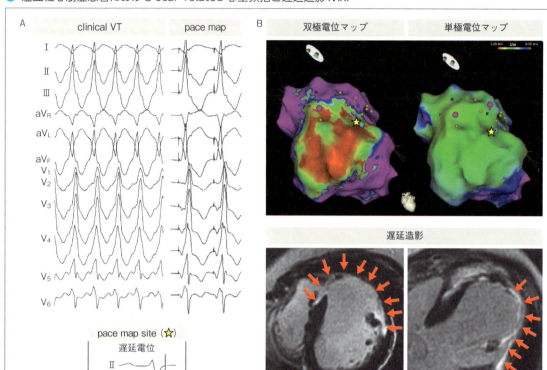

A：低電位領域内部の遅延電位を認めた部位でペーシング（☆）したところ clinical VT とペーシング波形が一致した．
B：心尖部から前壁中隔に広範な遅延造影所見を認め，同部位に一致して双極電位や単極電位マップで低電位領域を認めた．

る線維組織の増加とともに局所の電位波高は有意に低下する（❸）．また，遅延造影部位では，心室頻拍回路で同定される遅延電位や分裂電位などの異常電位が認められ，とくに左室心筋層に対して 75% 以上の線維化を認める部位では，双極電位で 0.5 mV 以下の低電位領域となり異常電位が高率に認められる[1, 2]．

● アブレーション術前に遅延造影で線維化を非侵襲的に同定することは，心室頻拍の回路や至適アブレーション部位の推定に有用であり（❹）[3]，手技時間を短縮し手術の安全性・有効性に寄与する．また，心外膜アプローチや心室中隔における bipolar ablation の選択にも役立つ可能性があり，MRI ガイド下のアブレーションの実用化は，アブレーション術中のリアルタイムでより詳細な頻拍回路の把握を実現する可能性がある．

● 遅延造影画像で定義された不均一な線維化が虚血性心室頻拍の発症に関与することや，遅延造影所見と心室不整脈の誘発性が相関することも報告されており[4, 5]，遅延造影を用いた質的・量的な不整脈基質の評価が，電気生理学的検査と同様に心室不整脈のリスク評価に有用と考える．

❷ シネ MRI
● シネ MRI では，左室・右室の壁運動や壁厚，解剖学的形態の評価が可

❺ シネMRIを用いた心機能と形態の評価

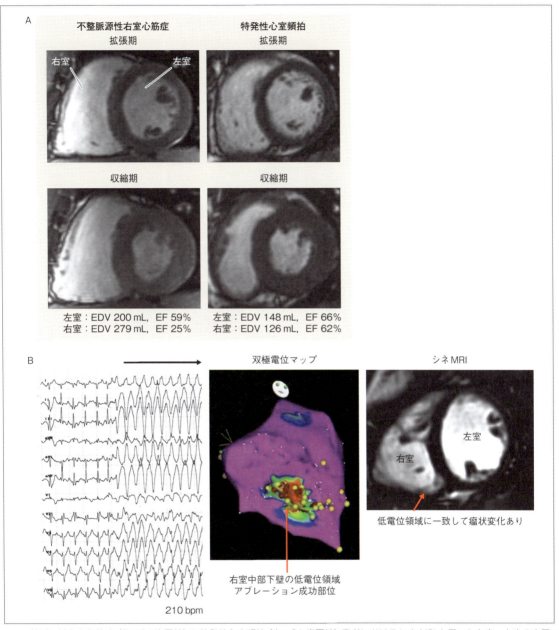

A：不整脈源性右室心筋症（左：24歳男性）と特発性心室頻拍（右：31歳男性）患者におけるシネMRIを用いた左室，右室の容量，駆出率の評価．不整脈源性右室心筋症では右室の拡大とともに右室壁運動の低下を認めた．
B：15歳女性．右室中部下壁を起源とする特発性心室頻拍の一例．アブレーション成功部位である右室中部下壁の低電位領域に一致し，シネMRI上で小さな瘤状変化を認める．
EDV：end-diastolic volume，EF：ejection fraction

能である．
- 一般的に右室心筋における遅延造影による線維化の評価は難しく，不整脈源性右室心筋症（ARVC）の診断ではシネMRIによる右室の拡大や右室壁運動の異常が診断基準に含まれる（❺A）．
- シネMRIでは，心室頻拍回路や異常興奮の発生に関与する心室瘤や局

ARVC：arrhythmogenic right ventricular cardiomyopathy

❻ 62歳女性，心室頻拍を合併した心臓サルコイドーシスの一例

心室中内部に線状の遅延造影，左室側壁に貫壁性の遅延造影を認め，それらの領域を含む広範な左室心筋の炎症がT2強調画像やFDG-PETで認められる．

所的な壁運動異常部位の描出も可能である（❺ B）．
- 術前のシネMRIでの壁厚や壁の性状の評価は，カテーテル操作による穿孔リスクも軽減し，心室瘤内に存在する壁在血栓の有無も確認できる．

❸ T2強調画像
- T2強調画像では心筋組織の炎症や浮腫の評価が可能である．心筋梗塞急性期や心臓サルコイドーシス，心筋炎，さらに肥大型心筋症でもT2陽性所見が認められることがある．
- 心筋の炎症や浮腫は心室不整脈の活動性に関与し，とくにT2強調画像やPET検査で炎症を認めた心臓サルコイドーシス例では，心室頻拍のコントロールにおいても炎症のコントロールが重要である（❻）．
- ステロイド治療前後の治療効果の判定にもPET同様にT2強調画像は有用である．

PET：positron emission tomography

❼ 心外膜穿刺における 3D-CT 画像を用いたシミュレーション (A) および心外膜アブレーションと冠動脈 CT (B)

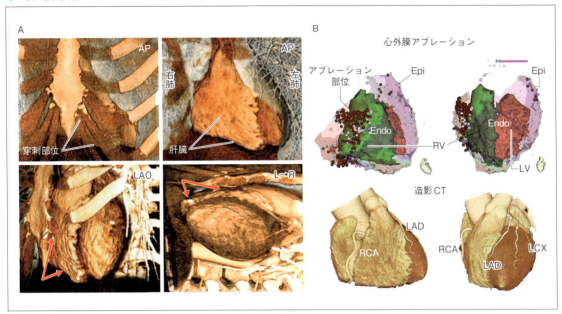

A：術前 CT により剣状突起下の穿刺部位と心臓、肝臓、横隔膜の位置関係の把握が可能である。
B：術前 CT による冠動脈の位置評価は、心外膜アブレーションによる冠動脈損傷のリスクを軽減する。
AP：anterior-posterior, LAO：left anterior oblique, RV：right ventricle, LV：left ventricle, LAD：left anterior descending artery, LCX：left circumflex artery, RCA：right coronary artery

2. 心臓 CT

Point!

- 心臓 MRI 画像に比べて空間分解能の高い心臓 CT は、X 線被曝があるものの、撮像時間が短く、臥位保持が困難な低心機能例や高齢患者でも撮像が可能であり、心筋の厚さ、心内腔の容量やサイズ、冠動脈狭窄の有無、心外膜脂肪の分布、肺静脈などの解剖が評価できる。
- 心室頻拍を合併した陳旧性心筋梗塞、肥大型心筋症、心臓サルコイドーシスなどの心筋症でも、不整脈源性に関与する解剖学的異常の検出が可能であり、カテーテルアブレーション術前の造影 CT は、3D マッピング上での解剖学的アプローチを目的として頻用されており、手技の安全性や有効性を高める。

- 心外膜アブレーションでは、心外膜穿刺によりシースを心外膜腔へ挿入するが、心窩部アプローチによる心外膜穿刺では、肝臓や横隔膜の損傷の危険性を伴う。術前の CT により肝臓や横隔膜の位置を把握することで穿刺による合併症リスクを軽減する (❼ A)。また、冠動脈の位置を術前に把握することで、心外膜アブレーション時の冠動脈損傷のリスクも軽減する (❼ B)。
- 従来、経食道心エコーによる左心耳血栓の評価が行われてきたが、心電図同期下で施行した造影 CT でも左心耳血栓の有無の評価が可能である。ただし、早期相で施行した造影 CT では、左心耳血流の低下により

左心耳内部に造影欠損を認め偽陽性となる場合があるため，遅延相で評価することが重要である．遅延相を含めた CT 撮像による左心耳血栓の検出感度・特異度は高く，経食道心エコー*と遜色なく評価が可能である[6]．

- scar-related 心室頻拍では，遅延造影 MRI が不整脈基質の評価に有用とされるが，心室頻拍患者では MRI 撮像前に植込み型除細動器（ICD）や両室ペーシング機能付き植込み型除細動器（CRT-D）がすでに植込まれていることが多く，MRI が撮像可能なデバイスでも，デバイス本体によるアーチファクトにより詳細な画像評価が難しいとされる[7]．一方，CT ではデバイス本体によるアーチファクトの影響が MRI に比べて少ない．

*経食道心エコーについては p.103参照．

ICD : implantable cardioverter defibrillator
CRT-D : cardiac resynchronization therapy-defibrillator

コラム　CT を用いた脂肪変性を伴う線維化の評価

線維化に脂肪変性を伴うことが多い ARVC や虚血性心筋症では，CT を用いた脂肪の評価により線維化の位置を推定することが可能であり（図），最新の知見では脂肪変性を伴う心筋梗塞部位が低電位を示し，遅延電位などの異常電位が多く認められることが報告され[8]，虚血性心筋症における心室頻拍回路の成因に脂肪組織の関与が推察されている．

陳旧性下壁梗塞に合併した心室頻拍の一例（69歳男性）

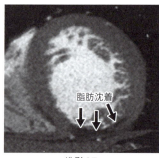
造影CT

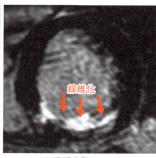
遅延造影MRI

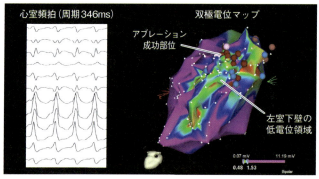

遅延造影 MRI 上で線維化を認める下壁梗塞部位に，造影 CT 上で脂肪沈着を認め，頻拍回路への関与が疑われる．

⑧ 房室ブロックに対してペースメーカ植込みを施行した心臓サルコイドーシスの一例.

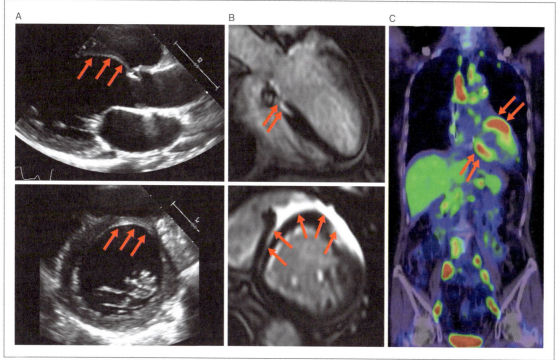

A：経胸壁心エコーにて，心室中隔基部に菲薄化あり.
B：遅延造影 MRI では，心室中隔基部から前壁にかけて線維化像あり.
C：FDG-PET では，前壁中隔から下壁に異常な集積を認める.
本例では，ステロイド療法後に房室ブロックの改善を認めた.

3. 心臓 PET

Point!

- 心臓サルコイドーシスや心筋炎などの炎症を伴う心筋疾患に合併した心室不整脈や房室ブロックでは，炎症が不整脈の活動性に関与するため[9]，ガリウムシンチグラフィよりも感度の高い PET を用いた炎症の評価が有用である.
- とくに心室不整脈を合併した心臓サルコイドーシスで炎症を認める場合には，不整脈や心機能への影響を考慮しステロイドの投与が必要であり，積極的な炎症評価による治療の介入が重要である.

- FDG-PET は，悪性腫瘍やてんかんなどの診断に加え，心臓領域では虚血性心疾患や心臓サルコイドーシスの診断モダリティーとして用いられる．とくに，心臓サルコイドーシスでは PET を用いた検出感度は高く，心臓への異常集積が診断に重要である.
- 心室不整脈や房室ブロックに対してデバイス挿入後の患者で心臓サルコイドーシスが疑われた場合，MRI と異なり PET の撮像は問題なく施行可能であり，心臓サルコイドーシスの診断が治療につながることを考慮し，積極的に PET 検査を行うことが重要である (⑧).

● 引用文献

1) Sasaki T, et al. Myocardial structural associations with local electrograms : A study of postinfarct ventricular tachycardia pathophysiology and magnetic resonance-based noninvasive mapping. Circ Arrhythm Electrophysiol 2012 ; 5 : 1081-90.
2) Sasaki T, et al. Impact of nonischemic scar features on local ventricular electrograms and scar-related ventricular tachycardia circuits in patients with nonischemic cardiomyopathy. Circ Arrhythm Electrophysiol 2013 ; 6 : 1139-47.
3) Ashikaga H, et al. Magnetic resonance-based anatomical analysis of scar-related ventricular tachycardia : Implications for catheter ablation. Circ Res 2007 ; 101 : 939-47.
4) Schmidt A, et al. Infarct tissue heterogeneity by magnetic resonance imaging identifies enhanced cardiac arrhythmia susceptibility in patients with left ventricular dysfunction. Circulation 2007 ; 115 : 2006-14.
5) Nazarian S, et al. Magnetic resonance assessment of the substrate for inducible ventricular tachycardia in nonischemic cardiomyopathy. Circulation 2005 ; 112 : 2821-5.
6) Romero J, et al. Detection of left atrial appendage thrombus by cardiac computed tomography in patients with atrial fibrillation : A meta-analysis. Circ Cardiovasc Imaging 2013 ; 6 : 185-94.
7) Sasaki T, et al. Quantitative assessment of artifacts on cardiac magnetic resonance imaging of patients with pacemakers and implantable cardioverter-defibrillators. Circ Cardiovasc Imaging 2011 ; 4 : 662-70.
8) Sasaki T, et al. New insight into scar-related ventricular tachycardia circuits in ischemic cardiomyopathy : Fat deposition after myocardial infarction on computed tomography--A pilot study. Heart Rhythm 2015 ; 12 : 1508-18.
9) Tung R, et al. Incidence of abnormal positron emission tomography in patients with unexplained cardiomyopathy and ventricular arrhythmias : The potential role of occult inflammation in arrhythmogenesis. Heart Rhythm 2015 ; 12 : 2488-98.

臨床電気生理学的検査

森田典成，小林義典

Point!

- 心内からの電気刺激による反応から不整脈のメカニズムを知る．
- 術前の頻脈性不整脈中の心電図を基に，原因不整脈のメカニズムを予測し，検査時には鑑別できるような電気刺激方法を選択し，電気刺激による反応の解釈を知っておく．
- 電気刺激に対する反応を解釈するうえで，100％の特異度を示すものはないと言っても過言ではないため，複数の電気刺激反応を基に慎重に解釈し，アブレーションターゲットを決める．

- 本検査の目的は，①心臓内に留置したカテーテルからの電気刺激により頻脈性不整脈を誘発し，頻拍中に各種の心臓電気刺激手法を用いてその頻拍のメカニズムおよび回路，起源を明らかにし，②頻脈の原因となる異常興奮部位や治療ターゲットとする伝導部位を決めることである．

1. 基本的な刺激方法

- 一般的に行われるペーシング方法は連続刺激法，期外刺激法に分けられる．前者は同一の刺激間隔の電気刺激を連続的に行うものを指す．後者は同一の刺激間隔の電気刺激（基本刺激）を通常8拍行った後に，期外刺激を行うもので，最後の基本刺激（B）と期外刺激の刺激間隔を徐々に短縮するものである．
- 期外刺激の短縮間隔は10～20 msで行い，頻拍が誘発されるまで，もしくは局所の不応期に到達するまで短縮する方法である．上室頻拍（SVT）の誘発の際には，期外刺激数は通常2連続の期外収縮，心室頻拍（VT）の誘発の際には，期外刺激数は3連続を上限とする．2連続期外刺激時の最初の期外刺激間隔は，単発期外刺激（S1）時の不応期（房室結節もしくは心房の不応期）+50 msとする．基本刺激（B）と1発目（S1）は固定し，S1と2発目（S2）の期外刺激間隔を10 ms短縮させ，S2の不応期まで行う．次にB-S1間隔を10 ms短縮させて固定し，S1-S2間隔を同様に短縮させる*．
- また，誘発方法ではないが，心内のある部位での興奮時相をもとに相対的に刺激時相を変化（短縮）させて単発期外刺激を行い，不整脈診断を行う方法もある．
- 以上のような基本方法が一般的な誘発方法であるが，その他に各種の

SVT：supraventricular tachycardia
VT：ventricular tachycardia

*あまりにも期外刺激間隔を短縮した場合には，臨床的に認められた不整脈以外に誘発される可能性のある不整脈の種類は多くなり，特異度は低下する．平たくいえば，どんな健常者でも各種の不整脈が誘発できるといえる．そうした状況下の誘発不整脈の臨床的な意義を論じることはできない．

ペーシングによる診断方法がある．本項では，主な不整脈の診断にかかわる基本的なペーシング方法を解説する．まずはSVT，次に房室結節リエントリー性頻拍（AVNRT），房室リエントリー性頻拍（AVRT），心房頻拍（AT）の鑑別を述べる．

1 SVTの鑑別

- 心室が頻拍回路となっているか否かの鑑別には，His束不応期での単発心室期外刺激での反応をみる手段がある．His束不応期での右室流出路からの単発心室期外刺激では，頻拍中の房室結節経由の順行性の伝導によるHis束の不応期のために，期外刺激による逆行性の伝導がブロックされ，次の頻拍周期長（CL）に影響が及ばないはずである．しかし期外刺激後の心房興奮のCLが短縮した場合は，His束-Purkinje系以外の室房伝導路があることを意味する．副伝導路が示唆されても，心室が頻拍回路となっているかという点については不明であり，bystanderである可能性がある．その際は心房興奮順序を頻拍中と期外刺激時と比較し，同一であれば副伝導路を経由したAVRTといえる．
- 上記の期外刺激により頻拍中の心房のCL短縮がみられない場合でも，副伝導路の存在は否定できない．比較的高頻度で認められる左室側壁副伝導路の場合は，右室からの期外刺激による興奮と頻拍中の房室結節-His束-左脚-Purkinje線維を経由する伝導の興奮が競合し，期外刺激後の心房波の時相が早くならないことがある．また，減衰伝導特性を有する副伝導路の場合にもこのような現象は起こりうる．さらには，副伝導路が過常伝導特性を有する場合にも同様である＊．
- His束不応期の単発期外刺激で副伝導路の存在が否定された場合，より早期の単発心室期外刺激を行う．このような刺激においては，AVNRTの場合His束-速伝導路（遅伝導路）を経由して，心房興奮を早期に興奮させることができる可能性がある．その際に，心房の興奮伝搬様式が頻拍中と同様であれば，AVNRTといえるが，異なっている場合にはATの可能性が高い．

2 ATとAVNRTの鑑別

- ATとAVNRTの鑑別は一般的に難しい．SVT中にSVTレートより若干早いレートで心室からのペーシングにより心房興奮がペーシングレートへ促進されない場合は，副伝導路の存在は否定され，約80％はATの可能性が示唆されるが，AVNRTは否定されない．
- アデノシン（アデノシン三リン酸）投与および副交感神経の影響などにより，停止直前の心房早期興奮を認めずに房室ブロックを伴ってSVTが停止する場合は，AVNRTの可能性が高い．しかし，アデノシン感受性のATもあるためATは否定されない．
- 頻拍中の房室ブロック出現時にもSVTが持続している場合はATの可能性が高いが，下部共通路を有するAVNRTは否定できない．

AVNRT：atrioventricular nodal reentrant tachycardia
AVRT：atrioventricular reciprocating tachycardia
AT：atrial tachycardia

CL：cycle length

＊ある伝導路の興奮伝導が，期外刺激間隔の長い場合には伝導し，刺激間隔の短縮に伴い伝導途絶後，さらなる短縮により伝導が再開することがある．これは刺激-伝導部位までの伝導遅延のために，実際には興奮到達間隔は短縮されず逆に延長して伝導が可能となる現象でgap現象という．その後も期外刺激間隔を短縮することにより伝導がいったん途絶後，さらなる短縮により伝導が一定の期外刺激間隔で認められる現象を過常伝導（supernormal conduction）とよび，副伝導路などに認められる所見である．

下部共通路：房室結節の速伝導路と遅伝導路接合部よりも下流，His束よりも上流の共通伝導路．AVNRT中にかかる伝導路内のブロックで，2対1房室伝導などを呈することがある．

❶ VA linking の測定方法の実際[2]

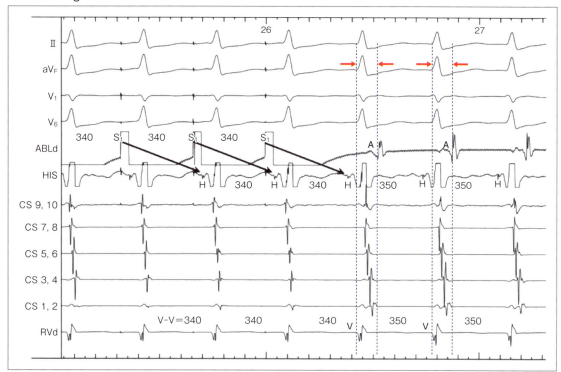

頻拍周期 350 ms でのペーシング周期 340 ms の心房高頻度ペーシングにおいて，最終ペーシング後の心室-心房時間間隔（青点線間の間隔）は同一で，最終のエントレインされた心拍とそれ以降の頻拍中の心房興奮様式も同様であり，VA linking があると解釈される．A；心房興奮，ABL；高位右房電極電位（d；遠位），CS；冠状静脈洞内電極電位，H；His 束電位，HIS；His 束電極電位，RV；右室電極電位

- 頻拍 CL にわずかの変動がある場合，His 束興奮 CL および心室興奮 CL の変動がその後に続く心房興奮周期を規定する場合は，AVNRT といえる．
- SVT の CL より 10～40 ms 早い周期での心房オーバードライブペーシング（連続刺激：AOP）で，SVT がエントレインメントされ，ペーシング中止後の 1 拍目の心室-心房時間間隔と SVT 中のそれとの差が 10 ms 以下である場合，AVNRT である可能性が高い．これを "VA linking" とよぶ（❶）[1,2]．ごくまれであるが，AT でも認められることがある．
- 心房 2 か所からの AOP で VA linking を評価し，AT と鑑別する方法がある[3]．AVNRT の場合，エントレインメントペーシング後の 1 拍目の心室-心房興奮の時間的関係は心房内のどこから行っても SVT 中と変化はなく，心室興奮時相に対する心房最早期興奮部位の興奮時相は影響されない．
- 一方，AT では上記の興奮時相の関係は心房内のペーシング部位と AT 起源の空間的関係に依存する．つまり，ペーシングにより房室結節を経由した興奮により心室が捕捉され，ペーシング中止後の 1 拍目の心房興

❷ 心房頻拍中の心房2か所からの心房オーバードライブペーシング後の心室-心房興奮時間間隔の比較[3]

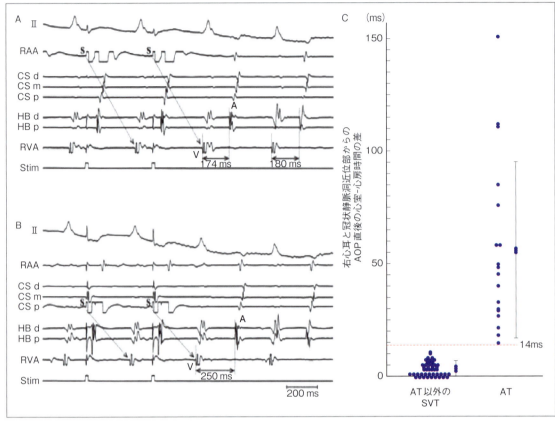

A：右心耳からのペーシングでのペーシング直後の心室-心房時間間隔は174 ms．
B：冠状静脈洞からのそれは250 ms．その差は76 msであり，ATと診断される．なお，Aの頻拍中の心室-心房時間間隔は180 msで，ペーシング直後のそれは174 msであり，その差は6 msでVA linkingを呈しているように誤って解釈される．
C：ATの場合には，上記2か所からのペーシング直後の心室-心房時間の差が14 ms以上であることが報告されている．
A；心房電位，CS；冠状静脈洞内電位（d；遠位，m；中位，p；近位），HB；His束電極記録からの電位，RAA；右心耳からの電位，RVA；右室記録電極からの電位，Stim/S；ペーシング刺激，V；心室電位

奮周期はペーシング部位からAT起源までの伝導時間＋AT周期となるものの，刺激周期が一定であればペーシング部位を変えてもペーシング直後の心室の興奮周期は変わらない．ゆえに異なる部位からのAOPを行うとペーシング後1拍目の心房最早期興奮周期は変化し，時相も変化する．
● 実際には右心耳と冠状静脈洞近位部位からAOPを行い，この差が14 ms未満ではAVNRT，14 ms以上ではATである可能性が高い（❷）．

2. 副伝導路の局在の同定のためのペーシング

● 副伝導路の走行が弁輪に対して垂直である場合，顕性WPW症候群のように房室伝導がある場合は，心室の最早期興奮部位は副伝導路の心室

WPW：Wolff-Parkinson-White

❸ 異なる方向からのペーシングによる副伝導路の心房端の決定の実際

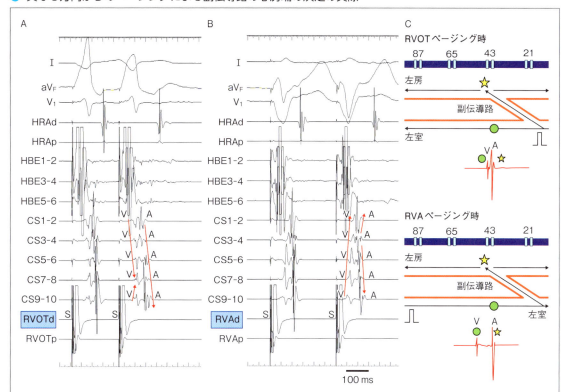

A：右室流出路（RVOT）からのペーシング．心室と心房の興奮伝搬方向が近似し，心房最早期電位興奮の認識がしにくい．
B：右室心尖部（RVA）からのペーシング．副伝導路に対する心室興奮伝搬方向が副伝導路の解剖学的方向とは逆となり，心室電位と心房電位がより分離され，心房端を認識しやすい．
C：これらの関係を示す模式図．
A；心房興奮，CS；冠状静脈洞（1-2 遠位，9-10 近位電極），HBE；His 束，HRA；高位右房（d；遠位，p；近位），RVA；右室心尖部，RVOT；右室流出路，S；右室刺激，V；心室興奮

端であり，心室ペーシング時の心房最早期興奮部位が副伝導路の心房端となり，空間的に対側でほぼ一致する．しかし，副伝導路の多くは，弁輪に対して斜走している．ゆえに，心房端をターゲットにするのか，心室端をターゲットにするかで焼灼部位は異なってくる．不顕性 WPW 症候群では室房伝導のみであり心室端を決定することは不可能であり，心室ペーシング下での心房端をターゲットとする方法が一般的である．心房最早期興奮部位＝副伝導路の"心房端"ということである．

- 心室ペーシングの興奮方向が副伝導路の心室から心房方向に対して並行の場合には，心室，副伝導路，心房の興奮の時相は近接し，心房端での心房波の同定が行いにくい（❸ A，C）．一方，逆方向からのペーシングを行うと心室，副伝導路，心房の興奮時相は分離され，認識しやすく，心房端の同定が行いやすい（❸ B，C）．左側副伝導路の場合，実際のペーシング部位として，右室心尖部と右室流出路が選択される．

❹ 前壁中隔の不顕性副伝導路症例のアブレーション前後の Para-Hisian pacing の比較[5]

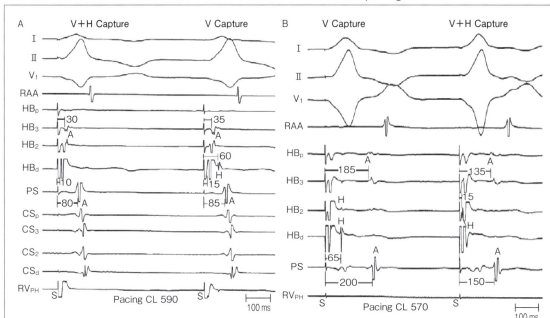

A：副伝導路伝導経由室房パターン．アブレーション前は，心室（V）捕捉時および心室＋His束（H）捕捉時も後側中隔（PS）電位記録部までの伝導時間はそれぞれ80 ms，85 msとあまり変化がない．5 msの差は刺激（S）-心室興奮時間の差で説明される．
B：正常伝導系室房伝導パターン．アブレーションによる副伝導路離断後の室房伝導時間はアブレーション前と比較して明らかに延長し，心室＋His束捕捉時の刺激-心房最早期興奮部位までの伝導時間は心室のみ捕捉時のそれと比べて短く，房室結節を経由した伝導と理解される．
A；心房電位，CS；冠状静脈洞，H；His束電位，HB；His束電極，PS；後側中隔，RV；His束近傍右室

3. 傍His束ペーシング (Para-Hisian pacing)[4, 5]

● 本手法*は主に副伝導路と通常の房室伝導系の室房伝導を鑑別するものである．His束電位記録部位よりやや心室側の心室中隔からペーシングを行う．

● His束および心室の同時捕捉時の最速心室-心房伝導は，His束→房室結節→心房の興奮となる．一方，心室捕捉時は，心室基部心室興奮→心尖部心室興奮→Purkinje線維→右脚→His束→房室結節となる．副伝導路が存在しない場合には，His束＋右室捕捉時の刺激-心房興奮は心室捕捉時のそれより短い（❹）．副伝導路が存在する場合には，心房最早期興奮部位までの最速伝導路は，His束＋心室捕捉時，心室捕捉時のいずれも心室→副伝導路→心房の興奮伝導路となり，刺激-心房興奮時間は同じということになる．

● 実際は房室結節までの伝導時間と副伝導路までの相対的な伝導時間の差で室房伝導には差を生じる．ゆえに左側自由壁副伝導路などでは，His束＋心室捕捉時のほうが心室のみ捕捉時よりも刺激-心房最早期興奮部位までの伝導時間が短くなることは珍しくない．His束→左脚

*実臨床でPara-Hisian pacingを行うには，His束，心室電位（心房電位は記録されない）が記録されるHis束電位記録カテーテルから最大出力でペーシングし，His束＋心室捕捉を確認後，心室のみが捕捉されるまで出力を下げ，前者と比較するのが一般的である．心房も同時に捕捉されていないかという点にも十分注意を払う必要がある．His束のみ捕捉される場合もあるが，その際はHis束＋心室捕捉時と比べて，刺激-心室電位の出現時間間隔が延長する．

❺ エントレインメントの基準[7)]

頻拍より早い一定のレートのペーシングにより下記の現象が認められた場合に,エントレインメントが示唆される

1. manifest fusion

頻拍中に行われた固定レートのペーシングにおいて,最後に捕捉された1拍以外の心拍でのQRS波の融合(fusion)を認め,最後の捕捉された1拍は融合波形 とはならない

心室頻拍の場合は融合したQRS波形,心房頻拍・粗動の場合は融合したP波形を意味する

2. progressive fusion

頻拍中のペーシングによる融合波形(頻拍中のQRS波形と洞調律時のペーシング波形)の度合いが,ペーシングレートにより異なる

異なるペーシングレートで,ある電位記録部位での順方向性の伝導興奮が逆方向性の伝導興奮へと変化することにより,同記録部位でのペーシング刺激から電位記録までの時間(伝導時間)が変化し,それに伴い局所電位波形も変化する

ペーシングにより頻拍が局所の伝導ブロックで停止し,その後のペーシング中は,局所電位記録部位までの伝導到達時間が頻拍中より短くなる

→ Purkinje線維→心室→副伝導路到達までの時間が,心室のみ捕捉時の心室間伝導→副伝導路までの到達時間よりも短いためである.His束の興奮時相の変化により,心房最早期興奮部位での心房興奮時相が影響を受けるかどうかがキーポイントである.

● こうした影響を受けないような場合には通常,副伝導路の存在が示唆されるが,前記したように左外側副伝導路などは例外となる.この場合は,心房最早期興奮部位での心室-心房伝導時間を評価すればよい.His束興奮時相の変化で心室興奮時相が影響を受けるが,局所(心房最早期興奮部位)の心室-心房伝導時間は影響を受けない.つまり副伝導路が存在すると考えられる部位での心室-心房時間に差を生じないということである.His束興奮時相の変化で,心室興奮時相が影響され,心房最早期興奮部位での心室-心房時相にも影響がある場合は,副伝導路は否定される.

4. エントレインメントペーシング

● エントレインメントペーシング(entrainment pacing)とは,頻拍中に頻拍レートより早いレートでペーシングを行う方法で,頻拍のメカニズムがリエントリーであることを証明し,頻拍回路の特徴を明らかにし,さらにはアブレーションのターゲットを評価する方法である.

● 定義は❺のとおりであるが,主に3つの基準がある[6, 7)].心電図上でのP波の融合を臨床的に判断するのは困難でもあり,主にVTでの利用となるが,後述する方法で上室不整脈での利用価値も高い.VTの発症には陳旧性心筋梗塞後例など瘢痕部内に緩徐伝導特性を有する伝導路がある(緩徐伝導特性がない場合もある).

● Henthornらは第4の基準として,ペーシングレートを早くすることに

より頻拍回路を順方向性に捕捉されていた部位が，逆方向性に捕捉され，局所の心内電位波形も変化，さらには刺激から局所興奮までの伝導時間も短縮する現象を提唱している[8]．このペーシング法による現象の名称と意味は知っておく必要がある．

1 manifest fusion
- ペーシングにより頻拍中のQRS波形が，洞調律時のペーシング波形との融合を示す所見．

2 progressive fusion
- 異なるレートで頻拍中にペーシングを行うと融合波形が変化することを示す所見．
- 遅いペーシングレート時には頻拍回路から興奮されていた場所が，早いペーシングレート時には頻拍回路からの興奮ではなくペーシング自体からの刺激で興奮されて逆方向性に興奮を受け（より多くの領域がペーシングにより興奮される），QRS波形が変化する．それに伴い遅いレートでは頻拍回路からの興奮を受けていた場所が，早いレートではペーシングによる興奮を受けるようになった場合，局所の心内電位波形も興奮を受ける方向が変化し，波形も変化する．

3 entrainment with concealed fusion
- 回路内の central isthmus（峡部）からペーシングを行うとペーシング中のQRS波形はVT中のそれと同一で，エントレインメントの基準を満たさない（QRS波形が融合を呈さない）．この場合，逆方向性の伝導は峡部内で1拍前のペーシングからの順方向性興奮と衝突するなどして峡部内でブロックされ，順方向性の伝導のみによるQRSが形成される（❻A, B）．これを entrainment with concealed fusion（concealed entrainment）とよぶ．

4 post pacing interval (PPI)（❻C）[9]
- 頻拍回路上からペーシング（頻拍周期より若干早いレートで）を行いエントレインメントされ，ペーシングを中止した際の次の1拍目までの時間（PPI）は，頻拍周期と同一である．一方，回路から離れた部位からペーシングを行うとペーシング部位から回路までの往復分の伝導時間が加わり，PPIは延長する．しかし，頻拍周期と比べてより早いレートでペーシングを行うと回路内での伝導遅延を生じてPPIが頻拍周期より延長してしまう可能性がある[10]．
- PPIの評価は上室性のマクロリエントリー性頻拍の回路の同定を容易にする．たとえば，通常型心房粗動の場合には右房解剖学的峡部からのペーシングではPPIは粗動周期に一致する．またアブレーション後や術後の比較的回路の小さいリエントリー性頻拍の場合では，ペーシング部位が回路に近づくほど，PPIは頻拍周期に近似してくる．PPIのみの評価では，頻拍のメカニズムが異常自動能，triggered activity，マイク

❻ エントレインメントペーシングによる頻拍回路の推定を示す模式図（A）とエントレインメントペーシングの実際（B）[9]

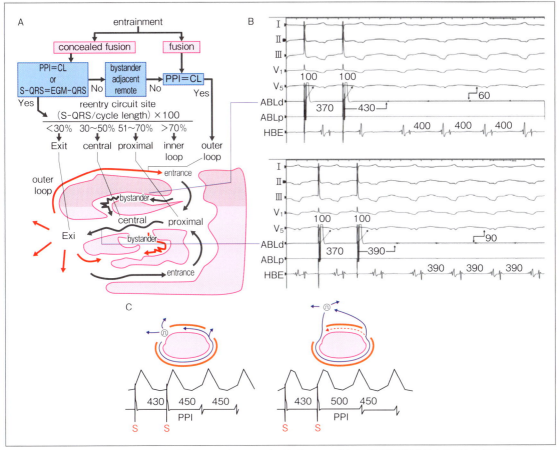

B 上段：回路内の bystander である伝導路からのペーシングではペーシング中の QRS 波形は VT 中のそれと同一（concealed entrainment）であるが，PPI（430 ms）は頻拍周期（400 ms）よりも長く，また刺激-QRS 波間隔は 100 ms であり頻拍中の局所電位-QRS 波間隔の 60 ms よりも長く，ペーシング部位が回路内の bystander であると解釈される．
B 下段：一方，central isthmus 内からのペーシングでは concealed entrainment および PPI＝頻拍周期を呈し，刺激-QRS 波形までの間隔は，頻拍中の局所電位-QRS 波間隔とほぼ近似し，ペーシング部位が回路内の central isthmus であると解釈される．
C：回路内外からのペーシングによるエントレインメントと PPI 関係．頻拍周期 450 ms の頻拍中にペーシング周期 430 ms での回路内からのエントレインメントペーシング（左）では QRS 波形は頻拍中と同一波形を呈し，PPI は頻拍周期と一致するが，回路外からのペーシング（右）では QRS 波形は融合を呈し，PPI は延長する．
ABL；ペーシング電位，CL；頻拍周期，EGM；局所電位，Exi；頻拍回路出口，HBE；His 束電位記録部，S；刺激，PPI：post pacing Interval

ロリエントリー性であるかの鑑別は難しい．
● VT の場合には，VT 中の血行動態が安定していることが重要で，安定していない場合にはペーシングは行いにくい．しかし，三次元マッピングを利用した局所電位のマッピングや VT 中の QRS 波形から回路の推定を行うことは可能で*，また VT 誘発後，短時間ではあるが，エントレインメントペーシングを行うことが可能となる．
● PPI-VT 周期が 30 ms であれば，回路近傍を示唆するが，QRS 波形が融合波形である場合は，リエントリー回路内峡部ではなく，外部回路を示唆する[11]．回路内の峡部からのエントレインメントペーシングを行う

*低電位（局所の双極電位波高 <1.5 mV）を示す瘢痕領域と正常電位領域の境界部にはリエントリー回路の出口が存在する可能性が高く，このような部位からの洞調律時のペーシング時の QRS 波形は VT 波形と近似している．

と，QRS波形はVT波形と一致し（concealed fusion），刺激からQRS波形の始まりまでの時間は，VT中のペーシング部位の局所電位からQRS波の始まりまでの時間と一致する．回路内の盲端もしくはbystanderからのペーシングでは，concealed fusionを呈するものの，PPIはVT周期よりも長く，また刺激-QRS波の始まりまでの時間は局所電位-QRS波の始まりまでの時間よりも長くなる．

5. おわりに

●このほかにも多くのペーシングによる診断方法があり，ある一つの所見が認められても，一方ではその所見を基にした判断を危うくする落とし穴が多く隠されていることを忘れず，慎重に判断することが必要といえる．

● 引用文献

1) Knight BP, et al. Diagnostic value of tachycardia features and pacing maneuvers during paroxysmal supraventricular tachycardia. J Am Coll Cardiol 2000；36：574-82.
2) Veenhuyzen GD, et al. Diagnostic pacing maneuvers for supraventricular tachycardias：Part 2. Pacing Clin Electrophysiol 2012；35：757-69.
3) Maruyama M, et al. The VA relationship after differential atrial overdrive pacing：A novel tool for the diagnosis of atrial tachycardia in the electrophysiologic laboratory. J Cardiovasc Electrophysiol 2007；18：1127-33.
4) Hirao K, et al. Para-Hisian pacing. A new method for differentiating retrograde conduction over an accessory AVpathway from conduction over the AV node. Circulation 1996；94：1027-35.
5) Nakagawa H, Jackman WM. Para-Hisian pacing：Useful clinical technique to differentiate retrograde conduction between accessory atrioventricular pathways and atrioventricular nodal pathways. Heart Rhythm 2005；2：667-72.
6) Waldo AL, et al. Entrainment and interruption of atrial flutter with atrial pacing：Studies in man following open heart surgery. Circulation 1977；56：737-45.
7) Stevenson WG, et al. Entrainment techniques for mapping atrial and ventricular tachycardias. J Cardiovasc Electrophysiol 1995；6：201-16.
8) Henthorn RW, et al. A fourth criterion for transient entrainment：The electrogram equivalent of progressive fusion. Circulation 1988；77：1003-12.
9) Schaeffer B, Stevenson WG. Entrainment mapping：Theoretical considerations and practical implementation. J Cardiovasc Electrophysiol 2018；29：204-13.
10) EL-Sherif N, et al. Reentrant ventricular arrhythmias in the late myocardial infarction period：14. Mechanisms of resetting, entrainment, acceleration, or termination of reentrant tachycardia by programmed electrical stimulation. Pacing Clin Electrophysiol 1987；10：341-71.
11) Stevenson WG, et al. Entrainment techniques for mapping atrial and ventricular tachycardias. J Cardiovasc Electrophysiol 1995；6：201-16.

遺伝性不整脈の遺伝子検査

堀江 稔, 大野聖子

> **Point!**
> - 不整脈診療における遺伝子診断は侵襲性が低く, 診断のみならず治療方針の決定にも影響し, 有用である. 代表的疾患の一つである先天性LQTSの遺伝子検査は保険償還されている.
> - 遺伝子検査の方法は, 次世代シーケンサーの登場により, 従来のSanger法から, パネルシーケンス法へと代わりつつある.
> - 遺伝子診断できた変異がはたして疾患と関連しているか病的なものかを明らかにする必要がある.

1. 不整脈診療における遺伝子診断の登場

- 不整脈診療における遺伝子診断は, 侵襲性も非常に低く, ある種の不整脈には診断のみならず, 治療方針の決定にも有用である. しかしながら, その認知度はまだ十分ではない.

1 遺伝性不整脈とは

- 当該領域の対象となる「遺伝性不整脈」のコンセプトは, 遺伝性QT延長症候群 (LQTS) の原因遺伝子が初めて明らかとなった1995年以降に確立したものであり比較的新しい.

- すなわち, 心筋の活動電位を形成するイオンチャネルとこれに関連あるいは機能調節する多種多様な機能蛋白をコードする遺伝子の変異や多型 (SNP) により, 結果的にチャネル蛋白機能の変化を招来し不整脈を発症する.

- 代表的疾患としては, 先天性LQTS, Brugada症候群, 進行性心臓伝導障害 (Lenègre病), 家族性洞不全症候群, 家族性房室ブロック, カテコラミン誘発多形性心室頻拍 (CPVT), 家族性心房細動, QT短縮症候群などがある.

- この20年余りの間に, これらの疾患に関連する原因遺伝子が続々と明らかにされてきた. たとえば, 先天性LQTSでは, 遺伝子診断率は50～70％と高く, 現在, 15種類の遺伝子型が同定（❶）され, すでに遺伝情報が患者の治療や生活指導に還元されていることから, この遺伝子検査は2008年には日本においても保険償還された.

LQTS：long QT syndrome

SNP：single nucleotide polymorphism

CPVT：catecholaminergic polymorphic ventricular tachycardia

2 次世代シーケンサーなど

- 近年, 遺伝子検査の概念そのものを覆してしまう次世代シーケンサー

❶ 遺伝性QT延長症候群の原因遺伝子リスト

	遺伝子	機能異常	頻度
LQT1	KCNQ1	I_{Ks} ↓	30〜35%
LQT2	KCNH2	I_{Kr} ↓	25〜30%
LQT3	SCN5A	I_{Na} ↑	5〜10%
LQT4	ANK2	$I_{Na,K}$ ↓ I_{NCX} ↓	1〜2%
LQT5	KCNE1	I_{Ks} ↓	1%
LQT6	KCNE2	I_{Kr} ↓	<1%
LQT7	KCNJ2	I_{K1} ↓	<1%
LQT8	CACNA1c	$I_{Ca,L}$ ↑	<1%
LQT9	CAV3	I_{Na} ↑	<1%
LQT10	SCN4B	I_{Na} ↑	<1%
LQT11	AKAP9	I_{Ks} ↓	<1%
LQT12	SNTA1	I_{Na} ↑	<1%
LQT13	KCNJ5	I_{KACh} ↓	<1%
LQT14	CALM1	$I_{Ca,L}$ ↑	<1%
LQT15	CALM2	$I_{Ca,L}$ ↑	<1%

❷ Agilent社が販売している心筋症パネルの遺伝子リスト[1]

TTR	TTN	ABCC9
MYL2	ACTN2	SCN5A
MYL3	CSRP3	TAZ
MYOZ2	PLN	RBM20
NEXN	TNNC1	TGFB3
MYH6	TCAP	DSP
MYH7	DES	PKP2
MYBPC3	LMNA	DSG2
TNNT2	SGCD	DSC2
ACTC1	VCL	TMEM43
TNNI3	LDB3	JUP
TPM1		

が出現し，普及が始まっている．今後は大きな疾患グループ（たとえば遺伝性不整脈や心筋症などのカテゴリー）で，既知の原因遺伝子を網羅的に調べることのできるパネルシーケンス法が採用され（❷）[1]，これに対して個別に保険償還が認められるかもしれない．

● その他，前述のCPVTなどの診断率も高く，遺伝情報と臨床情報の関連が検討されつつある．

● 本項では，現在，保険償還されているLQTSの遺伝子診断を中心に，その方法や解釈について述べる．なお，この分野では，詳細なガイドラインがHRS/EHRAからすでに出版されており，それらの文献も参照していただきたい[2]．

HRS：Heart Rhythm Society
EHRA：European Heart Rhythm Association

2. 遺伝子検査の実際

● LQTSを皮切りに1995年以降，続々と遺伝性不整脈の原因遺伝子が明らかにされた．当初は，PCR/SSCP法を用いて，遺伝子検査が開始された．ターゲットとする遺伝子のエクソンを中心にPCR法で増幅した，いわゆるPCR productの三次構造の変化を一本鎖電気泳動でとらえるSSCPで異常を検出し，それをdirect sequence（Sanger）法で決定する．

● その後，SSCPは，より効率の良いDHPLC法やHRM法に取って代わられたが，基本的には，このような方法で変異を含むPCR productを選び出すという点で共通している（❸）．

PCR/SSCP：polymerase chain reaction/single strand conformation polymorphism)

DHPLC：denaturing high performance liquid chromatography
HRM：High Resolution Melting

❸ Sanger 法による遺伝子異常の検出

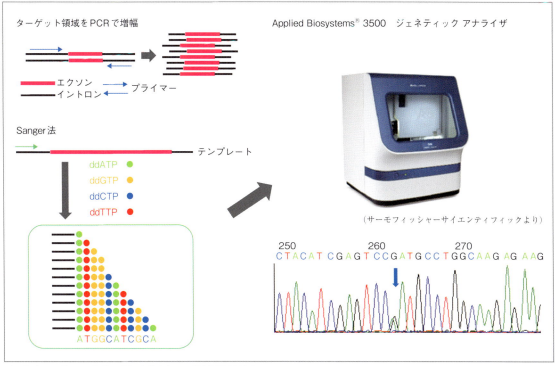

毛細管（キャピラリー）内で電気泳動を行い，塩基配列を決定する．

3. 2006年以降，新しい概念のシーケンサー（NGS）が登場

- いわゆる次世代シーケンサー（NGS）の登場である．Watson らが提唱したヒトゲノムを網羅的に全部解読するというヒトゲノム・プロジェクトが 2003 年に実質的に終了し，われわれは 30 億対を超えるゲノムの全塩基配列を知ることとなった．そこで，逆に高出力で読み出せる膨大な塩基配列の情報をヒトゲノムの地図上に当てはめ，これを繰り返すことにより，ゲノム上の関心領域の塩基配列がどのようになっているかを知ることができるようになった（❹）．

- 対象とする遺伝子のみまたは全エクソン領域のみ capture することも全ゲノムを解析することも可能である．この NGS は，遺伝子検査にかかるコストを飛躍的に低下させた．たとえば，ヒトゲノムプロジェクトで一人のヒトの全ゲノムを解析するのに約 2,700 億ドル要したとされるが，現在，このコストが 1,000 ドルを切っているので，2.7 億分の 1 の費用までコスト・パーフォーマンスは良くなった．（❺）[3]

- さらに，NGS は一般の遺伝子検査にも広く応用されるようになってきた．これには❻に示すような，小型の bench-top NGS とよばれるシー

NGS：next generation sequencer

❹ NGSによる遺伝子異常の検出

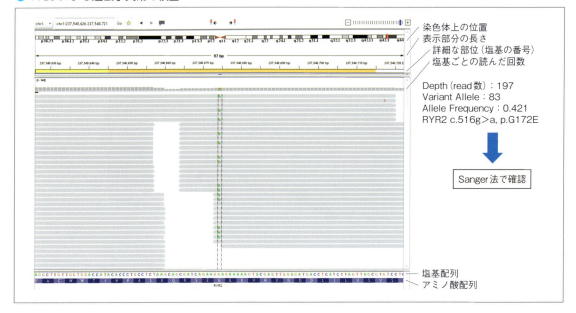

染色体上の位置
表示部分の長さ
詳細な部位（塩基の番号）
塩基ごとの読んだ回数

Depth（read数）：197
Variant Allele：83
Allele Frequency：0.421
RYR2 c.516g＞a, p.G172E

↓

Sanger法で確認

塩基配列
アミノ酸配列

❺ ゲノム解析の費用（文献3より改変）

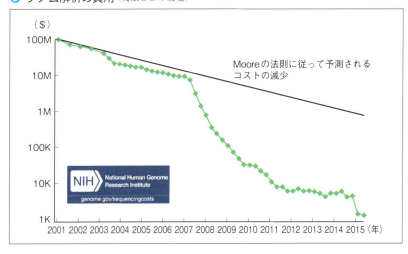

NGSの登場によりゲノム解析に要する費用は激減した．縦軸はUSドル．

❻ bench-top NGS — 代表的な小型次世代シーケンサー

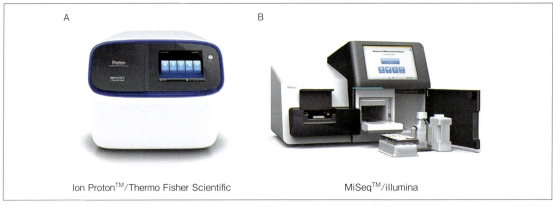

Ion Proton™/Thermo Fisher Scientific　　　MiSeq™/illumina

（A：サーモフィッシャーサイエンティフィックより／B：イルミナより）

ケンサーが活躍している．既知の関連遺伝子は，一つの疾患群に対して高々数十から数百なので，あらかじめ対象のパネルをつくっておき，これのみをターゲットにしてNGSを行う．

4. パネルシーケンスが遺伝子検査に向いているわけとは？

- ここまでの解説で，Sanger法とNGSの方法論的な違いについて述べた．遺伝子検査の対象遺伝子を個々の患者の表現型だけで決定すると大きな間違いが起こる理由の一つとして，一遺伝子の1つの変異がまったく異なる表現型をとりうるという臨床的な事実がある．たとえば，LQTS発端者の遺伝子検査でNaチャネル遺伝子の *SCN5A* に変異が発見されたとすると，同じ家系のほかのメンバーには，進行性の房室ブロックが発見されることがある．

- この家系では，発端者がLQTSということで，*KCNQ1* から始まる責任遺伝子（❶）を1から検索するのではいかにも効率が悪いことになる．遺伝性不整脈という概念で，網羅的に家族をNGSパネルで調べること（パネルシーケンス法）が，いまやコストの点からも有利である．これにより後述のように家系内検索が同時にでき，発見されたバリアントが病的な変異であるかどうかも推察することができる．

- 実際，LQT3の原因遺伝子である *SCN5A* の変異が招来する病態は❼に示すように多様であり，また，変異が起こす心筋Naチャネルの機能変化がloss-of-functionかgain-of-functionであるかにより，病像も大きく変化する[4]．さらに，同一患者に複数の疾患を合併したり（オーバーラップ症候群），家系内で異なる表現型（たとえばLQTSとBrugada症候群）を示したりする．この事実は，もはや個々の疾患ごとに保険償還を決定することが無意味であることを意味している．

5. 遺伝子診断：発見された変異がはたして病的なのか？

- この問題は，遺伝子診断における最大の悩ましい点である．一例をあげると，アメリカから報告された2002年の報告[5]では，Brugada症候群疑いの突然死症例で同定された *SCN5A* バリアントとされるR1193Qは，白人健常者100人には認められないため，病気の原因とされた．実際，論文では *SCN5A* がコードするNaチャネルの機能解析まで行われているが，ナトリウム電流の減少は確認されなかった．後になって，このバリアントが東アジア人に多いSNPであることが判明した．たとえば，日本人のMAFは0.06前後，中国人では0.071である．この論文

MAF：minor allele frequency

❼ 心筋 Na チャネルの異常により招来される多様な病態[4]

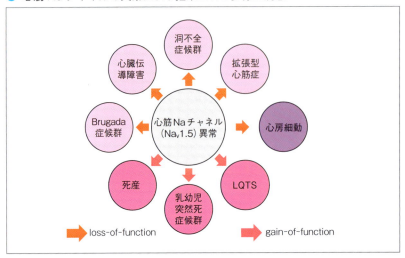

❽ 大きな家系内での表現型と遺伝型の集積（文献8より改変）

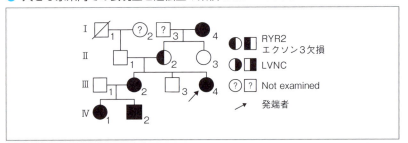

この家系内では，1例を除き RYR2 変異と LVNC（左室緻密化障害）が一致していることがわかる．

LVNC：left ventricular non-compaction

の検討には日本人も含まれているが，詳細な記載はない．この症例は日本人でたまたまもっていた，この SNP がほかの人種集団では認められないことから変異と認識され，機能解析で大きな障害を起こさないにもかかわらず変異として報告されてしまった可能性が考えられた．

- このように，SNP など遺伝的背景の人種差は大きく，同定されるバリアントが本当にその患者の病気の原因であるかどうかは，まず，その母集団のデータベースに照らし合わせて考えなければいけない．日本人では，京都大学の HGVD や東北大学 ToMMo（東北メディカル・メガバンク機構）などの提供する一般住民コホートの遺伝情報[6,7]と比較参照し，同定されたバリアントがはたして疾患と関連しているかどうか，明らかにする必要がある．

- さらに重要なポイントは，家族内検索である（❽）[8]．孤発例では困難であるが，家族内に同じ表現型を有する家族と，その遺伝型が一致するかどうかを検討する．LQTS の場合，安静時や運動負荷心電図が有用である．最後に，最も重要なのは機能解析である．すべての蛋白で可能とい

HGVD：Human Genetic Variation Database

うわけではないが，幸いなことに遺伝性不整脈の多くはイオンチャネルの機能障害を招来する結果として発症するため，その関連を直接証明することができる．最近は，患者自身の血液や皮膚組織から分化誘導したiPS細胞由来の心筋で，その機能評価を行うことが可能となってきた．

iPS細胞：induced pluripotent stem cells

6. 遺伝子検査の今後の展開

● 日本では循環器領域における遺伝子検査は非常に遅れているといわざるをえない．体細胞変異を扱うがん領域の検査に対して，遺伝子検査が胚細胞にかかわる検査である点も影響していると考えられる．しかし，その提供する医学的な情報は診断のみならず治療方針の決定にまで影響し，非常に有用であり，今後さらに進展するものと考えられる．

● 引用文献

1) アジレント・テクノロジー株式会社．ClearSeq Halo 心筋症リサーチパネル．
http://www.chem-agilent.com/contents.php?id=1003441#HaloPlex02
2) Ackerman M, et al. HRS/EHRA expert consensus statement on the state of genetic testing for the channelopathies and cardiomyopathies : This document was developed as a partnership between the Heart Rhythm Society (HRS) and the European Heart Rhythm Association (EHRA). Heart Rhythm 2011 ; 8 : 1308-39.
3) National Human Genome Research Institute. The cost of sequencing a human genome.
https://www.genome.gov/27565109/the-cost-of-sequencing-a-human-genome
4) Tfelt-Hansen J, et al. Inherited cardiac diseases caused by mutations in the Nav1.5 sodium channel. J Cardiovasc Electrophysiol 2010 ; 21 : 107-15.
5) Vatta M, et al. Genetic and biophysical basis of sudden unexplained nocturnal death syndrome (SUNDS), a disease allelic to Brugada syndrome. Hum Mol Genet 2002 ; 11 : 337-45.
6) Human Genetic Variation Database (HGVD).
http://www.hgvd.genome.med.kyoto-u.ac.jp/
7) Tohoku University Tohoku Medical Megabank Organization (ToMMo).
https://ijgvd.megabank.tohoku.ac.jp/search/
8) Ohno S, et al. Exon-3 deletion of RYR2 encoding cardiac ryanodine receptor is associated with left ventricular non-compaction. Europace 2014 ; 16 ; 1646-54.

鑑別診断のポイント

南方友吾，影山智己，三田村秀雄

Point!
- 調律を判読するにはP波を同定し，QRS波との関係をみることにつきる．
- narrow QRS tachycardiaの鑑別においても，頻拍中のP波（逆行性P波のことも多い）とQRS波との関係に着目する．その際，P波がT波などと重なっている可能性を十分念頭におくべきである．
- wide QRS tachycardiaはまずはVTを念頭におき対応する．
- 徐脈の際，2：1房室ブロックや完全房室ブロックの見落としは致命的になりうるため要注意である．

- 不整脈の有無は自覚症状や脈拍によって確認できるが，それが危険なものなのか，放置してよいものか，といった判断には，心電図に基づく診断が欠かせない．それも瞬時に診断しなければ命にかかわることもあることから，医師である限り何科であっても大まかな鑑別診断を直ちに下せる技量が求められる．

1. 調律を判読するには

- 調律を判読するにはP波の同定が重要であり，通常P波が最も明瞭に認められるⅡ誘導もしくはV_1誘導にまず着目すべきである．その後，QRS波との時間的関係をみることが診断につながる．
- 洞結節での電気的興奮生成は迷走神経の影響を受けており，呼吸による胸腔内圧変化も心拍数を変化させる．呼吸性の生理的心拍数変動は若年者ほど顕著にみられ，洞性不整脈とよばれる．
- 洞性徐脈は，心肺機能の高い運動選手でしばしば認められ，まれに安静時40/分以下のこともある．ほかにもβ遮断薬やカルシウム拮抗薬，あるいはジギタリスなどを服用中の患者，低体温症，粘液水腫や心筋梗塞発生後にもしばしばみられる．
- 洞調律以外の異常調律は，心房筋（連続する一部静脈も含む），接合部（房室結節付近），心室筋のいずれからも発生しうる．洞調律，心房調律，接合部調律を合わせて上室調律とよび，基本的にnarrow QRSを呈する．例外は，脚ブロックや変行伝導を伴う上室調律である（厳密には，高カリウム血症やIc群抗不整脈薬の影響下でwide QRSを認めうる）．

❶ 促進心室固有調律(AIVR)

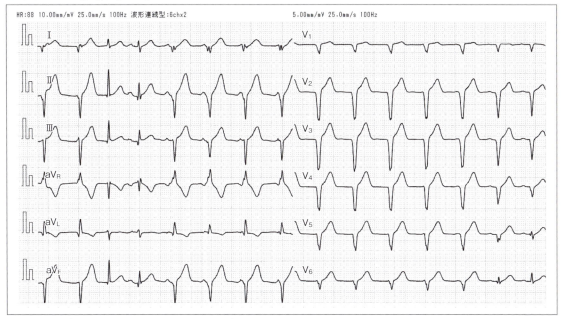

洞結節レートが上昇するとnarrow QRSや融合収縮が観察できる．

2. 心電図による鑑別のポイント

1 AIVR

- 補充調律は，より上流の刺激伝導系の興奮生成欠如あるいは伝導ブロックに伴って発生し，房室解離を呈する．ただし，房室解離はより下流起源の興奮頻度が正常洞調律を上回ってしまう異常調律によっても起こり，それが心室起源の場合には促進心室固有調律(AIVR)とよぶ(❶).
- 心室頻拍(VT)と類似した波形を呈することから俗に「slow VT」と（心拍数からすると「頻脈」ではない場合にも）誤ったよばれ方をすることがある．AIVRは心筋梗塞，心筋炎，ジギタリス中毒，TAVIの術後などで認められる．

AIVR：accelerated idioventricular rhythm
VT：ventricular tachycardia

TAVI：transcatheter aortic valve implantation(経カテーテル[的]大動脈弁留置術)

2 房室ブロック

- 洞結節から心室筋までの興奮伝播に要する時間（＝PR間隔）は正常では0.2秒以内であり，PR間隔が延長した第1度房室ブロックは加齢などで生理的に起こりうるため通常は重要性に乏しい．時に冠動脈疾患，急性リウマチ性心筋炎，ジギタリス中毒，電解質異常，TAVIの術後や大動脈弁無冠尖心内膜炎などに合併する．
- 第2度房室ブロックは，典型的なWenckebach型もしくはMobitz II型であれば鑑別は容易だが，2：1房室ブロックの際にT波上のP波が見落とされることがあり，注意が必要である＊．
- Wenckebach型第2度房室ブロックでは，QRS幅が狭く，RR間隔が

＊その際，Pレートは代償性に早くなっており，結果的にQRSレートが正常のこともあり，見逃しの一因となる．

❷ 完全房室ブロック

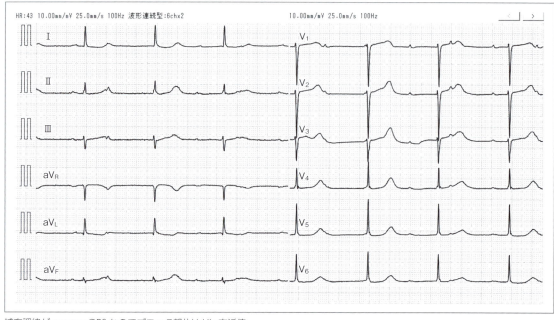

補充調律が narrow QRS なのでブロック部位は His 束近傍.

徐々に短くなり，long pause の後の心拍で PR 間隔が最も短くなっている．それに対し，Mobitz II 型第2度房室ブロックでは PR 間隔は一定で，QRS 幅は広い（ブロック部位が His 束以下で補充調律の起源が心室寄り）ことが多い．
- 急性心筋梗塞に第2度房室ブロックが合併することがあるが，その場合，下壁梗塞では Wenckebach 型，前壁梗塞では Mobitz II 型を呈することが多い．
- 第3度房室ブロック，すなわち完全房室ブロックは P レートと QRS レートが独立していることに気づけば，診断は容易である（❷）．慢性心房細動（AF）の患者では P 波を認めないが，細動波を認める患者で QRS 間隔が整で遅い場合は，完全房室ブロックの合併（補充調律による regular QRS の出現）を疑う．

AF：atrial fibrillation

3 心房細動と心房粗動
- 明らかな P 波が認められず，RR 間隔がばらばらのときには AF を疑う．
- narrow QRS の頻脈を見かけたら（とくに RR 間隔が整で心拍数が 150/分前後の場合），まず心房粗動の可能性を考えたい．これは見逃されることが多いからである．とくに 2：1 房室伝導の心房粗動は鋸歯状波（F 波）が QRS 波に隠れて見逃しやすい（❸）．
- もともと発作性心房細動（PAF）の既往があり，抗不整脈薬を処方されている患者では，Ic 群抗不整脈薬による特殊な心房粗動（Ic flutter）の可能性も考慮せねばならない（頓服でも起こりうる）．通常の心房粗動

PAF：paroxysmal atrial fibrillation

❸ 2：1 房室伝導の心房粗動

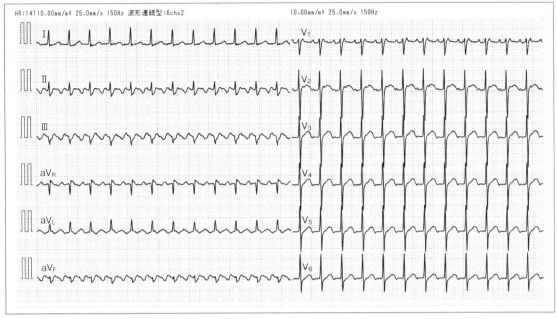

Ⅱ，Ⅲ，aV_F で鋸歯状波を認める．

では粗動波が 300/ 分の頻度を示すが，Ic flutter ではそれよりも遅く，また QRS 波もやや幅広いことが多い．

4 narrow QRS tachycardia

- 規則正しい narrow QRS tachycardia の主な鑑別診断としては洞性頻脈，発作性上室頻拍（PSVT），心房粗動があげられる．PSVT は房室結節リエントリー性頻拍（AVNRT）と房室回帰性頻拍（AVRT），心房頻拍（AT）の総称である．AVRT，AVNRT いずれも頻脈中の心房興奮は心室側からの逆行性伝導によって起こる．
- QRS 幅の狭い AVRT（orthodromic AVRT）は通常，房室結節を順行性に伝わる伝導と，Kent 束とよばれる副伝導路を逆行性に（心室から心房に）伝わる伝導とでリエントリー回路が形成される．そのためほとんどの場合，逆行性 P 波は QRS の直後に位置し，RP＜PR となる（T 波と重なって認識困難なこともある）（❹）．順伝導と逆伝導とが反対方向のリエントリー（antidromic AVRT）では QRS 波が幅広くなる．
- AVNRT は房室結節の二重伝導路（速伝導路と遅伝導路から構成）によるリエントリー回路により発症する（❺）．通常型 AVNRT では逆行性伝導が速伝導路を介するため，RP＜PR となり，順行性伝導による QRS 波と逆行性 P 波は時相が重なるか，P 波がわずかに遅れ（RP＜70 ms），V₁ で頻拍中のみ rSr' を示すことが多い．
- 一方，順行性伝導が速伝導路，逆行性伝導が遅伝導路を通る非通常型 AVNRT では QRS 波よりもかなり遅れて逆行性 P 波が形成され，RP＞

PSVT：paroxysmal supraventricular tachycardia
AVNRT：AV nodal reentrant tachycardia
AVRT：AV reciprocating tachycardia
AT：atrial tachycardia

❹ 房室回帰性頻拍（AVRT）

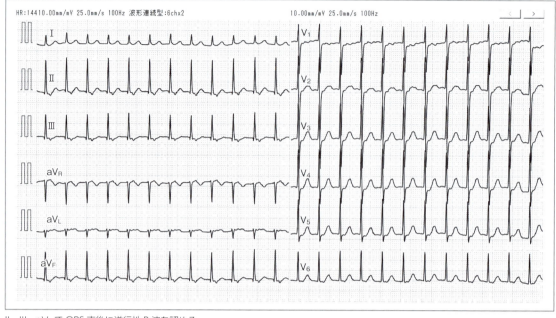

II, III, aV_F で QRS 直後に逆行性 P 波を認める.

❺ （通常型）房室結節リエントリー性頻拍（AVNRT）

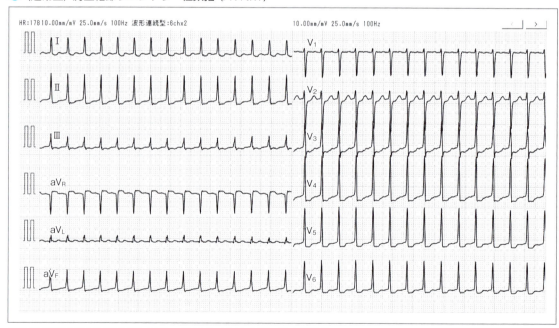

QRS 終末部に逆行性 P 波を反映して III, aV_F で S', V₁ で r' をわずかに認める.

PR を呈する（long RP' 頻拍）.
- RP>PR 型の narrow QRS tachycardia は非通常型 AVNRT のほか, slow Kent 束を介する AVRT（PJRT）や AT でもみられる（❻）.

PJRT : permanent form of junctional reciprocating tachycardia

鑑別診断のポイント

❻ narrow QRS regular tachycardia の鑑別診断

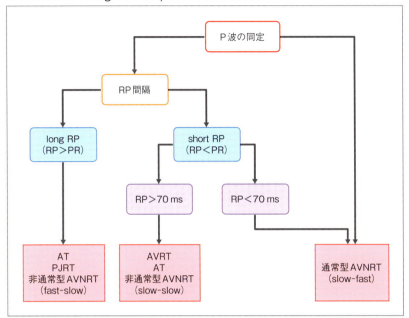

❼ 心室頻拍（VT）

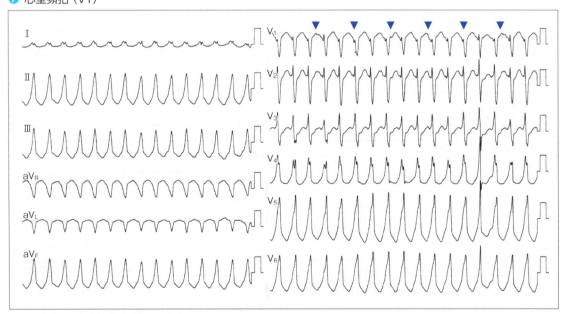

V_1 で房室解離した P 波（▼）を視認できる．

5 wide QRS tachycardia

- wide QRS tachycardia の鑑別，といっても臨床現場で遭遇した場合はバイタルサインを含めた身体所見，病歴などから緊急性を含め総合的判断が優先される．とくに器質的心疾患（虚血や心不全）を基礎にもつ患者の場合は，とりあえず VT（❼）とみなして対応すべきである．
- もし血行動態への影響が少なく，時間的に余裕があれば 12 誘導心電図

❽ wide QRS tachycardia の鑑別診断

```
Step 1: 房室解離
  Yes → VT
  No ↓
Step 2: initial R in aV_R
  Yes → VT
  No ↓
Step 3: 脚ブロック/分枝ブロックの典型的形態と異なる
  Yes → VT
  No ↓
Step 4: QRS波の初期40 msの電位高 ÷ 終末40 msの電位高 ≦ 1
  Yes → VT
  No → PSVT
```

の解析に入る．P波を探し，房室解離が明らかであればVTと診断してよい．ただしVTでも1：1室房伝導を示すこともある．

- 一般的にはBrugadaの提唱したアルゴリズム[1]，あるいは改訂Brugadaアルゴリズム[2]に沿って（❽），変行伝導を伴う上室頻拍（PSVT）なのかVTかを鑑別する．
- VTのうち，右脚ブロック型（V₁で陽性波優位），かつ左軸偏位を呈するものにベラパミル感受性VT（左室起源特発性VT〈ILVT〉）が含まれており，ベラパミルが著効するとともにカテーテルアブレーション治療の良い適応である．
- VTのうち，左脚ブロック型（V₁で陰性波優位），かつ右軸偏位を呈するものにATP感受性VTが含まれており，症状が強い場合にはカテーテルアブレーションの適応となる．

ILVT：idiopathic left ventricular tachycardia

ATP：adenosine triphosphate

● 引用文献

1) Brugada P, et al. A new approach to the differential diagnosis of a regular tachycardia with a wide QRS complex. Circulation 1991；83：1649-59.
2) Vereckei A, et al. Application of a new algorithm in the differential diagnosis of wide QRS complex tachycardia. Eur Heart J 2007；28：589-600.

● Further reading

心電図の深い読み方，応用の効く読み方を知りたい方に
・三田村秀雄ほか．エキスパートはここを見る 心電図読み方の極意．南山堂；2016.

第3章

不整脈を治す
薬物治療と非薬物治療

徐脈（洞不全症候群/房室ブロック）

戸叶隆司, 中里祐二

- 徐脈は，心拍数毎分60未満と定義される．徐脈をきたす疾患として洞結節機能不全と房室ブロックがあげられ，これらに遭遇した場合はペーシングを要するか否かすみやかな判断が求められる．本項では，洞結節機能不全と房室ブロックの診断と，これらの治療について概説する．

1. 洞不全症候群

Point!
- 洞不全症候群は，刺激伝導系の洞結節の障害である．
- 心電図上，主に洞性徐脈，洞停止を呈する．
- 副交感神経緊張，薬剤や電解質異常などに起因し，洞性徐脈や洞停止が発生することもある．
- 脳虚血症状や心不全症状などをきたすような場合は，ペーシングが必要．
- 副交感神経緊張による安静時や夜間の洞性徐脈，洞停止では，ペーシングは不要．

- 洞不全症候群は，刺激伝導系の「司令塔」である洞結節の機能が障害され洞性徐脈や洞停止をきたす疾患で[1-3]，加齢やさまざまな基礎心疾患による洞結節の変性や心臓手術に伴っても発生する[1-3]．
- 周辺の心房筋にも変性が及び[1-4]，心房粗細動を合併しやすい．また心電図上洞停止も，実際は洞結節周辺の心房筋変性による洞房ブロックである場合が少なくない[5,6]．
- 下位自動能による補充収縮の出現が抑制されることも病態に関与し，本症候群は洞結節から房室接合部を含めた刺激伝導系の障害と考える．
- 心電図所見は，洞性徐脈，洞房ブロック，洞停止である．1972年，Rubensteinは本症候群の心電図所見を3型に分類したが，臨床的には発作性心房細動などの頻脈を合併しその停止時に洞停止や心停止が発生するRubenstein III型（徐脈頻脈症候群）の形態をとることも多い[1,7]（❶，❷）．
- 恒常的な高度の洞性徐脈で，身体活動に伴う生理的な心拍数上昇（運動時心拍応答）が乏しくなると心不全症状が出現，症候性徐脈となる．
- 洞停止では，補充収縮が出現もしくは洞結節からの刺激生成・洞房伝導が回復するまでは心停止となる．
- 徐脈頻脈症候群では，心房粗細動など上室頻拍を合併，その停止時に

❶ 洞不全症候群のRubenstein分類[7]

洞性徐脈（Rubenstein I型）
洞性収縮の心拍数が毎分50以下．高度洞性徐脈では，下位自動能がそれを凌駕し補充収縮が出現し補充調律となる

洞房ブロック，洞停止（Rubenstein II型）
洞結節の刺激が心房に伝導しない（洞房ブロック），もしくは洞結節の刺激が停止した状態（洞停止）．PP間隔延長が洞周期の整数倍である場合は洞房ブロック，そうでない場合は洞停止と推定される．長い洞停止では，補充収縮・調律が出現

徐脈頻脈症候群（Rubenstein III型）
心房粗細動などがあり，その停止時に洞停止が起こる

徐脈（洞不全症候群/房室ブロック）

❷ 洞不全症候群の心電図所見（Rubenstein 分類）

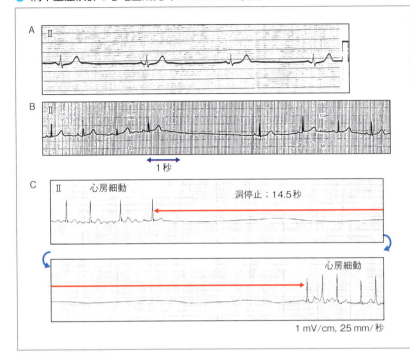

A：洞性徐脈（Rubenstein I 型）．洞性収縮の心拍数が毎分 50 以下であるもの．
B：洞房ブロック，洞停止（Rubenstein II 型）．洞結節からの刺激が心房に伝導しない（洞房ブロック），もしくは洞結節の刺激生成が一過性に停止した状態（洞停止）．
C：徐脈頻脈症候群（Rubenstein III 型）．心房細動などの頻脈発作停止時に洞性収縮が遷延し，洞停止が起こる．

洞性収縮が遷延し洞停止が起こる．
- 洞徐脈や洞停止が顕著であれば，下位中枢である房室接合部より補充収縮や補充調律が出現するが，前述のように本症候群では補充収縮や補充調律の出現もしばしば遅れ，長い心停止からめまいや失神を引き起こす[5]．
- 洞結節の器質的障害がないか軽度であっても，急性心疾患，血管迷走神経反射など副交感神経緊張，陰性変時作用のある薬剤，電解質異常で上記のような状態が一過性に励起されることがある（❸）．
- 安静時や夜間就寝中に認められる洞性徐脈や洞房ブロック，洞停止は，副交感神経緊張に起因し運動時心拍応答も温存され通常無症状である．

❸ 一過性徐脈をきたす原因
- 急性冠症候群・心筋炎
- 陰性変時作用をもつ薬剤（交感神経遮断薬，ジギタリス，抗不整脈薬など）
- 電解質異常（とくに高カリウム血症）
- 低酸素血症
- 高度なアシドーシス
- 低血糖
- 甲状腺機能低下症

2. 房室ブロック

Point!
- 房室ブロックでは，房室結節以下の刺激伝導系の伝導障害により徐脈が発生する．
- 心電図上第 1 度から第 3 度まで分類される．
- 緊急でペーシングを要する重症なものと，経過観察でよいものが存在する．
- 脳虚血症状や心不全症状など循環不全をきたすような場合は，すみやかにペーシングを行う必要がある．
- 副交感神経緊張による安静時や夜間の房室ブロックでは，ペーシングは必ずしも必要ではない．

- 房室ブロックは，房室結節以下の刺激伝導系の器質的障害，もしくは

薬剤，電解質異常，副交感神経緊張など機能的な原因による房室伝導途絶によって心室拍数が低下し徐脈をきたす疾患である．
- 房室ブロックにより心室拍数が低下し心拍出量が減少すれば心不全症状を引き起こし，長い心停止が発生すればAdams-Stokes発作など脳虚血症状が出現する．
- 房室ブロックは，心電図上第1度から第3度に分類される（❹，❺）．
- 電気生理学的検査によっては，房室結節内（AH），His束内（BH），His束下（HV）の伝導障害に分類される（❻）[8,9]．
- 第1度房室ブロックでは伝導途絶は認めず，徐脈には至らない．副交感神経緊張によるAHでの伝導遅延が多い（❹，❺）．
- 第2度以上の房室ブロックでは伝導途絶を認め，徐脈を呈する可能性がある（❹，❺）．
- Wenckebach型第2度房室ブロックは，副交感神経緊張による機能的AHブロックが主である．機能的AHブロックでは，夜間就寝中や非活動時に主にWenckebach型第2度房室ブロックを，時に第3度房室ブロックまで呈するが，身体活動による交感神経緊張やアトロピン投与によって正常化し多くは無症状である（❹，❺，❻）．
- 一方，日中活動時にも出現し運動負荷やアトロピンで改善しないWenckebach型第2度房室ブロックは，房室結節の器質的障害によるAHブロックもしくはHis束以下のブロックで，症候性でより高度な房室ブロックをきたす可能性がある（❹，❺，❻）．
- MobitzⅡ型第2度房室ブロックは，伝導途絶の頻度が少ない場合徐脈に至らず無症状であるが，BHもしくはHVの器質的障害を意味し，症候性の2：1，高度あるいは第3度房室ブロックへ移行していく（❹，❺，❻）．
- 伝導比の低下，洞性心収縮の減少に伴い補充収縮が出現，心拍は補充収縮に依存するようになる．
- 第3度房室ブロックは完全房室ブロックと称し，房室伝導の完全途絶で心拍はすべて補充収縮による（❹，❺）．
- 日中活動時に認められるMobitzⅡ型第2度以上の房室ブロックの多くは，前述のように器質的障害に基づくBHおよびHVブロックである．補充収縮は通常ブロック部位直下から発生し，BH・HVブロックにおける補充収縮はHis束や心室が起源となり，この自動能が遅く不安定である．心拍が補充収縮に依存する高度なブロックでは，著しい徐脈となり循環不全を呈する[10]（❻）．
- 器質的障害を有する房室結節，His束より末梢の刺激伝導系は自律神経の影響は少なく不応期の病的延長により，アトロピンで房室伝導は改善しないか心房拍数の増加によってむしろ悪化する[11-13]．運動誘発性房室ブロックなど1：1房室伝導から運動・アトロピン負荷による心房拍数の増加によって誘発される第2度以上の房室ブロックも病的である[11-13]

❹ 房室ブロックの心電図上の分類

第1度房室ブロック	房室伝導時間（PQ間隔）の0.2秒以上の延長
Wenckebach型第2度房室ブロック	PQ間隔の漸増性延長後に通常1拍のみ伝導途絶が起こる
MobitzⅡ型第2度房室ブロック	PQ間隔が一定のまま突然，伝導途絶が起こる
2：1房室ブロック	P波2拍に対し1回房室伝導するものを2：1房室ブロックと称し，第2度Wenckebach型，MobitzⅡ型房室ブロックとは区別される
高度房室ブロック	P波3拍に対し1回房室伝導するような3：1以下の伝導比の房室ブロック
第3度房室ブロック	房室伝導の完全途絶で，心拍は補充調律となる

❺ 房室ブロックの心電図所見

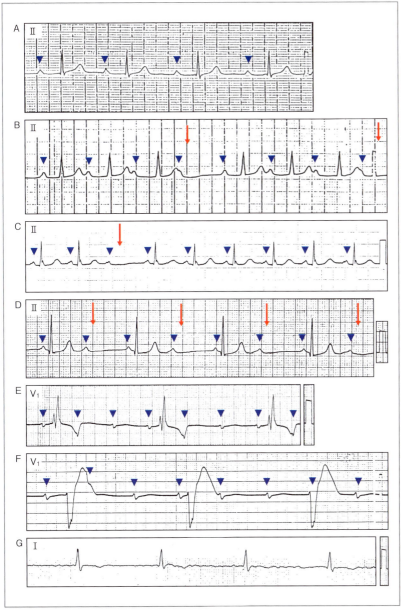

▼：P 波．
A：第 1 度房室ブロック．PQ 間隔が延長している（0.4 秒〈正常＜0.2 秒〉）．
B：Wenckebach 型第 2 度房室ブロック．PQ 間隔が漸増性延長後に伝導途絶を認める（→）．
C：MobitzⅡ型第 2 度房室ブロック．PQ 間隔の漸増性延長なく，突然，伝導途絶が起こる（→）．
D：第 2 度 2：1 房室ブロック．P 波 1 拍ごとに房室伝導途絶を認める．
E：高度房室ブロック（3：1 房室伝導）．房室伝導は，P 波 3 拍に 1 回となる．房室伝導比が 3：1 以下の伝導比の場合，高度房室ブロックと表現される．
F：第 3 度房室ブロック（心室補充収縮）．房室伝導は完全に途絶しており（完全房室ブロック），心拍は補充調律による．
G：徐脈性心房細動（心室補充調律）．心房細動中の第 3 度房室ブロック．心房細動にもかかわらず，心拍は補充調律のため規則的．

⑥ 電気生理学的検査による房室ブロックのブロック部位による分類とその特徴[8, 9]

	機能的房室結節内 (AH) ブロック	器質的房室結節内 (AH) ブロック	His束内 (BH) ブロック	His束下 (HV) ブロック
房室ブロックの出現様式				
第1度ブロック	多い	多い	少ない	少ない
Wenckebach型ブロック	夜間や非活動時に出現	活動性にかかわらず出現	まれ[*1]	まれ[*1]
Mobitz II型ブロック	通常認めない	通常認めない	認める	認める
ほかの第2度以上のブロック	夜間や非活動時に出現	活動性にかかわらず出現	活動性にかかわらず出現	活動性にかかわらず出現
3秒以上の長い心停止	少ない	少ない	しばしば	しばしば
捕捉収縮	narrow QRS[*2]	narrow QRS[*2]	narrow QRS[*3]	wide QRS
補充収縮				
出現頻度	おおむね50〜60/分	おおむね50〜60/分	おおむね40〜50/分	おおむね30〜40/分
QRS波形	捕捉収縮と同じ	捕捉収縮と同じ	捕捉収縮とほぼ同じ	捕捉収縮とは異なる
escape shift	少ない	少ない	しばしば	しばしば
活動性による心拍変動	認める	わずかに認める	認め難い	認め難い
アトロピンに対する反応				
房室伝導	通常1:1伝導まで改善	軽度改善〜不変〜悪化	不変〜悪化	不変〜悪化
補充収縮	増加	増加〜不変	不変	不変

*1：PQ間の漸増性延長の程度が小さく，MobitzⅡ型に近くなる例が多い
*2：もとに心室内伝導障害を認める場合は捕捉時と同じ波形のwide QRSとなる．
*3：escape shiftによりwide QRSの補充収縮も多々認める．

(⑥).
- 刺激伝導系に器質的障害がないか軽度であっても，心外因子によって第1度から第3度までさまざまな房室ブロックが発生することがある (③).
- **2枝ブロック**に伴う第1度房室ブロックは，残る心室内伝導（左脚前枝もしくは後枝）にも伝導障害が進行した3枝ブロックの可能性があり，突然第3度房室ブロックに進行することがある．失神の既往があるような例，運動負荷心電図やホルター心電図で第2度以上のブロックへ移行を認める例ではペーシングを考慮する (⑦)[14].
- 心房細動でも房室伝導障害の程度により心室応答が低下して徐脈や心停止をきたし，房室伝導が完全に途絶した場合，心拍は遅く規則的な補充調律となり，徐脈性心房細動とよばれる (⑤ G).
- 高度徐脈によるQT延長から，torsade de pointesが発生することも問題である．

> **2枝ブロック**：右脚に伝導途絶を認め，左脚も前枝もしくは後枝にもブロックが発生，左脚前枝もしくは後枝のみでHis束遠位房室伝導がなされる状態．心電図上右脚ブロック＋高度の軸偏位はこれを示唆し，左脚前枝ブロックでは高度な左軸偏位，または後枝ブロックでは高度の右軸偏位となる．

3. 徐脈の治療

Point!

- 心拍数＜50/分の高度徐脈，3秒以上の心停止が問題となる．
- 高度の徐脈・一過性の心停止により循環器不全を呈する場合，まずアトロピン0.5 mgを静注する．
- 高度の徐脈により循環不全を呈する場合やtorsade de pointes合併の場合は，緊急ペーシングを行う．
- 症候性の洞不全症候群，房室ブロック，慢性2枝および3枝ブロック，徐脈性心房細動などは恒久的ペーシングの適応となる．

- 徐脈は心拍数＜60/分と定義されるが[15]，問題となるのは心拍数＜50/分の高度徐脈，3秒以上の心停止である．
- 徐脈に遭遇した場合，まず心不全症状や脳虚血症状など，循環不全の有無を確認しつつ呼吸の確保，酸素投与，心電図・酸素飽和度やバイタルサインの確認，静脈路の確保を行う．明らかな心停止へ移行した場合は，直ちに心停止アルゴリズムを実施する．
- 高度の徐脈や一過性の心停止によって循環不全を呈する場合はアトロピン0.5 mgの静注をまず行う．血管迷走神経反射など副交感神経緊張による一過性徐脈はこれで改善する場合が多い．
- 徐脈が高度で循環不全を呈する場合は，その原因にかかわらず可及的すみやかに経皮的ペーシング・経静脈的一時的ペーシングを準備・施行する．
- torsade de pointesが発生あるいは危惧される場合も，原因を問わずまず緊急ペーシングを行う．ペーシングはレート80〜100/分と速めに行い，torsade de pointesをoverdrive suppressionする．
- この間，徐脈が急性冠症候群や薬剤など可逆的な原因にあるのか，器質的障害に起因する洞不全症候群，房室ブロックであるのか検索を行う．
- 器質的障害に起因する洞不全症候群や房室ブロックなどによる徐脈，考えられる原因が存在しそれが改善・除去できない場合は，恒久的ペーシングの適応となる（❼）．
- すなわち，アトロピンに反応せず，考えられる原因を除去しても改善しない洞徐脈，洞停止，第2度（とくにMobitz II型以上）・第3度房室ブロックは器質的障害に起因する洞不全症候群，房室ブロックと考えられ，恒久的ペーシングの適応である．必要不可欠な薬剤に起因する徐脈も，恒久的ペーシングの適応となる（❼）[14]．
- 中止可能な薬剤に起因する場合，電解質異常，急性冠症候群の急性期などでは回復の見込みがあり，一時的ペーシングを行いながら原疾患の治療を行う．電解質異常，とくに高カリウム血症では，透析などでカリウム値がコントロールされ徐脈の状態から脱するまで一時的ペーシングを行う．

❼ 恒久的ペーシングの適応ガイドライン[15]

	洞不全症候群	房室ブロック	慢性2枝および3枝ブロック	徐脈性心房細動
クラスⅠ	失神，痙攣，眼前暗黒感，めまい，息切れ，易疲労感などの症状あるいは心不全があり，それが洞機能低下に基づく徐脈，洞房ブロック，洞停止あるいは運動時の心拍応答不全によることが確認された場合．それが長期間の必要不可欠な薬剤投与による場合を含む	1. 徐脈による明らかな臨床症状を有する第2度，高度または第3度房室ブロック 2. 高度または第3度房室ブロックで以下のいずれかを伴う場合 　①投与不可欠な薬剤によるもの 　②改善の予測が不可能な術後房室ブロック 　③房室接合部のカテーテルアブレーション後 　④進行性の神経筋疾患に伴う房室ブロック 　⑤覚醒時に著明な徐脈や長時間の心室停止を示すもの	1. 慢性2枝または3枝ブロックがあり，第2度MobitzⅡ型，高度もしくは第3度房室ブロックの既往のある場合 2. 慢性2枝または3枝ブロックがあり，投与不可欠な薬剤の使用が房室ブロックを誘発する可能性の高い場合 3. 慢性2枝または3枝ブロックとWenckebach周期第2度房室ブロックを認め，失神発作の原因としてさらに高度の房室ブロック発現が疑われる場合	失神，痙攣，眼前暗黒感，めまい，息切れ，易疲労感などの症状あるいは心不全があり，それが徐脈や心室停止によるものであることが確認された場合．それが長期間の必要不可欠な薬剤投与による場合を含む
クラスⅡa	1. 上記の症状があり，徐脈や心室停止を認めるが，両者の関連が明確でない場合 2. 徐脈頻脈症候群で，頻脈に対して必要不可欠な薬剤により徐脈をきたす場合	1. 症状のない持続性の第3度房室ブロック 2. 症状のない第2度または高度房室ブロックで，以下のいずれかを伴う場合 　①ブロック部位がHis束内またはHis束下のもの 　②徐脈により進行性の心拡大を伴うもの 　③運動または硫酸アトロピン負荷で伝導が不変もしくは悪化するもの 3. 徐脈によると思われる症状があり，他に原因のない第1度房室ブロックで，ブロック部位がHis束内またはHis束下のもの	1. 慢性2枝または3枝ブロックがあり，失神発作を伴うが原因の明らかでないもの 2. 慢性2枝または3枝ブロックがあり，基礎心疾患を有し，電気生理検査によるHis束以下での伝導遅延・途絶の証明された場合	上記の症状があり，徐脈や心室停止を認めるが，両者の関連が明確でないもの
クラスⅡb		至適房室間隔設定により血行動態の改善が期待できる心不全を伴う第1度房室ブロック	慢性2枝または3枝ブロックがあり，電気生理検査によるHis束以下での伝導遅延・途絶の所見を認めるが，器質的心疾患のないもの	

- 2枝・3枝ブロック例もガイドラインに沿って，恒久的ペーシングを考慮する．
- 急性冠症候群，とくに右冠動脈の閉塞では，しばしば洞徐脈や房室ブロックによる徐脈をきたす．多くの場合一過性で，一時的ペーシングを徐脈が改善するまで使用する．
- 左冠動脈の急性冠症候群で，MobitzⅡ型第2度房室ブロックや完全左脚ブロックなど心室伝導障害への移行を認めた場合，亜急性期であっても突然第3度房室ブロックが発生する可能性があり，ペーシングを考慮する（❼）[14]．

- 徐脈頻脈症候群例では，ペーシング治療と合わせ，必要により抗凝固療法を含め発作性心房粗細動に対する治療を行う．
- 無症状で血行動態への影響のない洞徐脈や3秒を超えないような洞停止，第2度以上へのブロックへ進行しない第1度房室ブロック，夜間・安静時にほぼ限られて認められるWenckebach型第2度房室ブロックなど機能的なAHブロックと考えられる例，3秒を超えない心房細動中の心停止などには恒久的ペーシングは不要である（❼）[14]．

引用文献

1) Evans R, Shaw DB. Pathological studies in sinoatrial disorder (sick sinus syndrome). Br Heart J 1977；39：778-86.
2) Thery C, et al. Pathology of sinoatrial node. Correlation with electrocardiographic findings in 111 patients. Am Heart J 1977；93：735-40.
3) Sugiura M, Ohkawa S. A clinicopathologic study on sick sinus syndrome with histological approach to the sinoatrial node. Jpn Circ J 1980；44：497-504.
4) 戸叶隆司ほか．洞機能不全症候群における右心房不応期のdispersionに関する検討．心電図 2004；24：49-58.
5) Josephson ME. Sinus node function. In：Jasephson ME. Clinical Cardiac Electrophysiology：Techniques and Interpretations. 2nd edition. Lea & Febliger；1993. p.71-95.
6) 八木　洋ほか．洞自動能，洞房伝導能に対するoverdrive suppressionの臨床的意義と自律神経系のoverdrive suppressionに及ぼす影響—洞結節電位記録法による検討．心電図 1996；16：360-8.
7) Rubenstein JJ, et al. Clinical spectrum of the sick sinus syndrome. Circulation 1972；46：5-13.
8) Josephson ME. Atrioventricular conduction, intraventricular conduction disturbances. In：Clinical Cardiac Electrophysiology：Techniques and Interpretations. 2nd edition. Lea & Febiger；1993. p.96-149.
9) 中田八洲郎．房室ブロック．早川弘一，比江嶋一昌編．臨床心臓電気生理学．改訂第3版．南江堂；2001．p.85-109.
10) Sumiyoshi M, et al. Clinical and electrophysiologic features of exercise-induced atrioventricular block. Am Heart J 1996；132：1277-81.
11) 戸叶隆司，住吉正孝．潜在性房室ブロックの診断と治療．カレントテラピー 1995；13：46-52.
12) 戸叶隆司ほか．一過性房室ブロック例におけるIa群抗不整脈剤静注による房室ブロック誘発に関する検討．心臓 1997；29：193-204.
13) 中里祐二，中田八洲郎．高度および完全房室ブロックにおける臨床電気生理学的検討．心臓ペーシング 1987；3：355-63.
14) 日本循環器学会．循環器病の診断と治療に関するガイドライン（2005年度合同研究班報告）：不整脈の非薬物治療ガイドライン（2006年改訂版）．http://www.j-circ.or.jp/guideline/pdf/JCS2006_kasanuki_h.pdf
15) 日本循環器学会．循環器病の診断と治療に関するガイドライン：循環器医のための心肺蘇生・心血管救急に関するガイドライン．Circ J 2009；73：1361-456.

期外収縮

福井　暁，髙橋尚彦

1. 心房期外収縮

Point!

- 有症候性や心機能低下の原因となるPACに対しては，β遮断薬，ベラパミル，ナトリウムチャネル遮断薬（心機能低下がない場合）を投与する．
- AFアブレーション時に，AFの起源となるPV以外から出現するPAC（non-PV foci）が誘発された場合，アブレーションを行う．

- 心房期外収縮（PAC）は，心房（肺静脈，上大静脈，冠状静脈洞を含む）および房室接合部を起源とする，主に異常自動能とトリガードアクティビティ（triggered activity）により出現する早期収縮と定義される．
- 弁輪周囲の心房筋は房室結節に類似した電気生理学的特性を有していると考えられており，トリガードアクティビティを機序としたPACが発生しやすく，アデノシンが有効であるとの報告もある[1]．

PAC：premature atrial contraction

1 薬物治療

- PACに対する治療介入の明確なコンセンサスはなく，一般的には有症候性や心機能低下の原因となるPACに対して薬物治療が行われる．
- 心機能低下がない例では，主にβ遮断薬，ベラパミル，ナトリウムチャネル遮断薬を使用する．ナトリウムチャネル遮断薬を使用する場合は，CAST Studyの結果を考慮して，ピルシカイニドなどの解離速度の遅いナトリウムチャネル遮断薬（slow kinetic drug）の使用はできるだけ避け，アプリンジンやプロパフェノンなどのintermediate kinetic drugを使用する．

CAST：Cardiac Arrhythmia Suppression Trial

- 心機能低下がある例では，β遮断薬を積極的に使用し，心房細動（AF）や心室頻拍など，その他の不整脈疾患を合併する場合はアミオダロンを低用量（50〜100 mg/日）から併用する．アミオダロンを使用する際は，肝障害，甲状腺機能低下や間質性肺炎などの副作用に十分注意し，アミオダロンの血中濃度とともに，甲状腺刺激ホルモン（TSH），甲状腺ホルモン（Free T3, Free T4）や間質性肺炎のマーカーであるKL-6を定期的に測定する．

AF：atrial fibrillation

TSH：thyroid stimulating Hormone

2 カテーテルアブレーション

- PACに対してカテーテルアブレーションを行う機会は少ないが，AF

期外収縮

❶ non-PV foci に対するアブレーション施行例

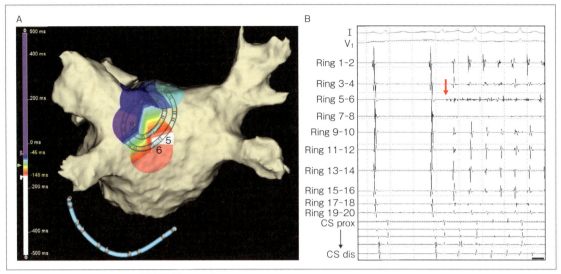

A：non-PV foci の activation（興奮順序）マップ．
B：リング型電極（Ring）の 5-6 番電極部から心房細動が誘発され，同部位の焼灼により（→）誘発不能となった．黒線（━）は 50 ms.

の起源となる，肺静脈（PV）以外から出現する PAC（non-PV foci）のアブレーションを行う場合がある．2017 HRS/EHRA/ECAS/APHRS/SOLAECE expert consensus statement on catheter and surgical ablation of atrial fibrillation では，non-PV foci アブレーションの推奨度はクラス IIa である[2]．

- ❶は持続性心房細動に心機能低下および心不全を合併した一例である．初回アブレーション時，左房に低電位領域（LVZ）がなく，non-PV foci も誘発されなかったことから，肺静脈前庭部隔離術のみを行った．術後 6 か月目に持続性心房細動として再発したため，再セッションを施行した．PV の再伝導は認められず，新たな LVZ の出現もなかった．イソプロテレノール負荷下に AF の誘発を行ったところ，3D マッピングシステムである EnSite™ NavX™ にて左房後壁を起源とする non-PV foci を認め（❶），同部の焼灼により心房細動が誘発不能となり，以降，再発なく経過している．
- non-PV foci を含めた AF アブレーションには，3D マッピングシステムが有用である．3D マッピングシステムは，リアルタイムで心内のカテーテル位置を正確に 3D 表示し，コンピュータディスプレイ上に心房を三次元的画像に再構築して，再構築像に対してカテーテルより得られた電位情報を投射することで頻拍の基質を可視化および頻拍中の興奮伝播を可視化するものである．
- Yamaguchi らは，3D マッピングシステムである EnSite™ Array™ を用いた解析で，non-PV foci の起源がとくに左房天蓋部および上大静脈に多いと報告している[3]．

PV：pulmoanary vein

HRS/EHRA/ECAS/APHRS/SOLAECE：Heart Rhythm Society/European Heart Rhythm Association/European Cardiac Arrhythmia Society/ Asia Pacific Heart Rhythm Society/ Sociedad Latinoamericana de Estimulación Cardíaca y Electrofisiología

低電位領域 (low voltage zone：LVZ)：左房 LVZ は，心房線維化を反映すると考えられており，PVAI（pulmonary vein antrum isolation）後の独立した再発因子であるだけでなく，LVZ のアブレーションにより再発を抑制できる可能性が報告されている．

2. 心室期外収縮

Point!

- 有症候性やPVCが総心拍数の20％を超える場合，β遮断薬，ベラパミル，ナトリウムチャネル遮断薬を投与する．
- PVCに対してのナトリウムチャネル遮断薬は，不活性化チャネル遮断薬である，リドカインやメキシレチンといったfast kinetic drugを使用する．
- アブレーションを考慮する場合は，12誘導心電図よりPVCの起源を推定する必要がある．
- PVCのアブレーションは，3Dマッピングシステムを使用し，最早期興奮部位を特定する．術中にPVCが出現しない場合は，ペースマッピングを行う．
- 左室流出路やaorta-mitral continuityより出現するPVCに対しては，経心房中隔にて左室にアプローチする方法が有用である．

- 心室期外収縮（PVC）とは，心室（肺動脈，大動脈冠尖を含む）を起源とした，基本周期よりも早期に出現する興奮と定義され，発生機序として，異常自動能，トリガードアクティビティ，リエントリーがある．
- 基礎心疾患がない例における心室期外収縮は，一般に予後は良いと考えられている．したがって，自覚症状がない，もしくは軽度の場合は，あえて治療を行う必要はない．まずは，肥満，睡眠障害（睡眠時無呼吸症候群の検索），アルコールやカフェインの過剰摂取などPVC出現を悪化させる生活習慣の改善を指導すべきである．
- 単形性のPVCのみ認める症例は心疾患を伴わない特発性のことが多く，逆に複数起源のPVCを認める症例は基礎心疾患を伴うことが多い．よって，複数起源のPVCを認める症例は心エコー検査や造影MRIなどを用いて心筋症の精査を行う．

PVC : premature ventricular contraction

1 薬物治療

- 動悸や胸部圧迫感などの症状が中等度または高度で，QOLが低下している場合や，PVCの数が総心拍数の20％以上の場合，薬物治療を行う．心機能低下がない例では，PACと同様にβ遮断薬，ベラパミル，ナトリウムチャネル遮断薬の順番で使用する．心房筋と比較して心室筋は不応期が長く，拡張期時間が短いため，ナトリウムチャネル遮断薬のうち，不活性化チャネル遮断薬である，リドカインやメキシレチンといったfast kinetic drugで効果が得られることが多い．
- 心機能低下がある場合は，PACと同様にβ遮断薬を使用し，無効であった場合はアミオダロンを導入する．
- 流出路起源のPVCは流出路に迷入するmyocardial sleeveが起源と考えられている（LVOTではRCCのほぼすべてとLCC前面にmyocardial sleeveが存在する）．多くがトリガードアクティビティを発生機序とし，イソプロテレノール負荷で促進され，アデノシン，ベラパミル，β遮断

QOL : quality of life

LVOT : left ventricular outflow tract
RCC : right coronary cusp
LCC : left coronary cusp

❷ Lown 分類

Grade 0	心室期外収縮なし
Grade 1	散発性（1個/分または30個/時間以内）
Grade 2	散発性（1個/分または30個/時間以上）
Grade 3	多形性（期外収縮波形の種類が複数あるもの）
Grade 4a	2連発
Grade 4b	3連発
Grade 5	短い連結期（R on T 現象）

❸ PVC アブレーションの適応[4]

クラス I	1. 心室期外収縮が多形性心室頻拍あるいは心室細動の契機になり，薬物治療が無効または副作用のため使用不能な場合 2. QOLの著しい低下または心不全を有する頻発性心室期外収縮で，薬物治療が無効または副作用のため使用不能な場合 3. 頻発性心室期外収縮が原因で心臓再同期療法（CRT）の両室ペーシング率が低下して十分な効果が得られず，薬物治療が無効または副作用のため使用不能な場合
クラス IIa	1. 心機能低下を伴うか，または器質的心疾患に伴う流出路起源の頻発性心室期外収縮 2. 流出路起源の頻発性心室期外収縮で，薬物治療が有効または未使用でも患者がカテーテルアブレーション治療を希望する場合

薬で抑制される．

- 急性心筋梗塞に伴う PVC は，致死性不整脈の心室頻拍や心室細動の引き金になることがある．治療は Lown 分類（❷）を参考にして，Grade 1 では経過観察，Grade 2～5 では心電図を注意深く連続監視し，危険性が高い PVC と判断された場合に抗不整脈薬静脈内投与を行う．虚血心筋では，膜電位が浅くなり，Na チャネルが不活性化状態にある心筋細胞が増加していると考えられており，不活性化状態に親和性の高いリドカインが有効な場合が多い．

❷ カテーテルアブレーション

- 日本のガイドラインでは，PVC に対するカテーテルアブレーションの適応は❸に示すとおりである[4]．主に特発性 PVC がターゲットとなるが，特発性 PVC の起源の半数以上が右室流出路であり，次いで冠尖起源を含めた左室流出路，乳頭筋，弁輪，Purkinje 起源などを含めた刺激伝導系となる．

- PVC のカテーテルアブレーションを検討する場合，12 誘導心電図から PVC の起源を事前に推定する必要がある．流出路起源の PVC は，移行帯が V_4 以降にある場合は右室流出路起源である可能性が高く（❹ A），逆に V_2 より前である場合は大動脈冠尖近傍起源の可能性が高い（❹ B）．また，右室流出路は左室流出路に対して左側にあることから，右室流出路起源の場合，aV_R 誘導に比して aV_L 誘導のほうが深いS波となることが多い．流出路起源 PVC の推定に Yoshida らが報告した方法が用いられることもある[5]．すなわち，洞調律時の移行帯と PVC 時の移行帯を比較し，移行帯が V_1 方向にずれる場合は左室側，V_6 方向にずれる場合は右室側が起源である可能性が高い．

- 流出路起源が予測される PVC のうち，aV_L 誘導が陽性となる場合は His 束近傍が起源である可能性がある（❹ C）．また，QRS の立ち上がりが緩やかな場合（pseudo Δ 波を伴う）や deflection index が 0.55 を超える場合は心外膜起源であることが多く，心内膜からの焼灼が困難な場合もある（❹ D）[6]．

deflection index：Q波-peak Rまでの時間(ms)/QRS時間(ms)．

❹ PVC の起源別 12 誘導心電図

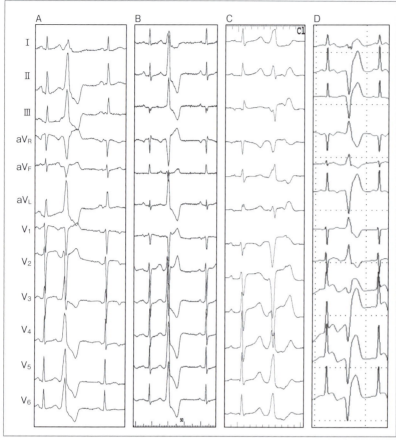

A：右室流出路起源，B：左室流出路起源，C：His 束近傍起源，D：心外膜起源．

❺ 僧帽弁輪起源心室不整脈の診断アルゴリズム[7]

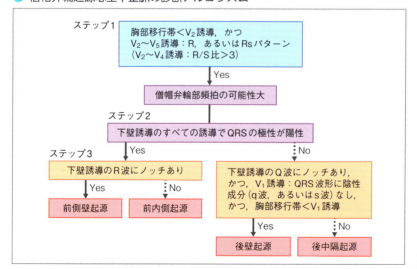

❻ 右室流出路起源 PVC のアブレーション

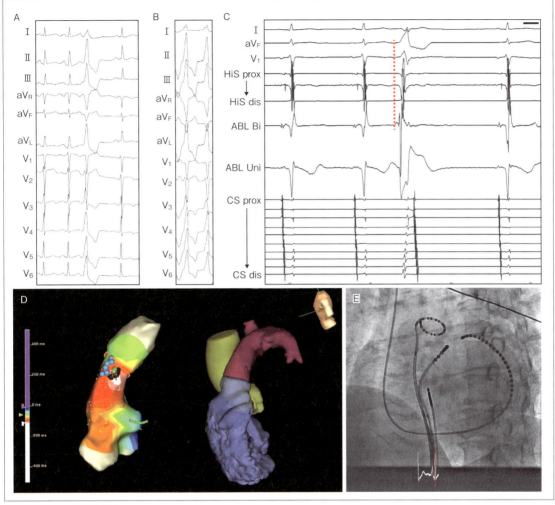

A：PVC の 12 誘導心電図．
B：最早期部位からの pace mapping にて perfect pace map となった．
C：QRS より 43 ms 先行し，pre-potential を伴う最早期部位にて通電を行い（…），以降誘発不能となった．黒線（━）は 100 ms．
D：PVC の activation（興奮順序）マップ．
E：通電時の X 線画像（右斜位 30°）．

- 僧帽弁輪周囲起源 PVC の推定には，Tada らの報告が参考になる（❺）[7]．しかし，心電図による PVC の起源の推定は必ずしも正しいわけではなく，単一の起源が複数の brake out site を有していることもあり，アブレーション前は患者に経大動脈や経心房中隔アプローチを行う可能性も事前に説明する必要がある．
- ❻は右室流出路起源 PVC のアブレーションを行った一例である．通電は，アブレーションカテーテルで記録される双極電位が QRS よりも 30 ms 以上先行し，pre-potential を伴う部位で行う．
- 起源を正確に同定するためには，術中に PVC が多く出現する必要がある．術中に PVC が出現しない場合，筆者らは①患者に運動してもらう，

❼ 左室流出路起源 PVC のアブレーション

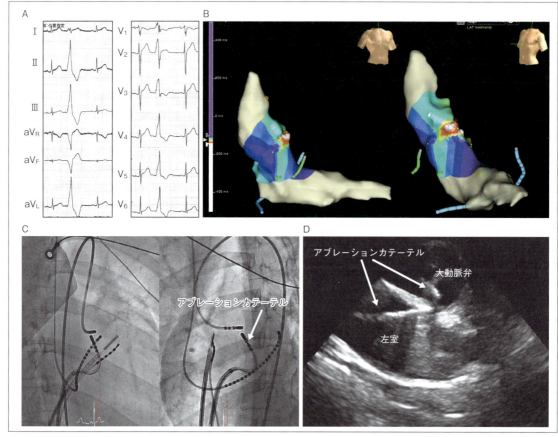

A：PVC の 12 誘導心電図．
B：PVC の activation（興奮順序）マップ．
C：通電時の X 線画像．経中隔アプローチにより通電を行った．
D：右室に挿入した心腔内超音波の画像．

②イソプロテレノール負荷（運動時やストレス時に多い場合），③フェニレフリン負荷（徐脈時に多い場合），④鎮静（睡眠中に多い場合）などを行い，誘発を試みている．

- 術中に PVC が出現しない場合は，ペースマッピングにて起源を推定し，good〜perfect pace map となる部位を焼灼する（❻）．この際に重要なのは，丹念にペーシングすることと，ペーシングの出力を極力低値とし，ペーシングにて捕捉する心筋量を抑えることである．

- 左室流出路や aorta-mitral continuity より出現する PVC に対しては，経心房中隔にて左室にアプローチする方法が有用である[8]．❼は大動脈弁-僧帽弁接合部起源の PVC に対してアブレーションを行った一例である．可変式シースを用いて経中隔アプローチを行うことで良好なコンタクトが得られ，PVC を根治させることに成功した．この際，心腔内超音波も有用である．

- 期外収縮に対するアプローチは，症例によりさまざまであり，テー

ラーメイドの治療を心がける必要がある．

● 引用文献

1) McGuire MA, et al. Atrioventricular junctional tissue. Discrepancy between histological and electrophysiological characteristics. Circulation 1996；94：571-7.
2) Calkins H, et al. 2017 HRS/EHRA/ECAS/APHRS/SOLAECE expert consensus statement on catheter and surgical ablation of atrial fibrillation. Heart Rhythm 2017；14：e275-444.
3) Yamaguchi T, et al. Characterization of non-pulmonary vein foci with an EnSite array in patients with paroxysmal atrial fibrillation. Europace 2010；12：1698-706.
4) 日本循環器学会．循環器病の診断と治療の関するガイドライン（2010年度合同研究班報告）：不整脈の非薬物治療ガイドライン（2011年改訂版）．
http://www.j-circ.or.jp/guideline/pdf/JCS2011_okumura_h.pdf
5) Yoshida N, et al. Novel transitional zone index allows more accurate differentiation between idiopathic right ventricular outflow tract and aortic sinus cusp ventricular arrhythmias. Heart Rhythm 2011；8：349-56.
6) Daniels DV, et al. Idiopathic epicardial left ventricular tachycardia originating remote from the sinus of Valsalva：Electrophysiological characteristics, catheter ablation, and identification from the 12-lead electrocardiogram. Circulation 2006；113：1659-66.
7) Tada H, et al. Idiopathic ventricular arrhythmia arising from the mitral annulus：A distinct subgroup of idiopathic ventricular arrhythmias. J Am Coll Cardiol 2005；45：877-86.
8) Ouyang F, et al. Ventricular arrhythmias arising from the left ventricular outflow tract below the aortic sinus cusps：Mapping and catheter ablation via transseptal approach and electrocardiographic characteristics. Circ Arrhythm Electrophysiol 2014；7：445-55.

心房頻拍／心房粗動

庭野慎一

- 心房頻拍，心房粗動は，心房を起源とする持続性頻拍であり，臨床的には突然動悸を発症する発作性上室頻拍の病態を呈する．本項では，心房頻拍，心房粗動の病態，機序，他の頻拍との鑑別，ならびにその治療について概説する．

1. 心房頻拍

Point!

- 心房頻拍は，心房筋の自動能亢進または限局的なリエントリー（マイクロリエントリー）を機序とする．
- 自動能亢進による心房頻拍は，発作開始時の warm-up 現象，停止時の cool-down 現象を呈する特徴がある．
- 自動能亢進による心房頻拍では，β遮断薬の有効性が高い．
- マイクロリエントリーによる心房頻拍では，Ia 群ないし Ic 群抗不整脈薬の有効性が高い．
- カテーテルアブレーションによる根治率は 90％を超えている．

- 心房頻拍は，心房内の限局的な起源から発生する頻拍であり，異所性自動能亢進によるものと，限局的なリエントリー（マイクロリエントリー）を機序とする場合がある．
- 自動能亢進は，右房側壁ないし心房中隔，あるいは左心房の肺静脈移行部に発生しやすい．これらの部位は，生理的に自動興奮能をもった細胞が迷入している場合が多いため，交感神経緊張などの刺激に応じて頻拍が発生しやすい．
- 心房頻拍の心電図は，一般にP波がQRS波に先行する long RP 型を呈する．P波は，異所性興奮の場合，洞調律とは異なった波形を呈する．頻拍中のP波は先行するT波と重なることが多く，確認しにくくなるため，P波を大きく記録しやすいII，III，aV_F，V_1誘導などで確認する（❶）．
- 薬物治療を考慮するために，頻拍機序の推定は重要である．頻拍開始時の warm-up 現象や停止前の cool-down 現象は頻拍機序が自動能亢進であることを示唆し，自動能亢進が交感神経刺激で賦活しやすいことから，β遮断薬の頻拍抑制効果が期待できる．
- リエントリーを機序とする頻拍では，頻拍開始時から停止までの周期

---

long RP型とlong PR型：発作性上室頻拍中の心房心室興奮時相により，P波はQRS波に対してさまざまな位置に記録される．P波がQRS波に先行する場合をlong RP型，P波がQRS波に追随する場合をlong PR型とよび，頻拍機序の鑑別に有用である．

warm-up現象とcool-down現象：リエントリーを機序とする頻拍が，開始から停止までほぼ一定の頻拍周期を示すのに対し，自動能亢進による頻拍は開始時に徐々に心拍数が上昇し，停止前に徐々に心拍数が低下する現象を示しやすく，各々warm-up現象，cool-down現象とよぶ．

心房頻拍/心房粗動

❶ 異所性自動能亢進による心房頻拍の心電図

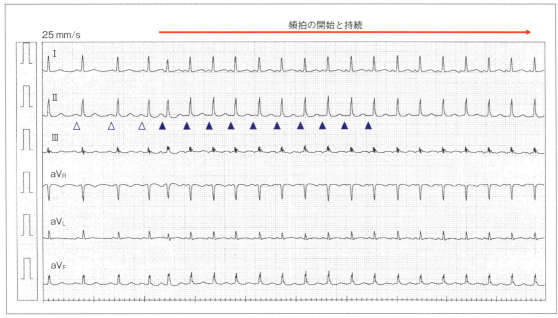

3拍の洞調律（△）の後に発生した心房期外収縮から心房頻拍が開始している．頻拍中の心房興奮（▲）は異所性であるため，洞調律のP波形とは異なっている．頻拍開始時には，緩やかな心拍上昇（warm-up現象）が認められ，頻拍の機序が自動能亢進であることを示唆している．頻拍中のQRS波形は一般に正常である．頻拍中のP波はしばしば判別困難だが，P波を判別しやすいII，III，aV_F誘導などでP波を確認すると，P波がQRSに先行するパターン（PR<RP：long RP型）を呈していることがわかる．このP波の時相によって，ほかの発作性上室頻拍と鑑別することができる．

長が一定であることが多い．リエントリーを機序とする頻拍では，Ia群，Ic群抗不整脈薬の効果が期待できる．

● 心房頻拍は，カテーテルアブレーションで90〜97％の根治を期待できる．ただし，頻拍起源が左房の場合には，心房中隔穿刺を要するため，セッション前に頻拍の起源を推測しておくことが重要である．体表面心電図におけるP波形から，異所性心房興奮起源を推定するアルゴリズムを❷に示した．判定の鍵となるのは，aV_L誘導，V_1誘導と下方誘導（II，III，aV_F誘導）である．判定にV_1を使う場合もあるが，V_1誘導には左房成分が反映しにくいため，aV_L誘導のほうがより鋭敏である．

● 心房頻拍は，症候性であることがリズム治療の前提となるが，症候に乏しくショートランを繰り返している場合でも，徐々に頻拍出現頻度が増加して，さらに心房細動へ移行していく場合がある．症候の軽い症例では，定期的にホルター心電図を繰り返すなどの定期チェックを行い，長期的な方針を検討していく必要がある．

心房期外収縮ないし心房頻拍のショートラン：心房期外収縮が数拍〜数秒間持続して自然停止する状態をショートランとよぶ．ショートランは繰り返し出現する場合が多く，機序は異所性自動能亢進が一般的である．ショートラン自体は直接的に症例の予後に影響しないが，経時的に心房細動に移行していく場合がある．

❷ 異所性心房興奮の起源予測アルゴリズム

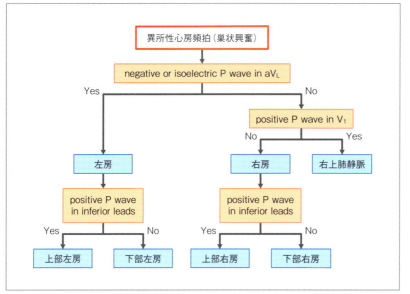

P波は異所性興奮起源から広がる興奮ベクトルを示すことを利用し，P波の極性から異所性起源を推定することができる．

2. 心房粗動

Point!

- 心房粗動は，心房内の安定した比較的大きなリエントリー（マクロリエントリー）を機序とする．
- 最も頻度の高い興奮旋回路は，右房自由壁と心房中隔を用い，三尖弁輪を旋回するもので，cAFLとよばれる．それ以外の興奮旋回をもつ場合は，ucAFLとよばれる．
- 心房粗動の興奮旋回は，心電図で基線の鋸歯状の振れとして記録される．これを粗動波（F波）とよぶ．
- 粗動波は，通常型ではII, III, aV_F誘導に明瞭な鋸歯状波を呈する．
- 心房粗動中の心拍数は，房室伝導に依存する．一般に，不規則な伝導を呈して心房細動様となるが，2：1伝導など伝導比が亢進すると，心拍数の早い頻拍となる．
- 心房粗動の停止には，Ia群ないしIc群抗不整脈薬の効果が期待できるが，有効性は必ずしも高くない．直流除細動を含めた停止処置を考慮するか，β遮断薬などで房室結節伝導を抑制し，心拍数低下を図る．
- カテーテルアブレーションによる根治率は95～97％に至る．

- 心房粗動は，心房内の比較的大きなリエントリー性興奮旋回を機序とする（マクロリエントリー）．心臓電気生理検査におけるマッピングにより，その興奮旋回路を同定できる．
- 心房粗動の規則正しい興奮旋回は，心電図では基線の規則正しい鋸歯状の振れとして記録される．これを粗動波（F波：flutter wave）とよぶ（❸）．
- 興奮旋回路として最も頻度が高いのは，右房自由壁と心房中隔を使い，三尖弁輪周辺を旋回する回路で，これを通常型心房粗動（cAFL）とよ

cAFL：common atrial flutter

❸ 通常型反時計方向回転の心房粗動の心電図

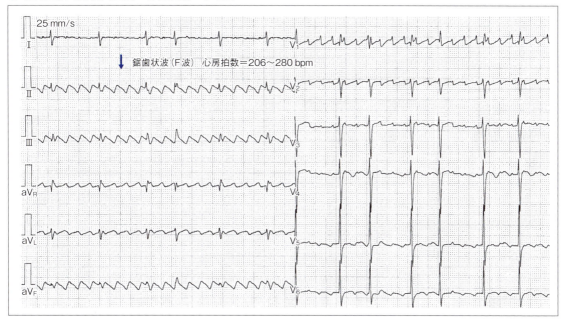

基線にP波が認められず，F波が認められる．cAFLは，右房自由壁と心房中隔を回路に含み，三尖弁の周囲を興奮が旋回する比較的大きなリエントリー回路を有するため，心房拍数は遅めである．典型的なF波は，II，III，aV_F誘導に認められ，ほかの誘導では，疑似的に基線部分を認める心房波形を呈するため，心房頻拍と鑑別を要する．F波は，反時計方向回転の心房粗動では下向きに棘の波形を呈する．QRS波形は一般に正常だが，心室興奮は房室結節の伝導に依存し，RR間隔が不整になる場合が多い．

❹ 通常型反時計方向回転の心房粗動のリエントリーの模式図

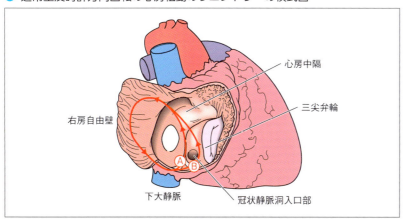

心房の不応期は短いため，リエントリー回路が大きいほどリエントリーは安定する．cAFLは心房粗動の中で最も頻度が高く，その興奮は右房自由壁-心房中隔を含んで，三尖弁周囲を旋回する．図は反時計方向回転の興奮伝達路を矢印（➡）で示している．旋回興奮波は，冠状静脈洞入口部の左右（Ⓐ，Ⓑ）いずれをも通りうるが，必ず下大静脈-三尖弁間の心房筋を通るため，この部位（下大静脈三尖弁間狭路〈CTI〉）を線状にアブレーションすることで，cAFLは根治できる．

ぶ（❹）．興奮旋回方向は2種類あるが*，反時計方向回転（右房自由壁を下行，中隔を上行）の頻度が高く，下壁誘導の粗動波は下向きに棘となる（❸）．時計方向回転の場合は粗動波の極性も逆となる．

*通常型心房粗動の興奮旋回方向は同じ三尖弁周辺旋回の回路でも，尾側（心尖部側）からみて，時計方向回転と反時計方向回転の2種類がある．

❺ 通常型反時計方向回転心房粗動の 2：1 伝導の心電図

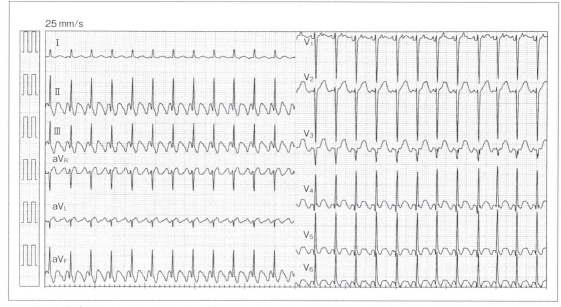

房室結節の伝導が亢進した状態では，房室結節が 2：1 以上の伝導比で興奮を伝導することがあり，心室拍数は著しく上昇する．図は心房拍数 280/分の心房粗動の 2：1 伝導を示しており，心室は 140/分の頻拍を呈している．QRS 波形が，regular narrow QRS 頻拍を呈するため，ほかの機序による発作性上室頻拍との鑑別が必要になる．F 波の存在に着目することで鑑別は比較的容易であるが，F 波が視認しにくい症例では，T 波と判別が困難になる場合がある．

- 粗動波の周期長は回路の大きさに依存する．最も大きな回路をもつ cAFL の場合，心房拍数は 240〜280 bpm，それ以外の小さな回路による場合は 280〜340 bpm 程度となる．非通常型心房粗動（ucAFL）の回路は，心房のさまざまな解剖学的障壁の周辺に形成されうる．開心術後の瘢痕を有する症例では，瘢痕を巻き込んだ複雑な回路を形成することがある（incisional flutter）．
- 心房粗動中の心室拍数（心拍数）は，房室結節の伝導に依存する．一般に房室結節が不規則に伝導を抑制するため，RR 間隔は不整となり，心房細動様になる（❸）．伝導比が固定すると，一見規則正しい心拍を呈する．2：1 伝導では，心房拍数の半分の心拍となるため，ほかの機序による発作性上室頻拍との鑑別が重要となる（❺）．1：1 伝導は特殊な状況で起こりうるが，著しい頻拍を呈するため，緊急な停止を必要とする場合が多い．
- 心房粗動に対する薬物治療は，房室結節伝導抑制による心拍数調節と，リエントリー停止による頻拍停止が目標となる．心拍数調節には，β遮断薬やカルシウム拮抗薬が適している．心房粗動のリエントリー回路は一般に興奮間隙が大きいため，III 群抗不整脈薬による不応期延長作用は停止を期待しにくい．Ia 群ないし Ic 群抗不整脈薬によるリエントリー興奮の伝導途絶作用は頻拍停止を期待できるが，伝導速度が落ちるのみでリエントリーが停止しない場合は，逆に 1：1 房室伝導を招来し

ucAFL：uncommon atrial flutter

incisional flutter：手術瘢痕に伴う心房粗動．開心術の既往例など，心房筋に手術瘢痕のある症例では，瘢痕部を興奮旋回の中心に含んだ複雑なリエントリー回路をもつ心房粗動を呈することがある．一般に，三次元マッピングなどを用いた詳細な解析によってアブレーションを行う必要がある．

心房粗動の 1：1 伝導：交感神経過緊張による房室結節伝導亢進や，I 群抗不整脈薬による粗動時心房拍数低下に伴って 1：1 の房室伝導を認める場合がある．著しい心拍上昇をきたし，血行動態が悪化する可能性があるため，直流除細動を含めたすみやかな処置が必要となる．

- て重症化することがある(奇異性心拍数上昇).抗不整脈薬による停止を試みる場合は,常に直流除細動も準備しておく必要がある.
- 発作性の心房粗動に対する薬物による予防治療は,有効性が限定的であり,カテーテルアブレーションの成績が良好であるため,推奨されない.
- 心房粗動のリエントリー回路は安定しているため,適切な部位を選べば比較的限局的なカテーテルアブレーションで根治を期待できる(95%以上の根治率).cAFLは,下大静脈-三尖弁輪間を必須とする回路であるため,同部位を線状にアブレーションすれば根治を期待できる.この部位を,下大静脈三尖弁間狭路とよぶ.
- ucAFLの伝導路は,さまざまな解剖学的構造物を旋回の中心にしている可能性があり,その回路の詳細は三次元マッピングなどを用いて詳細に検討する必要がある.特定の部位が,頻拍回路に必須であるか否かの鑑別には,頻拍中の頻回刺激(エントレインメント)後の復元周期で判定できる(エントレインメントマッピング).
- 臨床的に数日以上持続した心房粗動は,心房細動と同様に心内血栓を形成しうるため,抗凝固療法など適切な塞栓症予防を要する.

参考文献

- Lipman BS, et al. General comments of interpretation. In: Lipman M, et al. Clinical Electrocardiography. 7th edition. Year Book Medical Publishers; 1984. p.326-75.
- Khan MG. The P wave. In: Kahn MG. Rapid ECG Interpretation. 2nd edition. Saunders; 2003. p.89-94
- 庭野慎一. P波の成り立ちと,波形の特徴が示すもの. レジデント 2014;7:6-11.
- Tang CW, et al. Use of P wave configuration during atrial tachycardia to predict site of origin. J Am Coll Cardiol 1995;26:1315-24.

奇異性心拍数上昇:心房粗動でI群抗不整脈薬を用いて,興奮伝導速度が落ちた場合,心房拍数は減少するが,逆に,より高比率での房室伝導を可能にして心拍数を上昇させる場合があり,これを奇異性心拍数上昇とよぶ.

下大静脈三尖弁間狭路:通常型心房粗動の必須伝導路はcavo-tricuspid isthmus (CTI)とよばれる(❹).

エントレインメントマッピング(entrainment mapping):エントレインメント後の復元周期による頻拍回路の解析を行う手法.刺激部位がリエントリー回路に必須の部位である場合,エントレインメント後の復元周期は頻拍周期に一致する(誤差20 ms以内).これを利用して,特定部位が頻拍回路に必須であるか否かを判定できる.

心房細動

山根禎一

- 数ある不整脈の中でも心房細動はその治療が難しいといわれている．その一番の原因は心房細動という病気および患者の多様性にある．
- 心房細動の原因は加齢，飲酒，ストレスから心疾患や内分泌疾患までバリエーションに富んでいる．患者は一人ひとり症状が異なり，強い動悸や胸痛を訴える人からまったくの無症状の患者までさまざまである．そして進行性疾患である心房細動は，進行の軽い発作性心房細動から高度に進行した長期持続性心房細動まで多様な進行状況で発見され，進行度によって治療法も変わってくる．
- 本項ではこのように複雑な臨床像を呈する心房細動に対して，薬物治療と非薬物治療をどのように使い分けるべきであるのかを，両者の現状を含めて紹介する．

1. 心房細動に対する薬物的洞調律維持法

Point!

- 器質的心疾患（肥大心，不全心，虚血心）のない場合にはIa群またはIc群のナトリウムチャネル遮断薬を用いる．
- 器質的心疾患のある場合にはIII群抗不整脈薬（アミオダロンまたはソタロール）を用いる．
- 薬物による長期的洞調律維持率は，高くても50％程度と低い．
- 薬物使用下にも心房細動の進行を抑制することは困難であり，14年間で発作性心房細動の77％が慢性化したというデータもある．

1 薬物的洞調律維持の方法

- ❶に日本循環器学会から発表されている心房細動治療（薬物）ガイドライン（2013年改訂版）に示されている心房細動の再発予防法を示す[1]．器質的心疾患のない場合に洞調律維持を目指すのであれば，Ia群またはIc群抗不整脈薬を使用し，十分な効果が得られない場合にはカテーテルアブレーションを選択する．器質的心疾患のある場合にはアミオダロンまたはソタロールといったIII群抗不整脈薬を使用し，やはり効果不十分な場合にはカテーテルアブレーションを考慮する．
- このガイドラインでは薬物治療が不十分な場合に非薬物治療を選択するという非常にオーソドックスな治療方針が示されているが，残念なが

❶ 心房細動再発予防法[1]

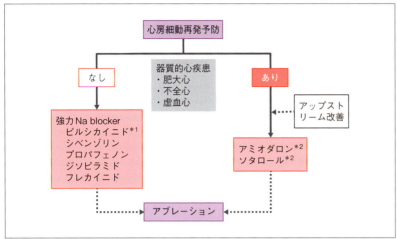

点線は考慮を要する部分．
Na blocker：Na チャネル遮断薬．
＊1：Naチャネル遮断薬以外に，持続性心房細動の除細動がベプリジルで成功した場合には同剤を再発予防に使用することもある．アミオダロンやソタロールも除細動後の持続性心房細動の再発予防に有効なことがある．
＊2：アミオダロンは肥大型心筋症か心不全に伴う心房細動以外の例には保険適応が認められていない．ソタロールは虚血性心疾患に伴う心房細動の再発予防に効果を示すが，保険適応は認められていない．またベプリジルやアプリンジンが心機能低下例において有効とする報告もある．

らこれをみてもどの程度の患者が薬物治療では不十分なのか，という現実的な判断はみえてこない．

❷ 薬物治療の限界

- かつて心房細動の治療法が薬物治療のみであった時代，抗不整脈薬のいくつもの種類を手を変え品を変えながら使用することで何とか洞調律を維持しようと試みていた時代があった．そのようにして洞調律を維持することが心房細動患者の病状および予後を改善し，患者のためになると信じられていたからこそ，そのような治療が行われていたわけであるが，この仮説は，その後多くの大規模研究の結果によって否定されている．

- 代表的な AFFIRM 研究では心房細動患者をリズムコントロールとレートコントロールの2群に分けて5年間の予後を比較しているが，両群間に有意差は認められないばかりか，リズムコントロール群のほうがやや予後が悪いという結果であった[2]．このタイプの研究に例外なく共通しているのはリズムコントロール群の患者における洞調律維持率の低さであり，AFFIRM 研究においても洞調律維持率は半分程度となっている（多くの症例で強力な抗不整脈作用を有するアミオダロンを使用しているにもかかわらず）．洞調律を維持しようとしているのに維持できていない患者が約半数，というのでは予後改善効果が認められないのも無理からぬ結果といわざるをえない．実際，洞調律が結果的に維持できた患者では予後改善効果が得られていることから，洞調律維持に意味があることは明らかなのであるが，抗不整脈薬はそれを十分に実現できるツールではないというのが，AFFIRM 研究をはじめとする同様の研究の解釈ということができる[2]．

- 薬物治療の限界を示すほかのエビデンスとして，抗不整脈薬を使用した条件下で発作性心房細動患者がどうなっていくのかを調査した研究結

AFFIRM：Atrial Fibrillation Follow-up Investigation of Rhythm Management

果が日本から出されている．その結果では，14年間という長い経過の中で，発作性心房細動の実に77％が持続性心房細動へと進行していることが示されている[3]．つまり抗不整脈薬は心房細動の進行を抑制できないことを示す結果であり，ここからも抗不整脈薬のもつ大きな限界が見て取れる．

2. 心房細動の非薬物治療（カテーテルアブレーション）

Point!

- 心房細動のカテーテルアブレーション治療は2000年の肺静脈隔離術の開発から実現した．
- 肺静脈前庭部周囲を高周波通電によって焼灼し，肺静脈内心筋を左心房から電気的に隔離することが治療の基本である．
- 近年ではバルーンカテーテルを用いて冷凍凝固または加熱焼灼する方法が広く普及してきている．
- 持続性心房細動へと進行した症例においては心房内への治療が必要となるが，長期的根治率は約6割程度と低い．

1 カテーテルアブレーション治療の実際

- 長い間不治の病であった心房細動がカテーテル手技によって根治可能となったのは，2000年にHaïssaguerreらによって肺静脈隔離術が開発されたことが出発点といえる[4]．彼らは1998年に心房細動発作の大部分が肺静脈起源の期外収縮を契機として発生することを突き止め，その2年後には期外収縮発生の温床である肺静脈内心筋を左心房から電気的に隔離するカテーテル手技を開発し，肺静脈隔離術と名づけた[4]．この手技は，理論と密接に関係している（理に叶っている）こと，手技がシンプルかつ容易であることから瞬く間に世界中に普及し今や心房細動治療の根本をなす治療となっている．
- 開発当初から施行されているのは肺静脈前庭部において高周波通電を繰り返し行うことで左房・肺静脈間の電気的交通を遮断する方法であるが（❷A～D），近年では肺静脈入口部でカテーテル先端のバルーンを膨張させ，接した部位を冷凍凝固する方法や，高周波で熱したバルーンを接触させて焼灼する方法など，肺静脈周囲を1回の処置で電気的隔離できるデバイスが普及し，手技の難易度を下げることで心房細動根治術の普及に大きく寄与している（❷E, F）．
- 以上の肺静脈隔離術は，原則的に発作性心房細動（および比較的進行の軽い持続性心房細動）に対して行われる手技であり，それよりも進行した心房細動に対する効果は十分ではない．進行することによって心房細動の原因が肺静脈から左心房全体へと拡散してしまうことがその理由であり，より広い範囲に対して治療を行う必要があるためである．
- 心房内の細動基質への攻略法として，心房内線状焼灼法，心房内複雑

❷ 肺静脈隔離の各種術式

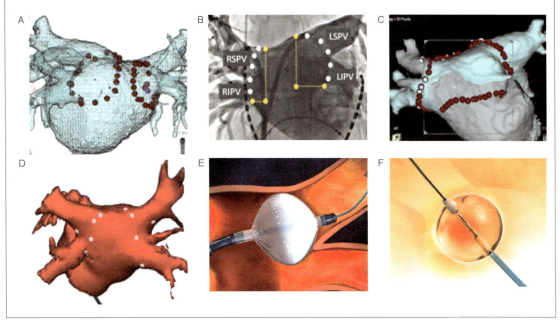

A～D：高周波カテーテルアブレーションによる肺静脈隔離術.
A：解剖学的指標に基づく広範囲肺静脈周囲アブレーション，B：解剖学的指標と電気生理的指標を組み合わせた広範囲同側肺静脈同時隔離法(EEPVI)，C：BOX隔離術，D：電位指標による静脈前庭部隔離術(PVAI)，E：クライオバルーンアブレーション，F：ホットバルーンアブレーション.

電位焼灼法（CFAE焼灼），自律神経節（GP）焼灼法，ドライバー（ローター）アブレーション法などが開発されているが，それらを併用しても，長期持続性心房細動に対する長期的根治率は6割程度と十分とはいえないのが現実である[5]．進行性疾患である心房細動は進行の軽いうちに根治的治療をすることが基本であると再認識する必要がある．

CFAE：complex fractionated atrial electrogram
GP：ganglionated plexi

2 心房細動の非薬物治療は患者の予後を改善するのか？

■ 心房細動に対する薬物治療とアブレーション治療の洞調律維持効果の比較

発作性心房細動に対する薬物治療とアブレーション治療の効果を前向き無作為割付試験にて検討したものは数多く発表されているが，その中の代表的試験として知られているA4研究の結果を示す（❸）[6]．1年間の観察期間において，薬物治療の洞調律維持率が23%であったのに対して，アブレーション治療では89%と有意差をもってはるかに高い洞調律維持率が得られていた．

■ 高い洞調律維持率が得られるアブレーション治療による心房細動患者の予後改善効果

❹はスウェーデン患者登録データベースより抜き出した361,913人の心房細動症例を対象とした．プロペンシティスコアマッチングを用いて最終的にアブレーション群と薬物治療群の2,496人ずつを比較検討した

❸ A4研究[6]

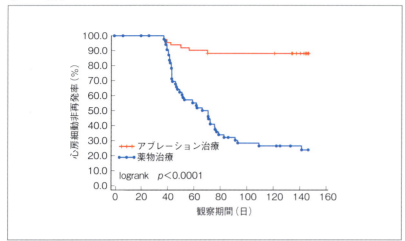

薬物治療と比して非薬物治療（高周波カテーテルアブレーション）において高い洞調律維持効果が認められた．

❹ スウェーデンヘルスレジストリにおける心房細動の薬物治療と非薬物治療の予後比較研究[7]

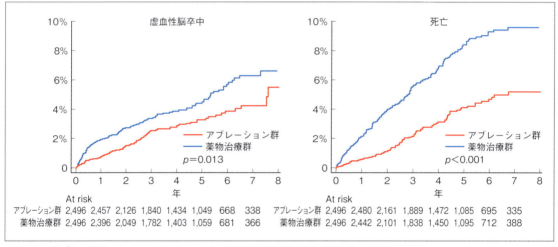

カテーテルアブレーションは，虚血性脳卒中発生率，死亡率ともに薬物治療よりも良好な経過であった．

ところ，平均観察期間4.4年において，虚血性脳卒中はアブレーション群78人に対して薬物治療群112人と有意にアブレーション群で少なく，死亡もアブレーション群で88人，薬物治療群で184人と前者で有意に少なかった．多変量解析の結果では，アブレーション手術を行うことが虚血性脳卒中と死亡を有意に減少させることが示された[7]．このように，根治を目指して治療を行う非薬物治療では，高い洞調律維持効果が予後改善にまで反映されることが明らかになりつつあり，今後の心房細動の治療方針に大きな影響を与えると考えられる．

■心不全患者における薬物治療と非薬物治療の比較検討

薬物治療時代の試験であるAF-CHF試験では，心不全を伴う心房細動症例に対して，リズムコントロールとレートコントロールの効果を比

AF-CHF : Atrial Fibrillation and Congestive Heart Failure Trial

較し，両群間に予後の差は認められなかったと報告している[8]．しかし近年，心不全を伴う心房細動に対して，薬物的リズムコントロールとカテーテルアブレーション治療の両群間で予後が異なるか否かに関する報告が出され，(AATAC試験)[9]．アミオダロンを用いた薬物治療群での洞調律維持率が34％であったのに対してアブレーション群では70％の患者において洞調律が維持されていた．その結果として，2年間の観察期間中の死亡率は薬物治療群で18％であったのに対してアブレーション群では8％と有意に低い結果であった[9]．

AATAC：Ablation versus Amiodarone for Treatment of persistent Atrial Fibrillation in Patients with Congestive Heart Failure and an Implanted Device

3. おわりに

● 心房細動患者に対する薬物治療と非薬物治療（カテーテルアブレーション）の現状および両者の関係について概説した．当初，非薬物治療は薬物治療が効果不十分な特殊症例に限って選択される治療法であったが，現在ではその立場は逆転しつつある．心房細動はできるだけ早期発見に努め，早期段階のうちにカテーテルアブレーションで根治させることが最も望ましい．そしてカテーテルアブレーションの適応のない症例（高齢者，高度進行例，本人非希望など）や，カテーテルアブレーションのみでは効果不十分な症例において，薬物治療（リズムコントロールおよびレートコントロール）を選択することが現在の主流といえるであろう．

● 引用文献

1) 日本循環器学会．循環器の診断と治療に関するガイドライン（2012年度合同研究班報告）：心房細動治療（薬物）ガイドライン（2013年改訂版）．http://www.j-circ.or.jp/guideline/pdf/JCS2013_inoue_h.pdf
2) Wyse DG, et al. A comparison of rate control and rhythm control in patients with atrial fibrillation. Atrial Fibrillation Follow-up Investigation of Rhythm Management (AFFIRM) Investigators. N Engl J Med 2002；347：1825-33.
3) Kato T, et al. Progressive nature of paroxysmal atrial fibrillation. Observations from a 14-year follow-up study. Circ J 2004；68：568-72.
4) Haïssaguerre M, et al. Electrophysiological breakthroughs from the left atrium to the pulmonary veins. Circulation 2000；102：2463-5.
5) Brooks AG, et al. Outcomes of long-standing persistent atrial fibrillation ablation：A systematic review. Heart Rhythm 2010；7：835-46.
6) Jaïs P, et al. Catheter ablation versus antiarrhythmic drugs for atrial fibrillation：The A4 study. Circulation 2008；118：2498-505.
7) Friberg L, et al. Catheter ablation for atrial fibrillation is associated with lower incidence of stroke and death：Data from Swedish health registries. Eur Heart J 2016；37：2478-87.
8) Roy D, et al. Rhythm control versus rate control for atrial fibrillation and heart failure. N Engl J Med 2008；358：2667-77.
9) Di Biase L, et al. Ablation versus amiodarone for treatment of persistent atrial fibrillation in patients with congestive heart failure and implanted device：Results from the AATAC multicenter randomized trial. Circulation 2016；133：1637-44.

発作性上室頻拍/早期興奮症候群

山内康照

- 発作性上室頻拍の約90％は，WPW症候群に伴う房室リエントリー性頻拍（AVRT），もしくは房室結節リエントリー性頻拍（AVNRT）である．アブレーション技術の進歩によって両頻拍ともカテーテルアブレーションでほとんど根治可能であるため，有症候性の場合にはアブレーション治療が第一選択治療として用いられることが多い．
- 薬物治療の最大の意義は発作の停止であり，アブレーションを希望しない例やアブレーションが不成功に終わった例には，抗不整脈薬による発作の予防治療が行われる．

WPW：Wolff-Parkinson-White
AVRT：atrioventricular reentrant tachycardia
AVNRT：atrioventricular nodal reentrant tachycardia

1. 薬物治療

Point!

- 発作性上室頻拍が持続し動悸や胸部不快感などの症状を生じる場合，息こらえや頸動脈洞マッサージなどの迷走神経緊張による停止を試みる．無効な場合には，ATPやカルシウムチャネル遮断薬（ベラパミルやジルチアゼム）を試みる．
- ATPやベラパミルで頻拍が停止しない場合やすぐ再発するような場合にはナトリウムチャネル遮断薬を用いる．
- カルシウムチャネル遮断薬は，血圧低下例や左室機能低下例，心房細動の既往のある顕性WPW症候群には使用を控える．
- 発作頻度が低く，発作時の血行動態は安定しているが自覚症状が強い例では，発作時に患者自らが抗不整脈薬を頓服して発作を停止させるpill in the pocket療法を試みる．
- 血行動態が悪い場合には，DCショックの準備を行ったうえで抗不整脈薬を試みる．
- 偽性心室頻拍が疑われる場合には，ジゴキシンやカルシウムチャネル遮断薬は禁忌であり，ナトリウムチャネル遮断薬の静注を行う．
- 抗不整脈薬による発作予防は第二選択治療である．
- 顕性WPW症候群においては，ナトリウムチャネル遮断薬やカリウムチャネル遮断薬が第一選択薬となる．
- 洞調律時デルタ波を有しない潜在性WPW症候群によるAVRTやAVNRTにおいては，β遮断薬，カルシウムチャネル遮断薬，ジゴキシンが第一選択薬となる．
- 抗不整脈薬の経口投与による再発予防効果は60～75％であり，再発した場合にはカテーテルアブレーションが勧められる．

1 発作の停止

■ QRS幅の狭い頻拍（順方向性AVRT，AVNRT）

　発作性上室頻拍が持続し動悸や胸部不快感などの症状を生じる場合，とくに血行動態の悪化（収縮期血圧≦80 mmHg，肺水腫など）や狭心症発作などを生じている場合にはすみやかに頻拍を停止させる必要がある．緊急的な発作停止の必要がない場合には，迷走神経反射や抗不整脈薬による停止を試みる．

　迷走神経緊張：迷走神経反射は，息こらえ（Valsalva手技）や頸動脈洞マッサージ＊などが有効なことがあるが，有効性はValsalva手技で54％，頸動脈洞マッサージで15％程度である．

　ATP，カルシウムチャネル遮断薬：迷走神経緊張が無効な場合には，房室結節伝導を抑制するATP（10 mgをワンショット静注し，無効なら10 mgずつ漸増し最大40 mgまで），あるいはカルシウムチャネル遮断薬（ベラパミル5 mgやジルチアゼム10 mgを5分前後でゆっくり静注）を試みる[1]．AVRTやAVNRTなどの上室頻拍の停止率は，ATPでは100％，ベラパミルでは94％と有効性が高い．

　ナトリウムチャネル遮断薬：AVRTでは副伝導路自体の伝導抑制や不応期延長作用をもたらすナトリウムチャネル遮断薬も有効であるが，頻拍の停止率は40〜60％程度である．しかし，ATPやベラパミルで頻拍が停止しない場合や，すぐに頻拍が再発するような場合にはナトリウムチャネル遮断薬の追加投与は非常に有効である．

　カルシウムチャネル遮断薬：カルシウムチャネル遮断薬は，血圧低下例や左室機能低下例，心房細動の既往のある顕性WPW症候群には使用を控える．

　pill in the pocket療法：発作頻度が低く，発作時の血行動態は安定しているが自覚症状が強い例では，継続的な抗不整脈薬内服による予防の代わりに，発作時に患者自らが抗不整脈薬を頓服して発作を停止させる対応（pill in the pocket）もある．ベラパミルやピルシカイニドなどの頓服が有効であるが，あらかじめ有効性と安全性を確認したうえで試みる必要がある．

■ QRS幅の広い頻拍（逆方向性AVRT，変行伝導を伴う順方向性AVRTもしくはAVNRT）

　心室頻拍が否定的で上室頻拍が強く疑われる場合には，カルシウムチャネル遮断薬やナトリウムチャネル遮断薬が使用される．血行動態が悪い場合には心室頻拍を疑い，薬物治療を試みる場合には必ずDCショックの準備を整えてから行う．

■ 偽性心室頻拍（心房細動合併の顕性WPW症候群）

　偽性心室頻拍が疑われる場合には，房室伝導を抑制するジゴキシンやカルシウムチャネル遮断薬は副伝道路の不応期を短縮して心拍数を増大

＊頸動脈の血管雑音のないことを確認し，まず右側から試みて，無効なら左側を試みる．

ATP：adenosine triphosphate

DC：direct current

させ心室細動を惹起する可能性があるため禁忌であり，副伝導路の抑制作用を有するナトリウムチャネル遮断薬の静注を行う．

2 再発予防

- 現在では，抗不整脈薬による再発予防は第二選択治療である．
- 顕性WPW症候群においては，AVRTから心房細動への移行が懸念されるため，前述のとおりジゴキシンやカルシウムチャネル遮断薬の予防的投与は禁忌であり，ナトリウムチャネル遮断薬やカリウムチャネル遮断薬が第一選択薬となる．
- 洞調律時デルタ波を有しない潜在性WPW症候群によるAVRTやAVNRTにおいては，房室結節の伝導抑制効果があるβ遮断薬，カルシウムチャネル遮断薬，ジゴキシンが第一選択薬となり，ナトリウムチャネル遮断薬やカリウムチャネル遮断薬は第二選択薬である．
- QRS幅の狭い上室頻拍の中にはAVRTやAVNRTのみでなく，心房頻拍や洞房結節リエントリー性頻拍も含まれるが，それらを心電図のみで鑑別することは難しい．洞房結節リエントリー性頻拍であればβ遮断薬やカルシウムチャネル遮断薬の効果が期待でき，自動能を機序とする心房頻拍ではβ遮断薬が有効であり，リエントリー性心房頻拍では心房の不応期延長や伝導時間延長作用のあるカリウムチャネル遮断薬やナトリウムチャネル遮断薬が有効である．
- QRS幅の狭い上室頻拍で鑑別がつかない場合には，β遮断薬やカルシウムチャネル遮断薬を使用し，効果がない場合にはナトリウムチャネル遮断薬やカリウムチャネル遮断薬に切り替えるのがよい．
- 抗不整脈薬の経口投与による再発予防効果は60～75％とされているため，再発した場合にはカテーテルアブレーションが勧められる．

2. 非薬物治療― WPW 症候群

> **Point!**
> - WPW 症候群のアブレーション成功率は 99％程度まで上昇している．
> - アブレーションに難渋する症例では，副伝導路の心房あるいは心室付着端が比較的広範囲に存在する multi-component 型のものや，複数副伝導路を有するもの，斜走するもの，心外膜側を走行するものなどがある．
> - 前中隔副伝導路の場合，房室ブロックなどのリスクが高く，His 束近傍で焼灼せざるをえない場合には，なるべく心室側でのアブレーションを行う．
> - 前中隔副伝導路の症例では，大動脈無冠尖や右冠尖からの通電が有効な場合がある．
> - 後中隔副伝導路の症例では，冠静脈洞内や middle cardiac vein や，まれに冠静脈洞憩室内での焼灼が必要となる症例もあり，難渋した場合には冠静脈洞造影を行い形態評価する．
> - 右側自由壁副伝導の場合，カテーテルの固定の良否がアブレーションの成否の鍵となるため，ロングシースを使用し三尖弁輪への固定を良好にする．
> - 左側自由壁の副伝導路で治療に難渋する場合は，副伝導路が斜走していたり，CS musculature の電位が混在して心房の最早期興奮部位の認識が難しい場合などである．
> - 経大動脈アプローチが困難な場合は，経中隔アプローチに切り替える．

- アブレーション機器の進歩に伴って，WPW 症候群のアブレーション成功率は格段に向上し，現在の根治率は 99％程度まで上昇している．より深部まで焼灼可能なイリゲーション機能付きカテーテルの登場や，先端可動型のロングシースが使用可能となったことなどが成功率向上に寄与している．
- 近年では，房室ブロックのリスクが高い His 束近傍の右前中隔起源副伝導路に対しても，クライオアブレーションカテーテルを用いることにより，さらに安全なアブレーション治療が可能となっている．
- アブレーション至適部位の決定には以下の特徴を満たすことが望ましい[2]．①最短局所房室あるいは室房伝導時間，②弁下アプローチの場合には十分な心房波が，弁上アプローチの場合には十分な心室波が記録されること，③顕性 WPW 症候群の場合には単極誘導で P-QS パターンを呈すること，④カテーテル固定が良好で安定した局所電位が得られることなどである（❶）＊．
- 通電開始 10 秒以内に心電図あるいは心内電位において副伝導路伝導の途絶が認められれば，さらに 20〜50 秒間の通電を追加する．
- 一般に，至適通電部位にカテーテルを留置しても完全離断が得られない場合，問題となるのはカテーテルが弁輪部に十分近接していないことが多い．弁下アプローチの場合は心房電位が，弁上アプローチの場合は心室電位が十分に記録できるようカテーテルを弁輪部に近づけることが肝要である．またアブレーションに難渋する症例では，副伝導路の心房

＊無症候性 WPW 症候群のなかには初回発作で突然死をきたす症例もあり，デルタ波が終始出現している顕性 WPW 症候群の症例においては，心臓電気生理検査を積極的に行い副伝導路の有効不応期を測定し，それが 250 ms 未満の場合はカテーテルアブレーションを行い根治させることが勧められる．とくにパイロットなどの危険度の高い職業に従事している場合は，無症状であっても心臓電気生理検査により副伝導路の不応期を測定しハイリスク群を同定する．

第3章　不整脈を治す—薬物治療と非薬物治療

❶ 右側自由壁起源の顕性 WPW 症候群に対するカテーテルアブレーション

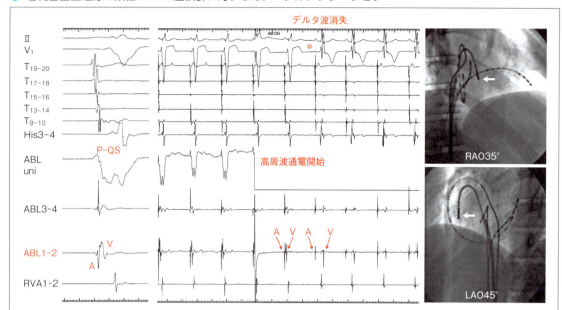

アブレーションカテーテル先端の単極電位は P-QS パターンを呈し，双極電位は心房電位と心室電位が連続している．高周波通電開始 1 秒でデルタ波は消失し副伝導路の離断に成功している．矢印（⇦）はアブレーションカテーテルの位置を示す．

あるいは心室付着端が比較的広範囲に存在する．
- multi-component 型のものや，複数副伝導路を有するもの，斜走するもの，心外膜側を走行するものなどがある．正確かつ詳細な心臓電気生理検査による副伝導路部位の同定（マッピング）が必須であり，高周波通電ごとに電位を綿密に評価し，焼灼の効果を正確に把握することが大切である．
- 以下に，副伝導路の部位別にアブレーション難渋例の対処方法について述べる．

1 中隔副伝導路

■ 前中隔副伝導路

　右前中隔副伝導路の場合，正常房室伝導路に近接しており房室ブロックのリスクが高いので注意を要する．

　顕性 WPW 症候群の場合は心室の最早期興奮部位をマッピングするが，副伝導路を介した心室興奮が His 束電位をマスクしてしまうため，AVRT が誘発可能であればできる限り順方向性 AVRT を誘発し，頻拍中に His 束電位を観察し順行性房室伝導に障害がないことを確認しながら通電を行う．

　潜在性 WPW 症候群の場合でも，心室ペーシングしながら心房の最早期興奮部位を同定するが，あくまでも焼灼は順行性房室伝導に障害がないことを確認しながら AVRT 中，もしくは洞調律中に行うことが重要である．

房室結節への傷害を避けるためにできる限り His 束電位が記録できる部位での通電は避け，His 束電位が記録されない場合でも His 束に近接した部位では房室伝導を傷害する危険性があるため，細心の注意を払って通電を行う．どうしても His 束近傍で焼灼せざるをえない場合には，房室伝導路が中心線維体で保護されている心室側でのアブレーションを行う必要がある．そのため，なるべく心房/心室電位波高比が小さくなるように心室側へカテーテル先端を移動させてから通電を行うか，三尖弁下での通電を検討する．

　His 束記録部に近い場合，通電は 5～10 W 程度の低出力から開始し，徐々に出力を上げて最大で 20～30 W までとする．通電中に接合部調律が出現すれば通電をいったん中止し，100/分以上の少し速いレートで心房ペーシングを行いながら通電を再開し，AH 時間の延長がないことを確認しながら通電を継続する．少しでも AH 時間の延長が認められれば直ちに通電を中止し，アブレーションカテーテル先端は余熱をもっているためすぐにカテーテルを引き抜く必要がある．

　右前中隔副伝導路の症例で右側前中隔において至適通電部位が見つからなければ，大動脈無冠尖や右冠尖からの通電が有効な症例がある．

■ **後中隔副伝導路**

　後中隔副伝導路の症例では，右側アプローチか左側アプローチか判断に迷う症例があり，このような場合には冠静脈洞内のマッピングが重要となる．右側アプローチ法で離断に成功しない場合には，左側アプローチ法や冠静脈洞内アプローチ法に変更する．難治性の場合，冠静脈洞内や middle cardiac vein 内での通電が必要となる症例もある．まれに冠静脈洞憩室を合併しているような症例においては，冠静脈洞憩室内での焼灼を要することもあるため，後中隔副伝導のアブレーションに難渋した場合には冠静脈洞造影を行い，その形態や電極カテーテルとの位置関係を正確に把握することが重要である．

　またまれながら後中隔副伝導路のアブレーションでは，完全房室ブロックとなる危険性もあり，焼灼にあたっては正常房室伝導にも注意しながら行う必要がある．

2 右側自由壁副伝導路

● 右側自由壁副伝導路の場合，冠静脈洞に相当する構造物がないため，通常その代わりに三尖弁輪のなるべく広範囲をカバーできるような Halo 型多極電極カテーテルを三尖弁輪部に留置し，副伝導路の局在診断を行う．

● 三尖弁輪上にアブレーションカテーテルをしっかり固定することは容易ではなく，カテーテルの固定の良否がアブレーションの成否の鍵と言っても過言ではない．そこでアブレーションカテーテルの固定をより良くするためには，ロングシースの使用が勧められる．最近では先端が

90°以上屈曲可能な可動式ロングシースが使用可能であり，この先端可動式ロングシースを用いることによってアブレーションカテーテルの操作性や安定性は向上し，アブレーションカテーテルだけではできなかったカテーテル先端位置の微調整や三尖弁輪部でのしっかりした固定が可能となる．

　三尖弁上アプローチにおいては，心房心室電位波高比が1対1から1対2程度となるようにカテーテルをしっかり固定し通電を行う．

3 左側自由壁副伝導路

- 左側自由壁副伝導路で治療に難渋する場合は，副伝導路が斜走していたり，CS musculature の電位が混在したりして心房の最早期興奮部位の認識が難しい場合などである．通常は経大動脈的にカテーテルを挿入し弁下アプローチで焼灼することが多いが，焼灼に難渋する場合は弁上アプローチに変更したり，経中隔アプローチに切り替えたりする．

CS musculature：coronary sinus musculature

- 経大動脈アプローチでは，高齢者や大動脈弁硬化例などでは大動脈蛇行によりカテーテル操作の制限を認めることがあり，またカテーテルによる血管損傷，大動脈弁の損傷などのリスクも生じる．
- 経中隔アプローチではそのようなリスクもなく，心房電位が大きく記録されるため逆伝導の心房最早期興奮部位の把握が容易であり，またロングシースを用いると左房内でのカテーテルの操作性も良好であるため，心房中隔穿刺に習熟していれば経中隔アプローチを第一選択として行う施設が増えている[3]（❷）．

3. 非薬物治療— AVNRT

> **Point!**
> - AVNRT の 80％は通常型 AVNRT (slow/fast AVNRT) であり，残り 20％は希有型 AVNRT (fast/slow AVNRT) と slow/slow 型 AVNRT である．
> - AVNRT は slow pathway を焼灼することにより高い根治率（99％）が得られる．
> - slow pathway のアブレーション至適部位は，冠静脈洞入口部前縁と三尖弁輪間の後中隔領域であり，通電が無効ならば徐々に高位へ移動させる．
> - 房室ブロックの発生は，後中隔領域の通電に比べ中中隔，前中隔と前方になるほど高くなる．
> - 有効通電の指標として通電中に接合部調律の出現がみられることが多い．
> - 接合部調律が出現した際には室房伝導が認められることを確認しながら通電を継続し，室房ブロックが認められたら直ちに通電を中止する．
> - slow pathway アブレーションの成功基準は，イソプロテレノール負荷下の心房2連早期刺激で心房エコー波が2個以下であること，心房バースト刺激で slow pathway の1対1伝導がないことである．

- AVNRT は，房室接合部（compact AV node）へ前方（上方）から進入する速伝導路（fast pathway）と後方（下方）から進入する遅伝導路（slow

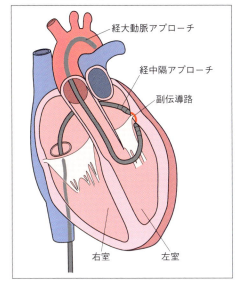

❷ WPW症候群に対するカテーテルアブレーション（文献3より改変）

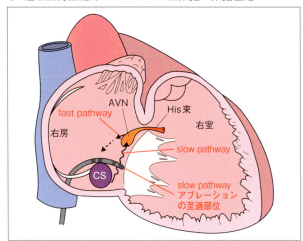

❸ 通常型房室結節リエントリー性頻拍の頻拍回路

slow pathwayは冠静脈洞（CS）と三尖弁輪の間を経由して房室結節（compact AV node；AVN）に連絡し，fast pathwayは前上方から房室結節に進入する伝導路である．slow fast AVNRTはslow pathwayを下行し房室結節内で反転した後，fast pathwayを上行し傍結節心房筋へと興奮が伝搬するリエントリー性頻拍である．房室結節内に限局しているわけではなく，冠静脈洞と三尖弁輪間の傍結節心房筋を回路に含むため，この部位がslow pathwayアブレーションのターゲットとなる．

pathway）の2本の伝導路を交互に旋回するリエントリー性頻拍である（❸）．

- AVNRTの80％はslow pathwayを順行性に，fast pathwayを逆行性に伝導する通常型AVNRT（slow/fast AVNRT）であるが，残り20％はfast pathwayを順行性に，slow pathwayを逆行性に伝導する希有型AVNRT（fast/slow AVNRT），もしくは順行性，逆行性ともに複数のslow pathwayを伝導するslow/slow型AVNRTである．
- AVNRTはslow pathwayを焼灼することにより高い根治率が得られる．房室結節に近い部位でアブレーションを行うため房室ブロックのリスクがあり，通電中はその発生に十分に注意する必要がある．

1 アブレーション至適部位

- slow pathwayアブレーションの至適通電部位は右後中隔領域にあり，slow pathway電位を指標として通電を行う電位アプローチ法と，解剖学的に特定部位を標的とする解剖学的アプローチ法がある．
- 電位指標アブレーションは，冠静脈洞入口部前縁と三尖弁輪のあいだで記録されるslow pathway電位記録部位で，かつ心房心室電位波高比が0.2以下の部位でアブレーションを行う[4]．
- 解剖学的アプローチ法は，後中隔部の冠状静脈開口部から通電を試み，無効ならば徐々により高位へ移動させる方法であるが，実際には両アプローチ法を組み合わせて施行される[5]（❹）．

slow pathway電位：低振幅低周波の右房電位に遅れて記録される高振幅高周波のスパイク状電位．

❹ slow pathway アブレーション至適部位（A）と slow pathway 電位（B）（A：文献 5 より改変，B：文献 3 より改変）

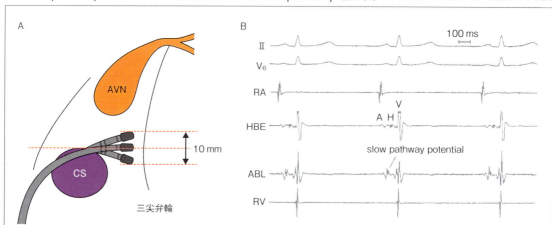

slow pathway アブレーションの至適部位は冠静脈洞と三尖弁輪のあいだであるが，その成功部位は冠静脈洞上縁の高さの前後 5 mm 以内に位置していることが多い．slow pathway 電位は右後中隔領域で記録される低振幅低周波の右房電位に遅れて記録される高振幅高周波のスパイク状電位である．また slow pathway 電位は低電位の分裂電位を示す場合もある．解剖学的に冠静脈洞上縁の前方にて，slow pathway 電位のマッピングを行う．

- 一般的に通電部位が前上方に向かうほど，房室ブロックのリスクは高くなる．slow pathway アブレーションの出力設定は通常 30 W であるが，あらかじめ三次元マッピング装置にて His 束記録部位をマッピングしておき，アブレーション部位が His 束記録部位最下端に近接している場合には 20～25 W の低出力から通電を開始する．まれに速伝導路が後方に偏位する例も存在するため，後中隔領域の通電であっても房室ブロックのリスクはあり，通電は慎重に行う必要がある．右後中隔から中中隔領域での通電が効果ない場合には，冠静脈洞内での通電が有効な場合もある．

2 通電方法

- slow pathway アブレーションの際，有効通電の指標として通電中に接合部調律の出現がみられることが多い．通電後 20～30 秒以内に接合部調律が出現しなければ通電をいったん中止し，通電部位の変更を行う．
- 接合部調律の出現は，slow pathway のみならず fast pathway や房室結節自体に影響が及んだ場合にも認めるため，接合部調律が出現した際には必ず逆行性 fast pathway 伝導を介した室房伝導が 1 対 1 で付随して認められることを確認しながら通電の継続を行う．室房ブロックが認められたら直ちに通電を中止する．また，心拍数 100/分以上のレートの速い接合部調律が出現した場合も，fast pathway へ傷害が及んでいる可能性があり直ちに通電を中止する．室房伝導がもともと弱い場合や，順行性 fast pathway の伝導性能を確認しながら通電を行いたい場合には，接合部調律のレートを少し上回る速いレートで心房ペーシングを行い，PR 時間の延長がないことを確認しながら通電を継続する．アブ

レーションカテーテルの固定や微調整が難しい場合には，ロングシースを使用するとよい．
- slow pathway アブレーションの成功基準は，イソプロテレノール負荷下の心房 2 連早期刺激で心房エコー波が 2 個以下であること，心房バースト刺激で slow pathway の 1 対 1 伝導がないことである．

3 成績

- slow pathway アブレーションの成功率は 97〜99％と高く，再発率は 1〜3％である．房室ブロックの合併症は 0.1〜0.4％において生じうる．房室ブロックの発生は，後中隔領域の通電に比べ中中隔，前中隔と前方になるほど高くなる．クライオアブレーションのほうが永続的な完全房室ブロックの合併症を引き起こす可能性が少ないため，最近では至適通電部位が His 束近傍で房室ブロックのリスクが非常に高い場合や，高周波アブレーションが不成功の場合にはクライオアブレーションが用いられることがある．

● 引用文献

1) 日本循環器学会. 循環器病の診断と治療に関するガイドライン（2008 年度合同研究班報告）：不整脈薬物治療に関するガイドライン（2009 年改訂版）．
http://www.j-circ.or.jp/guideline/pdf/JCS2009_kodama_h.pdf
2) 日本循環器学会. 循環器病の診断と治療に関するガイドライン（2010-2011 年度合同研究班報告）：カテーテルアブレーションの適応と手技に関するガイドライン．
http://www.j-circ.or.jp/guideline/pdf/JCS2012_okumura_h.pdf
3) Calkins H. Radiofrequency catheter ablation of supraventricular arrhythmias. Heart 2001；85：594-600.
4) Jackman WM, et al. Treatment of supraventricular tachycardia due to atrioventricular nodal reentry by radiofrequency catheter ablation of slow-pathway conduction. N Engl J Med 1992；327：313-8.
5) Yamane T, et al. Optimal target site for slow AV nodal pathway ablation：Possibility of predetermined focal mapping approach using anatomic reference in the Koch's triangle. J Cardiovasc Electrophysiol 1999；10：529-37.

心室頻拍

野上昭彦

- 重症心室不整脈である心室頻拍（VT）は的確な診断と迅速な処置が要求される．

VT : ventricular tachycardia

1. 心室頻拍（VT）とは

Point!
- wide QRS 頻拍をみたら，まず VT を疑う．
- VT の症状には無症状のものから意識消失をきたすものまである．
- 器質的心疾患に合併する VT は，器質的心疾患を有さない特発性 VT に比較して重症度・危険性が高い．
- 変行伝導を伴う SVT の鑑別に関しては多くのアルゴリズムが考案されている．

1 定義，症状
- His 束分岐部以下の刺激伝導系あるいは心室筋を起源とする調律が連続して出現したものを心室頻拍（VT）とよぶ．通常，心電図では QRS 幅 120 ms 以上の wide QRS 波形を呈する．
- VT の心拍数は 70〜250/分と多様で，出現型式も発作性や非発作性のものがある．古くは 3 連発以上出現したものを VT と定義していたが，その程度の連発は健常者でも認められ，それのみでは臨床的意義は少ないため，少なくとも 6 連発あるいは 10 連発以上を臨床的に VT とよぶことが多い．
- 症状としては，無症状のものから意識消失をきたすものまである．ほかの症状には，動悸，めまい，頭軽感，胸痛，胸部苦悶などがある．遅い VT が長時間持続した場合，動悸症状より心不全症状で受診することもある．

2 分類
- 30 秒以内に頻拍が自然停止するものを非持続性 VT，30 秒以上持続するか血行動態悪化のために直流通電による停止が必要であったものを持続性 VT とする．また，QRS 波形が頻拍中同じである場合を単形性 VT（monomorphic VT）とよび，QRS 波形が一定でないものを多形性 VT（polymorphic VT）とよぶ．
- 多形性 VT の RR 間隔は不定であるが，とくに QRS 波の主棘先端の軸が基線の周囲を捻じれるように変化し形を変えるものを倒錯型 VT

(torsade de pointes) とよぶ．QT 延長に伴って出現し，多くは非持続性で自然停止することが多いが，心室細動 (VF) に進展することもある．
- 複数単形性 VT (pleomorphic VT) は個々の VT は単形性であっても，複数の異なる単形性 VT が存在するものである．

VF：ventricular fibrillation

3 鑑別
- 上室頻拍 (SVT) に脚ブロックや副伝導路経由の心室興奮を伴った場合も wide QRS 頻拍を呈するため，その鑑別は重要である．心電図による鑑別が困難な場合や血行動態が不安定な場合には VT として対処する．
- VT と変行伝導を有する SVT の鑑別点を以下にまとめる[1]．

SVT：supraventricular tachycardia

QRS 幅：140 ms 以上の場合 VT の可能性が高い．160 ms 以上では 75％は VT である．

房室解離：QRS 波数より P 波数が少ない SVT はまれである．洞調律 P 波による心室捕捉現象は VT であることを示唆する．

QRS 軸：北西軸 (180〜-90°) であれば VT である．

前胸部誘導の極性：前胸部誘導の極性一致 (concordance) が認められれば VT の可能性が高い．

特殊な左脚ブロック型：V_1 の初期 R 波幅＞40 ms，QRS 開始点から S 波最下点＞60 ms のものは VT である可能性が高い．

特殊な右脚ブロック型：V_6 が rS 型 (R/S 比＜1) あるいは QS 型のものは VT である可能性が高い．

2. 心室頻拍 (VT) の分類

> **Point!**
> - 特発性 VT は，機序と起源から分類がなされ，それぞれに特徴的な QRS 波形を有している．
> - 基礎心疾患を伴う VT は心室筋内に生じた瘢痕が原因であり，さまざまな QRS 波形を呈する．基礎心疾患の精査・治療が重要である．

- VT には明らかな基礎心疾患を伴わない特発性 VT と器質的心疾患に伴う VT とがある．欧米では持続性 VT の約 10％，日本では約 20％が特発性 VT であるとされている．

1 特発性 VT
- 一般的に特発性 VT の予後は良好であるが，失神，心不全などの症状を引き起こす可能性もあり，適切な治療が必要である．通常，カテーテルアブレーションの有効性は器質的心疾患に伴うものよりも特発性 VT のほうが高い．特発性 VT はその起源に従って流出路 VT，Purkinje 関連 VT，房室弁輪 VT，乳頭筋 VT，crux VT に大別される (①)[2]．
- 流出路 VT の約 90％は右室流出路起源であり，特発性 VT の中で最も

❶ 特発性 VT の分類

1. 流出路 VT
    i. 右室流出路起源
    ii. 肺動脈起源
    iii. 左室流出路起源
    iv. 大動脈僧帽弁連続（AMC）起源
    v. summit 頻拍（心外膜起源）
       ・冠尖アプローチ
       ・冠静脈洞アプローチ
       ・心外膜腔アプローチ
2. Purkinje 関連 VT
    i. ベラパミル感受性左室起源特発性 VT
       ・左脚後枝領域型
       ・左脚前枝領域型
       ・高位中隔型
    ii. 非リエントリー性脚枝 VT
    iii. 脚間リエントリー VT
3. 房室弁輪 VT
4. 乳頭筋 VT
5. crux VT（下壁心外膜起源）

❷ 右室流出路起源特発性 VT

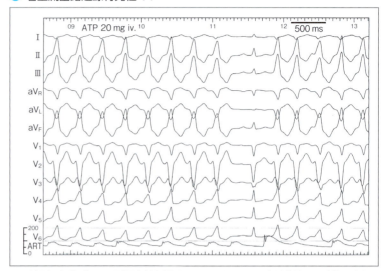

QRS 波形は左脚ブロック型下方軸を呈する．ATP 20 mg の急速静注で一時的に停止したが，その後直ちに再発している．
ART；動脈圧

❸ ベラパミル感受性左室起源特発性 VT

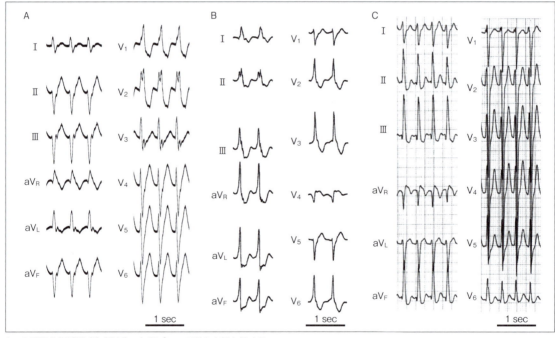

A：左脚後枝領域型（約 90%）．右脚ブロック型上方軸を呈する．
B：左脚前枝領域型（10% 未満）．右脚ブロック型下方軸を呈する．
C：高位中隔型（まれ）．左脚後枝領域型あるいは左脚前枝領域型 VT のアブレーション後に生じることが多い．

多い（❷）．ほかの部位としては，肺動脈起源，左室流出路起源，大動脈僧帽弁連続（AMC）起源，summit 頻拍（心外膜起源）などがある．
● Purkinje 関連 VT には，ベラパミル感受性左室起源特発性 VT（❸），非リエントリー性脚枝 VT，脚間リエントリー VT などがある（❶）．

AMC：aorto-mitral continuity

2 器質的心疾患を伴う VT

- 器質的心疾患を有する VT は瘢痕関連 VT といわれ，虚血性 VT，非虚血性 VT，心臓手術後 VT がある（❹）．非虚血性 VT には，不整脈原性右室心筋症（ARVC），心臓サルコイドーシス，肥大型心筋症，拡張型心筋症，その他（心筋炎後，ラミン心筋症，孤立性左室緻密化障害など）がある．心臓手術後 VT では，先天性心疾患術後，弁膜症術後が代表的である．
- VT が停止し状態が安定した後には，器質的心疾患の精査目的で，心エコー，心臓カテーテル検査（冠動脈造影，心室造影，心筋生検）が必須である．心臓サルコイドーシスを疑う場合には，Ga シンチグラフィ，PET 検査，他臓器スクリーニングを行う．造影 MRI における遅延造影部位が，カテーテルアブレーションにおける VT 起源の同定に役立つ場合もある．リエントリー性 VT の場合，加算平均心電図は陽性のことが多く，アブレーション後の外来における経過観察にも有用である．

❹ 瘢痕関連 VT の分類
1. 虚血性 VT
2. 非虚血性 VT
   i. 不整脈原性右室心筋症（ARVC）
   ii. 心臓サルコイドーシス
   iii. 肥大型心筋症
   iv. 拡張型心筋症
   v. その他（心筋炎後，ラミン心筋症，孤立性左室緻密化障害など）
3. 心臓手術後 VT
   i. 先天性心疾患術後
   ii. 弁膜症術後

ARVC：arrhythmogenic right ventricular cardiomyopathy

3. 心室頻拍（VT）の機序，誘因

Point!
- 器質的心疾患を伴う単形性 VT のほとんどはリエントリー性 VT である．
- ベラパミル感受性 VT の徐拍化・停止にはベラパミルの静注が著効するが，ほかのカルシウム拮抗薬やナトリウムチャネル遮断薬でも同様の効果がある．
- VT 誘因の除去も重要である．

1 機序

- VT の機序はリエントリー性と非リエントリー性に大別できる．機序判断には，抗不整脈薬の効果，心臓電気生理学検査などを用いるが，判定困難なものもある．非リエントリー性 VT はさらに，異常自動能（abnormal automaticity）と撃発活動（triggered activity）に分類される．
- 自動能亢進による VT は心筋虚血急性期に比較的多く認められる．心室プログラム刺激での誘発は不能で，運動負荷やカテコラミン負荷で誘発される．エントレインメントは不能であるが，心房あるいは心室頻回刺激で一時的に VT が抑制されることがある．
- 撃発活動は QRS の後に生じる異常後脱分極が原因で，早期後脱分極（EAD）と遅延後脱分極（DAD）に分類される．いずれも内向き電流により心筋の EAD が生じる．EAD は徐脈時に生じやすく倒錯型 VT（torsade de pointes）を生じることがある．DAD は交感神経刺激により cAMP が上昇し，筋小胞体からのカルシウム放出により細胞内カルシウムが増大し，そのため内向きナトリウム電流が増大して脱分極が生じる．カテコラミン刺激で撃発活動は促進され，心室頻回刺激でも撃発

EAD：early afterdepolarization

DAD：delayed afterdepolarization

cAMP：cyclic adenosine 3', 5'-monophosphate

❺ 瘢痕関連リエントリー性 VT の回路とアブレーション手法

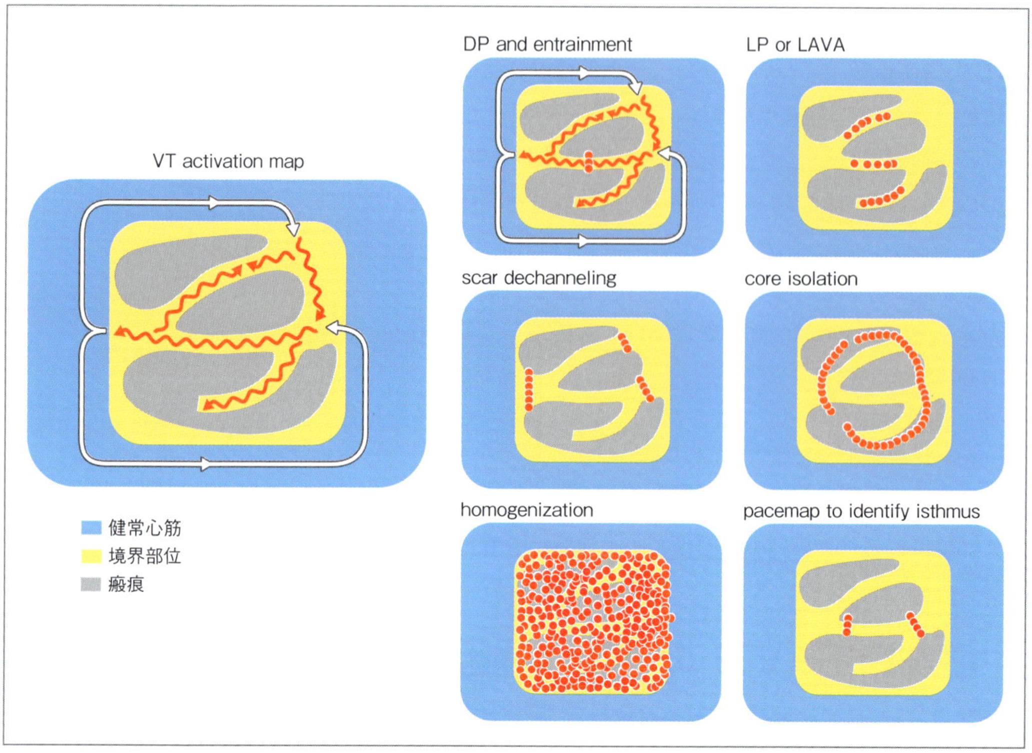

健常心筋と瘢痕の境界部位に存在する瘢痕間峡部を遅延伝導共通路とした VT 回路を左図に示す．アブレーションの手法として右図に示すような，興奮伝播マッピングとエントレインメント，遅延電位 (LP) や心室局所異常電位 (LAVA)，scar dechanneling，core isolation，homogenization，峡部同定のためのペースマップなどがある．
DP：diastolic potential (拡張期電位)

活動は誘発可能である．アデノシンあるいはアデノシン三リン酸二ナトリウム水和物 (ATP) で cAMP による撃発活動は抑制される (❷).

- 器質的心疾患に伴う単形性 VT のほとんどはリエントリー性 VT である．リエントリーの形成には機能的一方向性ブロックと伝導遅延が必要で，一方向性ブロック部位の伝導不応期が伝導遅延部位を含むその他の部位の伝導時間よりも短いことが頻拍成立の条件である．器質的心疾患により心室筋が瘢痕化した部位に挟まれた峡部が伝導遅延を有する共通路となることが多い (❺).

- ベラパミル感受性 VT の徐拍化・停止にはベラパミルの静注が著効するが，ほかのカルシウム拮抗薬やナトリウムチャネル遮断薬でも同様の効果が期待できる．カルシウム拮抗薬が伝導遅延や伝導ブロックを引き起こす詳細は不明であるが，VT 回路の一部に炎症などのなんらかの病変が生じ静止膜電位が浅くなることで Na チャネルが興奮できなくなり，Ca チャネルがこの部位の伝導を担うようになったと考えられている．この VT は主に運動誘発性でもあるので，β 遮断薬も有用である．

ATP：adenosine 5'-triphosphate

2 誘因
- 頻拍の誘因としては，①電解質異常 (低カリウム血症，低マグネシウム

血症など），②酸塩基平衡異常，③自律神経平衡異常（とくに交感神経活性の亢進），④抗不整脈薬の使用（催不整脈作用：とくに複数薬の併用），などがある．これらの誘因を取り除くことも，VT再発を防ぐ目的できわめて重要である．

4. 臨床上の重要性

Point!

- 特発性VTの予後は基本的に良好であるが，流出路VTの一部では特発性VFとの関連が指摘されている．また，非持続性VTでもその頻度が大きいと頻拍誘発性心筋症が発症する可能性もある．

- 基礎心疾患の種類，心機能，頻拍の持続時間によって，VTの予後は大きく異なる．頻拍中には心室充満時間の短縮，心室壁運動異常，僧帽弁逆流，房室解離などによりポンプ機能が低下する．血行動態が破綻するか意識消失を伴う場合，適切な治療（心肺蘇生術〈CPR〉）が早期（3～5分以内）に行われないと呼吸停止となり，死に至る可能性がある．

- 器質的心疾患に伴うVTの場合，その予後はVTのみならず心機能によっても規定される．心機能が低下した症例では，初発VTが抑制されても，次には別のVTが出現することもある．また，初発VTの心拍数が遅く血行動態的に安定していたとしても，その患者の予後が良好とはいえない．心機能低下例においては，アブレーションや抗不整脈薬によってVT抑制が可能であったとしても，植込み型除細動器（ICD）の適応となる．

- 一般的に特発性VTの予後は良好であるが，失神，心不全などの症状を引き起こす可能性もあり，適切な治療が必要である．流出路VTの一部では特発性VFとの関連が指摘されている．また非持続性VTでもその頻度が多い場合には頻拍誘発性心筋症が発症し，心機能が低下する可能性もある．

CPR：cardiopulmonary resuscitation

ICD：implantable cardioverter defibrillator

5. 急性期治療 (❻A)[3]

Point!

- 意識消失，ショック状態の場合，ACLS心停止アルゴリズムに沿った治療を行う．
- 器質的心疾患に伴う持続性VTで血行動態が比較的安定している場合には，アミオダロンあるいはニフェカラントの静注が用いられる．
- リドカインの静注は，アミオダロンやニフェカラントを準備する間に試すべき治療である．
- 特発性VTの中には，ATP急速静注やベラパミル静注で停止するものもある．

- 末期がんなどにおける蘇生拒否症例を除き，すべてのVT患者には早

❻ 持続性 VT の治療方針（文献 3 より改変）

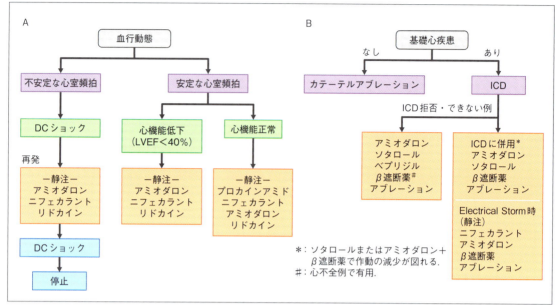

A：急性期の対処.
B：再発予防に関する方針.
DC：direct current

急な治療が必要である．意識消失，ショック状態の場合，ACLS 心停止アルゴリズムに沿った治療を行う．すなわち酸素投与下に直ちに CPR を開始する．直流通電可能な調律（VT あるいは VF）ならば直流通電を施行する．VF の場合，発生 3 分以内の電気的除細動成功率は 70％以上であるのに対して，6 分後では 40％以下，9 分後では 10％以下となってしまうため，より早い診断と除細動治療が必要とされる．数回の通電でも除細動が不成功な場合，あるいは除細動されても短時間後に再び VF が繰り返し出現する場合（電気的ストーム〈electrical storm〉）には CPR を続け，除細動閾値の低下効果を期待してニフェカラントやアミオダロンなどの III 群（抗不整脈）薬を静脈投与してから除細動を行う．

- 血行動態が比較的安定している場合には，薬物療法を試みる．器質的心疾患に伴う持続性 VT にはアミオダロンあるいはニフェカラントの静注が用いられることが多い．I 群薬は効果が少なく血圧低下などの副作用が多いためあまり用いられなくなったが，リドカインの静注はアミオダロンやニフェカラントを準備する間に試すべき治療である．アミオダロン使用時には血圧低下，ニフェカラント使用時には QT 延長に注意する（ただし頻拍時には QT 延長がわかりにくい）．
- 基礎心疾患が存在しない特発性 VT の中で，特異的な薬剤が有効なものがある．cAMP が介在する撃発活動を機序とする右室流出路起源 VT は ATP 静注で停止する（❷）．比較的 QRS 幅の狭い右脚ブロック型 VT

ACLS：advanced cardiovascular Life support

（❸）は，ベラパミル静注で停止することがある[2]．ただし，QRS波形からのみで薬効を決定することは不可能で，薬物投与によって心拍数が上昇したり血圧が低下したりする可能性もあるため，必ず除細動器を準備したうえで施行する．

6. 再発予防治療 （❻B）[3]

Point!

- 基礎心疾患の検索と治療を行う．
- 器質的心疾患が存在し，低左心機能の場合には，アブレーション治療や抗不整脈薬治療が奏効しても，ICD植込みが推奨される．
- ICD植込み後にはICDショック作動を減らすため，β遮断薬，III群薬の併用やカテーテルアブレーションを施行する．
- 特発性VTに対するカテーテルアブレーションはその根治性の高さから，再発予防の第一選択治療である．
- 瘢痕関連リエントリー性VTのアブレーションには，洞調律中にVT回路を同定する基質マッピングがある．

- 状態が安定した後には基礎心疾患の検索と治療が重要である[4]．しかし，基礎心疾患の治療を行ってもVT再発の可能性は高い．器質的心疾患が存在し，とくに低左心機能の場合には，アブレーション治療や抗不整脈薬治療が奏効しても，ICD植込みが推奨される．
- ICD植込み後にはICD作動（とくにショック作動）を減らすため，β遮断薬，III群薬の併用やカテーテルアブレーションを施行する．SMASH-VT試験やVANISH試験によって二次予防ICD植込み後のカテーテルアブレーションの有用性が示されている．
- 反復性の治療抵抗性VT（電気的ストーム）時には深鎮静を行い挿管管理とする．また星状神経節ブロックや胸部硬膜外麻酔などほかの自律神経修飾（neuromodulation）が有用との報告もある．なおも治療抵抗性の場合には，すみやかに緊急アブレーションを考慮する．
- 特発性VTに対するカテーテルアブレーションはその根治性の高さから，再発予防の第一選択治療である[2,3]．12誘導心電図波形の観察と解剖学的構造物との関連が重要である[8]．
- 器質的心疾患に伴う瘢痕関連リエントリー性VTのアブレーションは，三次元マッピングやイリゲーションカテーテルなどの導入により，その成績が格段に向上した．VT中に興奮伝播マッピングを行いエントレインメントなどでアブレーションをする従来の手法に加え，洞調律中にVT回路を同定する数々の手法が考案されている[9]．それには遅延電位（LP）や心室局所異常電位（LAVA）アブレーション，峡部の伝導を塞ぐscar dechanneling，VT回路峡部を隔離するcore isolation，境界部心筋をすべてアブレーションするhomogenization，ペースマップによっ

SMASH-VT試験：陳旧性心筋梗塞患者における二次予防ICD植込み後の予防的アブレーション施行群と非施行群のランダム化比較試験である[5]．アブレーション施行群ではICD作動が有意に少なかったが，死亡率には差がなかった．

SMASH-VT：Substrate Mapping and Ablation in Sinus Rhythm to Halt Ventricular Tachycardia

VANISH試験：抗不整脈薬治療にもかかわらずICDが作動した陳旧性心筋梗塞患者において，アミオダロン増量あるいはメキシレチンを追加した群とアブレーションを施行した群とのランダム化比較試験である[6]．アブレーション施行群のほうが有意にICD作動を低下させたが，死亡率は低下させなかった．はじめにアミオダロンを服用していなかった群においては，薬物増強治療群とアブレーション群間に差はなかった．

てVT回路峡部を同定する手法，などがある（❺）．ただし，起源が心外膜側であったり心筋層内であったりする場合には，心外膜アプローチやバイポーラーアブレーション，化学的（エタノール）アブレーションなどを考慮しなくてはならないこともある．
- VT患者で人工弁置換術，冠動脈バイパス術，心室瘤切除術，心臓腫瘍切除術などの手術を行う場合には，同時に不整脈手術も施行すべきである．

VANISH：Ventricular Tachycardia Ablation versus Escalated Antiarrhythmic Drug Therapy in Ischemic Heart Disease
LP：late potential
LAVA：local abnormal ventricular activity

自律神経修飾（neuromodulation）：近年，心房細動や重症心室不整脈に対する追加治療として自律神経修飾（neuromodulation）が注目されている．これには星状神経節切除，胸部硬膜外麻酔，心房心臓神経叢アブレーション，腎動脈交感神経アブレーション，頸部迷走神経刺激などがある．Doらは11例の治療抵抗性VT患者に胸部硬膜外麻酔を行い，6例でVTが抑制されたと報告している[7]．

引用文献

1) Brugada P, et al. A new approach to the differential diagnosis of a regular tachycardia with a wide QRS complex. Circulation 1991；83：1649-59.
2) Nogami A, Tada H. Ablation of idiopathic left and right ventricular and fascicular tachycardias. In：Huang S, Miller J, editors. Catheter Ablation of Cardiac Arrhythmias. 3rd edition. Elsevier/Saunders：2015. p.540-78.
3) 日本循環器学会．循環器の診断と治療に関するガイドライン（2008年度合同研究班報告）．不整脈薬物治療に関するガイドライン（2009年改訂版）．
http://www.j-circ.or.jp/guideline/pdf/JCS2009_kodama_h.pdf
4) Pedersen CT, et al. EHRA/HRS/APHRS expert consensus on ventricular arrhythmias. Heart Rhythm 2014；11：e166-96.
5) Reddy VY, et al. Prophylactic catheter ablation for the prevention of defibrillator therapy. N Engl J Med 2007；357：2657-65.
6) Sapp JL, et al. Ventricular Tachycardia Ablation versus Escalation of Antiarrhythmic Drugs. N Engl J Med 2016；375：111-21.
7) Do DH, et al. Thoracic epidural anesthesia can be effective for the short-term management of ventricular tachycardia storm. J Am Heart Assoc 2017；6（11）．pii：e007080. doi：10.1161/JAHA.117.007080.
8) Dukkipati SR, et al. Catheter ablation of ventricular tachycardia in structurally normal hearts：Indications, strategies, and outcomes-Part I. J Am Coll Cardiol 2017；70：2909-23.
9) Dukkipati SR, et al. Catheter ablation of ventricular tachycardia in structural heart disease：Indications, strategies, and outcomes-Part II. J Am Coll Cardiol 2017；70：2924-41.

Further reading

- Kudenchuk PJ, et al；Resuscitation Outcomes Consortium Investigators. Amiodarone, Lidocaine, or Placebo in Out-of-Hospital Cardiac Arrest. N Engl J Med 2016；374：1711-22.
近年発表されたROC-ALPS試験によると，致死性心室不整脈（VFあるいは無脈性VT）に対するリドカイン静注やアミオダロン静注はその予後に影響しなかった．ただし，目撃者のいるサブグループ（発症から静注までの時間が短い）においてはリドカイン投与群およびアミオダロン投与群はプラセボ群に比して有意に予後が改善していた．抗不整脈薬治療も行うべき治療と考える．

ROC-ALPS：Resuscitation Outcomes Consortium-Amiodarone, Lidocaine or Placebo Study

心室細動

宮﨑晋介，夛田　浩

1. 心室細動（VF）の分類

Point!
- VF は一次性 VF と二次性 VF に分類される．
- 一次性 VF には特発性心室細動，QT 延長症候群，Brugada 症候群，早期再分極症候群，CPVT，QT 短縮症候群などが含まれる．
- 器質的心疾患の有無，VF の分類診断によって治療方針は異なる．

- 心室細動（VF）は発症とともに急激な有効血流の低下をきたし，即時に意識消失し，回復しない場合は死に至る致死的な不整脈である．虚血性心疾患，種々の心筋症などの器質的心疾患，心不全などに伴い発症することが多いが，明らかな基礎心疾患を有さないこと（一次性）もある．
- 器質的心疾患は血液・X線・心電図に加えて心エコー図，ホルター心電図，運動負荷試験，冠動脈造影（スパスムの誘発を含む），心筋生検，心筋シンチグラフィ，MRI，PET などにて評価する*．
- 一次性 VF には QT 延長症候群（LQTS），QT 短縮症候群，早期再分極症候群，Brugada 症候群，カテコラミン誘発多形性心室頻拍（CPVT）などが含まれ，遺伝子検査*は診断において重要な役割を果たす．これらすべてが除外されると特発性心室細動と診断されるが，新たな不整脈症候群の発見や診断の進歩により，今後もその entity は狭くなっていくと思われる．
- 2015 年ヨーロッパ心臓病学会の心室頻拍・VF の診断のフローチャートを❶に示す[1]．治療は主に，植込み型除細動器（ICD），抗不整脈薬，カテーテルアブレーションにより行われる．本項では VF 全般の薬物・非薬物療法に触れるが，主に一次性 VF を中心に述べる．個々の疾患の詳細については別項を参照されたい．

1 特発性心室細動
- 器質的心疾患の除外に加えて，ほかの一次性 VF が除外された場合に特発性心室細動の診断となる．VF 既往例はクラス I の ICD 植込み適応である．
- 薬物治療としては，キニジンは考慮すべき薬剤（クラス IIb[2]）であり，β遮断薬やアミオダロンはその再発頻度を減らす可能性がある[1]．

VF：ventricular fibrillation

*心エコー図については p.103，ホルター心電図については p.72，運動負荷試験については p.81，MRI/PET については p.110 参照．
LQTS：long QT syndrome
CPVT：catecholamine-induced polymorphic ventricular tachycardia
*遺伝子検査については p.129 参照．
ICD：implantable cardioverter defibrillator

❶ ヨーロッパ心臓病学会（2015）の心室頻拍・心室細動の診断のフローチャート[1]

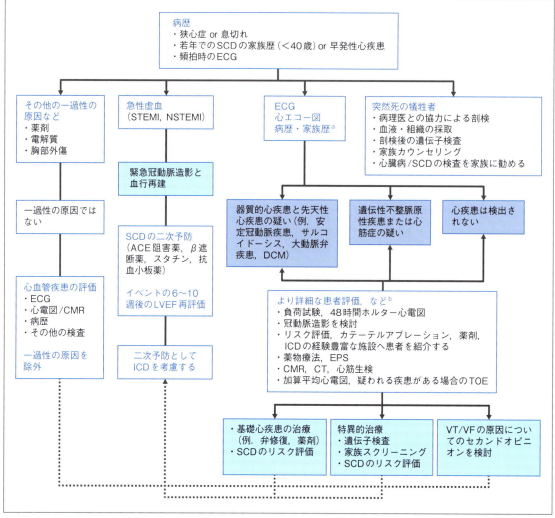

ACE；アンジオテンシン変換酵素，CAD；冠動脈疾患，CMR；心臓MRI，DCM；拡張型心筋症，ECG；心電図，EPS；電気生理学的検査，LVEF；左室駆出分画，NSTEMI；非ST上昇［型］心筋梗塞，SCD；心臓突然死，STEMI；ST上昇［型］心筋梗塞，TOE；経食道心エコー法，VF；心室細動，VT；心室頻拍
a：胸痛，呼吸困難，なんらかの心疾患と関連した症状の病歴，家族歴．
b：初回評価と心血管疾患の疑いにより，さらに詳細な検査と評価が必要となる．

- VFのトリガーとなる心室期外収縮（PVC）をターゲットとするアブレーション治療は，ICD頻回作動やelectrical stormの状態ではクラスI[1]，単形性PVCに対するPurkinje電位を指標としたアブレーション治療はクラスIIb[2]とされている．

PVC：premature ventricular contraction

❷ QT延長症候群

- 診断は，心電図所見，家族歴，既往歴，現症の組み合わせによってなされ，Schwartzらによって作成された診断基準が用いられる[3]．
- QT延長に伴い発症する多形性心室頻拍はtorsade de pointes（TdP）とよばれ，先天性QT延長症候群によるものと，二次的な原因のある後天性

QT延長症候群に分けられる．後者の代表的なものは薬剤性QT延長症候群と房室ブロックなどによる徐脈依存性QT延長症候群である．
- 薬剤では抗不整脈薬以外に向精神薬，抗菌薬，抗アレルギー薬，消化器疾患薬などで起こり，個体差や感受性の差異があることからイオンチャネルレベルでの遺伝的背景が想定されている．原因薬剤の中止，QT延長の誘因となる低カリウム血症の是正，薬物投与（硫酸マグネシウム・イソプロテレノール），ペーシングなどにより治療する．
- 中枢神経疾患の急性期にも起こることが報告されている．

■先天性QT延長症候群

心筋細胞におけるイオンチャネルや細胞膜構成蛋白の調整にかかわる遺伝子の異常が原因とされている．サブタイプの同定は重症度評価，治療方針にかかわるため，積極的な遺伝子診断が望ましい．

LQT1は交感神経が優位となる運動時や情動的ストレス時に失神発作や突然死をきたしやすく，水泳中の心事故が多いことも報告されている．心電図では，大きく幅広いT波が特徴的である．LQT2では電話のベルや目覚まし時計のアラームなどの聴覚刺激によって失神発作や突然死が起こりやすいことが知られており，心電図では，平低化したT波やノッチを伴うT波が特徴的である．LQT3では失神発作や突然死は安静時や睡眠中に起こりやすいことが報告されている．

心電図では，T波の始まりが遅れて出現する（ST部が長い）．急性期治療には硫酸マグネシウムの静注，一時ペーシング，慢性期にはハイリスク例でICD植込み，徐脈を認める例ではペースメーカ植込みとβ遮断薬の併用が有効である．LQT1・LQT2に対してはβ遮断薬が第一選択であるが，β遮断薬の無効例には左心臓交感神経節切除術も有効とされている．LQT2では血清カリウムの上昇，LQT3ではメキシレチンやフレカイニドが有効とされる．

3 Brugada症候群[*]

- 1992年，BrugadaらによりはじめてBrugada報告された疾患で，非発作時の心電図で右側胸部誘導（V_1-V_3）に特徴的なST上昇を認める症候群である．通常肋間および上位肋間での右側胸部誘導において，自然発生あるいは薬剤誘発性のタイプ1心電図のみがBrugada心電図と診断される．
- 夜間安静時・就寝時発症が多く，Naチャネルの遺伝子異常を認める症例がある．
- Brugada症候群によるVFは，急性期にはイソプロテレノールの点滴静注が有効である（クラスIIa[1,2]）．慢性期にはキニジン（クラスIIa[1,2]），ベプリジル，シロスタゾールの有用性[3]が報告されている．VF既往例はICD植込みクラスI適応であり，頻回作動症例においてはトリガーおよび右室流出路心外膜に対するサブストレート（基質）アブレーションが有用である（クラスIIb[1,2]）．

[*] Brugada症候群についてはp.198，p.291参照．

4 早期再分極症候群*

- 2008年，Haïssaguerreらが早期再分極症候群を初めて報告し，その後の2010年にAntzelevitchらがJ波症候群という概念を提唱した．
- 12誘導心電図のV_1-V_3以外の連続する2誘導以上にてJ点が0.1 mV以上上昇しており，Q波終末にスラーかノッチが認められるものと定義され，一般人口の1～5%に認められる．
- ハイリスクとされるのは，J波波高が高い（0.2 mV以上），下壁・側壁誘導における広範な上昇，ST部分が水平の場合などである．さまざまな遺伝子異常が報告されている．
- VF既往例はクラスIのICD植込み適応であり，electrical stormの際にはイソプロテレノールの点滴静注（クラスIIa[2]）が，また慢性期管理にはキニジンが有効である（クラスIIa[2]）．
- 限られた症例においてはトリガーに対するカテーテルアブレーションも選択肢になる．

* 早期再分極症候群についてはp.198参照．

5 CPVT

- 運動，ストレス，カテコラミン投与により心室頻拍・VFが誘発される．
- 原因遺伝子としてリアノジン受容体異常などが報告されている．
- 運動，カテコラミン投与にてほかに原因の考えられない多形性心室頻拍やVFが誘発され，本人・家族にCPVT関連遺伝子異常がみられることなどで診断される．
- VF既往例はICD適応である．治療は生活指導（激しい運動やスポーツの制限），β遮断薬投与が第一選択（クラスI[1,2]）であり，効果がない場合にはICD植込みやフレカイニドが使用される（クラスI[1]）．
- 症例報告でトリガーを指標としたカテーテルアブレーションが報告されている．

6 QT短縮症候群

- QTc 330 ms以下を絶対的なQT短縮とし，330～360 msでも関連遺伝子変異を有する，確定診断の家族歴，40歳までの突然死やニアミスの家族歴があれば診断する．
- 心房細動を高率に合併する．
- Kチャネル異常をはじめとして，多くの遺伝子異常が報告されている．
- VF症例はクラスIのICD植込み適応である．ICDはT波のオーバーセンシングによる誤作動に注意を要する．
- VFが頻回の症例や心房細動合併症例では薬物療法としてキニジン，ソタロールの有用性が報告されている（クラスIIb[1,2]）．

2. 心室細動（VF）の治療

> **Point!**
> - VFは致死性不整脈であり，直ちに直流通電により停止させ，引き続きその病因に基づく再発予防策を講じる．
> - 慢性期治療は突然死二次予防目的のICD植込み術，再発防止のための薬物治療が基本である．
> - electrical stormの状態においてカテーテルアブレーションは治療の有力なオプションである．

1 急性期治療

- 直ちに直流通電によってVFを停止させる．低カリウム血症を認める場合は是正する．繰り返す場合，洞調律時の心電図でQT延長を認める場合は，その原因治療，マグネシウムの静注，心室ペーシングを考慮する．心電図・血液・心エコー図検査にて器質的心疾患の有無を確認する．心筋虚血の関与を認める場合はインターベンションによる虚血の解除が優先される．薬剤はβ遮断薬静注，アミオダロン静注，ニフェカラント静注などが有用である．心不全が誘因であれば心不全に対する治療を行う．

- electrical stormの場合には上記に加えて交感神経過緊張状態を解除するために鎮静管理を行う．鎮静にはプロポフォールやハロペリドールが有用である．血行動態が不安定で薬物治療でコントロールできない場合には大動脈内バルーンパンピングや経皮的心肺補助装置などによるメカニカルサポートを考慮する．また，VFのトリガーとなる心室期外収縮をターゲットとした緊急カテーテルアブレーションも適応となる．

2 ICD*

* ICDについてはp.240参照．

- VFが臨床的に確認されている場合はクラスIのICD植込み適応である[4]．ただし急性の原因が明らかでその原因の除去により予防できる場合，12か月以上の余命が期待できない場合，患者同意が得られない場合などは適応とならない．

- ICDはVFが生じた後の治療でありVF自体の治療ではないため，誘因の除去や薬物治療の併用などにより再発予防が必要である．

■ S-ICD

近年，経静脈リードを使用したICDに加えて心臓内にリードを留置しない完全皮下植込み型除細動器（S-ICD）システムが使用できるようになった*．

S-ICD：subcutaneous implantable cardioverter-defibrillator

* S-ICDについてはp.324参照．

経静脈リードは長期的にみるとリード断線や感染のリスクが高く，S-ICDはこの点で従来のICDよりメリットが大きい．徐脈などに対してペーシングを必要とする症例，低心機能で両室ペーシングを必要とする症例は適応とならないものの，若年症例，先天性心疾患合併例で心臓内へのリード留置が困難な症例，すでに血管内にリードが挿入されており追加リードの挿入が困難，あるいは閉塞が危惧される症例，抗頻拍

ペーシングを要するような心室頻拍の発症の可能性が少ない症例，免疫抑制薬などを使用中で易感染性がある症例，血液透析症例などはS-ICDのよい適応であり，今後ますます普及するものと思われる．

3 慢性期薬物治療

■抗不整脈薬

抗不整脈薬使用にはその副作用，潜在的な催不整脈作用を考慮する必要があり*，その病態に応じて適応を決める．

β遮断薬は全体として安全性が高く，心不全の有無を問わず心臓突然死を減少させるため第一選択薬とされている．アミオダロンは心不全症例においても死亡率を増加させずに使用することができる薬剤である．甲状腺，肺の副作用があり，高用量・長期投与により起こりやすい．アミオダロンとβ遮断薬の併用療法も多く用いられ心室不整脈の発生を減少させる．ICD植込み症例における頻脈性心房細動による不適切作動の減少にも有用である．

*抗不整脈薬についてはp.222参照．

■電解質管理

心室不整脈のコントロールには電解質管理も重要であり，とくに心不全合併で利尿薬併用症例では管理に気をつけるべきである．血清カリウム値，およびTdP症例では血清マグネシウム値を正常範囲内に保つようにする．器質的心疾患合併症例ではリバースリモデリングによる心室不整脈減少を期待してアンジオテンシン変換酵素阻害薬，アンジオテンシンⅡ受容体拮抗薬，ミネラルコルチコイド受容体拮抗薬などを使用する．心血管合併症ハイリスク症例では抗血小板薬，塞栓症ハイリスク症例においては抗凝固薬の投与を行う．

TdP : torsade(s) de pointes

4 カテーテルアブレーション

- カテーテルアブレーションはelectrical stormの際には有力な治療オプションとなる．
- VFのトリガーに対するアブレーション治療は2002年にHaïssaguerreらによって初めてその有用性が報告された[5]．
- 治療適応は薬剤抵抗性の繰り返すVFであり，VFのトリガーとなるPVCの波形が1種類ないしは2〜3種類に限局される場合である．
- アブレーションの至適タイミングはelectrical stormの状態，あるいはトリガーとなるPVCが頻発しておりマッピングが可能な状態である．致死的な不整脈でありマッピングの時間は限られるため，術前にVFのトリガーとなるPVCを12誘導心電図ですべて記録することが重要であり，これによりターゲットとなるPVCの起源が予測可能となる．とくにQRS幅，多形性か単形性か，右室起源か左室起源かに注意する．
- 単極のカテーテルでのマッピング範囲には限界があるため，可能であれば多極カテーテルでのマッピングが望ましい．
- 刺激伝導系（Purkinje組織）がVF発生に関与していることが多いため，

洞調律時に先鋭な Purkinje 電位が観察される場所を中心にマッピングする．ペースマッピングとアクチベーションマッピングを併用しながらその起源を同定して通電を行う．
- トリガーの期外収縮に Purkinje 電位が先行している場合には Purkinje 起源，先行していない場合には心筋起源と診断する．
- 以下にボルドー大学での VF に対するトリガーアブレーションの成績を述べる[6]．

■ 特発性心室細動

38 症例に VF アブレーションを施行し，右室 Purkinje 起源 16 例，左室 Purkinje 起源 14 例，両者 3 例，心筋起源 5 例（うち 4 例は右室流出路起源）であった．術後 63 か月のフォローアップでは 7 例で再発あり，うち 5 例は再治療を施行した．最終治療後 52 か月間で 36 例は再発なく，5 例は抗不整脈薬を併用していた．

■ QT 延長症候群

4 例のうち 3 例は Purkinje 起源で 1 例は右室流出路起源であった．4 年間のフォローアップで 1 例は死亡，3 例は再発なしであった．

■ Brugada 症候群

3 例とも右室流出路起源であり，トリガーアブレーションにより 4 年のフォローアップで再発はなかった．

■ 早期再分極症候群

8 例に施行し 26 起源のうち 16 起源が心筋，10 起源が Purkinje 起源であった．5 例はアブレーションによりコントロール可能であったが，3 例は不可能であった．

● 引用文献

1) Priori SG, et al. 2015 ESC Guidelines for the management of patients with ventricular arrhythmias and the prevention of sudden cardiac death: The Task Force for the Management of Patients with Ventricular Arrhythmias and the Prevention of Sudden Cardiac Death of the European Society of Cardiology (ESC). Endorsed by: Association for European Paediatric and Congenital Cardiology (AEPC). Eur Heart J 2015; 36: 2793-867.
2) Priori SG, et al. HRS/EHRA/APHRS expert consensus statement on the diagnosis and management of patients with inherited primary arrhythmia syndromes: Document endorsed by HRS, EHRA, and APHRS in May 2013 and by ACCF, AHA, PACES, and AEPC in June 2013. Heart Rhythm 2013; 10: 1932-63.
3) 日本循環器学会．循環器病の診断と治療に関するガイドライン（2011 年度合同研究班報告）：QT 延長症候群（先天性・二次性）と Brugada 症候群の診療に関するガイドライン（2012 年改訂版）．
http://www.j-circ.or.jp/guideline/pdf/JCS2013_aonuma_h.pdf
4) 日本循環器学会．循環器病の診断と治療に関するガイドライン（2010 年度合同研究班報告）：不整脈の非薬物治療ガイドライン（2011 年改訂版）．
http://www.j-circ.or.jp/guideline/pdf/JCS2011_okumura_h.pdf
5) Haïssaguerre M, et al. Role of Purkinje conducting system in triggering of idiopathic ventricular fibrillation. Lancet 2002; 359: 677-8.
6) Miyazaki S, et al. How to ablate ventricular fibrillation arising from structurally normal heart. In: Al-ahmad A, et al, editors. Hands-on Ablation: The Experts' Approach. Cardiotext; 2013. p.428-34.

まれな心室頻脈/心室細動——Brugada 症候群など

川田哲史, 森田 宏

- 早期再分極（J 波）は，以前は Osborn 波とよばれており，低体温時や高カルシウム血症の際に記録されることが知られていた．近年，J 波は致死性不整脈と関連があると報告されている．
- Brugada 症候群（BrS）は，1992 年に Brugada らにより早期再分極と不整脈の関連が初めて報告された疾患で，明らかな器質的心疾患を認めず，右側胸部誘導（V_1-V_3）の特異的な ST 上昇，心室細動（VF）を主徴とする[1]．
- 早期再分極症候群（ERS）は下側壁誘導における QRS 終末部のノッチやスラー型の J 波を認める疾患で，VF との関連が報告されている[2]．
- BrS と ERS は臨床所見，心電図所見，関連する遺伝子異常に類似点があり，治療も類似している．
- QT 延長症候群（LQTS）は QT 間隔の延長から VF を起こし，突然死をきたす疾患である．また，カテコラミン誘発多形性心室頻拍（CPVT）は運動や精神的なストレスが原因で二方向性あるいは多形性心室頻拍が誘発され，VF に移行し心停止をきたす疾患である．この 2 つの疾患も病態ならびに治療が類似している．
- 本項では，これらの疾患に対して 2016 年に発表された J 波症候群に対するエキスパートコンセンサスレポート，ならびに 2017 年に発表された心室頻拍に対するガイドラインに基づき，薬物治療，非薬物治療について概説する[3]．

Osborn波：1953年にOsbornらが，低体温の犬においてQRS波直後に認める特徴的な波形（Osborn波）がVFと関連していることを報告した．

BrS：Brugada syndrome
VF：ventricular fibrillation

ERS：early repolarization syndrome

LQTS：long QT syndrome
CPVT：catecholaminergic polymorphic ventricular tachycardia

1. Brugada症候群（BrS）の治療

Point!

- 発熱時の消炎鎮痛薬の使用，過飲酒を避ける，不整脈を引き起こす可能性のある薬物を避けるなど，生活習慣の是正が重要である．
- BrSの突然死予防に唯一効果があると証明された治療法はICDである．心停止・蘇生例または持続性心室頻拍/VFが確認されている症例はクラスIでICDの適応となる．
- BrSの原因は右室流出路心外膜側心筋の障害や，イオン電流異常（I_{to}や$I_{K, ATP}$などの外向きK^+電流の増加，I_{Ca-L}, fast I_{Na}などの内向き電流の減少）と考えられている．
- 急性期治療として交感神経刺激薬（イソプロテレノール）も有効であり，頻回に発作を繰り返す場合は持続静注が有効である．
- 慢性期治療としてキニジン，ベプリジル，シロスタゾールがVF再発予防として有効である．
- 薬物治療などにてコントロールが困難な患者に対しカテーテルアブレーションは有効と思われる（クラスIIb）．

- BrS患者本人に致死性不整脈を引き起こす可能性のある状態をあらかじめ伝えておくことが重要である．しかしながら無症候例では発作頻度は低く，不安を強くしないように説明することも大切である．生活習慣の是正としては，とくに発熱時はすみやかに消炎鎮痛薬を使用すること，過飲酒を避けること，不整脈を引き起こす可能性のある薬物を避けることが重要である．また，家族の心肺蘇生法の熟知も推奨される．
- BrSに対する治療法は急性期，慢性期の2つに分けて考え，薬物治療もしくは非薬物治療を選択することが重要である．2016年に発表されたエキスパートコンセンサスレポートにてBrSに対する薬物治療と植込み型除細動器（ICD）の適応について提示されており，これを参考とし治療を行うことが望ましい（❶）．

ICD：implantable cardiovertor defibrillator

1 薬物治療

- BrSに対する突然死予防に確実な効果のある治療はICDのみである．したがって薬物治療の位置づけは，①慢性期におけるICD作動の予防と，②VF stormに対する急性期治療である．
- BrSの原因の一つとして心筋イオンチャネルの異常が想定されており，一過性外向き電流（I_{to}）やATP感受性カリウム電流（$I_{K, ATP}$）などの外向きK^+電流の増加，カルシウム（I_{Ca-L}），ナトリウム（I_{Na}）などの内向き電流の減少が考えられている．そのためI_{to}抑制効果のある薬剤の有効性が期待される．

■ キニジン

キニジンはI_{to}抑制作用があり，心外膜側の活動電位の再分極異常を是正することで心電図を正常化し，多形性心室頻拍を予防する．無症候性のBrSに対する予防的なキニジン内服の有用性も報告されており，海外では600〜900 mgが推奨されるが，忍容性の問題があり，日本で

❶ BrS に対する治療方針（文献3を参考に作成）

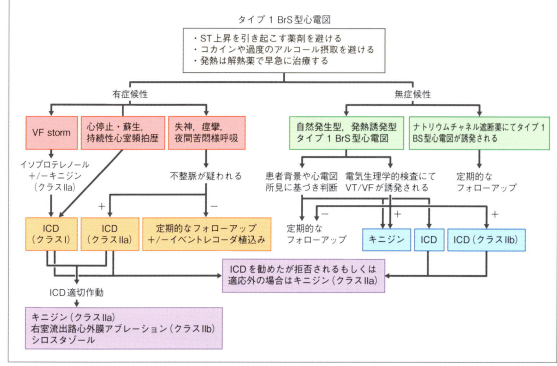

VT：心室頻拍

は200〜300 mg/日が使用される．2013年エキスパートコンセンサスステートメントでは，キニジンはVF発作を短期間に繰り返す症例（VF storm）やICD適切作動をきたす症例に対してクラスIIaで適応としている．また，無症候性で自然発生型タイプ1心電図をきたし，ICDの適応と考えられるが植込みが困難な場合にはクラスIIaで適応となる．

■ ベプリジル

ベプリジル（ベプリコール®）はI_{to}チャネルの抑制，Naチャネルのup regulationを介してI_{Na}を増加させ，不整脈抑制効果をもたらすと考えられている．

■ イソプロテレノール，シロスタゾール，ミルリノン

交感神経刺激薬（イソプロテレノール）はI_{Ca-L}を増幅させ，活動電位異常を是正し，心電図異常を改善する．頻回にVF発作を繰り返す場合は持続静注を用い，1〜2μgをボーラス投与後，0.003〜0.006μg/kg/分の持続静注を使用する（クラスIIa）．ホスホジエステラーゼIII阻害薬のシロスタゾールは，内向きCa電流を増加させることにより，同様にVF抑制に有効であるとされる．ミルリノンはホスホジエステラーゼIII阻害薬の静注薬であり，動物実験ではST上昇を改善し，不整脈抑制効果が報告されている．

2 非薬物治療

■ ICD

BrS の突然死予防に唯一効果があると証明された治療法は ICD である．しかしながら植込み後 10 年間の不適切作動は 37％，リード不全は 29％と報告されており，とくに若年者において ICD 関連の合併症が多い．日本循環器学会ガイドライン 2017 年改訂版では心停止・蘇生例，ならびに自然停止する VF または多形性心室頻拍が確認されている場合はクラス I で植込みの適応となる．さらに不整脈原性失神，痙攣，夜間苦悶様呼吸を認める場合，ならびに原因不明の失神であっても電気生理学的検査（EPS，2 連期外刺激以下）にて VF が誘発される場合，クラス IIa で植込みの適応となる[4]．ICD 植込みの適応は心停止・蘇生例または持続性心室頻拍/VF が確認されている症例（クラス I）であり，日本のガイドラインと同様である．クラス IIa 適応は，不整脈原性失神の既往があり自然発生型のタイプ 1 BrS 型心電図の症例である．クラス IIb はクラス I，IIa を満たさない症例で，EPS にて VF が誘発される症例となっている[3,5]*．

■ カテーテルアブレーション

BrS のカテーテル治療は VF に先行する心室期外収縮をターゲットして行われていたが，期外収縮がコンスタントに出現しなければ治療が困難となる場合も多い．VF 基質に対する治療として，Nademanee らは，BrS 患者の右室流出路心外膜側の遅延電位や分裂電位などの異常電位に対しカテーテルアブレーションを行うことで VF 発作が減少し，心電図が正常化することを報告した[6]．彼らの報告では ICD 植込み後も頻回に VF を繰り返す症例に対しアブレーションを行い，平均 20±6 か月のフォローアップにおいて 9 例中 8 例で VF 再発を認めていない．

近年，Brugada らによってフレカイニドを用いて右室前壁，流出路の低電位領域を顕在化させアブレーションを行う方法も報告されている[7]．14 人の BrS 患者に対しアブレーションを施行し，心電図が正常化して VF が誘発困難となった．アブレーション治療は薬物治療などにてコントロールが困難な患者に対し有効と思われる．2013 年，2016 年のエキスパートコンセンサスステートメントでは，ICD 植込み後も頻回に VF を繰り返す症例に対してはクラス IIb となっている．しかしながらアブレーションのエンドポイントや有効性・安全性に関して不明な点も多く，今後前向きな検討が必要と思われる[5]．

EPS：electrophysiological study

＊BrS のリスク評価としての EPS の有用性については，報告によってリスク評価としての有用性が異なっている．誘発方式（期外刺激の数）や誘発部位（右室心尖部か流出路か）などのプロトコールの違いが原因と考えられている．唯一の前向き研究である PRELUDE レジストリでは VF の誘発と予後の関連はないが，有効不応期 200 ms 以下はリスク因子となりうると報告している．

PRELUDE：Programmed ELectrical stimUlation preDictive valuE

2. 早期再分極症候群（ERS）の治療

Point!

- 突然死予防に唯一効果があると証明された治療法は ICD である．
- BrS と病態が類似しているため治療効果を認める薬物も類似しており，キニジンやシロスタゾール，イソプロテレノールには VF 予防効果がある．
- ERS に対するアブレーションはまだ確立されておらず今後の検討が待たれる．

- 2016 年に発表されたエキスパートコンセンサスレポートにて ERS に対する心室不整脈に対する治療法，ならびに ICD 植込みの適応について提示された（❷）．以下，ガイドラインに基づき治療法を概説する[3]．

1 薬物治療

- 突然死予防に唯一効果があると証明された治療法は ICD である．BrS に対する治療法と同様に急性期，慢性期の2つに分けて考え，ICD 作動や VF storm に対し薬物治療を選択することが重要である．
- キニジンやイソプロテレノールには VF 予防効果がある．BrS に対する効果と同様に I_{to} 抑制や I_{Ca-L} 増加で，再分極異常を正常化し致死性不整脈を予防すると考えられている．
- シロスタゾールも ERS の心電図変化を改善させると報告されている．
- ベプリジルは少数の患者で有効であったとの報告はあるが，まだ検討が必要である．

❷ ERS に対する治療方針（文献3を参考に作成）

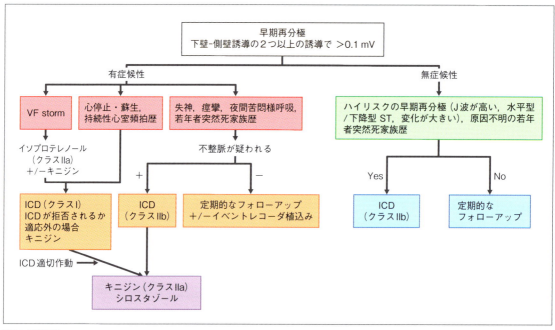

VF；心室細動

2 非薬物治療

■ ICD

ICDの適応に関してはBrSと同様であり，VFや心停止・蘇生後はICD植込み適応となる（クラスI）．失神や痙攣，夜間苦悶様呼吸や若年者突然死家族歴を認める場合は不整脈による症状が疑わしければクラスIIbでICD植込みの適応となる．無症候性に関してリスク評価は確立していない．しかしながら，若年者突然死家族歴があり，ハイリスクなJ波（J波が高い，水平型/下降型ST，変化が大きい）が記録される場合は同様にクラスIIbでICDの適応となる[3,4]．

■ カテーテルアブレーション

ERSの不整脈基質は左室下壁に存在すると考えられており，同部位に低電位領域や分裂電位などの異常電位が記録され，下壁領域の広範なアブレーションでJ波が消失することも報告されている．Haïssaguerreらは，VFのトリガーとなる心室期外刺激は下壁起源が多く，期外刺激をターゲットとしたカテーテルアブレーションが有効であったと報告している[2]．しかしながら現時点では，ERSに対するカテーテルアブレーションは確立されておらず，今後の検討が必要である．

3. QT延長症候群（LQTS）の治療

Point!

- 先天性LQTはQT延長と交感神経刺激により心室不整脈を特徴とする疾患である．
- LQTの90%はLQT1～3（*KCNQ1*, *KCNH2*, *SCN5A*）であるが，各遺伝子型によって発作の誘因や治療薬も異なる．
- β遮断薬はLQT1に対しては95%，LQT2は75%，LQT3（女性において）は60%の心イベント抑制効果が報告されている．
- 心停止の既往を有する患者，β遮断薬の効果が乏しい症状を伴うハイリスク患者はクラスIでICD，もしくはLCSDの適応である．

- 先天性LQTはQT延長と交感神経刺激により心室不整脈を特徴とする疾患である．平均発症年齢は14歳であり，LQTの75%に遺伝子異常を認め，これまでに15以上の原因遺伝子が報告されている．90%はLQT1～3（*KCNQ1*, *KCNH2*, *SCN5A*）であるが，各遺伝子型によって発作の誘因や慢性期治療薬も異なる[8]．
- 治療は急性期治療（TdP）と慢性期治療に分けて考える必要がある．
- LQT患者においてQT延長をきたす薬剤や，低カリウム血症，低マグネシウム血症はVFのトリガーになるため，背景に注意が必要である．
- 2017年にHeart Rhythm Societyより発表されたLQTSに対する治療方針（❸）に基づき概説する[9]．

TdP : torsades de pointes

❸ **LQTS に対する治療方針**（文献9を参考に作成）

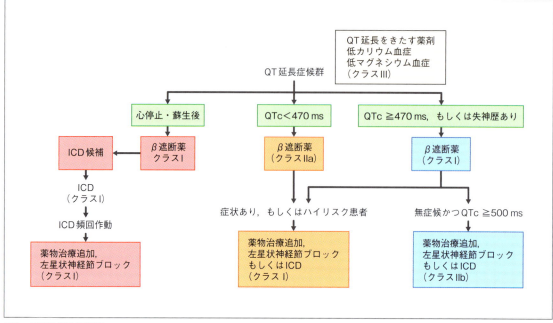

ICD；植込み型除細動器

1 薬物治療

- β遮断薬はLQT1に対しては95％，LQT2は75％，LQT3（女性において）は60％の心イベント抑制効果が報告されている．β遮断薬はClass effectではなく，メトプロロールの効果は乏しいといわれている．適正量のプロプラノロール，アテノロール，ナドロールのLQTに対する有効性はこれまでにも報告されている．
- TdP頻発時などの急性期は，QT延長をきたす誘因を是正しつつ，高頻度ペーシングや血清カリウム是正が必要である．また，硫酸マグネシウムの静脈内投与も有効である．
- 慢性期の治療では，LQT3はNaチャネル（*SCN5A*）の異常（gain of function）のためナトリウムチャネル遮断薬のメキシレチンが有効である．
- 2017年のガイドラインでは安静時心電図にてQTc≧470 msのLQTSに対してはクラスIでβ遮断薬が，無症候かつ安静時心電図のQTc＜470 msの場合はクラスIIaでβ遮断薬が推奨されている．無症候かつβ遮断薬内服下でQTc≧500 msの場合は他剤（メキシレチン，フレカイニド）を考慮する（クラスIIb）と記載されている[9]．

2 非薬物治療

- 2017年のガイドラインでは，VFまたは心停止の既往を有する患者，β遮断薬の効果が乏しい症状を伴うハイリスク患者はクラスIでICD，もしくは左星状神経節ブロック（LCSD）の適応となっている．無症候性患者ではβ遮断薬投与下でもQTc≧500 msの場合，クラスIIbでICD，

左星状神経節ブロック（LCSD）：星状神経節の下方とはじめの4つまたは5つの胸部神経節を焼灼する方法．LCSDは心臓からのノルエピネフリン分泌を抑制し，心筋収縮力や心拍数を落とすことなくVFの閾値を上げる治療である．合併症としてHorner症候群（縮瞳，眼瞼下垂，眼球陥凹），顔面紅潮，非対称性の発汗などが報告されている．

LCSD：left cardiac sympathetic denervation

LCSD 考慮とされており，クラス IIa の記載はない[9]．LCSD は，とくに LQT1 と 3 に対し効果が期待されるといわれているが，治療に伴う合併症が 8〜20％と報告されており ICD 頻回作動の場合に考慮される治療法である．ペースメーカ治療は 7〜24％の患者に有効であったと報告されているが，ハイリスク患者に対しては突然死予防目的に ICD が必要と考えられる．

- 日本循環器学会のガイドラインでは，クラス I は同様だが，クラス IIa は①Tdp あるいは失神の既往，②突然死の家族歴，③β遮断薬に対する治療抵抗性のうち 2 つ以上であればクラス IIa，1 つであればクラス IIb とあり，突然死の家族歴を項目として入れていることが特徴である[4]．

4. カテコラミン誘発多形性心室頻拍（CPVT）の治療

Point!
- CPVT は運動や感情が原因となり引き起こされる二方向性，多形性心室頻拍である．
- β遮断薬は CPVT において心イベントを減少させると報告されており，ガイドラインではクラス I で推奨されている．
- 十分量のβ遮断薬投与下であっても心室頻拍や失神をきたす場合は薬剤増量，LCSD，ICD 植込みがクラス I で推奨される．

- CPVT は運動や情動が原因となり引き起こされる二方向性，多形性心室頻拍であり，失神や心停止の原因となる不整脈である．突然死患者の 3〜13％と報告されている．
- 2017 年に Heart Rhythm Society より発表された CPVT に対する治療方針に基づき概説する[9]．

1 薬物治療
- β遮断薬は CPVT において心イベントを減少させると報告されており，ガイドラインではクラス I で推奨されている[9]．β遮断薬同士を直接比較した研究はないが，ナドロールがより有効であったという報告もある．β遮断薬使用時は十分量を使用することが重要である．
- β遮断薬単独では突然死の予防は不十分で，投与下でも心室頻拍や失神を認める場合はほかの薬剤（フレカイニド）を併用することもクラス I で推奨されている．β遮断薬とフレカイニド併用により，運動負荷中の心室頻拍を 76％減少させたという報告もある．
- 上記の薬剤でもコントロールが困難な場合は，ベラパミルやプロパフェノンの併用も考慮される．

2 非薬物治療
- 十分量のβ遮断薬投与下であっても心室頻拍や失神をきたす場合は薬剤

- 増量，LCSD，ICD 植込みがクラス I で推奨される[9]．
- 心停止蘇生例はクラス I の ICD 植込み適応となるが，CPVT 患者は ICD 不適切作動が 20〜30％と報告されている．不適切作動が原因となり VF storm になる可能性があるため，不適切作動を最小限に減らす設定が必要である．
- LCSD は ICD 作動を 32〜75％減少させるが，治療後も失神を繰り返したり心停止を起こしたりする症例もあり，治療自体に伴う合併症も 20〜70％と報告されている．手技に十分精通した施設で行うことが望まれるが，とくに ICD 頻回作動を起こす患者においては積極的に治療適応となる（クラス I）．
- また，心房不整脈の発生も多く，リスクに応じ抗凝固薬やカテーテルアブレーションも考慮すべきである．Shirai らはアドレナリンを使用しカテコラミンに感受性の高い部位をアブレーションすることが心室期外収縮の抑制に有効であったと報告している．しかしながら現時点では CPVT に対するカテーテルアブレーションは確立されておらず，今後の検討が必要である[10]．

引用文献

1) Brugada P, Brugada J. Right bundle branch block, persistent ST segment elevation and sudden cardiac death：A distinct clinical and electrocardiographic syndrome. A multicenter report. J Am Coll Cardiol 1992；20：1391-6.
2) Haïssaguerre M, et al. Sudden cardiac arrest associated with early repolarization. N Engl J Med 2008；358：2016-23.
3) Antzelevitch C, et al. J-Wave syndromes expert consensus conference report：Emerging concepts and gaps in knowledge. Heart Rhythm 2016；13：e295-324.
4) 日本循環器学会．2016-2017 年活動：遺伝性不整脈の診療に関するガイドライン（2017 年改訂版）．
   http://www.j-circ.or.jp/guideline/pdf/JCS2017_aonuma_h.pdf
5) Priori SG et al. HRS/EHRA/APHRS expert consensus statement on the diagnosis and management of patients with inherited primary arrhythmia syndromes：Document endorsed by HRS, EHRA, and APHRS in May 2013 and by ACCF, AHA, PACES, and AEPC in June 2013. Heart Rhythm 2013；10：1932-63.
6) Nademanee K, et al. Prevention of ventricular fibrillation episodes in Brugada syndrome by catheter ablation over the anterior right ventricular outflow tract epicardium. Circulation 2011；123：1270-9.
7) Brugada J, et al. Brugada syndrome phenotype elimination by epicardial substrate ablation. Circ Arrhythm Electrophysiol 2015；8：1373-81.
8) Priori SG, et al. 2015 ESC Guidelines for the management of patients with ventricular arrhythmias and the prevention of sudden cardiac death：The Task Force for the Management of Patients with Ventricular Arrhythmias and the Prevention of Sudden Cardiac Death of the European Society of Cardiology (ESC). Endorsed by：Association for European Paediatric and Congenital Cardiology (AEPC). Eur Heart J 2015；36：2793-867.
9) Al-Khatib SM, et al. 2017 AHA/ACC/HRS Guideline for Management of Patients With Ventricular Arrhythmias and the Prevention of Sudden Cardiac Death：Executive Summary：A Report of the American College of Cardiology/American Heart Association Task Force on Clinical Practice Guidelines and the Heart Rhythm Society. Heart Rhythm. 2017 Oct 30. pii：S1547-5271 (17) 31249-3. doi：10.1016/j.hrthm.2017.10.035.
10) Shirai Y, et al. Elimination of Ventricular Arrhythmia in Catecholaminergic Polymorphic Ventricular Tachycardia by Targeting "Catecholamine-Sensitive Area"：A Dominant-Subordinate Relationship between Origin Sites of Bidirectional Ventricular Premature Contractions. Pacing Clin Electrophysiol 2017；40：600-4.

遠隔モニタリング

三橋武司

Point!

- デバイスの遠隔モニタリングは，本来デバイス患者の外来管理を簡略化することが目的であり，外来受診頻度を減らしても安全性が損なわれることはない．
- 現在，大部分のデバイスで遠隔モニタリングが可能になったが，送信方法に手動送信と自動送信，送信頻度に連日送信とスケジュール送信，イベント時送信などの違いが存在する．
- 遠隔モニタリングにより不整脈やデバイス本体，リードの不具合などが早期に覚知可能となる．遠隔モニタリングは緊急対応のためではないことを医療機関，患者とも確認しておく必要がある．
- 遠隔モニタリングを用いて患者の予後を改善させるためには早期介入が必要で，その方法を模索することが必要である．
- 今後，不整脈患者だけではなく心不全患者においても，遠隔モニタリングが重要な役割を果たすものと思われる．

1. 遠隔モニタリングを使用する利点

- 従来，デバイス植込み患者の外来管理は3～6か月ごとにプログラマーを用いたインテロゲーションを行うことが通例であった．しかし患者数の増加や高齢化などにより外来業務は煩雑化してきている．一方，デバイス本体の発展に伴い，大部分のパラメータが自動的に自己診断可能となり，また不整脈イベントなどのメモリー機能も大幅に改善された．そこで外来診察前にデバイスに蓄えられたそれらのデータを，予定されたスケジュールに合わせて手動送信することが始められた．これにより従来外来で行われていたインテロゲーションの大部分のデータが診察前にわかるようになり，外来時間の短縮が可能となった．
- 手動送信ではデバイス，リードの不具合，不整脈イベントなどが起こっても送信されるまでは覚知ができないわけであるが，ここでデバイスにアンテナを内蔵し，かつ自動で送信するシステムが開発され，遠隔モニタリングは大きく進歩した．自動送信システム＊を用いればイベントの早期覚知が可能となり，かつ外来受診頻度を減らしても安全性が担保できるということが証明された（❶)[1]．日本においても2008年に薬事承認がなされ，2010年には保険償還が適用された．
- 遠隔モニタリングを使用する利点は，①外来診療負担の軽減，②イベ

＊自動送信システムといってもメーカーにより多少異なる．イベントが発生するとすぐに送信するものと，その日の夜間に送信されるものがある．また，イベントがなくても連日送信するものと，イベントがなければスケジュール日まで送信しないものなどがある．

❶ TRUST試験における有害事象回避率[1]

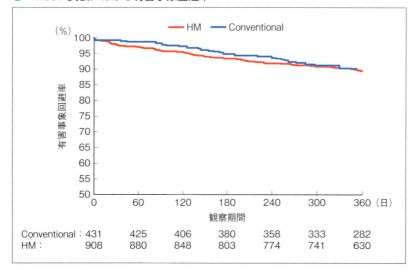

従来診療群（Conventional群）は登録後3か月ごとに対面診療を行い，遠隔モニタリング群（HM群）は登録後3か月目の診療後2回目は15か月目の対面診療とした．両者におけるイベント回避率に有意差はなかった．
TRUST trial：Lumos-T Safely Reduces Routine Office Device Follow-up trial, HM：home monitoring

❷ 心臓ペースメーカー指導管理料（2018年4月改訂）

イ）着用型自動除細動器による場合	360点
ロ）イ以外の場合	360点

ロを算定する患者について，前回受診月の翌月から今回受診月の前月までの期間，遠隔モニタリングを用いて療養上必要な指導を行った場合は，遠隔モニタシング加算として，320点に当該機関の月数（当該指導を行った月に限り，11月を限度とする）を乗じて得た点数を，所定点数に加算する

ントの早期発見，③患者QOL，満足度の向上，④遠隔地在住や来院困難患者への対応，⑤薬物やアブレーションなどの治療介入あるいは効果判定などがあげられる．

1 外来診療負担の軽減

● 遠隔モニタリングにより外来診療間隔を延長しても安全であることは，これまでにも証明されている（❶）[1]．ペースメーカと植込み型除細動器/両室ペーシング機能付き植込み型除細動器（ICD/CRT-D）では植込み背景が異なるため，一概にはいえないが，少なくともペースメーカ患者では従来の受診間隔が大幅に延長可能と思われる．ペースメーカ患者のほうが高齢者は多いため，受診間隔を延長できることは大きなメリットである．

● ここで問題になるのが診療報酬である．日本の診療報酬は原則として対面診療で成り立つので，受診頻度を減らすと医療機関の収入が減る可能性がある．従来の遠隔モニタリング加算は患者が受診していなくても月に60点を算定でき，患者が受診した際に月数を乗じた点数を加算算定できていた．それが2018年4月に加算点数が一気に320点と約5.3倍に増額された（❷）．この変更が病院の収支を改善し，遠隔モニタリ

ICD：implantable cardioverter defibrillator
CRT-D：cardiac resynchronization therapy defibrillator

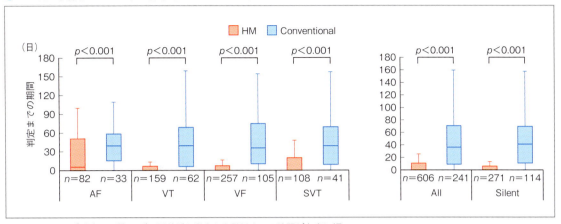

❸ TRUST試験における不整脈事象発見までの日数[1]

遠隔モニタリング群（HM群）はどの不整脈も発生から発見までの時間が有意に短い．
AF；心房細動，VT；心室頻拍，VF；心室細動，SVT；上室頻拍，All；全不整脈，Silent；無症候性不整脈

ングの普及を後押しする可能性は高い．しかし今度は医療スタッフの負担が増える可能性がある．今後いかに各施設に応じたワークフローを構築するかが問題となるであろう．

2 イベントの早期発見

- 心房細動や心室不整脈などの不整脈イベントだけではなく，デバイス本体やリードの不具合，異常電位の検出なども遠隔モニタリングにより早期発見が可能である（❸）[1]．問題はイベントを発見した後にどのように対応するかを各施設で決めておく必要があることである．ただし大切なこととして，遠隔モニタリングが緊急対応のためのシステムではないことをあらかじめ患者に説明をしておかなければならないし，スタッフも共有しなければならない．

3 患者QOL，満足度の向上

- 遠隔モニタリングは，常に医師に診てもらえているという安心感を患者に与えることができる[2]．遠隔モニタリングを行っている患者になんらかのイベントが発生し病院から連絡をすると非常に感謝される．このことはその後患者の自己管理意識を向上させる可能性も有する．

- また，デバイス植込み患者が最も気にするのは電池寿命である．従来は外来受診して初めて電池交換指標になったことが判明した．なんらかの手違いで外来受診が遅れてtelemetryができなくなった，あるいはペーシング不全になって初めて電池消耗に気づいた，というようなトラブルも以前は経験していた．遠隔モニタリングではこの電池消耗に最も早く対処できる．古くなればリードの不具合も起こりやすくなる．筆者は植込みから時間が経つほど遠隔モニタリングのメリットが大きいと患者に説明している．

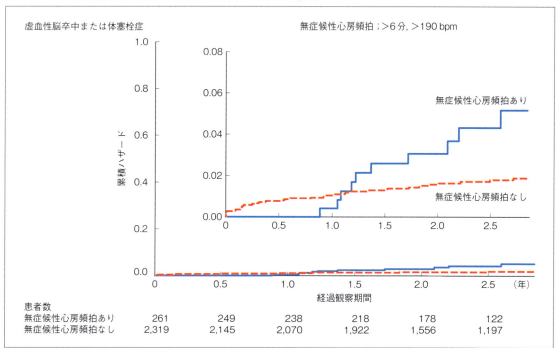

❹ ASSERT 試験による無症候性心房頻拍の脳卒中に及ぼす影響[3]

ASSERT 試験は，65 歳以上の高血圧は有するが心房細動既往のないペースメーカおよび ICD 植込み患者に対して前向きに行われた研究である．植込み後 3 か月で 10.1％に無症候性心房頻拍が認められ，190 bpm 以上で 6 分間以上持続する頻拍を認めただけで脳卒中リスクが 2.5 倍に増加した．
ASSERT traial：Asymptomatic Atrial Fibrillation and Stroke Evaluation in Pacemaker Patients and the Atrial Fibrillation Reduction Atrial Pacing trial

4 遠隔地在住や来院困難患者への対応

- 国土が狭く，デバイス植込み施設が多い日本においては，遠隔地在住の患者に対する遠隔モニタリングのメリットは少ないとも考えられる．一方では，超高齢化が進んでおり，施設入所者も増加しているため，別の意味で遠隔モニタリングの意義が大きくなるものと思われる．現在，送信機（トランスミッター）は 3G 回線を利用したものが多く，そのような機種であれば，入所施設などに設置することも可能である．また，かかりつけ医と連携することができれば新たな病診連携も可能となる．

5 薬物やアブレーションなどの治療介入あるいは効果判定

- 心房細動や心室不整脈などの不整脈イベントが早期に，かつ確実に覚知されることにより，抗不整脈薬やアブレーションなどの治療介入や効果判定にも遠隔モニタリングは有用である．とくに心房頻拍/心房細動はデバイス植込み患者に対して予想以上に高頻度に発生し，かつ脳卒中のリスクを増加させることがわかっている（❹）[3]．電気的除細動や抗不整脈薬あるいはアブレーションの適否も重要であるが，さらに抗凝固薬の開始も考慮すべきである．とくに ICD/CRT-D では，心房細動に伴い不適切ショック作動が起こる可能性があるので早期介入が大切である．

❺ IN-TIME 試験における遠隔モニタリングの予後改善効果[4]

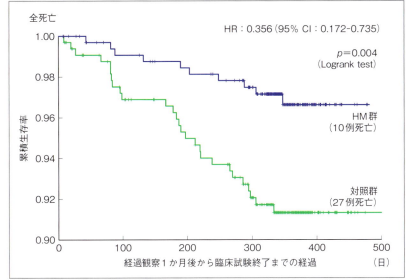

IN-TIME 試験は NYHA ⅡまたはⅢ，LVEF＜35％の ICD あるいは CRT-D が植込まれた心不全患者に対して，遠隔モニタリングを行った群（HM 群）と対照群に分けた試験である．わずか1年間で HM 群 3.4％，対照群 8.7％と全死亡率で有意差がみられた．
LVEF；左室駆出分画率

2. 遠隔モニタリングと患者の予後改善

- 遠隔モニタリングを行うことが患者の予後改善に結びつくかということは大きな問題である．予後を改善させたという報告（❺）[4]もあるが，否定的な報告[5]もある．結果が異なった理由の一つに，遠隔モニタリングのシステムと介入方法の違いがあるかもしれない．遠隔モニタリングを用いても観察だけで予後が改善するわけはない．改善させるためには何らかの介入が必要であり，この介入方法と介入頻度が結果に大きな差を生む可能性がある．

- IN-TIME 試験[4]では連日送信される Biotronik のシステムが用いられ，さらに Leipzig のセンターで専門のスタッフ（看護師）が対応していた．そして介入ポイントと方法を決めて，スタッフが患者に1人あたり年間2回以上連絡を入れたとのことである．この介入頻度が患者の自己管理意識あるいはアドヒアランスの改善につながり，予後を改善させた可能性がある．このように予後を改善させるためにはそれなりの労力が不可欠であり，各施設ではそのような方法を模索する必要がある．

- 今後，罹患患者数が多い心不全患者の管理に遠隔モニタリングは期待されるが，そのためには偽陽性の少ない診断能が必要である．現在，心不全のモニタリングの中心は胸郭インピーダンスであるが，現在までのところこれだけで心不全を予見することは難しい．今後さらに多くの生体情報（肺動脈圧，心音，血中酸素濃度など．コラム参照）を測定することが可能になるであろう．たくさんの情報が得られることはよいことであるが，あまりにも情報が多いと混乱することもある．一つの指標だけで判断するのではなく，得られた複数の情報を整理し，スコア化など

IN-TIME study : implant-based multiparameter telemonitoring of patients with heart failure study

コラム　生体情報の測定

■肺動脈圧モニタリング（CardioMEMS™ HF system）

図1のようなシステムを肺動脈内に留置することで肺動脈圧モニタリングが可能になる．CHAMPION試験[6]ではNYHAクラスIIIの患者に対してCardioMEMS™ HF systemを用いて治療した群の心不全入院率が33％低下したと報告した．

■心音モニタリング

以前よりSorin社は，心房リードに特殊な加速度センサーを搭載し，I音のタイミングで心内膜の加速度を測定する方法を開発した（SonR sensor system，図2）．そしてその加速度の大きさ（PEA）が収縮機能（LV dP/dt）とよい相関があることを発表していた．感度の問題もあると思われるが，ほかのメーカーでデバイス本体の加速度センサーからI音やIII音に相当する心内の加速度を測定することも試みられている．

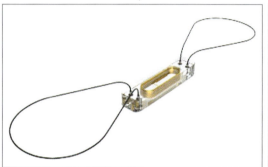

図1　CardioMEMS™ HF system

このデバイスを肺動脈内末梢に留置し，無線で肺動脈圧を監視する．塞栓症などの合併症も危惧されるが，CHAMPION試験[6]によれば心不全入院率が33％低下し，有害事象は1％であったという．

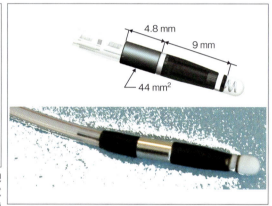

図2　SonR sensor systemの心房リード

可能であれば特殊な心房リードを心房中隔に留置して心内膜加速度を測定する．特殊なリードを用いる必要があるが，Sorin社ではこのシステムを用いて心臓再同期療法（CRT）のA-V delayを自動的に至適化する．

によりある程度客観性をもったデータを構築する必要がある．

● 引用文献

1) Varma N, et al. Efficacy and safety of automatic remote monitoring for implantable cardioverter-defibrillator follow-up : The Lumos-T Safety Reduces Routine Office Device Follow-up (TRUST) trial. Circulation 2010；122：325-32.
2) Schoenfeld MH, et al. Remote monitoring of implantable cardioverter defibrillators : A prospective analysis. Pacing Clin Electrophysiol 2004；27：757-63.
3) Healey JS, et al. Subclinical atrial fibrillation and the risk of stroke. N Engl J Med 2012；366：120-9.
4) Hindricks G, et al. Implant-based multiparameter telemonitoring of patients with heart failure (IN-TIME) : A randomized controlled trial. Lancet 2014；384：583-90.
5) Mabo P, et al. Remote follow-up of patients implanted with an ICD-The prospective randomized EVATEL study. ESC Congress, Paris-France 2011.
6) Abraham WT, et al. Wireless pulmonary haemodynamic monitoring in chronic heart failure : A randomized controlled trial. Lancet 2011；377：658-66.

CHAMPION：CardioMEMS Heart Sensor Allows Monitoring of Pressure to Improve Outcomes in NYHA Class III Heart Failure Patients trial

PEA：peak endocardial acceleration

チーム医療

鈴木　誠

> **Point!**
> - 超高齢社会を迎え，心疾患を管理するうえで，チーム医療を立ち上げることが必要である．
> - 心臓植込み型デバイスに備えられている遠隔モニタリングシステム活用にはチーム医療による管理が重要である．
> - チーム医療成功の鍵として，チームの目標・ゴールをメンバー間で共有すること，管理者（病院）からのサポートを得ること，強いリーダーシップを発揮するキーパーソンが存在すること，多職種チームの成果を客観的に評価し適宜改善していくこと，情報共有としてのカンファレンス開催などがある．
> - チーム医療の多くはボランティア活動であり，スタッフのモチベーションを維持する工夫が大事となる．

1. チーム医療の導入

- 超高齢社会を迎えている日本は，高齢人口の増加に伴う心疾患の著しい増加が予想されるため，将来の日本の医療を考えるうえで，心疾患の管理が重要な課題となっている．日本循環器学会の2015年循環器疾患診療実態調査報告によると，心不全入院者数の合計は23.8万人と急性心筋梗塞の入院患者6.9万人に比しはるかに多く増加傾向にあり，心疾患の中でも心不全が重要疾患と位置づけられている．

- 一方，心臓植込み型デバイス患者は，さまざまな背景（高齢，施設入所者，老老介護，寝たきり，離島など遠方居住者，働き盛りなど），疾患（徐脈，致死性心室不整脈，心房細動，心不全など）をもつ患者群である．その中でも，重症心不全と致死性心室不整脈の合併による植込み型除細動器（ICD）植込み患者や心臓再同期療法（CRT）として両心室ペースメーカ植込み患者の管理はきわめて慎重でなければならない．

- 植込み型心臓ペースメーカ，ペーシング機能のみのCRT（CRT-P），植込み型除細動器，両室ペーシング機能付き植込み型除細動器（CRT-D）といった今日の心臓植込み型デバイスには，デバイスから得られるさまざまな情報をインターネットを介して伝送し，医療施設専用ウェブサイトより閲覧できる遠隔モニタリング*システムが備えられている．伝送されるデータは，通常プログラマで取得する電池やリード線の状態，不整脈の有無などの情報を含めたほぼすべてのデータが確認でき，機種によっては，データ送信時の心内心電図が含まれている．

ICD : implantable cardioverter defibrillator
CRT : cardiac resynchronization therapy
CRT-P : cardiac resynchronization therapy-pacemaker
CRT-D : cardiac resynchronization therapy-defibrillator
*遠隔モニタリングについてはp.207も参照．

> **コラム　終末期心不全患者の緩和ケア（植込み型心臓デバイス患者）**
>
> 　循環器内科医を含め多くのスタッフが，近い将来に終末期を迎える可能性がある末期心不全患者や家族に対し，症状緩和などの目的で，緩和ケア専門医へのコンサルテーションを行うことはまれで，アドバンス・ケア・プランニング（advance care planning：ACP）の実施もきわめて低い現状にある．ICD/CRT-D植込み患者においても，終末期と判断され，DNR（do not resuscitate）コードでありながら，除細動機能はonのままのこともあり，死亡直前，無意味に作動するケースもある．
> 　心不全はがんの末期と異なり，予後予測が困難であり，寛解・増悪を繰り返す心不全の場合，急変はあるものの，いったん病状が回復することがあるため，重症低心機能患者であっても，どのタイミングでACPを実施すべきかの判断はきわめて難しい．しかし，高齢心不全患者では，認知症が進行すれば本人の意思確認ができなくなることも多く，今後の課題は山積している．そのようななか，人生の最終段階における医療体制整備事業による「患者の意向を尊重した意思決定のための研修会」などが開催されており，チームで参加し研修することも有用である．

- 海外の報告では，このシステムは対面診療と同等の精度があり，リードやバッテリーなどの不具合，不整脈の検出および治療内容の確認などが，対面診療に比べて早期になされること[1,2]，外来の臨時受診の削減[3]，入院期間の短縮[4]，および生命予後改善効果など[5,6]，その有益性は明らかである．
- デバイス外来においては，定期検査が簡便になるため病院での待ち時間が短くなること，来院回数が少なくなることが期待される．また，定期外来診療の前になんらかの異常や変化が確認できるため，患者に最も適切な設定をあらかじめ検討すること，より早期に対処することや治療を開始すること，カテーテルアブレーションや抗不整脈薬の治療判定を正確に評価することなどが可能となる．とくに，外来受診が頻回に必要な患者にこのシステムを導入することで，在宅での質の高い管理ができるようになることから，その有用性は高く，とくにICD，CRT植込み患者の不整脈・心不全を管理するうえで導入するべき重要なシステムである．
- 2016年7月，日本不整脈心電学会から発表された「心臓植込型デバイスにおける遠隔モニタリングステートメント」では，心臓植込み型デバイス患者において，標準的な管理手段としてその導入を推奨し，遠隔モニタリング運用体制の構築と責任の項には，「医師，臨床工学技士および看護師など，多職種による遠隔モニタリング運用体制を構築し，情報共有と緊密な連携を図ることが望ましい」と提言されている．
- 以上から，心臓植込み型デバイス患者管理において，遠隔モニタリングを導入し，デバイス患者に携わる多くのスタッフが，遠隔モニタリングの重要性・導入目的の意味を理解し共有してチーム医療で管理・運用することの必要性は明らかである．しかし，機能的なチームを作り上げるためには，職種の選択，管理システム，機能分担，相互バランス調整

など，さまざまな問題がある．以下の項では，その導入方法について具体例を交えながら，概説する．

2. チーム医療立ち上げの成功の鍵

● 多職種によるチーム医療の立ち上げ，運用に成功したチームに共通していたポイントは，①チームの目標・ゴールをメンバー間で共有する，②管理者（病院）からのサポートを得る，③強いリーダーシップを発揮するキーパーソンが存在する，④自分たちの活動をデータとして客観的に評価し適宜改善していくことであった[7]．

1 カンファレンスの開催

● カンファレンス開催も重要で，カンファレンスでは，スタッフ間で基礎知識に差があることをふまえ，すべての参加者が理解できるよう，共通言語でわかりやすく話し合い，発言しやすい雰囲気をつくることで相互理解が深まり，デバイス管理に対する共通認識がもてるようになる．医師は，スタッフ間のコミュニケーション促進とチーム医療向上のため，スタッフの専門性を重視し，短時間で実りのあるカンファレンスの進行役に徹することが望まれる[8]．症例ベースの問題があれば，個別に症例検討会も実施する．

2 多職種によるデバイスチーム立ち上げ例（亀田総合病院の場合）

■ チーム立ち上げの準備

　まず，遠隔モニタリングシステム新規導入に向け，多職種によるデバイスチーム立ち上げ委員会を発足した．チームの目標を，①新しいペースメーカ外来，患者管理の構築，②看護師の教育，専門看護師育成とし，チーム医療の必要性，意義などを病院長や理事長に説明し許可を得た後に，各職種の部門長からの承諾を得て，導入に向けた活動を開始した．チームスタッフは，医師，看護師，臨床工学技士，理学療法士（心臓リハビリテーション指導士），とした．構成メンバーは，自らの希望，リーダーや部門長の推薦により選出した．

■ デバイスチーム立ち上げ委員会発足

　委員会では①遠隔モニタリングシステム導入における各職種の役割決定，②遠隔モニタリングシステムフローチャート（❶）の作成，③デバイス管理パスの作成，④デバイスカンファレンス開催準備の4つの課題をつくり，システム導入3か月前から準備し，同時にデバイスに関する看護師向けの勉強会も適宜開催した．導入3か月後に問題点を評価する委員会も開催した．

■ 遠隔モニタリングシステム導入における役割

　対象：新規デバイス植込み入院患者例．
　医師：①遠隔モニタリングの概要説明，②同意書の取得→デバイス植

❶ 遠隔モニタリングシステムフローチャート

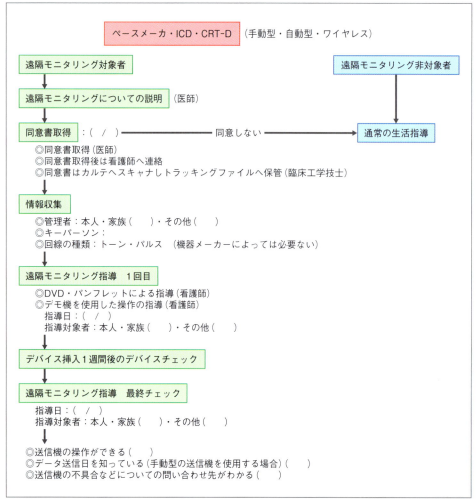

ICD；植込み型除細動器，CRT-D；両室ペーシング機能付き植込み型除細動器

込み時．

　看護師：①入院指示，同意取得できた患者にDVDもしくはデモ機による操作指導，②ハイパワーデバイス植込み患者のメンタルサポート．

　臨床工学技士：①同意書の処理，②Webサイトの患者登録，③送信データの閲覧，PDF化，データベース入力，④送信データ管理，⑤アラート確認，医師への報告，⑥患者からの電話対応．

■ デバイスカンファレンス

　チーム医療開始当初は2週間に1回，遠隔モニタリングシステム導入にかかわる問題をディスカッションし，改善点を議論した．その後，遠隔モニタリング以外の問題点も議論する場としても機能していった．たとえば，体外式ペースメーカを入れる巾着型の袋では，時にコネクタが外れるなどの問題が生じ，体外式ペースメーカ対応ベストを考案した（❷）．

MRI対応デバイスが使用可能になった際は，循環器内科医以外の医師が許可なくオーダーできないように電子カルテ上コーションが出るシステムを導入，すべてのスタッフに対しても文書やメールなどで啓蒙活動を行った．また，緊急対応も可能にするため，各部署の承諾を得て，撮影フローチャートを作成した．このように，さまざまな問題，デバイス機能の進歩などにいち早く対応するためにも，チーム医療，カンファレンスの開催はきわめて重要である．

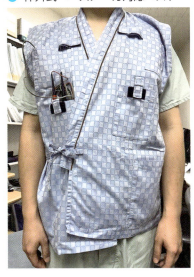

❷ 体外式ペースメーカ対応ベスト

3. デバイスチームの活動 （亀田総合病院の場合）

1 デバイス外来の効率化

- 遠隔モニタリングで問題ない場合，直接インテロゲートせず，手帳記載のみの対応とした．外来効率化のために，1年間かけて，遠隔モニタリング対象患者が受診してすぐに診察できるように予約順序を変更した．
- 問題がある場合，事前にスタッフ会議を開き，設定変更内容を検討し，受診時すぐに対応できるようにした．
- 遠隔モニタリングをしていない患者は，遠隔モニタリング患者を診察しているあいだにインテロゲートすることで，余裕をもって対応できるようになり，ヒヤリハットの軽減，待ち時間短縮につながった．

2 緊急時の対応

- 遠隔モニタリングシステムは即時緊急対応するための機器ではないことを患者・家族に説明する．アラート内容の緊急性に応じた対応を以下のように決めた．

■ 緊急対応

　医師に報告し，至急デバイスチェックを行う．

　アラート例：①リードインピーダンスが範囲外，②短時間でショック治療が頻回に作動，③不適切作動，④心室波高値の低下，⑤心室細動治療機能中断．

■ 準緊急対応

　医師に報告し，患者状態などを考慮し，近日中にデバイスチェックを行う．

■ 緊急性なし

　医師に報告し，経過観察をする．デバイスチェックは医師の指示に従う．

3 条件付きMRI対応ペースメーカ

- 条件付きMRI対応ペースメーカカード（以下，カード）不携帯に対応するため，カードを病院で受け取り，スキャナして電子カルテ上でひも

❸ 入院中の関節可動域指導

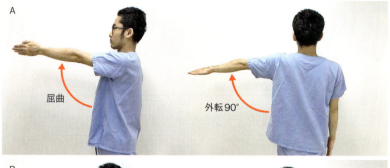
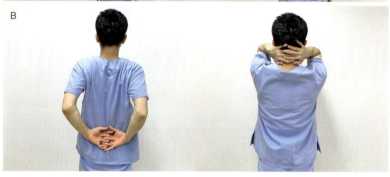

A：術後1か月までは肩関節屈曲、外転90°までは可能であることを説明し、結帯、結髪動作も指導する。1日1回は動かすよう指導.
B：肩甲骨の動きが悪い患者では肩甲骨の運動も指導.

づけし，初回外来時にペースメーカ手帳に入れる対応をしている．
- カード不携帯であっても，スキャナでカードが確認できれば，撮影を許可している．
- 緊急撮影は，担当医から連絡を受けた循環器内科医が，条件付き MRI 対応ペースメーカであることを確認のうえ，臨床工学技士と画像担当（放射線技師）に連絡をする．スタッフ間で協議し対応可能と判断すれば撮影している．

4 理学療法士

- ペースメーカ挿入後，肩の過度の安静，姿勢不良により，遠隔期に創部痛はないが肩甲帯周囲の疼痛と肩関節可動域制限が残存する症例を経験するため，術後肩関節屈曲，外転90°までは可能であることを患者に説明し，結帯，結髪動作も指導する．肩甲骨の動きが悪い患者では肩甲骨の運動も含め，1日1回は動かすよう指導している（❸）.
- 運動・歩行指導に加え，心拍数変化確認（レートレスポンスの必要性，反応を確認）のため，積極的な介入をしている．

4. スタッフのモチベーション維持の工夫

■ チームによる症例検討会の開催

- 症例検討会では，患者にかかわるすべてのスタッフが集結することで，今までみえなかった患者の側面がみえてくる．

コラム 日本におけるチーム医療の報告（図）

衣笠らは，医師による医学的な介入のみの治療と比較して，多職種で介入することにより，心臓リハビリテーションの実施率や疾病管理教育の実施率が増え，心不全症例の再入院や心臓死などが50%減少したことを示しており，多職種による包括的な介入の重要性を報告した[9]．

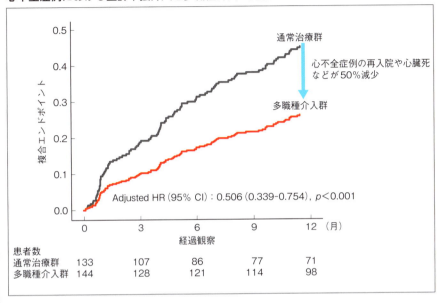

心不全症例における医師単独介入と多職種介入の比較[9]

- 亀田総合病院は，循環器関連病棟がICU・HCU・一般病棟2棟の計4病棟にわたり，急性期から慢性期まで，患者にかかわるスタッフは多数存在する．チームスタッフはケアを統一するために，チームカンファレンスへの参加，経過記録などを確認するが，電子カルテだけでは汲み取ることのできないリアルな患者の言葉や，実際にかかわったスタッフが目の当たりにしてきた表情などが共有できる．さらに，看護師以外の職種は，ほぼ担当制で患者にかかわっているため，信頼関係が構築され，医師や看護師には言えないことを吐露していることも少なくなく，かかわった職種にしか見せない顔もある．退院後，訪問看護を利用している患者については，入院中には知ることのできない，地域における生活者としての姿や，実際の生活状況について知ることができる．
- このようにチームによる症例検討会は，患者の意向と多職種から得られる数々の情報をすり合わせて，患者を囲むスタッフ全員で，ケアの方向性について考えられる，かけがえのない時間となることから，チーム医療のすばらしさを共有する機会となり，モチベーションの維持にもつ

ICU：intensive care unit
HCU：high care unit

- 遠隔モニタリングシステムの運用においては，データ閲覧や遠隔モニタリングの指導は，通常業務外の時間で行わなければならない場合もあり，スタッフのボランティア精神に依存していることが多い．チームのメンバーには活動内容を学会などで発表する機会を与えることでもモチベーションの維持を図っている．

5. おわりに

- 遠隔モニタリングシステム新規導入から多職種によるデバイスチーム立ち上げの過程を通してチーム医療の重要性を概説した．遠隔モニタリングのみならず，心疾患を管理するうえで多職種でのチーム医療を基本とし，チームでケアし，マネジメントしていくことがなによりも重要であるため，チーム医療の導入を勧めたい．

引用文献

1) Varma N, et al. Efficacy and safety of automatic remote monitoring for implantable cardioverter-defibrillator follow-up：The Lumos-T Safely Reduces Routine Office Device Follow-up (TRUST) trial. Circulation 2010；122：325-32.
2) Parthiban N, et al. Remote monitoring of implantable cardioverter-defibrillators：A systematic review and meta-analysis of clinical outcomes. J Am Coll Cardiol 2015；65：2591-600.
3) Landolina M, et al. Remote monitoring reduces healthcare use and improves quality of care in heart failure patients with implantable defibrillators：The evolution of management strategies of heart failure patients with implantable defibrillators (EVOLVO) study. Circulation 2012；125：2985-92.
4) Crossley GH, et al. The CONNECT (Clinical Evaluation of Remote Notification to Reduce Time to Clinical Decision) trial：The value of wireless remote monitoring with automatic clinician alerts. J Am Coll Cardiol 2011；57：1181-9.
5) Saxon LA, et al. Long-term outcome after ICD and CRT implantation and influence of remote device follow-up：The ALTITUDE survival study. Circulation 2010；122：2359-67.
6) Hindricks G, et al. Implant-based multiparameter telemonitoring of patients with heart failure (IN-TIME)：A randomised controlled trial. Lancet 2014；384：583-90.
7) Peterson ED, et al. Implementing critical pathways and a multidisciplinary team approach to cardiovascular disease management. Am J Cardiol 2008；102 (5A)：47G-56G.
8) 鈴木 誠．チームで取り組む医療のキホン―よりよい患者ケアのために．鈴木 誠，編著．チームで取り組む心臓デバイス植込み患者のケアとマネジメント―遠隔モニタリングの活用から一般管理まで．南江堂；2012. p.2-5.
9) Kinugasa Y, et al. Multidisciplinary intensive education in the hospital improves outcomes for hospitalized heart failure patients in a Japanese rural setting. BMC Health Serv Res 2014；14：351.

第4章

Expert Advice
治療薬やデバイスの一歩進んだ使い方・使いこなし方

抗不整脈薬

　抗不整脈薬療法の最終目標は，自覚症状を改善させ，生活の質（QOL：quality of life）と生命予後を向上させることにある．その治療薬として使用される抗不整脈薬は，薬剤の有効性に対する評価とともに，安全性（起こりうる副作用）に注意を払う必要がある．あくまでも，抗不整脈薬療法は根治療法ではなく対症療法であることを認識し，抗不整脈薬を使用する際は，患者背景（とくに，年齢，肝腎機能，基礎心疾患の有無と心機能）を考慮しつつ，長期投与中の有害事象に注意を払わなければならない．有効かつ安全な抗不整脈薬療法を行うためには，患者背景を十分に把握したうえでの慎重な管理や個々の症例に応じたテーラーメード治療が必要となる．

　近年，心房頻拍，通常型心房粗動，発作性上室頻拍ならびに特発性心室頻拍は，高周波カテーテルアブレーションの発展により，高率にその根治が可能となっている．一方，心房細動（AF），器質的心疾患を合併した心室頻拍（VT）・細動（VF）ならびに特発性 VF に対する不整脈管理は，現在も薬物治療やデバイス機能に組み込まれたオーバードライブ・ペーシングや電気的除細動（カルディオバージョン）による対処が必要となっている．本項では，主として非薬物治療による根治が困難な頻脈性不整脈における抗不整脈薬療法という観点から概説したい．

■ 基礎心疾患（心機能低下）を合併しない発作性・持続性 AF における抗不整脈薬療法

適応

- **抗不整脈薬による洞調律維持療法**

　一般的に，積極的適応として，①QOL が障害される強い自覚症状，②発作性 AF（7日以内に自然停止，多くは 48 時間以内），③基礎心疾患がないがごく軽度，④左房径の拡大がないか軽度の拡大（50 mm 未満），⑤AF により血行動態あるいは心筋虚血が急激に悪化する，などがあげられる．

- **心拍調節療法**

　①無症候性あるいは QOL がほとんど障害されない自覚症状，②永続性 AF，③著明な左房径拡大（50 mm 以上），などがあげられる．

- **薬物的除細動**

　AF 発症後 48 時間以上持続するか持続時間が不明な場合は，除細動前 3 週間と除細動後 4 週間の抗凝固療法が必須となる（抗凝固療法の詳細は p.230 参照）．一般的に，抗凝固療法を施行せずに生じる除細動後の血栓塞栓症の頻度は 1～5％とされており，その 98％が 10 日以内に発症している．一方，心血行動態の破綻や心筋虚血が増悪する AF に対しては，R 波同期下での直流除細動（電気エネルギー 100J 以上）の適応となる．

　薬物的除細動の良い適応は基礎心疾患がない心機能が保たれた発作性 AF であり，とくに AF の持続時間が短い症例ほど薬物的除細動効果が期待できる．なお，日本で使用可能な抗不整脈薬の薬物動態，有効血中濃度ならびに代謝経路を❶に示したので参照していただきたい．

投与経路

　除細動目的にて使用される抗不整脈薬の投与経路は，主に静脈内投与法と単回経口投与法（pill-in-the-pocket）がある．

- **静脈内投与法**

　抗不整脈薬静脈内投与による除細動効果は，Na チャネル遮断の薬理作用を有する I 群抗不整脈薬が K チャネル遮断の薬理作用を有する III 群抗不整脈薬に比し，まさる成績が多い．この理由として，カリウムチャネル遮断薬は逆頻度依存性作用を示すのに対し，ナトリウムチャネル遮断薬は頻度依存性作用を示すことから，I 群抗不整脈薬は心房興奮頻度の著しく多い頻拍時にも伝導抑制効果が期待できる．

　筆者らの施設[*]では，好発時間帯から発作性 AF 例の自律神経緊張のタイプを推測し，交感神経優位の時間帯に発症する日中型（午前 7 時～午後 5 時），副交感神経優位の時間帯に発症する夜間型（午後 5 時～翌午前 7

❶ 各抗不整脈薬の薬物動態，有効血中濃度ならびに代謝経路

抗不整脈薬	最大濃度到達時間（時間）	半減期（時間）	有効血中濃度（μg/mL）	代謝経路
キニジン	1〜4	6〜8	2〜5	肝(80)・腎(20)
プロカインアミド	0.5〜1.0	3〜5	4〜12	肝(40)・腎(60)
ジソピラミド	2	4〜8	2〜5	肝(40)・腎(60)
シベンゾリン	1.5	5〜6	0.3〜1.0	肝(20)・腎(80)
ピルメノール	1.0〜1.5	8〜10	0.4〜1.0	肝(30)・腎(70)
リドカイン	経口薬なし	13分	1〜5	肝(90)・腎(10)
メキシレチン	2〜4	8〜16	0.75〜2.0	肝(90)・腎(10)
アプリンジン	2〜4	9〜27	0.25〜1.25	肝(100)
フレカイニド	2〜4	12〜27	0.2〜1.0	肝(40)・腎(60)
プロパフェノン	2〜3	2〜10	0.2〜1.0	肝(90)・腎(10)
ピルシカイニド	1〜2	4〜5	0.2〜1.0	肝(5)・腎(95)
アミオダロン	3〜7	26〜107日	1.0〜2.0	肝(100)
ソタロール	2〜4	7〜11	1〜3.2	腎(100)
ベラパミル	2	3〜7	0.03〜0.4	肝(90)・腎(10)
ベプリジル	3.1	80	0.6〜1	腎(100)
アデノシン三リン酸	数秒	10秒前後	不明	―

薬剤の選択は，患者の病態・合併症と薬物動態を照らし合わせながら注意深く行うことが重要である．

❷ 好発時間帯からみた各抗不整脈薬静脈内投与による薬物的除細動効果（文献1より改変）

抗不整脈薬（静脈投与量）		日中型	夜間型	混合型
ジソピラミド (50 mg)	症例数	3/16	10/18	9/41
	停止率	18.8%	55.6%	22.0%
		＊＊		＊＊
シベンゾリン (70 mg)	症例数	16/24	14/20	20/48
	停止率	66.7%	70.0%	41.6%
			＊＊	
アプリンジン (100 mg)	症例数	7/20	2/10	9/44
	停止率	35.0%	20.0%	20.5%

AFの好発時間帯をみることで，治療効率のよい薬剤選択が可能となる．
＊＊：$p<0.05$

時)，好発時間帯に抑揚がない混合型（両時間帯に出現）に分類し，各タイプにおける抗不整脈薬の静脈内投与による薬物的除細動効果を比較した[1]．その結果，夜間型の薬物的除細動効果にはジソピラミドならびにシベンゾリンの静脈内投与が，日中型にはシベンゾリンの静脈内投与が有効であり，好発時間帯をみることにより，治療効率のよい薬剤選択が可能であることが示された（❷）．

＊岩手医科大学附属病院．

• 単回経口投与法

単回経口投与法（pill-in-the-pocket）とは，薬剤を持ち歩き，不整脈発作時に患者自身の判断によりその薬剤を頓服させる方法である．単回経口投与法による停止効果を❸に示したが，発症早期の薬剤使用を可能とし治療効果を高めるだけでなく，夜間や外出先での頻拍発作に際しても救急外来を受診することなく自己管理も可能となる．しかし，あらかじめ施行前に医師の監視下で頓服治療による有効性と安全性を確認しておく必要がある．

なお，日本循環器学会ガイドライン（JCS）2013年改訂版では[2]，単回経口投与量は安全性を考慮してシベンゾリン 100 mg，ピルシカイニド 100 mg，フレカイニド 100 mg，プロパフェノン 150 mg を基準とし，高齢者や肝腎機能低下例では投与量のさらなる減量を行うように勧告している[2]．

❸ 抗不整脈薬の単回経口投与法による発作性心房細動の薬物的除細動効果

抗不整脈薬	頓用量	1.5時間後	2時間後	3時間後	8時間後	24時間後	報告者
フレカイニド	300 mg			59%	78%		Capucci A, et al：1992
プロパフェノン	600 mg			51%	72%		Capucci A, et al：1992
ピルメノール	200 mg	44%					Atarashi H, et al：1996
ピルシカイニド	150 mg	45%					Atarashi H, et al：1996
アミオダロン	30 mg/kg						Andrivet, et al：1994
シベンゾリン	200 mg	50%	75%				島田恵ほか：2006

単回経口投与法 (pill-in-the-pocket) は，不整脈発作時に患者自身の判断で薬剤を頓服する方法をいい，それによる発作停止効果を示す．

発作性 AF の薬物的再発予防効果

発作性 AF の薬物的再発予防効果についても，自律神経緊張亢進のタイプ別に比較した自施設成績を以下に示す[1]．

ジソピラミド (300 mg/日) 内服による再発予防効果は観察期間 24 か月目時点で夜間型が日中型ならびに混合型に比べ有意に高率であり (❹A)，シベンゾリン (300 mg/日) 内服の再発予防効果は日中型ならびに夜間型が混合型に比し有意に高率であった (❹B)．また，前述した抗不整脈薬の再発例に対するピルシカイニド (150 mg/日) 内服ならびにフレカイニド (150 mg/日) 内服の再発予防効果は，いずれも観察期間 12 か月目時点で日中型が混合型に比し有意に高率であった (❹C ならびに❹D)．加えて，プロパフェノン (450 mg/日) 内服後の再発予防効果は日中型に有効とする報告もなされている．

以上の成績から，夜間型には副交感神経緊張亢進で活性化されるムスカリン受容体を遮断する (抗コリン作用) 薬剤が有効であり，日中型には交感神経緊張亢進で活性化される Na あるいは Ca チャネル遮断作用を有する薬剤やβ受容体への遮断作用を併せもつ薬剤が有効と考えられる．

- **持続性 AF**

持続性 AF (7 日以上持続) では QOL 障害を伴う自覚症状や心不全を合併する場合，高周波カテーテルアブレーションを前提とした洞調律復帰の有無を確認する場合などに薬物的除細動が選択される．しかし，電気的除細動に比しⅠ群抗不整脈薬の連日内服による薬物的除細動は 20～30％と低値にとどまっている．最も薬物的除細動効果が高いとされるベプリジルの洞調律復帰率は，ベプリジル 100 mg/日ならびに 200 mg/日がそれぞれ 38％，69％であり，全例内服開始から 6 週目までに薬物的除細動が奏効しており，それ以後に内服継続してもその効果は期待し難い．

一方，ベプリジルにより洞調律復帰した症例を対象にしたカルジオフォンによる評価によると，12 週目の再発予防効果はベプリジル 100 mg/日が 8％，200 mg/日が 25％と，AF の再発が高率に見受けられる[3]．また，日本の長期観察研究によれば，ベプリジル長期投与後 5 年間で 24％の症例が慢性 AF に移行したと報告されている．

■ 基礎心疾患（心機能低下）を合併した発作性・持続性 AF における抗不整脈薬療法

JCS2013 年改訂版では[2]，基礎心疾患を合併した AF に対する抗不整脈薬の保険適応は，心不全例や肥大型心筋症例に対するアミオダロン，持続性 AF 例に対するベプリジル以外は日本では認められてはいない．このように，心不全を合併した AF 例に対して薬物的除細動ならびに再発予防を試みる場合には，心血行動態が安定した段階に限定し，その使用にも十分な注意が必要である．

注意すべきポイントは，①抗不整脈薬のもつ陰性変力作用 (心機能抑制)，②うっ血や血流低下に伴う肝腎代謝能低下による薬物血中濃度の上昇，③多形性 VT (torsade de pointes) などの催不整脈出現，④抗心不全薬に使用される薬剤との相互作用などがあげられる．

AF-CHF 研究

AF を合併した慢性心不全 1,376 例を対象に心血管死を一次エンドポイントとして洞調律維持と心拍数調節の両群を比較した AF-CHF 研究では[4]，前者にアミオダロンが 82％選択され，洞調律維持率は登録時 46％から 3 週間後 67％，4 か月後 83％と良好な洞調律維持効果が示された．一方，心拍数調節群では試験期間中の洞調律維持率は 30～41％にとどまっていたが，両群間の心血管予後に有意差を認めなかった．この理由とし

❹ 発症時間帯からみた抗不整脈薬内服後の経時的非再発率

対象は初発例も含む発作性心房細動.
A：ジソピラミド（300 mg/日），B：シベンゾリン（300 mg/日），C：ピルシカイニド（150 mg/日），D：フレカイニド（150 mg/日）.

て，心拍数調節群の試験開始1年後におけるβ遮断薬内服率が洞調律維持群に比し有意に高率となっており，β遮断薬併用が心拍数調節群の生命予後を大きく改善させた可能性を指摘している．

なお，欧米の大規模比較試験メタ解析によれば，β遮断薬は慢性心不全例に対するAFの再発予防効果も併せもつことが報告されている（❺）[5]．

SCD-HeFT 研究

NYHA心機能分類II/IIIで左室駆出率35％未満の心不全症例の予後をプラセボ，アミオダロン，植込み型除細動器（ICD）の3群で比較したSCD-HeFT研究によれば，新規AF出現率はそれぞれ12％，8％，15％であり，アミオダロンによる新規AFの予防効果が示された．さらに，心不全に持続性AFを合併した例だけを対象としたCAFÉ-II試験では，アミオダロンにより66％の症例が1年後も洞調律を維持でき，心拍数調節群よりもQOLや左室機能が改善していた．

なお，欧米では基礎心疾患を合併したAFにソタロールもその保険適応があり，持続性AF例を対象としたSAFE-T Trialでは1年間の再発予防効果が，虚血性心疾患例ではプラセボ群17％，アミオダロン群60％，ソタロール群50％と，実薬2剤間に有意差を認めず，虚血性心疾患におけるソタロールの有用性が示されている．一方，非虚血性心疾患ではプラセボ群17％，アミオダロン群66％，ソタロール群37％に得られ，アミオダロンの有効性が示された．なお，アミオダロンはAFが再発しても良好な心室拍数の徐拍化効果（16～20％低下）も認められ，同時に心拍数調節薬としての薬理作用も期待できるとしている．

❺ 慢性心不全におけるβ遮断薬のAF発症予防効果[5]

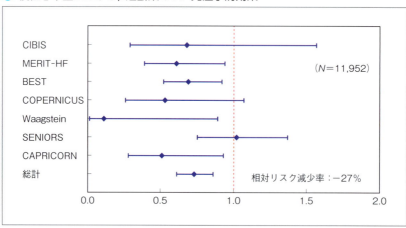

大規模臨床試験（7試験）メタ解析によれば，β遮断薬は約27％のAF発症に対するリスク低下を認めた．
CIBIS：Cardiac Insufficiency Bisoprolol Study, MERIT-HF：Metoprolol CR/XL Randomised Intervention Trial in Congestive Heart Failure, BEST：Beta-Blocker Evaluation Survival Trial, COPERNICUS：Carvedilol Prospective Randomized Cumulative Survival, SENIORS：Study of the Effects of Nebivolol Intervention on Outcomes and Rehospitalisation in Senoirs with Heart Failure, CAPRICORN：Carvedilol Post-infarct Survival Control in LV Dysfunction

日本の報告

心不全を合併したAF82例を対象とした日本の報告では，アミオダロン内服後の洞調律維持率は1年後68％，3年後55％ならびに5年後47％とされている．さらに，自施設で心機能低下を合併した発作性AF36例を対象に再発予防効果を検討したところ，1年後ならびに2年後の非再発率は，ベプリジル群27％，20％，アミオダロン群76％，57％であり，アミオダロンの良好な再発予防効果が示されている．

■ 基礎心疾患（心機能低下）を合併しないVT・VFにおける抗不整脈薬療法

代表的な特発性VTとしては，右室流出路起源（左脚ブロック型＋下方軸タイプ）と左脚前枝あるいは後枝起源（右脚ブロックnarrow QRS型＋上方/下方軸タイプ），ならびに左室前あるいは後乳頭筋起源（右脚ブロックwide QRS型＋上方/下方軸タイプ）に分類される．

右室流出路起源の特発性VT

異常自動能あるいは撃発活動が発症機序と考えられており，β遮断薬やフレカイニドの有効性が示されている．

なお，失神既往例やショートラン（3連発以上持続）を認める高リスク例では，高周波カテーテルアブレーションの適応を考慮する．

左脚前枝あるいは後枝起源VT

「ベラパミル感受性心室頻拍」とも表現されるように，その停止・予防効果にはカルシウム拮抗薬が第一選択薬，β遮断薬が第二選択薬となっている．

なお，遺伝性QT延長（LQT）症候群は，再分極相の延長から多形性VT（torsade de pointes）をきたし不整脈による突然死を引き起こす疾患である．そのLQTの約98〜99％がⅠ〜Ⅲ型のいずれかに属し，とくに，LQTⅠ型ではβ遮断薬による突然死予防効果が示されており，LQTⅢ型ではメキシレチンが有効な症例もあり，その難治例にはβ遮断薬を併用することがある．一方，特発性VFでは，硫酸キニジンやベプリジル，シロスタゾールが発作頻度の減少に有効な症例も報告されている．

左室前あるいは後乳頭筋起源VT

有効薬剤は十分に検討されていない．

❻ 心室頻脈性不整脈を合併した ICD 移植例における抗不整脈薬療法の成績（文献6より改変）

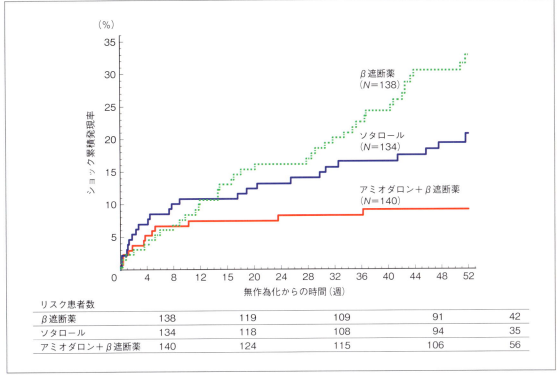

経時的除細動累積発現率（正常作動）は，β遮断薬単独群 38.5％，ソタロール群 24.3％，β遮断薬＋アミオダロン群 10.3％であった．

基礎心疾患（心機能低下）を合併した VT・VF における抗不整脈薬療法

アミオダロン，ニフェカラント，リドカイン

　心機能低下を合併した基礎心疾患例における血行動態が不安定な VT ならびに VF には電気的除細動が第一選択となるが，急性期の再発予防に使用される静注抗不整脈薬としては，アミオダロン，ニフェカラントならびにリドカインがあげられる．欧米の大規模臨床試験や日本の多施設共同試験では，いずれもリドカインに比しアミオダロンならびにニフェカラントの予防効果が優れていたとする報告がなされている．

　通常，アミオダロンは 10 分間で 125 mg の単回静注投与後，6 時間で 750 mg の負荷量投与を，ニフェカラントは 5 分間で 0.3 mg/kg の単回静注投与後，0.4 mg/kg/ 時の維持投与を，いずれも心電図モニター下で過度な QT 延長に注意しながら持続点滴する．筆者の経験によれば，心拍数の速い VT，透析・腎機能障害例，心房粗動・AF を合併している例，QT 延長傾向がある例はアミオダロン優先とし，心機能低下・低血圧例，即効性を期待する例，頻回に電気的除細動を要する例，重篤な肺疾患・肝機能障害例はニフェカラント優先として，その使い分けを行っている．

経口 III 群抗不整脈薬

　III 群抗不整脈薬（主としてアミオダロンやソタロール）に比し心機能低下例の総死亡や不整脈死に対する ICD のゆるぎない一次ならびに二次予防効果が欧米の大規模臨床試験で示されているものの，発作頻度の減少や QOL の改善，ICD による不適切作動の軽減といった観点において，経口 III 群抗不整脈薬は重要な役割を担っている．現時点で，β遮断薬とアミオダロン併用がβ遮断薬単独あるいはソタロールに比し，最も ICD の正常作動を予防する至適薬物療法と考えられている（❻）[6]．

ランジオロール

　最近になって，短時間作用型選択的 β_1 遮断薬ランジオロールの致死的心室性頻脈例に対する有用性も報告さ

❼ 抗不整脈薬の催不整脈作用による VT

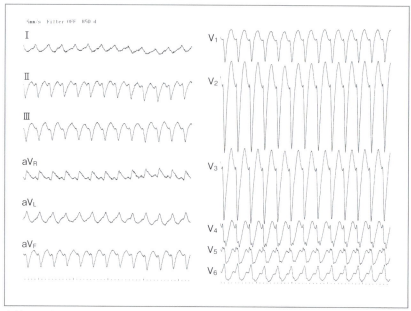

症例は 68 歳，男性．左室駆出率 52％の肥大型心筋症を合併した発作性 AF 例に対して，フレカイニド 200 mg/日内服開始から 4 日目に心拍数 170 拍/分の左脚ブロック型 wide QRS 頻拍を認めた．

れた[7]．これによれば，エレクトリカル・ストーム（electrical storm；2 回/時間あるいは 3 回/6 時間以上の VT・VF 出現）をきたしたアミオダロン・ニフェカラント治療抵抗性持続性 VT・VF に対して，ランジオロール 2.5 μg/kg/分を開始用量として最大 80 μg/kg/分まで持続点滴の効果を検討している．その結果，ランジオロール有効例は 79％にみられ，有意な血圧の低下もみられず，60％が生存退院可能であったと報告されている．

経口β遮断薬

心機能低下を合併した基礎心疾患例では，いくつか欧米で行われた大規模比較試験により経口β遮断薬の長期内服が突然死を有意に減少させることが報告されている．とくに，軽症～中等度（NYHA 分類 II/III 度）の心不全例における死因の約 60％が VT・VF による突然死であると考えられ，こうした症例の生命予後改善効果が期待されている．同様に，日本の前向き多施設共同試験でも経口β遮断薬の維持量が多いほど，また，より少ない心拍数に到達できた症例ほど，心血管事故を減少させることが示されている．

なお，理想的な経口β遮断薬は，$β_1$ 選択性に優れ，その遮断力も強く，脂溶性でかつ内因性交感神経刺激作用（ISA）を有しない薬剤とされており，代表的なものにビソプロロール，カルベジロールならびにメトプロロールがあげられる．

脂溶性β遮断薬

日本の前向き観察研究では，脂溶性β遮断薬の虚血性心疾患例における生命予後改善効果も示され，とくに，心筋梗塞発症から早期に導入すればするほど，その後の突然死発症が減少することも報告されている．前述のように，β遮断薬は低心機能例や基礎心疾患例に対して，不整脈による突然死の予防効果が期待される薬剤として位置づけられている．

■ 抗不整脈薬による催不整脈作用

抗不整脈薬による催不整脈作用は非侵襲的検査で 6～15％の頻度で見受けられ，その出現時期は投与開始から 1～2 週間以内に好発しやすい．その代表的なものに I 群抗不整脈薬の伝導抑制作用による VT や VF（❼），III 群抗不整脈薬による QT 延長を伴う多形性 VT（torsade de pointes）などがあげられる．非侵襲的検査による診断基準は，治療前に比し，①心室性期外収縮

数の 4 倍以上の増加，②連発数の 10 倍以上の増加，③新たな持続性 VT や VF の出現とされている[8]．

催不整脈の予防と対応

投与前にその助長因子（高血中濃度，電解質異常，心筋虚血，併用薬など）を取り除くようにする．特徴的な心電図所見として，抗不整脈薬投与後に PQ 間隔の延長（2 枝ブロックや房室ブロックの出現で投与中止），QRS 幅の増大（QRS 幅 50％以上で要注意，QRS 幅 0.2 秒以上で投与中止），QT 時間の延長（QT 時間 0.5 秒以上で要注意，QT 時間 0.6 秒以上で投与中止）ならびに洞停止の有無に注目する．なお，薬物血中濃度が正常値でも催不整脈作用は起こりうるので注意が必要である．

催不整脈が疑われたら，まず薬剤を中止し直ちに血中濃度を測定，心電図モニター（薬剤半減期×4〜5 倍の期間）を開始する．心血行動態を管理しつつ，補液にて薬剤血中濃度を低下させ，必要であれば血液透析も考慮する．QT 延長を伴う多形性 VT に対しては，カリウムやカルシウム補正，マグネシウム静注を行い，電気的除細動の対応に備える．また，徐脈による催不整脈に対しては，アトロピンや一時的ペーシングによる心拍数増加が有効である．

（小松　隆）

●引用文献

1) Komatsu T. Current strategies of antiarrhythmic drug therapy for paroxysmal atrial fibrillation. J Arrhythmia 2012；28：162-9.
2) 日本循環器学会．循環器病の診断と治療に関するガイドライン（2012 年度合同研究班報告）：心房細動治療（薬物）ガイドライン（2013 年改訂版）．Circ J 2014；78：1997-2021. http://www.j-circ.or.jp/guideline/pdf/JCS2013_inoue_h.pdf
3) Yamashita T, et al. Dose-response effects of bepridil in patients with persistent atrial fibrillation monitored with transtelephonic electrocardiograms：A multicenter, randomized, placebo-controlled, double-blind study（J-BAF study）. Circ J 2009；73：1020-7.
4) Roy D, et al：Atrial Fibrillation and Congestive Heart Failure Investigators. Rhythm control versus rate control for atrial fibrillation and heart failure. N Engl J Med 2008；358：2667-77.
5) Nasr IA, et al. Prevention of atrial fibrillation onset by beta-blocker treatment in heart failure：A meta-analysis. Eur Heart J 2007；28：457-62.
6) Connolly SJ, et al. Comparison of beta-blockers, amiodarone plus beta-blockers, or sotalol for prevention of shocks from implantable cardioverter defibrillators：The OPTIC Study：A randomized trial. JAMA 2006；295：165-71.
7) Miwa Y, et al. Effects of landiolol, an ultra-short-acting β1-selective blocker, on electrical storm refractory to class III antiarrhythmic drugs. Circ J 2010；74：856-63.
8) Velebit V, et al. Aggravation and provocation of ventricular arrhythmias by antiarrhythmic drugs. Circulation 1982；65：886-94.

抗凝固薬

■ 抗凝固薬について

抗凝固薬の適応は，心房細動（AF）に対する心原性塞栓症予防のほか，弁置換術後，冠動脈バイパス術後，左心機能低下例，心室瘤，深部静脈血栓症などさまざまな病態が含まれる．本項では抗凝固薬を要する不整脈として代表的な心房細動に対する抗凝固薬使用について述べる．

なお，心房細動に対する抗凝固薬使用だけでもトピックは多岐にわたる．本項は「抗凝固薬の使い方・使いこなし方」という観点から，関連するトピックを総括する内容とする．

■ 塞栓症リスクを見極める

塞栓症リスクを見極める簡便な手段として，私たちは $CHADS_2$ スコアあるいは CHA_2DS_2-VASc スコアを用いたリスク層別化を行っている．

では，「CHA_2DS_2-VASc スコア1点以上」は抗凝固薬投与の対象だといってよいだろうか？ ❶に，さまざまな国のコホート別にみた CHA_2DS_2-VASc スコアと脳梗塞発生率の関係を示す[1]．確かに CHA_2DS_2-VASc スコア1点で年率2％以上の脳梗塞発生率を示すコホートもある．しかし，年率1％を切るコホートが実は多いことに気づかされる．この分布を見ると，「CHA_2DS_2-VASc スコア1点以上が抗凝固薬投与の対象」とは必ずしもいい切れない．

それでは，「$CHADS_2$ 1点以上」はどうだろうか？ ❷に，$CHADS_2$ スコアと脳梗塞発生率の関係を示す[1]．$CHADS_2$ スコア1点で年率2％以上の脳梗塞発生率を示すコホートは多いが，年率1％の発生率を切るコホートも存在する．実はこの「年率1％以下」を示すデータの一つが日本の3つのデータベース（J-RHYTHM レジストリー，Fushimi-AF レジストリー，Shinken Database）のプール解析である[2]．

これらのデータをどのように解釈するかは難しいが，「同じスコアであっても脳梗塞発生率が異なる理由」として，リスク因子の管理レベルの違いを想定することが一つの解釈となりうる．

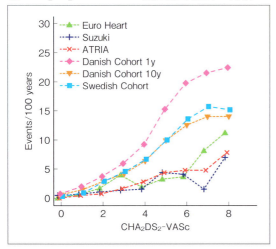

❶ CHA_2DS_2-VASc スコア別脳梗塞発生率の比較[1]

欧米の一般住民コホート，保険データベース，日本の循環器専門病院のコホートを含む．

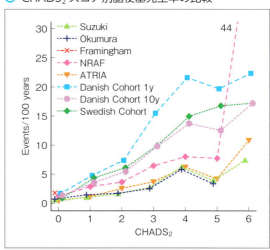

❷ $CHADS_2$ スコア別脳梗塞発生率の比較[1]

欧米の一般住民コホート，保険データベース，日本の循環器専門病院のコホートを含む．

❸ 収縮期血圧と血栓塞栓症（A）および大出血（B）との関係[3]

J-RHYTHM レジストリーのサブ解析より．

血圧の管理レベル

たとえば高血圧（H：hypertension）という項目が1点としてカウントされている患者であっても，健診で初めて収縮期血圧140mmHgと診断され，食事療法ですぐに130mmHg以下に低下した患者も含まれるかもしれず，3～4剤の降圧薬を長期投与されてなお収縮期血圧140～150mmHgを推移している患者もいるだろう．J-RHYTHMレジストリー[3]（❸）やFushimi-AFレジストリー[4]では，ベースラインの血圧レベルに応じて血栓塞栓症発生率は異なることが報告されている．

心不全の管理レベルや心エコー所見

心不全（C：congestive heart failure）という項目が1点としてカウントされている患者であっても，BNPが100pg/mL程度の軽度の心不全患者もいれば，BNPが1,000pg/mLを超えるような重度の心不全患者もいる．BNP上昇はさまざまな病態を含みうるが，総じて心房細動患者の凝固活性亢進と相関すると考えられ，BNP 200pg/mL以上の患者は200pg/mL未満の患者に対して約5倍の塞栓症リスクを有すると報告されている[5]．

■ 出血リスクを見極める

抗凝固薬を投与したときの出血リスクは，患者背景によって異なる．その程度を予測するリスクスコアとしてはHAS-BLEDスコアを用いることが多く，さらに最近ではORBITスコア[6]，ATRIAスコア[7]など有力なスコアが次々と報告されている．2016年に改訂されたESCガイドライン[8]では，すべてのリスクスコアで採用されているリスク因子を並列的に列挙したうえで（❹），「是

❹ 出血リスク因子[8]

是正可能な出血リスク因子
高血圧（収縮期血圧＞160 mmHg）[a, b, c]
ビタミンK拮抗薬を投与中の患者における不安定なINRまたはTTR＜60%
抗小板薬やNSAIDsなどの出血傾向を有する薬剤[a, d]
過剰な飲酒（≧8ドリンク/週）[a, b]
是正の可能性が高い出血リスク因子
貧血[b, c, d]
腎機能障害[a, b, c, d]
肝機能障害[a, b]
血小板数または血小板機能の低下[b]
是正できない出血リスク因子
年齢（＞65歳）[a]（≧75歳）[b, c, d]
大出血の既往[a, b, c, d]
脳卒中の既往[a, b]
透析下腎不全または腎移植[a, c]
肝硬変[a]
バイオマーカーに基づく出血リスク因子
高感度トロポニン[e]
GDF15[e]
血清クレアチニン/推定CrCl[e]

INR：international normalized ratio, TTR：time in therapeutic range, NSAIDs：nonsteroidal anti-inflammatory drugs, GDF：growth differentiation factor, CrCl：creatinine clearance

[a] HAS-BLED score より，[b] HEMORR2HAGES score より，[c] ATRIA score より，[d] ORBIT score より，[e] ABC bleeding score より

是正可能なリスク因子とそうでないリスク因子を分けている．

正可能な出血リスクを可能な限り是正する」ことが強調されている．

❺ 心房細動合併患者の安定期PCI施行後の抗血小板薬投与方針（ESCガイドライン2016年改訂版より）[8]

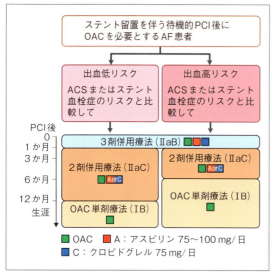

❻ 心房細動合併患者の急性冠症候群PCI施行後の抗血小板薬投与方針（ESCガイドライン2016年改訂版より）[8]

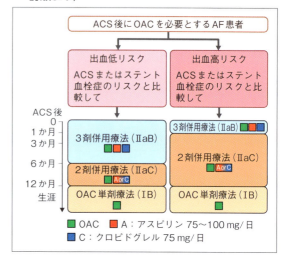

AF；心房細動，OAC；経口抗凝固薬，ACS；急性冠症候群，PCI；経皮的冠動脈インターベンション

日本の実臨床ではunderuse, underdoseの傾向

日本の実臨床では出血リスク回避を優先するあまり，underuse, underdoseという形になって抗凝固薬投与の効果を無効にしてしまっている懸念が指摘される[9]．DOACの市販後調査でも不適切な減量が多いことが指摘されており[10, 11]，また，Fushimi-AF[12]やSAKURA-AF[13]などのレジストリー研究でもその実情が指摘されている．underuse, underdoseという形で安易に安全性を確保しようとすることは適切とはいえず，出血リスクを最大限是正したうえで治療効果のある用量での抗凝固薬投与を行うべきであることはいうまでもない．

出血リスクを是正するための実践ポイント
高血圧の是正

是正すべきリスク因子の筆頭は，前出の「血圧」である（❸）．まずは血圧を135 mmHg以下（より理想的には130 mmHg以下）に管理するのが出血リスク回避の第一歩である．

ワルファリンコントロール不良の是正

ワルファリン使用下でコントロールが悪い患者をDOACに変える，というのも出血リスクの是正につながる．ワルファリンのコントロールはtime in therapeutic range（TTR）で評価するのが主流だが，日本では若年者の治療域（PT-INR 2.0～3.0）が守られず，高齢者の1.6～2.6が流用される傾向があり，TTRの判断がしづらい面がある[14, 15]．そこで，INRの治療域達成度をみるTTRだけではなく，経過中のINRの変動を評価したINR variabilityによって評価するのも有力な方法と考えられる[16, 17]．

抗血小板薬併用の回避

冠動脈ステント留置術後の抗血小板薬併用をいかに最小限にとどめるか，という判断はこれまで難しかったが，近年多数のエビデンスが報告され情報が整理されつつある（❺，❻）[8]．ESCガイドライン2016年改訂版によれば，安定期に施行されたPCIでは抗血小板薬2剤併用期間は1か月にとどめ，抗凝固薬＋抗血小板薬単剤に移行する．出血リスクが高くない患者であればPCI後1年まで，出血リスクが高い患者はPCI後半年までそれぞれ継続して，抗凝固薬単剤に移行する（❺）．急性冠症候群に施行されたPCIでは，抗血小板薬2剤併用期間を出血リスクに応じて変化させ，リスクが高くない患者は6か月継続し，リスクが高い患者は1か月の継続にとどめる．その後，抗凝固薬＋抗血小板薬単剤に移行し，PCI後1年まで継続して，抗凝固薬単剤に移行する（❻）．

PCI施行後，早期に抗凝固薬＋抗血小板薬単剤に移行するが，これをワルファリンではなくDOACでも可能

❼ DOAC 投与下の血中濃度分布の 90％区間および凝固マーカーの反応[23]

		ダビガトラン	リバーロキサバン	アピキサバン	エドキサバン
ピーク時血中濃度の 90％区間 (ng/mL)		64〜443	189〜419	91〜321	120〜250
トラフ時血中濃度の 90％区間 (ng/mL)		31〜225	6〜87	31〜230	10〜40
血中濃度が 90％区間の下限より低いときの凝固マーカーの反応	APTT	正常または延長	正常	正常	正常
	PT	正常	正常	正常	正常
	抗 Xa 活性	—	正常または上昇	正常または上昇	正常または上昇
血中濃度が 90％区間内のときの凝固マーカーの反応	APTT	延長	正常または延長	正常または延長	正常
	PT	正常または延長	正常または延長	正常または延長	正常または延長
	抗 Xa 活性	—	上昇	上昇	上昇
血中濃度が 90％区間の上限より高いときの凝固マーカーの反応	APTT	延長	正常または延長	延長	正常または延長
	PT	正常または延長	正常または延長	正常または延長	正常または延長
	抗 Xa 活性	—	上昇	上昇	上昇

であるかは不確かであった．しかし最近，DOAC＋P2Y12 阻害薬（2 剤併用群）とワルファリン＋抗血小板薬 2 剤（3 剤併用群）を比較した大規模臨床試験が 2 つ（PIONEER AF-PCI 試験[18] と RE-DUAL PCI 試験[19]）報告され，いずれも前者で出血が有意に少なく，有効性は両者で同等との結果を得たことから，DOAC 使用の方向性が大きく後押しされている．

また，PCI 後 1 年経過した時点で抗凝固薬単剤とする投与法については，日本国内ではまだ一般的にはなっていないが，現在，PCI 施行後 1 年経過した AF 患者を対象に抗凝固薬単剤投与の効果と安全性を確認する OAC alone 研究が国内で進行中であり，その結果が待たれる．

貧血に注意する

抗凝固薬開始前後にはヘモグロビンを確認し，貧血の有無を確認することも重要である．抗凝固薬投与中に貧血を認めることは，大出血の発症と有意に相関し[20-22]，患者背景で調整後も 1.5〜2 倍リスクが高まる[22]．

DOAC 投与前後の凝固マーカー測定

DOAC 投与中に，毎回，凝固マーカー測定を行ったり，用量を調整したりすることは推奨されていない．しかし，投与後に凝固マーカーを 1 回は測定しておき，効きすぎがないかを確認しておくことは大切である．

各 DOAC の大規模臨床試験から得られたピークとトラフの血中濃度分布の 90％区間およびその 90％区間に対して血中濃度が上，中，下であるときの APTT，PT，抗 Xa 活性の反応を❼に示す[23]．この 90％区間よりも上に外れるような血中濃度の上昇がある場合，大出血も明らかに増加することが報告されている．実臨床では，APTT や PT を測定して大まかに効きすぎがないかの判断をする，というのが実際的である．

O 型の患者では von Willebrand 因子の活性が弱く，第 VIII 因子の活性が低下するために APTT が延長しやすい患者が存在している（❽）[24]．このような患者はもともと APTT が延長しているので，可能であれば DOAC 投与前にも凝固マーカーを測定しておくとよい．

DOAC 投与下の PT の反応は試薬によって異なる（❾）[25]．現時点では，DOAC 投与下の INR は設定されていないため，自施設で用いている試薬を確認してどれくらいがその DOAC に対する平均的な反応なのかを確認しておく必要がある．ワルファリンに対する PT-INR は DOAC には適用できず，たとえばワルファリンに対して最も反応がよい試薬の一つである Thromborel S は，リバーロキサバンに対しては最も反応が悪い試薬の一つである．そのような情報が今後，周知されていく必要があるだろう．

■ おわりに

抗凝固薬の話題としては，アドヒアランス，ハイリスク患者への安全投与，中和薬，塞栓源不明脳梗塞予防への対策，DOAC の不適切投与の問題など，最近のトピックには事欠かない．本項では「抗凝固薬，とくに DOAC の安全な使い方・使いこなし方」という観点から筆者の思うところを述べさせていただいた．

（鈴木信也，山下武志）

❽ ダビガトラン投与下のAPTT分布と血液型の関係[24]

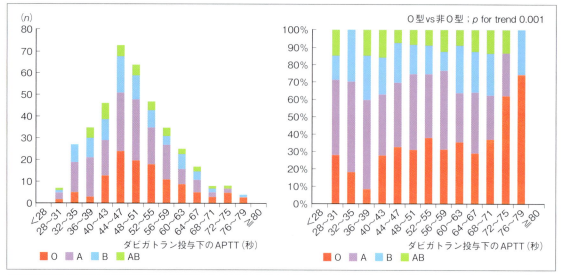

心臓血管研究所付属病院で非弁膜症性心房細動に対してダビガトランを投与した患者のうち，血液型と投与後APTTのデータが得られた396人を対象に解析．APTTが上昇するにつれて，O型の分布が有意に多くなった（傾向検定，$p = 0.001$）

❾ リバーロキサバン投与下の試薬別PT分布[25]

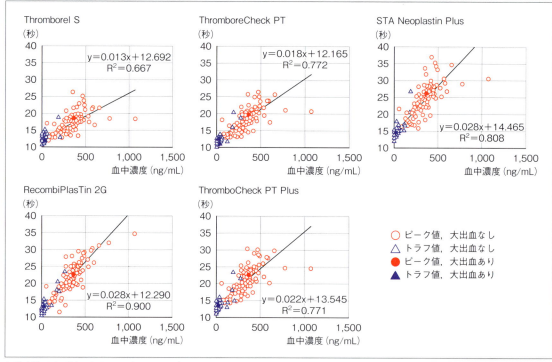

心臓血管研究所付属病院でリバーロキサバンを投与された非弁膜症性心房細動に対して血中濃度（LC/MS/MS法）と5種類の試薬でのPTを測定し，それぞれの相関を散布図で示した．

引用文献

1) Olesen JB, Torp-Pedersen C. Stroke risk in atrial fibrillation : Do we anticoagulate CHADS2 or CHA2DS2-VASc ≧1, or higher? Thromb Haemost 2015 ; 113 : 1165-9.
2) Suzuki S, et al. Incidence of ischemic stroke in Japanese patients with atrial fibrillation not receiving anticoagulation therapy--pooled analysis of the Shinken Database, J-RHYTHM Registry, and Fushimi AF Registry. Circ J 2015 ; 79 : 432-8.
3) Kodani E, et al. Impact of blood pressure control on thromboembolism and major hemorrhage in patients with nonvalvular atrial fibrillation : A subanalysis of the J-RHYTHM Registry. J Am Heart Assoc 2016 ; 5.
4) Ishii M, et al. Relationship of hypertension and systolic blood pressure with the risk of stroke or bleeding in patients with atrial fibrillation : The Fushimi AF Registry. Am J Hypertens 2017 ; 30 : 1073-82.
5) Sadanaga T, et al. Elevated B-type natriuretic peptide level as a marker of subsequent thromboembolic events in patients with atrial fibrillation. Heart Vessels 2011 ; 26 : 530-5.
6) O'Brien EC, et al. The ORBIT bleeding score : A simple bedside score to assess bleeding risk in atrial fibrillation. Eur Heart J 2015 ; 36 : 3258-64.
7) Fang MC, et al. A new risk scheme to predict warfarin-associated hemorrhage : The ATRIA (Anticoagulation and Risk Factors in Atrial Fibrillation) Study. J Am Coll Cardiol 2011 ; 58 : 395-401.
8) Kirchhof P, et al. 2016 ESC Guidelines for the management of atrial fibrillation developed in collaboration with EACTS. Eur Heart J 2016 ; 37 : 2893-962.
9) Akao M, et al. Inappropriate use of oral anticoagulants for patients with atrial fibrillation. Circ J 2014 ; 78 : 2166-72.
10) Inoue H, et al. Post-marketing surveillance on the long-term use of dabigatran in Japanese patients with nonvalvular atrial fibrillation : Preliminary report of the J-dabigatran surveillance. J Arrhythm 2016 ; 32 : 145-50.
11) Ogawa S, et al. Present profiles of novel anticoagulant use in Japanese patients with atrial fibrillation : Insights from the Rivaroxaban Postmarketing Surveillance Registry. J Stroke Cerebrovasc Dis 2014 ; 23 : 2520-6.
12) Yamashita Y, et al. Current status and outcomes of direct oral anticoagulant use in real-world atrial fibrillation patients - Fushimi AF Registry. Circ J 2017 ; 81 : 1278-85.
13) Okumura Y, et al. Current use of direct oral anticoagulants for atrial fibrillation in Japan : Findings from the SAKURA AF Registry. J Arrhythm 2017 ; 33 : 289-96.
14) Okumura K, et al. Time in the therapeutic range during warfarin therapy in Japanese patients with non-valvular atrial fibrillation. - A multicenter study of its status and infuential factors. Circ J 2011 ; 75 : 2087-94.
15) J-Rhythm Registry Investigators. Determinants of warfarin use and international normalized ratio levels in atrial fibrillation patients in Japan. - Subanalysis of the J-RHYTHM Registry. Circ J 2011 ; 75 : 2357-62.
16) Razouki Z, et al. Improving quality measurement for anticoagulation : Adding international normalized ratio variability to percent time in therapeutic range. Circ Cardiovasc Qual Outcomes 2014 ; 7 : 664-9.
17) Numao Y, et al. Predictors of international normalized ratio variability in patients with atrial fibrillation under warfarin therapy. Circ J 2017 ; 82 : 39-45.
18) Gibson CM, et al. Prevention of bleeding in patients with atrial fibrillation undergoing PCI. N Engl J Med 2016 ; 375 : 2423-34.
19) Cannon CP, et al. Dual antithrombotic therapy with dabigatran after PCI in atrial fibrillation. N Engl J Med 2017 ; 377 : 1513-24.
20) Katoh H, et al. Frequency and predictors of bleeding complications associated with anti-coagulant therapy using dabigatran in Japanese patients with atrial fibrillation. Am J Cardiovasc Dis 2014 ; 4 : 70-8.
21) Westenbrink BD, et al. Anemia predicts thromboembolic events, bleeding complications and mortality in patients with atrial fibrillation : Insights from the RE-LY trial. J Thromb Haemost 2015 ; 13 : 699-707.
22) Westenbrink BD, et al. Anemia is associated with bleeding and mortality, but not stroke, in patients with atrial fibrillation : Insights from the Apixaban for Reduction in Stroke and Other Thromboembolic Events in Atrial Fibrillation (ARISTOTLE) trial. Am Heart J 2017 ; 185 : 140-9.
23) Samuelson BT, et al. Laboratory assessment of the anticoagulant activity of direct oral anticoagulants : A systematic review. Chest 2017 ; 151 : 127-38.
24) Suzuki S, et al. ABO blood type and response of activated partial thromboplastin time to dabigatran in nonvalvular atrial fibrillation patients. Circ J 2015 ; 79 : 2274-7.
25) Suzuki S, et al. Response of prothrombin time to rivaroxaban in Japanese patients with non-valvular atrial fibrillation : Characteristics of 5 representative reagents in Japan (CVI ARO 1). Thromb Res 2017 ; 150 : 73-5.

ペースメーカ治療―デバイス植込み症例における遠隔モニターと心原性脳梗塞の予防

■ 心房細動と脳梗塞についてペースメーカ治療が教えてくれたこと

心房細動が起こっても，必ずしも自覚症があるわけではない．健診で指摘され受診しても，異常をまったく自覚していないこともまれではない．不幸なことに，心原性脳梗塞を起こしてから心房細動と診断されることも少なくない．

現在の進歩したペースメーカなどの植込み型心臓デバイスを植込まれた患者では，植込まれた器械のメモリーに心房細動の記録が残る．ペースメーカ植込み患者の約半数が心房細動をもっていることがわかっている．そのうち，2/3 の患者では発作は自覚されておらず，さらにその 2/3 は，植込み前に心房細動が認められていない．その結果，21％の患者はペースメーカを植込まれなければ心房細動の診断はされなかったことになる[1]．

ペースメーカに記録された AHRE と死亡/脳梗塞発症との関連

洞不全症候群でペースメーカを植込まれた患者の心房細動の発生と脳梗塞発症リスクとの関連を調べた MOST 研究では，少なくとも 1 回，5 分以上の心房細動 (AHRE) が記録された患者の死亡および脳梗塞発症リスクは，記録されなかった患者と比べ，中央値 27 か月の経過観察期間で 2.79 倍になることが示されている (❶)[2]．

ペースメーカに記録された無症候性心房細動と脳梗塞発症との関連

心房細動の既往がなく，高血圧を有しペースメーカもしくは植込み型除細動器 (ICD) を植込まれた症例 2,580 例を対象とした ASSERT 研究では，最初の 3 か月間に 6 分間以上持続する無症候性心房細動が 10.1％に (その後フォローアップ期間中に，さらに 24.5％に) 認められた．最初の 3 か月間に 6 分間以上持続する無症候性心房細動がペースメーカのホルター心電図記録上のみに認められた症例に，臨床的に心房細動が認められ

❶ ペースメーカに記録された心房細動の有無と患者の死亡および脳梗塞発症リスクとの関連[2]

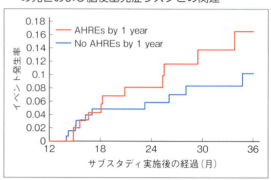

MOST 研究の結果，ペースメーカのホルター心電図機能により少なくとも 1 回，5 分以上の心房細動が記録された患者の死亡および脳梗塞発症リスクは，記録されなかった患者と比べ，27 か月後には 2.79 倍になることが示された．
AHRE：atrial high rate episodes

る HR 比は 5.56 (95％ CI, 3.78-8.17, $p<0.001$) であった (❷)[3]．最初の 3 か月間に 6 分間以上持続する無症候性心房細動が認められた症例は認められなかった症例と比べ，脳梗塞/塞栓症の発生の HR 比が 2.49 (95％ CI, 1.28-4.85, $p=0.001$) であった (❸)[3]．倫理上の問題により，フォロー中に 194 例にワルファリンが処方されており，もしワルファリンが処方されていなかったら，この差はもっと大きかったものと思われる．

デバイスに記録された心房細動時間と脳梗塞発症との関連

デバイス (ペースメーカ 43％，ICD 20％，CRT 37％) 植込み前に心房細動が認められなかった症例を前向きに調べた 3 つの観察研究を合わせて解析した SOS-AF において，平均 2 年間の観察期間に 10,016 人中 43％に少なくとも 1 回の 5 分以上の心房細動 (心房レート＞175 bpm) が認められた．平均年齢 70 歳，31％が女性，脳梗塞の既往が 6％に認められ，59％が $CHADS_2$ スコア 2 点以上であった．18％に抗凝固療法

❷ ASSERT 研究—ペースメーカに記録された無症候性心房細動の有無とその後の臨床的心房細動発生との関連[3]

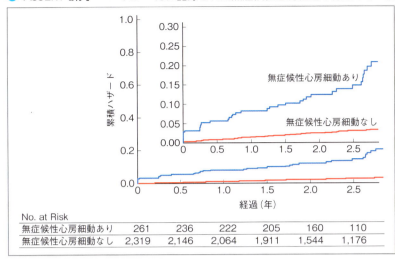

最初の3か月間に6分間以上持続する無症候性心房細動がペースメーカのホルター心電図記録上のみに認められた症例に，臨床的に心房細動が認められるHR比は5.56 (95% CI, 3.78-8.17, $p<0.001$) であった.

❸ ASSERT 研究—ペースメーカに記録された無症候性心房細動の有無とその後の脳梗塞/塞栓症発生との関連[3]

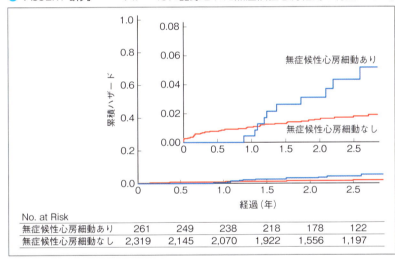

最初の3か月間に6分間以上持続する心房細動が認められた症例は認められなかった症例と比べ，脳梗塞/塞栓症の発生のHR比が2.49 (95% CI, 1.28-4.85, $p=0.001$) であった.

が施行された．$CHADS_2$ スコアで補正しても，1日あたりの総心房細動時間が1時間以上の症例は，1時間未満の症例と比較して有意に脳梗塞およびTIAの発生率が高く (8,122人中69人)，HR比は1.90 (95% CI, 1.14-3.12, $p=0.0135$) であった[4]．脳梗塞およびTIAの発生には心房細動時間が関係していることが示された．

心房細動発生/持続時間＋$CHADS_2$ スコアと血栓塞栓症イベント発生との関連

ペースメーカのホルター機能を用いたBottoらの研究では，心房細動の持続時間が長いほど，血栓塞栓症イベントの年間発生率が高いことが示された[5]．$CHADS_2$ スコア1点では心房細動の持続時間が24時間以上の場合，$CHADS_2$ スコア2点では心房細動の持続時間が5分以上の場合，$CHADS_2$ スコア3点以上では心房細動が認められなくとも，血栓塞栓症イベントの年間発生率が5.0％を超え，それ以外の場合の0.8％と比べ有意に上昇する ($p=0.035$) と報告されている (❹)．一方，$CHADS_2$ スコア1，2点で心房細動が認められなかった場合と，$CHADS_2$ スコア1点で心房細動の持続時間が24時間未満の場合の血栓塞栓症イベントの年間発生率は0.6％で，$CHADS_2$ スコア1点で心房細動の持続時間が24時間以上の場合と$CHADS_2$ スコア2点で心

❹ CHADS₂ スコアとペースメーカ記録上の心房細動持続時間と血栓塞栓症の発生リスク[5]

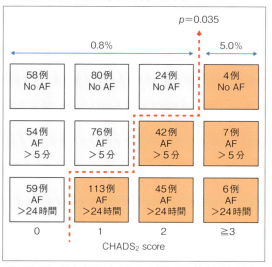

CHADS₂ スコア 1 点では心房細動の持続時間が 24 時間以上の場合，CHADS₂ スコア 2 点では心房細動の持続時間が 5 分以上の場合，CHADS₂ スコア 3 点以上では心房細動が認められなくとも，血栓塞栓症イベントの年間発生率が 5％を超え，それ以外の場合の 0.8％と比べ有意（$p = 0.035$）に上昇していた．血栓塞栓症イベントの年間発生率は心房細動の持続時間と CHADS₂ スコアにより規定されていることが示された．

房細動の持続時間が 5 分以上の場合の血栓塞栓症イベントの年間発生率 4.0％と比べ有意に低値（$p = 0.035$）であった．血栓塞栓症イベントの年間発生率は心房細動の持続時間と CHADS₂ スコアにより規定されていることが示された．CHADS₂ スコアが 1 点以上の場合，心房細動の持続時間が 24 時間以上で抗凝固療法の適応になり，CHADS₂ スコアが 2 点以上の場合，心房細動の持続時間が 5 分以上なら抗凝固療法の適応になることになる[5]．この研究の結果からは，CHADS₂ スコア 3 点以上では心房細動が確認されなくても血栓塞栓症の危険性が高いといえる（必ずしも心原性脳梗塞だけをみているわけではない可能性があるが）．ただし，症例数は 568 例と少なく，カットオフ値を求めるには大規模研究が必要と思われる．

デバイスに記録された無症候性心房細動持続時間と脳卒中発生との関連

デバイスでとらえられた無症候性心房細動の持続時間と脳卒中の発生の関係を調べた ASSERT 研究のサブ解析では，無症候性心房細動が認められなかった症例と比べて 24 時間以上無症候性心房細動が持続した症例は，脳卒中および全身性塞栓症の発生リスクが有意に高かった（HR 3.24, 95％ CI 1.51-6.96, $p = 0.003$）が，6 分〜6 時間，無症候性心房細動が持続した症例（HR 0.75, 95％ CI 0.29-1.96, $p = 0.562$）および，6〜24 時間，無症候性心房細動が持続した症例（HR 1.32, 95％ CI 0.40-4.37, $p = 0.646$）とは有意差が認められなかった（❺）．なお，3 年後で 39％に 6 分以上の無症候性心房細動が認められたが，6 時間以上の無症候性心房細動が認められたのは 19％で，24 時間以上の無症候性心房細動が認められたのは 11％であった[6]．無症候性心房細動の持続時間が脳卒中および全身性塞栓症の発生リスクに関係しており，24 時間以上持続する無症候性心房細動は全身性塞栓症の発生リスクを有意に上昇させることが示された．また，持続時間が短い心房細動は非常に多いが，24 時間以上持続する心房細動は 11％程度であることが示された．

■ デバイスの遠隔モニタリング（ホームモニタリング）

遠隔モニタリングを利用することにより，患者が来院しなくともさまざまな情報が得られるようになった．そのため，危険な兆候をより早く認識することが可能になった．

TRUST trial の結果，遠隔モニタリングは ICD 植込み症例の死亡率に影響を与えることなく，院内におけるデバイスチェックを 45％減少させることが示された．すべての不整脈イベントが発生してから評価されるまでの時間は，通常のフォローアップでは中央値で 36 日かかったのに対し，遠隔モニタリングでは中央値で 2 日未満であった[7]．遠隔モニタリングにより，より早期に不整脈イベントを認識することが可能であることが示された．

さらに，ALTITUDE survival study の結果，通常のデバイス・フォローアップと比較して，遠隔モニタリングは ICD, CRT-D 植込み症例の死亡率を 50％減少させることが示された[8]．

■ 遠隔モニタリングによる心原性脳梗塞予防

これまでのフォローアップでは，予定来院前に心房細動が起こり，脳梗塞を起こすことがあった．いつ長時間持続する心房細動が起こるかを予測することは困難である．一方，抗凝固療法には出血の問題があり，リスク・ベネフィットを考える必要がある．遠隔モニタリングを行うことにより，脳梗塞の危険性が高い心房細動の発生

❺ デバイス植込み症例における心房細動の持続時間と脳卒中および全身性塞栓症の発生リスク[6]

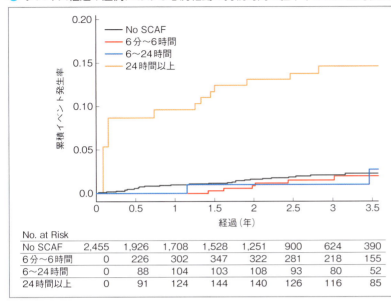

ASSERT研究のサブ解析では，無症候性心房細動が認められなかった症例と比べて24時間以上無症候性心房細動が持続した症例は，脳卒中および全身性塞栓症の発生リスクが有意に高かった（HR 3.24，95% CI 1.51-6.96，$p = 0.003$）が，6分〜6時間，無症候性心房細動が持続した症例（HR 0.75，95% CI 0.29-1.96，$p = 0.562$）および，6〜24時間，無症候性心房細動が持続した症例（HR 1.32，95% CI 0.40-4.37，$p = 0.646$）とは有意差が認められなかった．
SCAF；無症候性心房細動

をより早期に確認することが可能となる．デバイス植込み症例では，遠隔モニタリングを行うことにより，不要な抗凝固療法を避けるとともに，的確に抗凝固療法を開始できると考えられる．

（石川利之）

● 引用文献

1) Defaye P, et al. Prevalence of supraventricular arrhythmia from the automated analysis of data stored in the DDD pacemakers of 617 patients：The AIDA study. The AIDA Multicenter Study Group. Automatic Interpretation for Diagnosis Assistance. Pacing Clin Electrophysiol 1998；21：250-5.
2) Glotzer TV, et al. Atrial high rate episode detected by pacemaker diagnostics predict death and stroke：Report of the Atrial Diagnostics Ancillary Study of the MOde Selection Trial (MOST). Circulation 2003；107：1614-9.
3) Healey JS, et al. Subclinical atrial fibrillation and the risk of stroke. N Engl J Med 2012；366：120-9.
4) Boriani G, et al. Device-detected atrial fibrillation and risk for stroke：An analysis of ＞10,000 patients from the SOS AF project (Stroke preventiOn Strategies based on Atrial Fibrillation information from implanted devices). Eur Heart J 2014；35：508-16.
5) Botto GL, et al. Presence and duration of atrial fibrillation detected by continuous monitoring：Crucial implications for the risk of thromboembolic events. J Cardiovasc Electrophysiol 2009；20：241-8.
6) Van Gelder IC, et al. Duration of device-detected subclinical atrial fibrillation and occurrence of stroke in ASSERT. Eur Heart J 2017；38：1339-44.
7) Varma N, et al. Efficacy and safety of automatic remote monitoring for implantable cardioverter-defibrillator follow-up：The Lumos-T Safely Reduces Routine Office Device Follow-up (TRUST) trial. Circulation 2010；122：325-32.
8) Saxon LA, et al. Long-term outcome after ICD and CRT implantation and influence of remote device follow-up：The ALTITUDE survival study. Circulation 2010；122：2359-67.

ICD/CRT-D

　近年の医用電子や通信技術の進歩は目覚ましく，頻拍や心不全治療機器（電気的植込みデバイス）の機能は一部でわれわれの想像を超えた発展を遂げており，その速度は今後，指数関数的に上昇すると考えられている．その一方で，優れた治療機器の機能を十分に活用できなければ，これらは無用の長物となりかねない．多くの機能を搭載したデバイスの利点を最大限に引き出すために，新しく発表された情報に対して，われわれの常識を常にup-to-dateする心構えが必要である．本項では植込み型除細動器（ICD）・両室ペーシング機能付き植込み型除細動器（CRT-D）の新しい側面をどのように使いこなすのかについて論じてみたい．

■ ICD・CRT-Dの鑑別アルゴリズム

　2008年，SCDHeFTのサブ解析は，ICDショックを経験した患者は適切作動，不適切作動にかかわらず死亡率が高いという結果により，ショックのネガティブな側面を示した[1]．この課題を前向きに調査した臨床試験，MADIT-RITでは[2]，一次予防目的にてICDあるいはCRT-Dが植込まれた1,500人の患者が3つの群（通常設定群，治療遅延群，高心拍数群）に無作為に割り付けられ，治療遅延群，高心拍数群ともに通常設定群に比べて有意に適切作動，不適切作動の双方を減少させ，さらに驚くべきことに高心拍数群では生命予後の有意な改善（死亡率の55％低減）までもが確認された．2014年，この事実を確認するため，2つのメタ解析が行われ，いずれもショック作動を低減させる設定の優位性，安全性を示している[3,4]．ショック抑制を目的としたICD設定はどの機種においても比較的容易に応用が可能であり，今後のスタンダードとなるべきものである．

　しかし，このような設定をしなければ不適切作動を回避できないということは，すなわち鑑別機能の未熟さを露呈していることにほかならず，患者に感知不全や治療遅延のリスクを負わせることなく，確実な鑑別ができるアルゴリズムの登場が望まれる．最新型ICDでは上室頻拍との鑑別のみならず，断線などのノイズ，T波の過剰感知を適切に感知するアルゴリズムが搭載され，かなりの威力を発揮している．メドトロニック社製ICD/CRT-Dを用いた臨床試験PainFree SST[5]によると，dual chamber ICD（二腔ICD）あるいはCRT-Dを植込んだ群での1年間の不適切作動は1.6％であり，これまでの臨床試験の成績に比べて群を抜いている．しかし，それでも不適切作動をゼロにはできない最大の原因は，診断が心房あるいは心室の電気的情報のみに依存し

コラム　不適切作動，不必要作動を減らすための実際

　感知レートは必須の設定条件であり，すべての機種に共通した対応が可能で，180/分または200/分以上をVTまたはVFゾーンとする．筆者はVTとVFの2ゾーン設定でVTゾーンを180〜200/分，VFゾーンを200/分以上としている．待機間隔については感知数設定機種では32〜48ビート，秒数設定機種では12〜16秒とする．上室頻拍との鑑別機能は原則としてすべてonとしている．MADIT-RITで示されたような極端な設定（200/分未満の頻拍は治療しないhigh rate設定，または170〜200/分の頻拍は60秒以上待機して治療開始するlong duration設定）は症例によっては頻拍感知不全による不具合の可能性が高いため，実際には使用していない．また，この条件設定は一次予防を目的とした場合であり，二次予防では記録されたVTのレートなどに依拠したテーラーメード設定が基本となる．ただし，二次予防であっても，不適切作動は可能な限り避けるべきであり，筆者は150〜180/分のVTに関しては長い待機時間（30ビートあるいは12秒）を設けている．

ている点にある．今後は心臓の収縮力や血行動態を監視するような物理的情報をアルゴリズムに取り入れることにより飛躍的な診断機能改善が期待される．

■ ICD・CRT-D の頻拍治療設定

感知基準以外にショック作動を減らす方法として心室細動（VF）ゾーン内での抗頻拍ペーシング設定が用いられている．ICD は心室頻拍（VT）と VF の鑑別を心拍数基準によって行っており，たとえば VF ゾーンを 200/分とした場合，そのレートを超える頻拍はどのような QRS 形態であってもすべて VF と認識され，ショック作動が送出されてしまう．PainFREE Rx II study では 180/分以上で感知される頻拍の約 70％ は実際には単形性 VT であり，その 70％ が抗頻拍ペーシングにて停止したと報告され，ショック作動を回避しうることが示された[6]．最近では VF ゾーン内に抗頻拍ペーシング（1 回または 2 回）を組み込むことはスタンダードなプログラム法になっている．

■ CRT の抗心不全ペーシング設定

植込み後，検討すべき抗心不全ペーシングに関する項目は，①房室時間（AV timing），②左室ペーシング部位，③左室-右室ペーシング時間差，④左室多極ペーシングの必要性，である．

房室時間

患者に合わせた最適化をする場合，最も重要な項目であり，心エコーガイド下の経僧帽弁血流波に基づいて房室時間が決定されてきた．しかし，最近の機種にはダイナミックに変動する自己脈での（心房-右室伝導時間）を自動測定し，適度なタイミングで左室のみあるいは両室をペーシングする機能が備わっており，その効果が確認されつつある[7]．

左室ペーシング部位

心室の同期的収縮獲得には可能な限り左室心基部ペーシングが望ましいとされている[8]．左室 4 極リードが開発され，近位部電極を用いた心基部ペーシングが容易になった．

左室-右室ペーシング時間差

筆者らは，これまでの経験から左室を 40 ms 程度早くペーシングさせることが多い．ただし，右室の自己興奮時間が自動測定できる条件がそろえば，左室単独ペーシング（adaptive CRT）を多用している．左室単独ペーシングでは responder 率の上昇と心房細動抑制効果が示されている[7]．

左室多極ペーシングの必要性

左室多極ペーシングは電池を早期に消耗させること，同機能を用いた予後改善効果はまだ証明されていないことなどから，筆者らは原則として，房室時間最適化後も non-responder であった場合に使用している．

■ MRI 対応機能

2012 年に MRI 対応型のペースメーカが発売され，その機能は ICD や CRT-D にも拡大し，デバイスに関する新たなパラダイムシフトが興った．各企業のたいへんな努力の結果，現在では 3 テスラ対応型も市販され，MRI に関する問題は解決へ向かって大きく進んでいる．ただし，撮影に際しては，いくつかの複雑で，かつ機種によって個別な条件を満たす必要があり，現場に多少の混乱が生じているという負の側面がある．これを解決するには適切な管理マニュアル作成と，医師とメディカルプロフェッショナル間の十分なコミュニケーションが必須である．そこで，筆者らの施設[*]では下記のごとく Step 1〜3 に分けてワークフローを作成・運用してい

コラム　CRT-D と CRT-P

CRT の適応となる心不全患者は突然死のハイリスク群でもあるため，all-round player である CRT-D が選択されやすい傾向にある．しかし，CRT-D の問題点，すなわち，①不適切あるいは不必要なショック作動が患者の心不全や予後を悪化させること，②本体が大きく，体格の小さな患者には皮膚障害や感染の可能性が高くなること，③既存のペースメーカを有する患者では 2 本のリード追加が必要になることが存在する．したがって，CRT-D を選択した場合は可能な限りショックを低減させる設定を行うこと，80 歳を超える患者，体格が小さな患者，既存のペースメーカを有する患者では CRT-P（ペーシング機能のみの CRT）の可能性が議論されるべきである．

❶ 近畿大学医学部附属病院で作成・運用しているMRI撮影ワークフロー[9]

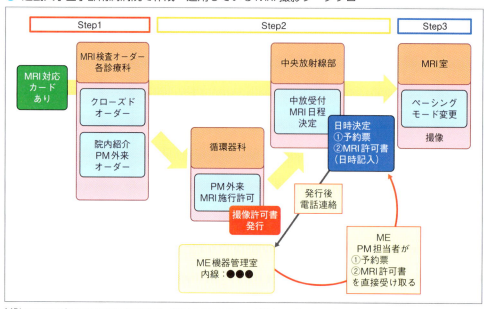

MRI：magnetic resonance imaging，PM：pacemaker，ME：medical engineering

る（❶）[9].
＊近畿大学医学部附属病院.

Step 1　MRI対応デバイス症例の選別

非専門医師がMRI検査オーダーを試みる際にも患者のデバイスがMRI対応かどうかを確認できるよう，「MRI対応植込み型デバイス」カードとデバイス手帳を必携するよう患者に指導する.

Step 2　デバイスチェック（デバイス条件確認）

撮影が可能な条件としてMRI非対応のリードがないこと，ペーシング閾値が良好であること，横隔神経刺激閾値が低いことなどが必要であるが，機種ごとに異なる基準もあるため，筆者らの施設では製造会社ごとのチェックリストと撮像許可書を作成している（❷）．ここではデバイスチェック担当医からの撮像時のペーシングモード（V00，000）と撮像可能部位（フルスキャン，部分スキャン）の指示も明確に記載される.

Step 3　MRI撮像時（撮像モードへの変更）

MRI室にはプログラマーを持ち込めないためMRI室の前室で，再度簡易的なデバイスチェックを行ったあと，撮像モードへの切り替えと指示されたペーシングモードへの変更を行う．撮像中はパルスオキシメータで心拍を観察している.

❷ 近畿大学医学部附属病院で作成している製造会社ごとのチェックリストと撮像許可書

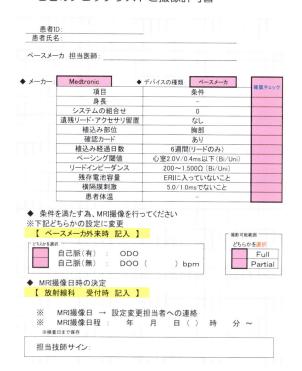

今後は機種や企業間を超えて条件設定を統一化する方向での協力体制が望まれる．デバイス自体がMRI電磁

波環境に曝露された場合はそれを感知し，自動的に適切なモードへ変更し，環境から離れた場合には再び元の設定に戻す機能が現在，開発されつつある．

■ その他の優れた機能（遠隔モニタリングなど）

医用電子技術と通信ネットワークの発展により，デバイスから得られたさまざまな情報が，自宅にいながらにして医療機関へ転送される遠隔モニタリングが実現し，大きな成果を上げている[10]．ただし，このような情報を患者の予後改善に貢献させるためには，適切な情報処理や患者への指示を遅滞なく行う医療スタッフの充実（チーム編成）が必須であり，あらたな医療現場の負担になる可能性も指摘されている．

■ ICD・CRT-D患者の自動車運転の許可（大型免許および第二種免許を除く）に関する条件

近年，日本におけるショックデバイス植込み後の作動状況が明らかになり，自動車の運転制限については科学的データに依拠した適正化（緩和）がなされている[11]．現在，決められた運転制限期間は❸に示すごとくであり，主治医は植込み前にこの内容を患者に伝えておく必要がある．また，制限期間については今後，変更が加えられる可能性があるため，日本不整脈心電学会に掲載されているステートメントの内容を適宜確認する必要がある．

植込み後の自動車の運転許可について，実際の手順を以下に示す．

① 植込み後，頻拍に対する作動がまったくなくても，二次予防では6か月，一次予防では7日間の運転制限が必要である．したがって，一次予防患者では作動がなければ，退院時，あるいは初回外来時には運転を許可する診断書を作成することができる．

② ICDを植込まれた患者は運転が許可されているか否かにかかわらず，その事実を交通公安委員会に自己申告する義務がある．

③ 二次予防患者で，免許の更新が6か月以上先の場合

6か月，ICDの作動がないことが確認された場合，運転を控えるべきとはいえない旨の診断書（原則として6か月間有効）を作成する．患者は診断書を公安委員会に提出し，運転が許可される．以後は6か月ごとに，ICDの作動がないことを確認し，再度同様の診断書を公安委員会に提出する．

❸ ICD・CRT-D植込み後の自動車の運転制限に関して（2017年9月）[11]

	運転制限期間
二次予防目的新規植込み	6か月
一次予防目的新規植込み	7日
ICD適切作動後（ショック・抗頻拍ペーシングを含む）	3か月
ICD不適切作動後※	意識障害ないなら制限なし
電池交換後	7日
リード追加・交換後	7日

※：意識障害を伴うものは，ICD適切作動と同様の制限を行う．

④ 二次予防患者で，ICD植込み6か月以内に免許の更新がある場合

植込みが行われた後，患者は公安委員会に自己申告を行い，運転許可を獲得できる期間を充足する前に更新があることを公安局に届け出る．免許はいったん取り消しとなるが，要求された期間（6か月間）にICDの作動がなければ，医師の診断書に基づいて免許は再発行される（学科や技能試験は免除）．

⑤ ICD適切作動があった場合

ICD適切作動があった場合はその後3か月間，自動車の運転はできない．作動があった事実は公安局へ届け出ておくことが望ましい（地域によっては書類の提出が求められる場合がある）．3か月以上にわたってICDの作動がない場合は診断書を作成し，公安委員会に届け出る．3か月以内に再度作動があった場合はその日からさらに3か月の運転休止期間が必要となる．作動後3か月以内に免許更新がある場合は，残念ながらいったんは取り消しとなるが，失効後3年以内に運転許可基準を満たせば再取得が可能である（学科や技能試験は免除）．

⑥ 不適切作動があった場合

不適切作動（誤作動）時に意識障害や意識消失をきたした場合にのみ，その後3か月間は運転制限があるが，それ以外の場合は運転制限はない．

⑦ その他

運転制限を患者に告げた場合はその内容は必ずカルテに記載する．大型免許および第二種免許については条件なしに取り消しとなる．また，運転許可条件を満たしていない患者が再三の忠告にもかかわらず運転を続けている場合，担当医師は公安委員会にその事実を申告することができる．

（栗田隆志）

● 引用文献

1) Poole JE, et al. Prognostic importance of defibrillator shocks in patients with heart failure. N Engl J Med 2008；359：1009-17.
2) Moss AJ, et al. Reduction in inappropriate therapy and mortality through ICD programming. N Engl J Med 2012；367：2275-83.
3) Tan VH, et al. Impact of programming strategies aimed at reducing nonessential implantable cardioverter defibrillator therapies on mortality：A systematic review and meta analysis. Circ Arrhythm Electrophysiol 2014；7：164-70.
4) Scott PA, et al. Impact of prolonged implantable cardioverter-defibrillator arrhythmia detection times on outcomes：A meta-analysis. Heart Rhythm 2014；11：828-35.
5) Auricchio A, et al；PainFree SST Investigators. Low inappropriate shock rates in patients with single- and dual/triple-chamber implantable cardioverter-defibrillators using a novel suite of detection algorithms：PainFree SST trial primary results. Heart Rhythm 2015；12：926-36.
6) Wathen MS, et al. Prospective randomized multicenter trial of empirical antitachycardia pacing versus shocks for spontaneous rapid ventricular tachycardia in patients with implantable cardioverter-defibrillators：Pacing Fast Ventricular Tachycardia Reduces Shock Therapies (PainFREE Rx II) trial results. Circulation 2004；110：2591-6.
7) Starling RC, et al. Impact of a novel adaptive optimization algorithm on 30-day readmissions：Evidence from the Adaptive CRT Trial. JACC Heart Fail 2015；3：565-72.
8) Singh JP, et al. Left ventricular lead position and clinical outcome in the multicenter automatic defibrillator implantation trial-cardiac resynchronization therapy (MADIT-CRT) trial. Circulation 2011；123：1159-66.
9) 安岡良文, 柴田幸美. MRI対応デバイス. Heart View 2017；21：158-66.
10) Hindricks G, et al. Implant-based multiparameter telemonitoring of patients with heart failure (IN-TIME)：A randomised controlled trial. Lancet 2014；384：583-90.
11) 日本不整脈心電学会. ICD・CRT-D植込み後の自動車の運転制限に関して. new.jhrs.or.jp/public/pub-icd-crt/

Expert Advice

デバイス抜去術

■ デバイス抜去術とは

心臓リズムデバイス植込み症例における感染の増加が報告されている．これは交換症例の増加，留置症例の高齢化とともに，植込み型除細動器（ICD），心臓再同期療法（CRT）導入により，低心機能症例を代表とする易感染症例へのデバイス留置が増加したことが要因と考えられる．デバイス抜去術は，心臓リズムデバイス植込み症例における感染の重要な治療法の一つであり，本体のみならず，血管壁，心筋と癒着しているリードを抜去する高侵襲手技である．

アメリカ不整脈学会（HRS）の 2017 年の Expert Consensus Statement[1] では，感染性心内膜炎を合併したデバイス留置例，ポケット感染（血管への刺入部への波及を伴わない場合も含む）をリード，本体を含む全システム抜去のクラス I 適応としており，デバイス感染症例の治療は全システム抜去が原則である．

また，留置の長期化に伴い，不全リード，血管閉塞，リコールリード，三尖弁閉鎖不全，MRI などの画像撮影目的などによる非感染症例におけるシステム抜去症例も増加している．これらに対し，デバイス抜去は感染症例，非感染症例ともに有用である．

■ デバイスシステム抜去術の適応

2018 年現在，デバイスシステム抜去術に関する日本のガイドラインはまだ存在せず，上記 HRS の Expert Consensus Statement[1] に従うのが一般的である（2019 年度に日本のガイドラインが発表される予定）．

デバイスリードは，留置後年数を経過すると血管壁，心筋壁と癒着するため，抜去には癒着を剥離する必要がある．剥離にはレーザーシース，その他のシース類，スネアカテーテルなどが有用である．侵襲度の高い治療であるため，その適応の判断が重要である．

デバイス感染症は，瘻孔が形成され排膿が認められるような症例（❶ A）のみならず，システムの一部が露出した症例（❶ B）も含む．すなわち発熱や血液検査による炎症所見，局所の培養の結果は問わない．

❶ ポケット部感染の実例

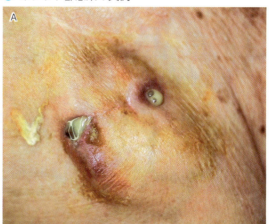

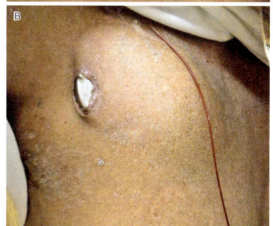

デバイス感染症でシステム全抜去を行わず，部分的な手術や抗菌薬で治療を行った場合，過去の報告では 50～100 ％ と高率に感染症が再発する．Expert Consensus のクラス I およびクラス IIa，IIb の適応を ❷ に示す．実臨床での適応は HRS の Expert Consensus Statement が原則ではあるが，各症例の年齢，全身状態，社会的状況などを総合的に判断し決定する必要がある．

疣贅（vegetation）が存在する場合，内科的にシステム抜去を行うか，外科手術を行うかに関してはっきりと

❷ デバイスシステム抜去術のクラス適応[1]

感染症	クラスI適応	1. すべての植込みデバイス感染症 2. 心外膜リード，心膜パッチ留置例において刺入部，リードに排膿を伴う感染を認める場合 3. リードやデバイス本体への感染の波及のない弁に疣贅を認める感染性心内膜炎 4. 適切な抗菌薬治療を行っても持続あるいは再発する真菌血症・菌血症で，ほかに明らかな感染源を認めない場合
	クラスIIa適応	なし
非感染症	クラスI適応	1. 残留リードあるいはリード断片上の血栓による血栓塞栓症であり，ほかに治療法がない場合 2. 上大静脈の閉塞あるいは狭窄がありリードの追加挿入が困難な場合 3. 残留リードのある静脈にステントを留置する必要がある場合 4. 症状を伴う上大静脈の狭窄あるいは閉塞に対し，包括的な治療の選択肢の一つとして行われる場合
	クラスIIa適応	1. 残留リードのある片側の静脈が閉塞しておりさらにリード留置が必要な場合
その他	クラスI適応	1. 残留リードによる致死性の不整脈の出現を認める場合
	クラスIIa適応	1. 残留リードが悪性腫瘍の治療に障害をきたす場合 2. 片側から5本あるいは上大静脈から6本以上のリード留置となる場合 3. 遺残リードがデバイスの作動の障害となる場合
	クラスIIb適応	1. 抜去を行わない場合，将来患者に悪影響を及ぼす可能性があるリードである場合 2. MRIを撮像する目的で行う場合 3. 正常に機能しているリコール対象でないペースメーカリードあるいはICDリードに対して，限られた症例で十分に検討されたうえで行われる場合

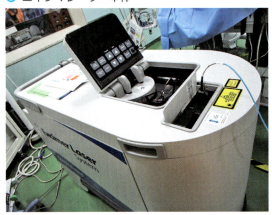

❸ エキシマレーザー本体

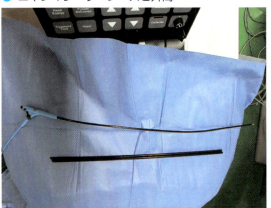

❹ エキシマレーザーシースと外筒

した基準は存在しない．疣贅の大きさ（3cm以上では外科手術が一般的とされる），性状（硬さ），付着部位（リード，弁，心筋組織），炎症所見（抗菌薬抵抗性か否か），心不全の有無，ほかに外科的手技を要するか否か（弁形成など）を考慮して治療方針を決定する．

　非感染症例におけるシステム抜去は，欧米では全抜去症例の約50%を占めているが，日本では20%弱である．今後，日本でのシステム抜去術の普及とともに血管閉塞，不全リード，MRI撮像目的など非感染症例に対するシステム抜去術が増加していくことが予想される．その適応もExpert Consensus Statementに従うのが原則であるが，感染症例に比しより慎重な判断が求められる．個々の症例に応じて十分な検討が必要である．

■ デバイスシステム抜去術の実際

　リードが完全に抜去されるcomplete successは欧米の報告では96%前後[2,3]であり，筆者らの経験でも97.9%と高率である．

　リード留置後1年以上経過すると癒着が生じており，用手牽引のみでの抜去は難しい．筆者らの経験では，植込み期間が5年以内であれば，90%を超える症例がエキシマレーザー（❸，❹）のみで抜去可能であったが，10年以上の症例では3分の1の症例で，レーザー以外にシース，スネアカテーテルなど，何らかのシステムを

デバイス抜去術

❺ エキシマレーザーシースの先端部の拡大

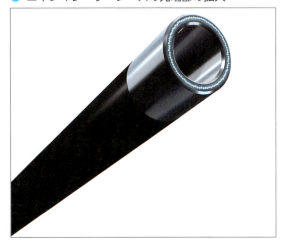

❻ エキシマレーザーシースの使用イメージ

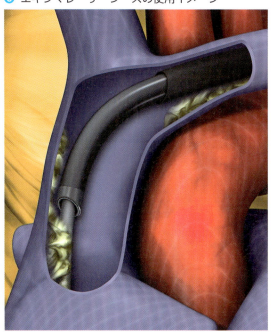

❼ 各種シース

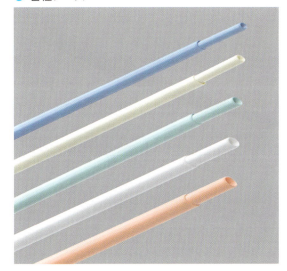

使用する必要があった．このことは抜去術の難易度はほぼ留置期間に比例することを示唆している．文献的にも留置期間が長くなるほど抜去不成功例が増加することが報告されている．

　エキシマレーザーは，先端から全周性にレーザー（308 nm）を 25〜80 Hz で照射可能である（❺）．レーザーシースを抜去するリードにかぶせるようにして血管内を進め，癒着した組織をレーザーで焼灼しつつ先端まで進め，抜去する（❻）．

　レーザー以外で抜去術に用いる器具としては，長期留置例で石灰化が強い症例などエキシマレーザーが無効の場合や，リードの断端が血管内に落ちているなどエキシマレーザーが使用不能な場合，また，手技中にレーザーシステムのみでは抜去が困難となった場合に，❼に示すようなシースを用いる．心腔内に残存するリードを抜去するためには，スネアカテーテル（❽）や，ニードルアイスネアカテーテル（❾）を使用する．現時点では日本未承認であるが（2018年9月承認予定），先端の刃を用手的に回転させ，リードにかぶせて抜去を行うエボリューションシステムも使用されている（❿）．

　虚血性心疾患の治療にカテーテル治療（PCI）と外科的治療があるのと同様に，システム抜去術にも内科的抜去と外科的抜去術の選択肢がある．留置期間が長い症例やハイリスク症例では外科手術による抜去や内科的抜去術と外科手術とのコンビネーションも選択肢として考慮すべきである．

■ デバイスシステム抜去術の合併症

　重篤な合併症（死亡，外科手術を要する心タンポナーデ・血管損傷・肺梗塞，脳梗塞，他部位への感染の波及）は 1〜2％で，合併症は予防と出現時への備えが重要である．成功率の向上，合併症の予防のためには，術前にリードの情報，走行，癒着の程度，全身状態などをきちんと評価しておくことが重要で，そのためには血液検査，心エコーなどの一般的な検査とともに静脈造影，CT などの画像診断やペースメーカチェックによるリードの状態評価が大切である．

　筆者らの施設＊では原則として心電図，心腔内エコー，動脈圧のモニタリング，緊急時に備え鼠径部の動静脈確

❽ スネアカテーテル

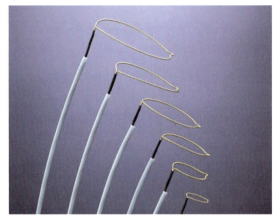

❾ ニードルアイスネアカテーテル

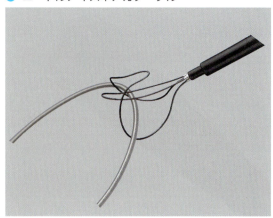

❿ エボリューションシステム

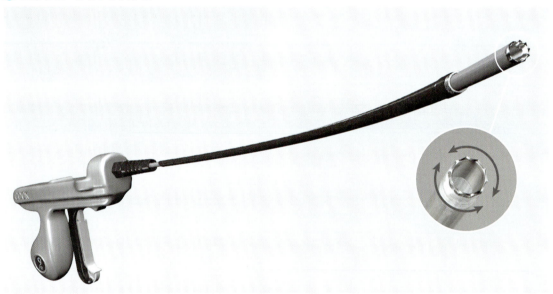

保を行っている．また緊急時に開胸術に移行できるような消毒，ドレーピングを行っている．またリードの留置期間が10年を超える症例，心手術後の症例，低左心機能症例では原則的に全身麻酔下に抜去術を行っている．低左心機能症例（とくに両室ペーシング症例）では術後の心不全管理に注意が必要である．

　合併症の予防は重要であるが，システム抜去術は高侵襲手技であるため，ある程度の合併症の発生は避けられない．1〜2％で緊急手術が必要となることを前提に合併症の早期発見，発生時に適切な対応を行うことが肝要である．

＊東京医科歯科大学医学部附属病院．

（合屋雅彦）

● 引用文献

1) Kusumoto FM, et al. 2017 HRS expert consensus statement on cardiovascular implantable electronic device lead management and extraction. Heart Rhythm 2017；14：e503-51.
2) Wazni O, et al. Lead extractioin in the contemporary setting：The LExICon Study：An observational retrospective study of consecutive laser lead extractions. J Am Coll Cardiol 2010；55：579-86.
3) Bongiorni MG, et al. The European lead extraction ConTRolled（ELECTRa）study：A European Heart Rhythm Association（EHRA）Registry of Transvenous Lead Extraction Outcomes. Eur Heart J 2017；38：2995-3005.

Expert Advice

放射線被曝低減

透視下の手技を行う機会の多い循環器内科医師にとって，医療被曝の軽減は非常に重要である．インターベンションを行う循環器および放射線科医師において頭頸部腫瘍の頻度が高いことが報告されたこと[1]が契機となり，透視に関連した医療被曝の知識を身につけて確実に可能な限りの被曝軽減を行うことが奨励されている（ALARA：as low as reasonably achievable）．医師はプロテクターを着用しているものの，繰り返し被曝するため累積被曝量が高い．不整脈治療の領域では，三次元マッピングシステムや画像技術の進歩により，正確な心臓の構造が再構築できるようになり，カテーテル位置，向き，接触の強さなどを表示することが可能となり，格段に被曝が軽減されている．この項では，不整脈治療の手技，とくにアブレーションの際の放射線被曝軽減の方法について解説する．

■ 被曝の影響

被曝の影響には，確定的影響（deterministic effect）と確率的影響（stochastic effect）がある．確定的影響には，皮膚・水晶体障害などがある．障害を生じる確率は，被曝量が閾値より低ければ0であるが，閾値を超えると確率は急速に100％まで上昇し，重篤度が線量に比例して増加する．確率的影響には発がん，染色体異常などがある．障害には，被曝閾値がなく，線量の増加とともに確率が上昇する（❶）[2]．重篤度は線量に影響されない．生殖細胞に損傷が発生すると，子孫に影響を及ぼすため，被曝軽減は患者，術者の双方にとって重要である．医師は手技中に確実に線量計を装着し，月々の測定値をチェックする．基礎知識として必要な線量と単位を❷にまとめる．

■ 被曝量

患者の被曝源はX線管から直接患者に照射される一次X線で，術者の被曝は患者の体からの散乱線（二次X線）である．一般的に，複雑な手技では透視時間が長くなるため被曝量が増大する．患者に照射された放射線のうち画像形成に寄与するのはわずかで，大部分は人体組織に吸収される．❸に被曝に影響のある因子についてまとめる[3]．カテ台の高さはなるべく高く，X線検出器（I.I.）は患者に近いところにすること，同じ方向で照射を続けないこと，LAO（left anterior oblique）は被曝量が高いため長い時間は避けること，などの注意を行うだけで被曝量は格段に軽減する．

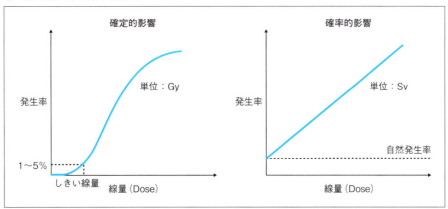

❶ 確定的影響と確率的影響[2]

❷ リスク評価に用いられる放射線量と単位

線量	単位	組織，臓器のリスク評価
等価線量 (equivalent dose)	mSv	吸収線量に放射線荷重係数をかけたもので，同じ吸収線量を受けても放射線の種類によりリスクが異なるため荷重係数をかける．医療現場で用いられるX線，ガンマ線では等価線量はほぼ吸収線量に等しい
実効線量 (effective dose)	mSv	個人の低線量被曝による発がんリスクと遺伝子的影響リスクの評価指標として用いられる．各臓器で受けた等価線量に組織荷重係数をかけて各臓器の総和をとったものである
空気カーマ (air kerma〈KAP〉，dose area product〈DAP〉)	Gy	透視システムにより計測される．総合的なリスク評価に用いられる

❸ X線照射線量に影響を及ぼす因子（文献3をもとに作成）

	因子	線量への影響
1	照射パルスレート・撮影フレームレート	低レートほど被曝線量は低下する．透視装置によっては自動的にパルス幅を増大させてしまうものもあり，使用装置の特徴を調べておく
2	患者の体型	被写体が10 cm厚くなると入射線量は4倍となる．術者の被曝も増加
3	イメージ・インテンシファイア (I.I.)と患者の距離	I.I.を10 cm離すと入射線量は15%増加する．術者は変わらない
4	X線管と患者の距離	テーブルが10 cm高いと入射線量は13%減少
5	絞り (collimeter)	絞りを使うと単位面積あたりの線量は変わらないが，範囲が狭くなる．不要部位への照射を避けることが可能になる
6	透視・撮影角度の影響	角度により被写体厚が変わる．LAOでは脊柱，縦隔を通して心臓を観察するため，線量が増える．cranial，caudalではさらに厚みが増すため線量が増加する
7	デバイス・リードの影響	デバイスが照射野の中心に入る場合，金属であるため人体よりも多くのX線が必要となり自動的に照射量が増加する．照射野の中心でない場合は影響はない
8	上腕が照射野に入る場合	X線照射条件決定に関与しない照射野周辺に腕が入った場合でも，腕の太さ分だけX線源と皮膚間距離が短くなるため，皮膚入射面での線量が多くなる．腕がI.I.中心部に入る場合は，腕の分だけX線照射条件が高くなり，X線源-皮膚間距離が短くなるので，照射野内にある腕部分の受ける線量は非常に高くなる

■ 術中の注意

アブレーション時には，主に透視が使用されシネをとることがまれであること，インターベンションで用いるガイドワイヤよりも認識しやすい電極カテーテルを使用すること，3Dマッピングシステムの使用によりカテーテル操作，位置確認のための透視が不要になったことなどから，低いパルスレートを用いるのが一般的である．低いパルスレートの画像はカテーテルの動きがストロボ撮影のようになってしまいやや見づらいが，慣れると問題なく操作ができる．ただし，アブレーションでは照射角を固定させて透視を使用することが多く，同じ部位に連続的に照射が行われる．LAOで長時間の照射が行われた場合には，右肩甲骨下，右上肢に集中的に被曝する可能性があり，注意を要する[4]．低レートパルスの透視を使用し，上腕を体幹部から離すなど，可能な限り照射野から上腕をはずす努力をするべきである．当院*では透視は4 p/sec，シネは7.5 f/secの設定で行っている．

*杏林大学医学部付属病院．

■ 被曝軽減のための認識と努力 (❹)

線量計はプロテクターの外側と内側に装着する．外側は水晶体および頭部への被曝線量の計測のため頭頸部に装着する（甲状腺プロテクターにつけることが多い）．内部は腹部または胸部の内側に装着する．プロテクターには鉛当量の0.25 mm，0.35 mm，0.5 mmがあるが，鉛当量の大きなものほど防護能力は高くなるもの

❹ 防護装置の種類と目的

防護装置	目的
ゴーグル	顔面とくに水晶体を防護
ネックガード	甲状腺防護
頭部ガード	鉛の入っていない頭部プロテクターが市販されている (RadCap)
ラバーシールド（カテーテルテーブルから下に）	術者の下半身を防護するため，通常のデバイス左植込み時にはテーブルの反対側に移動することが必要である
L型プロテクター	テーブルと患者の背中のあいだに挿入したり，ラバーシールドの上に装着したりするタイプがある．術者の腹部を保護する
防護アクリルガラス	天井に装備され術者の上半身を防護する

❺ 大動脈造影の透視とアブレーション部位

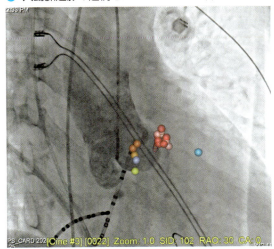

マッピング前に大動脈造影を行い MediGuide™ に保存をすることで正確な解剖学的位置が確認できる．通電部位から冠動脈までの距離を判断する．

の，一般的に用いられている 0.25 mm と 0.35 mm のあいだで遮蔽能力に有意差はないとされている．さらにプロテクターには使用期限があり，使用の目安にすることが大切である．保管する際は，折りたたまずハンガーにかける，余分なストレスを与えない（上に座らない），被覆シートが破れたり脱落したりしていないかを定期的に透視を用いて確認することが必要である．亀裂の入ったプロテクターは新品と換える必要がある．

■ 3D マッピングシステムの進歩

　3D マッピングシステムにより多極のカテーテルを用いて正確な心臓の再構築が可能となり，術前の CT 撮影も行わない施設が増えている．術前の CT は心臓の形態をみるために心房細動や器質的心疾患に合併した心室頻拍のアブレーションの前に行われるが，患者の被曝の一因にもなるため，可能であれば最小限に抑える．現在，日本で使用される 3D マッピングシステムには CARTO®，EnSite™ NavX™，Rhythmia™ システムの 3 つがある．CARTO® と EnSite™ NavX™ システムでは，正確なカテーテル位置とともに，コンタクトの強さと方向を表示することができる．また，CARTO® UNIVU では，撮影した透視画像やシネ上にマップを表示し，通常の透視を用いたような環境のもとカテーテル操作が可能である[5]．NavX ではさらに MediGuide™ システムと組み合わせて，撮像した透視画像を，随時患者の心拍数に合わせて再生することによりバーチャルの

透視画像を得ることが可能で，専用のカテーテルの電極が正確に透視画像上に表示されるため，最小限の透視下でカテーテル治療が可能となる[6]．いずれにせよ，3D マッピングなしに治療を行う場合と異なり，カテーテル操作，位置確認，などがすべてマッピング上で行えることからも格段の被曝低減が可能となっている．

■ MediGuide™ テクノロジー

　MediGuide™ テクノロジーは，記録された透視画像を心拍同期下に再生した画像上に，専用の超小型センサーを内蔵したカテーテル，シース，ガイドワイヤをリアルタイムに表示し，あたかも透視したような通常の手技環境を作ることが可能である[7]．リファレンスとなる磁気センサーを患者の胸部に貼り，心周期に同期するために心電図の信号を入力する．体動，呼吸，心拍により画像が補正され再生される．I.I. に装着されたトランスミッターが電磁場を形成し，専用のカテーテル，シース，ガイドワイヤの位置を示す．透視の映像は任意の方向の映像を 3 秒ほど取り込み，ループ再生する（シネでなく透視画像）．位置表示の精度は 1 mm 未満である．

■ アブレーションと MediGuide™

　EnSite™ Velocity™ System と併用することにより，カテーテルおよび電極の位置情報の精度が高まり，マップの精度が向上する．電極カテーテルの先端部チップとシャフトを透視上に表示し，アブレーション部位などを透視画像上にタグすることも可能である（❺）．通常の手技の流れを変えずに使用することが大きな特徴である．大動脈造影，冠動脈造影などを用いることで，大動脈冠尖起源の心室期外収縮，心外膜側アプローチおよびアブレーションなどに有用である．流出路，とくに左室起源が疑われる場合，大動脈造影を行い冠尖と冠動脈の位置を明らかにしてマッピングを行っている．また，通常心外膜アプローチでは Biplane を用いて冠動脈の位置と針の位置，穿刺方向などを確認しながら穿刺を行うため，被曝が多くなる．しかし，MediGuide™ では穿刺針内に専用のワイヤを挿入し，針先を画像上に表示して冠動脈造影の画像上で穿刺を行うこと（❻）により非常に短時間の透視での穿刺が可能である[8]．

■ CRT 植込みと MediGuide™

　CRT では，LAO を用いる頻度が高いこと，清潔野の確保のためシールドが使用できないこと，I.I. が術者に近くなること，冠状静脈の造影を撮影することなどから

⑥ MediGuide™ を用いた心外膜アプローチ

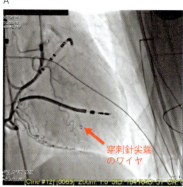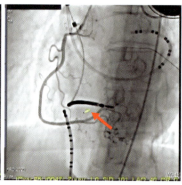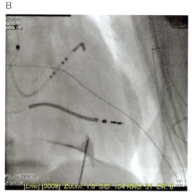

A：右冠動脈造影の RAO（right anterior oblique）と LAO をリプレイしながら穿刺針尖端に位置するガイドワイヤを確認することが可能である（➡）．冠動脈から離れている部位を穿刺していることが確認できる．
B：リアルタイムで透視をみて造影剤を注入すると心外膜のテンティングと心囊内への造影剤の広がりが確認できる．この後，ガイドワイヤを進める．

術中の被曝量が高くなる．MediGuide™ システムを用いて，専用のガイディングシース，sub selection カテーテル，0.014 ガイドワイヤを表示し，CRT 植込みをすることが可能である．MediGuide™ と通常の透視を使用した比較検討では被曝が 81.8% 軽減し，術時間も短縮したことが示された[9]．

■ おわりに

被曝はきちんとした知識をもって，ALARA に努める．正しいシールドの使い方，プロテクターの着用方法，そして透視の設定や使い方などを理解しておくことで格段に被曝が軽減される．長く元気で治療をするには電気生理学的知識とともに被曝の知識は重要と考える．

（副島京子）

●引用文献

1) Roguin A, et al. Brain and neck tumors among physicians performing interventional procedures. Am J Cardiol 2013；111：1368-72.
2) Clement CH, et al. ICRP publication 118：ICRP Statement on Tissue Reactions/Early and Late Effects of Radiation in Normal Tissues and Organs - Threshold Doses for Tissue Reactions in a Radiation Protection Context. Ann ICRP 2012；41：1-322.
3) 日本循環器学会．循環器病の診断と治療に関するガイドライン（2010 年度合同研究班報告）：循環器診療における放射線被ばくに関するガイドライン（2011 年改訂版）．http://www.j-circ.or.jp/guideline/pdf/JCS2011_nagai_rad_h.pdf
4) Heidbuchel H, et al. Practical ways to reduce radiation dose for patients and staff during device implantations and electrophysiological procedures. Europace 2014；16：946-64.
5) Christoph M, et al. Fluoroscopy integrated 3D mapping significantly reduces radiation exposure during ablation for a wide spectrum of cardiac arrhythmias. Europace 2015；17：928-37.
6) Sommer P, et al. Nonfluoroscopic catheter visualization in atrial fibrillation ablation. Experience from 375 consecutive procedures. Circ Arrhythm Electrophysiol 2014；7：869-74.
7) Gaspar T, et al. Enhancement of intracardiac navigation by new GPS-guided location system（MediGuide Technologies）. Europace 2012；14：ii24-5.
8) Ueda A. Epicardial access and ventricular tachycardia ablation in a postmyocarditis patient using a nonfluoroscopic catheter visualization system. Heart Rythm Case Rep 2017；3：411-4.
9) Thibault B, et al. Reducing Radiation Exposure During CRT Implant Procedures：Single-Center Experience with Low-Dose Fluoroscopy Settings and a Sensor-based Navigation System（MediGuide）. J Cardiovasc Electrophysiol 2016 Jul 26. doi：10.1111/jce.13048.［Epub ahead of print］

第5章

さまざまな不整脈
病態に応じた治療の実際

不全心を伴った不整脈
a. 心房細動

里見和浩

- 心房細動（AF）と心不全は相互に関連しあうことが知られている．
- フラミンガム研究によれば，AF 患者の心不全発症は，年間 1,000 人対 33 人，心不全患者の AF 発症率は年間 1,000 人対 54 人であった．うち心不全が先に発症したのは 41％，AF が先に発症したのは 38％とほぼ同数，21％では同時に発症した．
- さらに，AF 患者において，心不全発症は死亡率増加と関連していた（男性：HR 2.7 [95％ CI 1.9-3.7]，女性：HR 3.1 [95％ CI 2.2-4.2]）．同様に，心不全患者において，AF 発症は死亡率増加に関与していた（男性：HR 1.6 [95％ CI 1.2-2.1]，女性：HR 2.7 [95％ CI 2.0-3.6]）[1]．
- したがって，心不全患者における AF は積極的に介入すべき病態であるが，具体的な治療方針の決定には，まだまだ迷うことも少なくない．

AF：atrial fibrillation

HR：hazard ratio

1. 心房細動（AF）を合併する心不全例における抗不整脈薬の使用法

Point!
- 心不全患者において，陰性変力作用をもつ抗不整脈薬の使用は制限される．
- 洞調律維持には主にアミオダロンが用いられる．
- 急性期においては，アミオダロンによる洞調律化，超短時間作用型 β 遮断薬（ランジオロール）による心拍数コントロール，血行動態悪化例については，除細動が試みられる．
- 心不全患者に対する，薬物による慢性期の洞調律維持療法は予後改善効果を示さない．

1 急性期の AF リズムコントロール

- 急性期の AF リズムコントロールが必要な場合，抗不整脈薬には陰性変力作用があり，心機能低下例には使用しにくい．CAST 試験で示されたとおり，心筋梗塞後患者に対する強力な Na チャネル阻害作用を有する I 群抗不整脈薬の使用は予後を悪化させる．したがって低心機能例において I 群薬は，禁忌といってよい．左室駆出率（LVEF）の低下した患者で使用できるのは，アミオダロン，ソタロールなどのカリウムチャネル遮断薬が中心になる．日本で保険適用があるのは，アミオダロンの内服のみである．
- アミオダロンは複雑な薬理作用をもつ抗不整脈薬で，Na チャネル，K

CAST：Cardiac Arrhythmia Suppression Trial

LVEF：left ventricular ejection fraction

❶ 急性期のリズムコントロール（文献2を参考に作成）　　❷ 急性期の心拍数コントロール（文献2を参考に作成）

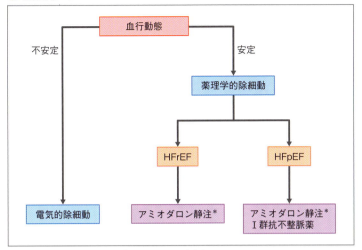

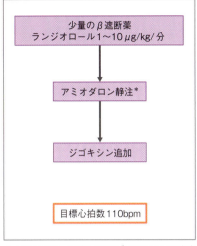

＊：日本では，静注アミオダロンにAFの適応なし．
HFrEF (heart failure with reduced ejection fraction)：EF≦40％，HFpEF (heart failure with preserved ejection fraction)：EF＞40％．

＊：日本では，静注アミオダロンにAFの適応なし．

チャネル，β受容体遮断作用をもつ．抗不整脈効果のみならず，心拍数低下効果もあるが，徐脈依存性の多形性心室頻拍（torsades de pointes）を起こしにくいとされる．

- 血中濃度が上昇するのに数週間を要するため，使用開始時にはローディングを行う．アミオダロンといえど，高度に心機能が低下した例では，心不全をまねく恐れがあり，LVEF＜30％の症例では，ローディングを行わず維持量から開始することも検討する．
- 頻拍により，血行動態が維持できないAFの場合には，電気的除細動を試みる．その場合も再発予防のため，事前にアミオダロンなどを使用しておくと効果的である．この場合，経食道心エコーによる左房内血栓の除外と，抗凝固療法は必須となる．48時間以上持続するAFについては，除細動前に3週間の抗凝固療法が推奨されているが，経食道心エコーにより除外されている場合には，すみやかに除細動を行っても，血栓塞栓症の発症には差がなかったと報告されている（❶）[2]．

2 急性期のAF心拍数コントロール

- 心不全急性期のAF心拍数コントロールは，まず少量のβ遮断薬が推奨される．心拍数低下により心拍出が増加すれば，血圧低下や心不全増悪が回避される．ランジオロール（オノアクト®）などの超短時間作用性β遮断薬が使用しやすい．ランジオロール塩酸塩として，1μg/kg/分の速度で静脈内持続投与を開始する．投与中は心拍数，血圧を連続的にモニターする．効果が不十分な場合にはランジオロールは1～10μg/kg/分の範囲内で増量してもよい．その後の心拍数コントロールには，β遮断薬，ジゴキシンないしその併用が推奨される（❷）[2]．

> **コラム　拡張不全と心房細動**
>
> 　超高齢社会を迎える日本では，今後，高齢者の心不全が増加することが危惧されている（心不全パンデミック）．慢性心不全の有病率は80歳から増加し，人口の10％程度とされる．
>
> 　高齢者では，左室拡張能が低下し，左室流入が左房収縮に依存する．動脈硬化により，わずかな容量負荷でも顕著な血圧上昇を生じる．AFをきっかけとして，いわゆるCS1の心不全を発症しうる．
>
> 　心機能が低下した心不全（HFrEF）よりも，拡張不全が主体のEFが維持された心不全（HFpEF）において，AFの存在が，より心不全入院に寄与するとも報告されている．
>
> 　腎機能障害や予備能が低い高齢者は，抗不整脈薬の使用時に思いがけない副作用をきたすこともある．
>
> 　75歳以上の高齢者において，AFアブレーションの有効性と安全性は若年者と相違ないという報告が近年なされており，心不全を合併した高齢者のAFはアブレーションによる洞調律維持が期待できる．

3 薬剤による慢性期の洞調律維持療法

- LVEF 35％未満，NYHA心機能分類Ⅱ～Ⅳの心不全患者における洞調律維持治療と心拍数コントロールがAF-CHF試験により比較された．除細動，そして主にアミオダロンによる洞調律維持療法と，β遮断薬，ジゴキシンによる心拍数コントロールが無作為に割り付けられたが，両群で死亡率に差はなかった[3]．
- 薬剤による洞調律維持はアミオダロンを用いても70％程度であり，真に洞調律維持の効果をみているとはいいがたい．実際の臨床現場では，AFが心不全増悪のきっかけとなり，洞調律化することで心不全が改善することも珍しくない．とくに血行動態が不安定なケースでは，洞調律維持の効果は捨てがたい．

NYHA：New York Heart Association
AF-CHF：Atrial Fibrillation and Congestive Heart Failure Trial

2. 心房細動（AF）を合併する心不全例におけるカテーテルアブレーション

> **Point!**
> - 肺静脈隔離術を含む心房細動アブレーションにより，LVEFは改善する．
> - 房室結節アブレーションよりも症状・運動耐容能の改善効果に優れる．
> - 心拍数コントロール不良例では，CRT植込みのうえ，房室結節アブレーションを行うことがある．

1 カテーテルアブレーションによる洞調律維持

- カテーテルアブレーションによる洞調律維持は，陰性変力作用のある抗不整脈薬によらず可能であり，またその効果は抗不整脈薬よりも優れている．このカテーテルアブレーションによる洞調律維持が，心不全患者の予後を改善できる可能性がある．
- 2004年Hsuらは，低心機能例において，カテーテルアブレーションによる洞調律維持を行うことで，LVEFが改善することを報告した[4]．

❸ カテーテルアブレーションにより著明に心機能が改善した例

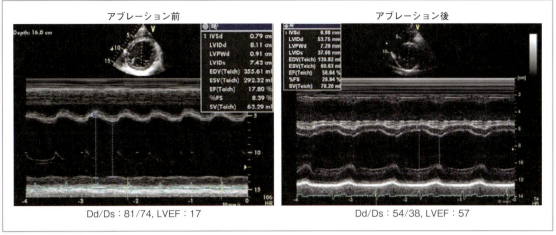

Dd；拡張末期径，Ds；収縮末期径

- 近年のメタ解析では，アブレーションによりEFが11％改善すると報告されている．この効果は心拍数がコントロールされている心不全患者でも得られるとされる（❸）．
- このEF改善の度合いは，対象患者において虚血性心疾患の割合が少ない研究において，より顕著であることが示されている．この結果は，拡張型心筋症と診断された中に，頻拍依存性心筋症（コラム参照）が含まれている可能性がある．CASTLE-AF試験では，LVEF＜35％，NYHA Class II〜IVの心不全患者において，アブレーションが薬物治療に対して有意に予後を改善することが示された[5]．

2 房室結節アブレーション＋CRTと肺静脈隔離術の比較（PABA-CHF）

- LVEF≦40％，NYHA Class II〜IIIのAFを合併する心不全患者において，房室結節アブレーションと心臓再同期療法（CRT）を組み合わせた心拍数コントロールと，肺静脈隔離術を比較したPABA-CHF試験では，肺静脈隔離術による洞調律維持率は90％に達し，QOL，6分間歩行，そしてEFの改善が肺静脈隔離群で有意に高かった[6]．
- 長期に持続するAFや左房拡大例など，アブレーションによる洞調律維持の適応がなく，心拍数コントロールに難渋するケースでは，房室結節アブレーションが行われる．この場合，心臓植込み型デバイスによるペーシングが必須となる．

3 CRT治療の課題

- AFを合併する心不全患者におけるCRT治療には2つの課題が残されている．①これまで行われてきたCRTに関する大規模試験の多くでAF患者が除外されており，AF例におけるCRTの効果が確立されていないこと，②EFが維持されたいわゆるHFpEFについては，CRTの効果が不明であることである．

CRT：cardiac resynchronization therapy
PABA-CHF：Pulmonary Vein Antrum Isolation versus AV Node Ablation with Bi-Ventricular Pacing for Treatment of Atrial Fibrillation in Patients with Congestive Heart Failure

コラム 頻拍依存性心筋症

頻拍依存性心筋症は，頻脈性不整脈ないし，頻回の心室期外収縮を合併する低心機能例において，不整脈の治療により劇的に心機能が改善する病態である．そのメカニズムは十分明らかになっておらず，事前に効果を判断することは困難である．カテーテルアブレーションによる治療後，心機能は改善するが，改善のスピードは，罹患期間に依存するといわれている．心臓 MRI で遅延造影がないケース，左室の拡大がないケースでは予後良好と考えられている(図)．

頻拍を伴った心不全例において，積極的に洞調律維持を目指すべきケースとして見逃してはならない．

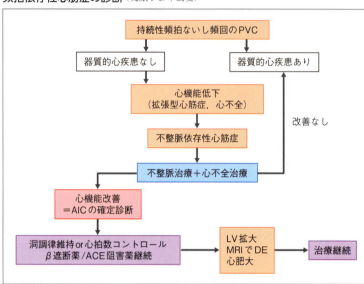

頻拍依存性心筋症の診断（文献 7 より改変）

PVC：premature ventricular contraction, AIC：arrhythmia-induced cardiomyopathy, ACE：angiotensin converting enzyme, LV：left ventricle, MRI：magnetic resonance imaging, DE：delayed enhancement

- 一般的には，右室のみのペーシングでは，心不全が増悪する可能性があり，CRT が推奨される．

引用文献

1) Wang TJ, et al. Temporal relations of atrial fibrillation and congestive heart failure and their joint influence on mortality：The Framingham Heart Study. Circulation 2003；107：2920-5.
2) 日本循環器学会．循環器病の診断と治療に関するガイドライン（2012 年度合同研究班報告）：心房細動治療（薬物）ガイドライン（2013 年改訂版）．
http://www.j-circ.or.jp/guideline/pdf/JCS2013_inoue_h.pdf
3) Roy D, et al. Rhythm control versus rate control for atrial fibrillation and heart failure. N Engl J Med 2008；358：2667-77.
4) Hsu LF, et al. Catheter ablation for atrial fibrillation in congestive heart failure. N Engl J Med 2004；351：2373-83.
5) Marrouche NF, et al. Catheter Ablation for Atrial Fibrillation with Heart Failure. N Engl J Med 2018；378：417-27.
6) Khan MN, et al. Pulmonary-vein isolation for atrial fibrillation in patients with heart failure. N Engl J Med 2008；359：1778-85.
7) Gopinathannair R, et al. Arrhythmia-Induced Cardiomyopathies：Mechanisms, Recognition, and Management. J Am Coll Cardiol 2015；66：1714-28.

不全心を伴った不整脈
b. 心室頻拍/細動

横式尚司

1. 心不全における不整脈基質と薬物ならびにデバイス治療 ❶

Point!

- 心不全の進展にかかわる RAA 系,カテコラミンといった神経体液性因子の亢進が不整脈基質の形成,催不整脈性に関与している.
- ACE 阻害薬/ARB,β遮断薬ならびに抗アルドステロン薬が慢性心不全に対する基本的な薬物治療である.
- 左脚ブロック型で 130 ms 以上の QRS 幅延長がある LVEF 35%以下の有症候性(NYHA Class II 以上)の慢性心不全症例では CRT-D の良い適応となる.
- 非虚血性心筋症に対する突然死の一次予防目的の ICD 適応について議論がなされている.

- 不全心への進展をもたらす RAA 系,カテコラミンといった神経体液性因子の亢進は,不整脈基質の形成にかかわっていることに加え,不整脈発生のトリガーになる.したがって,心不全ならびに心室不整脈の発生は,相互的な関係にあることを認識して治療する必要がある.
- ACE 阻害薬(あるいは ARB),β遮断薬ならびに抗アルドステロン薬は,心室不整脈の有無にかかわらず,有症候性の心不全症例に対する基本的な薬物治療である.いずれの薬剤も左室収縮障害を伴う心不全症例の心不全入院,死亡率を抑制するだけでなく,突然死を減少させる.
- 陳旧性心筋梗塞,拡張型心筋症といった器質的心疾患に合併した持続性心室頻拍の機序は,緩徐伝導路を有するリエントリーであり,その不整脈基質は低電位領域として反映された残存心筋・瘢痕組織(scar tissue)によって形成されている.
- 左脚ブロック型の QRS 幅延長(130 ms 以上)かつ左室駆出率(LVEF)35%以下の有症候性(NYHA 心機能分類 Class II 以上)の慢性心不全症例に対しては,基本的な薬物治療と合わせて,両室ペーシング機能付き植込み型除細動器(CRT-D)の適応となる[1].
- 器質的心疾患に合併した持続性心室頻拍/心室細動症例では,可逆性の因子によって誘発されたことが明確な場合を除き,植込み型除細動器(ICD)の適応となる.
- 心臓突然死の 7~8 割は心室頻拍/心室細動といった心室頻脈性不整脈であることが知られている.有症候性心不全症例では,基本的な薬物治

RAA:renin-angiotensin-aldosterone(レニン・アンジオテンシン・アルドステロン)

ACE:angiotensin converting enzyme(アンジオテンシン変換酵素)
ARB:angiotensin II receptor blocker(アンジオテンシン II 受容体拮抗薬)

LVEF:left ventricular ejection fraction
NYHA:New York Heart Association(ニューヨーク心臓協会)
CRT-D:cardiac resynchronization therapy-defibrillator

ICD:implantable cardioverter-defibrillator

❶ 心不全を伴った心室頻拍/細動の治療方針

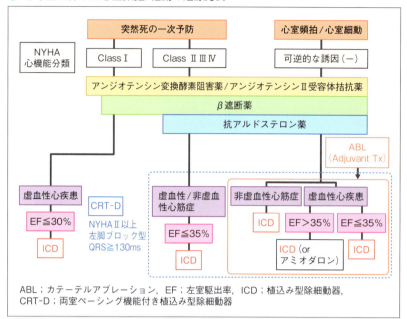

療を行っていても，そのリスクは年間4～8％程度である[2]．したがって，突然死予防の観点から，LVEF 35％以下の有症候性（NYHA Class II以上）の慢性心不全症例に対しては，不整脈の有無にかかわらず，ICDの植込みが考慮される（MADIT-II試験，SCD-HeFT試験）．

- 高齢あるいは心不全が重症になるに従って，心不全症例の死因に占める不整脈死・突然死の割合が低くなる．とくに重症心不全では心不全死の比率が高くなる．したがって，持続性心室頻拍・心室細動の既往のないCRT適応症例において，どのような場合に除細動機能（CRT-D）が不要であるかという点については議論がある．虚血性心疾患が背景にある場合は，CRT-Dが望ましいが，非虚血性心筋症では除細動機能がなくても生命予後は変わらないとの報告がなされている（DANISH試験）．一方，MRIにて左室壁に線維化が検出される非虚血性心筋症ではCRT-PよりもCRT-Dが有用である可能性がある[3]．

MADIT-II：Multicenter Automatic Defibrillator Implantation Trial-II
SCD-HeFT：Sudden Cardiac Death in Heart Failure Trial

DANISH：Danish Study to Assess the Efficacy of ICDs in Patients with Non-ischemic
MRI：magnetic resonance imaging（〈核〉磁気共鳴画像）
CRT-P：cardiac resynchronization therapy-pacemaker（ペーシング機能のみのCRT）

2. 心室頻拍/心室細動に対する治療の実際

Point!

- 初期対応は二相性パルスでの電気ショックが基本となるが，血行動態の安定した心室頻拍に対しては抗不整脈薬による停止も試みられる．
- 慢性心不全症例に対する薬物治療としては，β遮断薬，アミオダロンが中心となる．アミオダロンが使用できない場合にはソタロールの投与が行われる．
- 薬物でのコントロールが不十分な場合にはカテーテルアブレーションが行われ，とくに虚血性心疾患では有効性が高い．
- 非虚血性心筋症では不整脈基質が心外膜側，左室壁中層などに存在することがまれではなく，虚血性心疾患と比較して，カテーテルアブレーションの成績は劣る．
- 心不全症例に非持続性心室頻拍がみられた場合には，心不全増悪の兆候であるため，さらなる心不全治療への介入を検討する必要がある．

1 初期対応

- 心室細動の初期治療は電気的除細動であることはいうまでもないが，心室頻拍の治療は血行動態と症状・意識状態に依存する．
- 血行動態の安定した単形性心室頻拍に対しては，抗不整脈薬の静注が行われる．また，可能な限り12誘導心電図記録を行うことで，今後のカテーテルアブレーションに際して有用であるだけでなく，背景にある基礎心疾患の推定につながる．アミオダロンの静注が第一選択となるが，ニフェカラント，リドカイン，プロカインアミドも使用される．しかし，抗不整脈薬静注による停止の成功は30％といわれてもおり，必ずしも高くない．また，多剤併用は催不整脈作用，血圧低下をきたすことがあるため，1剤で停止が得られない場合には，R波に同期した電気ショック，すなわちカルディオバージョンが推奨される．
- 血行動態が不安定な心室頻拍に対しては，抗不整脈薬は使用せずに電気的除細動を実施する．

2 再発予防

- 心不全の増悪があれば，代償不全に対する急性期治療を行う．また，虚血，電解質異常（低カリウム血症，低マグネシウム血症など），催不整脈作用を有する薬剤など増悪因子の有無を把握し，可能な限り是正する．
- 不全心・肥大心では活動電位持続時間の延長を反映し，通常時からQT時間が延長しやすい．QT延長に伴う多形性心室頻拍，すなわちTdPでは，低カリウム血症，外向きカリウム電流を抑制するようなIII群，Ia群抗不整脈薬，抗精神病薬などが関与していることがあり，誘因の有無を検索する．また，TdPはlong-short sequenceで出現した心室期外収縮により誘発されることが多いため，心不全の状態が許せばレート90以上での一時的ペーシングを行う．

Tdp：torsade(s) de pointes（トルサードドポアント，倒錯〈型〉心室頻拍）

long-short sequence：連結期の短い期外収縮の直前のRR間隔が長い場合をさす．心筋の不応期は先行するRR間隔に依存して長くなるので，RR間隔が長いと不応期のばらつきがより顕著になる．ペーシングはRR間隔を一定にかつ短くできるので，不応期のばらつきを減少できる．また，拡張期を短縮することで，期外収縮の発生自体を抑制できる場合がある．

❷ 心室頻拍/心室細動に対する治療の実際

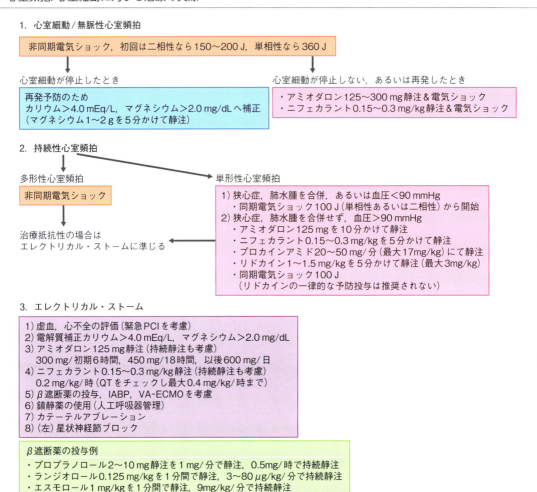

■ 薬物治療

　長期投与により生命予後を改善させる抗不整脈薬はなく，むしろ心不全症例ではNaチャネル抑制作用の強いI群抗不整脈薬（Ia群薬，Ic群薬）は予後を悪化させる可能性があり，通常は禁忌である．

　再発性の心室頻拍・心室細動に対して，予防的に短期間（通常は2～3日あるいは1週間以内程度）アミオダロンの持続静注*を行うことがある．

　III群抗不整脈薬であるニフェカラントも再発予防に使用されることがある．陰性変力作用がないという利点があるが，QT延長作用が強いため，慎重な心電図モニタリングが必要である．QT時間0.52秒（あるいはQTc 0.55）を超えない程度に用量を調節する．

　初回の心室頻拍・心室細動であれば，β遮断薬およびアミオダロンの投与にてコントロールできることが多い．しかし，器質的心疾患を背景に出現したイベントであれば，ICDの適応になる．

*1日の総投与量は600～750 mg（上限1,000 mg程度）とする．投与前から軽度の肝機能異常がみられてもアミオダロンの使用は容認されているが，1,500 mg/6時間の急速投与にて重篤な肝不全の報告があるため，1,750 mg/24時間を超えないようにする．なお，アミオダロンの持続静注では静脈炎を生じうるので，中心静脈からの投与が望ましい．末梢静脈から投与する場合は2 mg/mL以下の濃度になるように5%ブドウ糖溶液で希釈する．

アミオダロン投与は軽症を含めると6％程度に間質性肺炎を合併し，そのうち約10％では重症化し致死的になりうる[4]．また，長期投与ではなんらかの甲状腺機能異常（多くは低下症を併発）を合併する．甲状腺機能低下では，甲状腺ホルモン製剤（レボチロキシンナトリウム）の補充で投与を継続できるが，肺病変を合併した場合には中止のうえ，ステロイドの投与が検討される．アミオダロンを投与できない場合には，ソタロールの使用が考慮される（OPTIC試験）．

OPTIC：Optimal Pharmacological Therapy in Cardioverter Defibrillator Patients

■ ICD

重症心不全におけるICDのショック作動は予後の悪化をもたらす．LVEF低下，心房細動合併症例ではその影響が大きい可能性があり，ICDの作動回数を減少させることが望ましい．とくに突然死の一次予防目的にてICD植込み術がなされている場合には，心室頻拍感知時間の延長，感知レートの上昇によりICDの不適切作動を減らすことを心がけるべきである（MADIT-RIT試験）．

MADIT-RIT：Multicenter Automatic Defibrillator Implantation Trial-Reduce Inappropriate Therapy

■ カテーテルアブレーション治療

初回の不整脈イベントで試みるか，あるいは抗不整脈薬による薬物治療を先行すべきか否かは議論があるが，通常は薬物治療抵抗性の心室頻拍に対してカテーテルアブレーション治療が施行される．虚血性心疾患に合併した心室頻拍は90％以上が心内膜側起源であり，有効である．一方，非虚血性心筋症では30～40％で心外膜起源・左室壁中層起源ともいわれており，虚血性心疾患と比べて，アブレーションの有効性は低い（HELP-VT研究）．

HELP-VT：Heart Centre of Leipzig Ventricular Tachycardia

比較的心機能が保たれている症例（＞LVEF 35％）では，アミオダロン投与とICD治療で予後は変わらないこと[5]，アブレーションによる心室細動・心室頻拍の抑制効果が得られやすいことが報告されている．アブレーション治療戦略の変遷に伴う治療成績の向上も見込まれており，心機能低下が軽度である陳旧性心筋梗塞に合併した心室頻拍に対しては，カテーテルアブレーション治療の比重が高くなる可能性がある．

特殊なタイプとして，脚枝間リエントリーによる心室頻拍がある．これは，拡張型心筋症，筋ジストロフィー，弁膜症といった非虚血性心疾患を背景に合併することが多い．安静時心電図では，His-Purkinje系の伝導遅延を反映した軽度の非特異的なQRS幅延長を伴っている．右脚を順行性，左脚（の分枝）を逆行性に旋回することが多く，その場合，心室頻拍波形は左脚ブロック型を呈する（旋回方向が反対の場合には，右脚ブロック波形を呈する）．通常は，右脚に対するカテーテルアブレーションを行うことで抑制できる．

■ LVAD，心臓移植

十分な薬物治療にもかかわらず重症心不全症例に心室頻拍・心室細動が出現した場合，予後は不良である．年齢，ほかの臓器障害の有無，親

LVAD：left ventricular assist device（左室補助装置）

3 非持続性心室頻拍

- β遮断薬による心不全治療が普及する前に実施されたGESICA-GEMA研究では，心不全症例に合併した非持続性心室頻拍が突然死のリスクを予測すると報告されたが，否定的な見解も示されている（CHF STAT，PROMISE，MACAS）．
- LVEF 35％以下のICD植込み症例に非持続性心室頻拍がみられた場合には，ICDショック作動や死亡のリスクが高いことが報告されている（SCD-HeFT試験のサブ解析）．さらに，CRT-D植込み症例で非持続性心室頻拍を有すると，リバースリモデリングの度合いが小さく，心不全のリスクが高くなるといわれている（MADIT-CRT試験のサブ解析）．その原因として，心室期外収縮誘発性の心機能低下や両心室ペーシング率の低下が関与している可能性が指摘されている．心室期外収縮に対するカテーテルアブレーションが両心室ペーシング率の上昇，心機能改善をもたらす可能性がある．
- β遮断薬，ACE阻害薬/ARBを中心とした薬物療法が十分になされた心不全症例に非持続性心室頻拍がみられた場合は，持続性心室頻拍/細動の予測因子というより，心不全増悪・心不全死の兆候と考え，心不全治療を強化すべきである[6]．

GESICA-GEMA：Grupo de Estudio de la Sobrevida en la Insuficiencia Cardiaca en Argentina (GESICA) - Grupo de Estudios Multicéntricos en Argentina (GEMA)

CHF STAT：Congestive Heart Failure-Survival Trial of Antiarrhythmic Therapy

PROMISE：Prospective Randomized Milrinone Survival Evaluation

MACAS：Marburg Cardiomyopathy Study

心室期外収縮誘発性の心機能低下：心室期外収縮の頻度が高い場合（24％以上，1日2万回以上など）には，左室機能低下をもたらす可能性があり，premature ventricular complex-induced cardiomyopathyともよばれている．カテーテルアブレーションにて有効な治療が行われた場合（一般的には80％以上抑制された場合）には左室機能の改善がもたらされる．

3. エレクトリカル・ストーム

Point!

- 心筋梗塞後の亜急性期に生じるエレクトリカル・ストームには，虚血領域のPurkinje線維起源の心室期外収縮が関与しており，カテーテルアブレーションが奏効することがある．
- エレクトリカル・ストームや重症心不全における難治性の心室頻拍/細動に対して，交感神経に対する修飾，新しい補助循環用ポンプカテーテル下でのカテーテルアブレーション，非観血的な放射線照射によるアブレーションなどが試みられており，今後の発展が期待される．

- **エレクトリカル・ストーム**はICD植込みがなされていても，予後不良の予測因子である．
- β遮断薬，アミオダロンによる薬物治療に加え，鎮静・挿管，メカニカルサポート（IABP，VA-ECMOなど）下でのカテーテルアブレーションなどが行われる．
- カテーテルアブレーションは，エレクトリカル・ストームの抑制，ICD作動の減少といった点で有効な治療である．しかし，心不全症例の生命予後を改善するというエビデンスはなく，重症心不全の進行と心室不整

エレクトリカル・ストーム：24時間に3回以上の持続性心室頻拍あるいは心室細動が出現する状況．ICD植込み症例では，心室不整脈イベントによるICD作動が24時間以内に3回以上みられる場合として定義される．

❸ 低心機能症例に合併した持続性心室頻拍/心室細動に対するカテーテルアブレーションに関する前向き無作為化多施設共同研究

study	subjects	group	mean LVEF	NYHA III/IV	main outcomes
SMASH-VT (2007年)	IHD ($N=128$) VT/VF	ICD alone ICD plus ABL	33% 31%	15 (23) 10 (16)	ABLはICDの適切作動,ショック作動を有意に抑制.ESを抑制傾向($p=0.06$).死亡は有意差なし
VTACH (2010年)	IHD ($N=110$) Stable VT	ICD alone ICD plus ABL	34% 34%		ABLはVT/VFの再発を有意に抑制(LVEF＞30%でみられたが,≦30%では有意差なし)
VANISH (2016年)	IHD ($N=259$) VT despite the use of AADs	ICD w/wo escalation ICD plus ABL	31% 31%	31 (24) 30 (23)	ABLは死亡,ESあるいはICD適切作動の複合エンドポイントを抑制.死亡は有意差なし
SMS (2017年)	IHD ($N=111$) unstable VT	ICD alone ICD plus ABL	30% 32%		VT/VFの再発に有意差なし.ABLはICDの適切作動回数を有意に抑制した

NYHA III/IVの欄は症例数(%)を示している.
IHD;虚血性心疾患,VT/VF;心室頻拍/心室細動,ES;エレクトリカル・ストーム,w/wo escalation;同じ抗不整脈薬を継続あるいは,ほかの抗不整脈薬に変更(escalation),unstable VT;収縮期血圧90 mmHg未満の心室頻拍あるいは心室細動

脈イベントは切り離すことはできない.ICD治療を基本としたうえで付加的に施行される(❸).

- ICDあるいはCRT-Dのデバイス設定の変更*が有効である場合があるが,個々の症例の状態に応じて対策を講じる必要がある(OBSERVO-ICD研究).
- 心筋梗塞後の亜急性期(発症後1〜7日)に生じるエレクトリカル・ストームでは,重症な心不全(左室機能障害)を合併していることが多く,虚血によって傷害されたPurkinje線維あるいはPurkinje-心筋接合部での伝導遅延がトリガー・不整脈基質として作用していることがまれではない.したがって,梗塞領域あるいはその境界のPurkinje電位記録部位へのカテーテルアブレーション治療が奏効することがある[7].臓器障害の進行,感染症や合併疾患の増悪をきたす前に実施できることが望まれる.

IABP:intra-aortic balloon pumping(大動脈内バルーンパンピング)
VA-ECMO:veno-arterial extracorporeal membrane oxygenation,(静脈脱血-動脈送血体外膜型肺.PCPS(percutaneous cardiopulmonary support;経皮的心肺補助装置)と同義.
*右室ペーシングが入らないような設定,治療ゾーン・感知時間の変更など.
OBSERVO-ICD:OBSERVational registry On long-term outcome of ICD patients

コラム 重症心不全症例に合併した心室頻拍・心室細動に対するアブレーション治療

重症心不全における再発性の不整脈イベントは心不全増悪を助長しうる.また,カテーテルアブレーション自体の負荷による心不全の悪化も無視できず,より侵襲度の低いアブレーション治療が望まれる.CuculichらはNYHA ClassⅢあるいはⅣの心筋症(虚血性2人,非虚血性3人)5人(そのうち3人は以前に従来の方法でカテーテルアブレーション治療を実施しているがコントロール不良な症例)に対して,放射線照射による非観血的な心室頻拍アブレーション(平均照射時間14分,吸収線量25 Gy)を行い,治療直後の6週間のブランキング期間を過ぎると,心室頻拍イベントが99%以上減少したことを報告している[8].アブレーションの治療効果が遅発性に生じていることから緊急治療としては不向きである可能性,適切な照射領域の同定,精密度の高い照射といった克服すべき点,あるいは遅発性の副作用についてのデータの集積など課題は残されているものの,新しい治療方法として注目される.

> **コラム** IMPELLA® 補助循環用ポンプカテーテル
>
> 経大動脈的に左室内に挿入したピッグテールカテーテル様のポンプから脱血し，上行大動脈に位置した吐出部から送血する新しい補助循環装置である．日本では2016年9月に心原性ショックなどの薬物療法抵抗性の急性心不全に対して薬事承認が得られて，2017年9月に保険収載され，臨床使用が開始されている．1分間あたりの最大循環補助が2.5Lタイプと5Lタイプがある．生理的で順行性の循環補助ができることから，VA-ECMOより減負荷効果が大きく，心筋酸素消費量を減少させ，心筋保護・回復が期待されている．アメリカでは重症心不全に合併した心室頻拍に対して，IMPELLA®サポート下でのカテーテルアブレーションは使用しない場合と比較して脳の低酸素化を予防し，安全かつ有効に治療できたと報告されている[9,10]*．
>
> *IMPELLA®については本シリーズ『1．心不全』p.344参照．

- 左/両側星状神経節切除や星状神経節ブロックによる交感神経に対する除神経の有効性も示されている[11]．

引用文献

1) Yokoshiki H, et al. Cardiac resynchronization therapy in ischemic and non-ischemic cardiomyopathy. J Arrhythm 2017；33：410-6．
2) Shen L, et al. Declining risk of sudden death in heart failure. N Engl J Med 2017；377：41-51．
3) Leyva F, et al. Outcomes of cardiac resynchronization therapy with or without defibrillation in patients with nonischemic cardiomyopathy. J Am Coll Cardiol 2017；70：1216-27．
4) Dusman RE, et al. Clinical features of amiodarone-induced pulmonary toxicity. Circulation 1990；82：51-9．
5) Domanski MJ, et al. Relative effectiveness of the implantable cardioverter-defibrillator and antiarrhythmic drugs in patients with varying degrees of left ventricular dysfunction who have survived malignant ventricular arrhythmias. AVID investigators. Antiarrhythmics Versus Implantable Defibrillators. J Am Coll Cardiol 1999；34：1090-5．
6) Yokoshiki H, et al. Prognostic significance of non-sustained ventricular tachycardia in patients receiving cardiac resynchronization therapy for primary prevention：Analysis of the Japan cardiac device treatment registry database. J Arrhythm 2018；34：139-47．
7) Bänsch D, et al. Successful catheter ablation of electrical storm after myocardial infarction. Circulation 2003；108：3011-6．
8) Cuculich PS, et al. Noninvasive cardiac radiation for ablation of ventricular tachycardia. N Engl J Med 2017；377：2325-36．
9) Kusa S, et al. Outcomes of ventricular tachycardia ablation using percutaneous left ventricular assist devices. Circ Arrhythm Electrophysiol 2017；10．
10) Miller MA, et al. Percutaneous hemodynamic support with impella 2.5 during scar-related ventricular tachycardia ablation（PERMIT 1）. Circ Arrhythm Electrophysiol 2013；6：151-9．
11) Fudim M, et al. Stellate ganglion blockade for the treatment of refractory ventricular arrhythmias：A systematic review and meta-analysis. J Cardiovasc Electrophysiol 2017；28：1460-7．

虚血心における不整脈

中原志朗

Point!
- 虚血性心筋症例における心室不整脈の出現は，突然死を含めた生命予後に直接影響を及ぼす．
- ICD は，虚血性心筋症例の死亡率を改善する治療法としてその地位を確立した．しかしながら，ICD のショック作動自体が患者の QOL 低下のみならず死亡率を上昇させることが報告されている．
- 可能な限りショック作動を回避すべく，適切な薬物治療とデバイスの設定が重要である．また近年，カテーテルアブレーションが ICD ショック作動減少のみならず，生命予後を改善しうる治療法として期待されている．

1. 背景

- 陳旧性心筋梗塞症例（以下，虚血性心筋症）では，約3％に心室頻拍（VT）や心室細動（VF）などの重症心室不整脈を生じることが知られている．抗不整脈薬はこれら頻拍の加療として当初から広く用いられているが，低心機能患者ではその安全治療域は狭く，催不整脈薬作用や心臓外の副作用が出現しやすい．
- 最近の systematic review やメタアナリシスでは，アミオダロン使用による死亡率の上昇が報告されている[1]．一方，この20年間で心室不整脈に対するカテーテル治療は多くの知見が集積され，テクノロジーの進化と相まって著しい進歩を遂げてきた．
- 突然死の回避という点では植込み型除細動器（ICD）が果たした役割は大きいが，それに薬物加療やカテーテルアブレーションを組み合わせることで，ICD の頻回作動を防ぎ，患者の QOL 向上，さらには生命予後の改善が期待できる．

VT : ventricular tachycardia
VF : ventricular fibrillation

ICD : implantable cardioverter defibrillator

2. 虚血心における不整脈基質

1 リエントリーによる機序
- 虚血性心筋症に合併する VT の多くは，心筋虚血により線維化した瘢痕組織と障害心筋，そして周囲に存在するダメージを受けていない正常心筋を含めた領域で生じるマクロリエントリー回路がその発生機序とされている．
- 冠動脈に急性閉塞が生じ，血行再建が直ちに行われなければ心室筋の

❶ 陳旧性心筋梗塞に由来する VT のリエントリー回路モデル（文献2より改変）

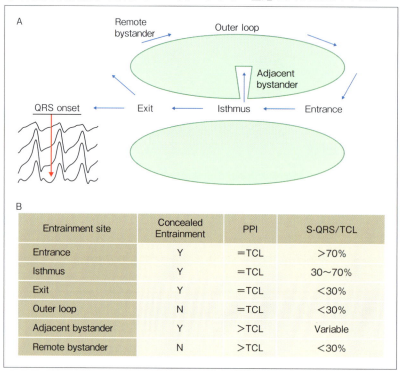

A：陳旧性心筋梗塞に合併した心室頻拍回路の模式図．梗塞による瘢痕組織が，興奮伝播の解剖学的障壁となり，瘢痕組織内に位置する障害心筋が緩徐伝導路を形成する．緩徐伝導路を抜けた興奮（Exit）は瘢痕組織周囲の正常心筋内を旋回し（Outer loop），再び緩徐伝導路領域の入り口（Entrance）から必須緩徐伝導路（Isthmus）へ進入する．Isthmus 領域内の興奮伝播は，心筋量が少ないために体表面心電図に反映されない（QRSとQRSの拡張期にあたる）．したがって，心室頻拍のQRS波形により，リエントリー回路のExitは推測することが可能である．
B：Stevenson らのアルゴリズム
PPI：post pacing interval，TCL；心室頻拍周期，S-QRS；刺激-QRS 時間

瘢痕化が引き起こされる．梗塞巣の治癒過程に際し，壊死心筋は線維組織へと置換され残存心室筋を取り囲むようになる．これらの残存した病的心筋細胞がリエントリー性の単形性VTの重要な基質となる．

- 瘢痕組織内では，心筋細胞間の接着が粗になり（ギャップ結合の減少），細胞の配列変化を生じる．それにより伝導がジグザグ様になり，伝導遅延や異方向性伝導を生じてリエントリー回路を形成する．この基質形成は虚血発生後24時間以内に進展が始まる．ひとたび形成が始まると際限なく進行していくが，瘢痕組織内でVTに直接関与する領域は梗塞巣内の比較的わずかな範囲と考えられている．

- 1993年にStevensonらは陳旧性心筋梗塞に由来するVTのリエントリー回路モデルを提唱した[2]（❶）．このモデルは20年以上前に報告されたものであるが，後述する3Dマッピングシステムの出現により飛躍的な進歩を遂げた今日でも，いまだ有用なVTモデルとして幅広く使用されている．

2 リエントリー以外の機序

- その他の機序として巣状心室頻拍（focal VT）がある．機序として自動能亢進，撃発活動（triggered activity）が考えられ，頻度としては10%程度といわれている．
- カテコラミン投与下での心室バースト刺激など，cyclic AMPを増加させる方法で誘発が試みられる．頻拍中にエントレインができずconstant fusionがみられないのが特徴である．

AMP：adenosine monophosphate

3. 3Dマッピングシステム

- 日本で2000年に使用可能となったマッピングシステムによって，VTのアブレーション治療は劇的に進歩した．これまで透視上で確認していたカテーテルの位置情報はマッピングシステム上でリアルタイムに三次元表示され，心内記録電位と解剖的位置情報がリンクされ，VTの回路や起源の同定が可能となり，至適通電部位の決定が容易となった．
- 近年は，多電極カテーテルを使用した高密度マッピング（❷）や，心腔内超音波カテーテルを用い，責任瘢痕部位の超音波画像領域をマッピングシステム内に融合するシステムが広く用いられている．

4. カテーテルアブレーション

- 虚血性心筋症例で，不整脈に関与する責任瘢痕巣の領域は，その病因から心外膜側より心内膜側が約2倍広いと報告されている．そのためVTの回路の大半は心内膜側から記録可能であり，心内膜アプローチが広く用いられる．
- アプローチの手段としては主に，①経大動脈アプローチ，②経心房中隔アプローチがある．大動脈内のプラークが豊富な例や，解離性大動脈瘤・大動脈弁膜症例など大動脈からのカテーテル操作が不可能もしくは高いリスクを伴う場合は②が有用である．
- 虚血性心筋症に伴うVTの9割は，上述した心室筋の瘢痕組織を介したリエントリー性頻拍によるものである．カテーテルアブレーションはそのリエントリー回路の核となる必須緩徐伝導路を標的とする．
- アブレーション法としては頻拍中に行う方法と洞調律中に行う方法とに大別されるが，いずれも一長一短があり，多くの施設では必要に応じて両者を組み合わせて行っている．

❷ 3Dマッピングシステム

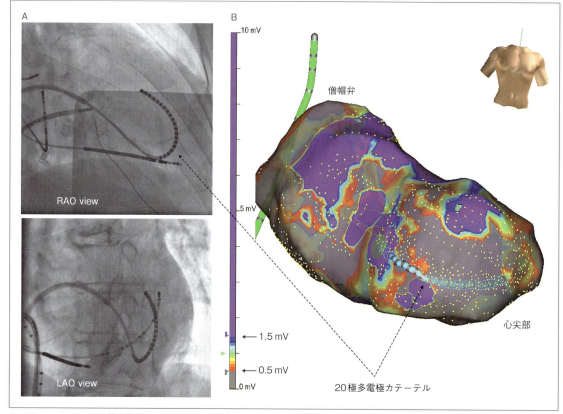

A：20極の多電極マッピングカテーテル（電極サイズ1mm，電極間隔2mm）が心房中隔を介して左室内に留置されている．
B：同マッピングカテーテルを用いて作製した心室電位波高マップ．3Dマッピングシステムは，局所電位波高をカラーコード化してマッピング上に貼り付けることが可能である．0.5mV以下を瘢痕領域（dense-scar），0.51〜1.50mVを境界領域（border-zone）とした．前壁から中隔にかけて広範囲の低電位領域が確認された．

5. 心室頻拍下の局所電位指標アブレーション

- VT中に血行動態が安定している場合は，VT中のQRS波形が出現しない時相（心室拡張期）の中ほどで記録される拡張中期電位を探していく．
- さらに同電位が記録される部位で，頻拍周期よりもやや短い周期でペーシングを行った際に，12誘導波形がVTと完全に一致し（concealed entrainment），最終ペーシングから次の局所電位までの時間（PPI）が頻拍周期とほぼ一致すれば（±30ms），同部位が頻拍の緩徐伝導路上であると判断される．
- 本法は，標的となる頻拍に対する特異度の高いマッピング法であり，頻拍停止という明確なエンドポイントを有する（❸）．

PPI：post pacing interval

❸ 心室頻拍下の局所電位指標アブレーション

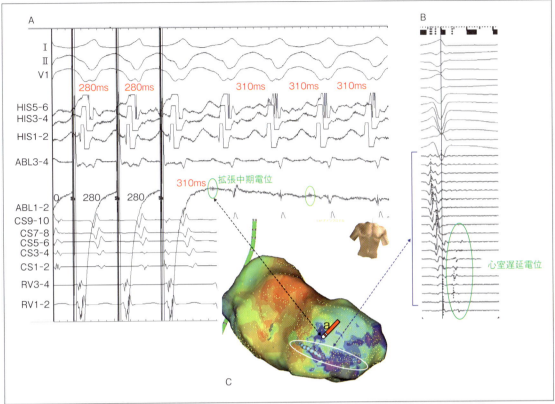

A：心室頻拍下の局所電位．頻拍周期 310 ms の心室頻拍中に C の a 点から周期 280 ms でペーシングを行ったところ，ペーシング中の QRS 波形は，頻拍中の QRS と完全に一致 (concealed entrainment)，最終ペーシングから次の局所電位までの時間 (PPI) も 310 ms と頻拍周期に一致していた．頻拍中の局所電位の時相は拡張中期である．同部への通電開始から 25 秒後に頻拍は停止した．
B：洞調律下の局所電位．洞調律下の異常心室局所電位を示す．体表面の QRS 波形のタイミングより遅れて記録される局所電位（心室遅延電位〈late potential：LP〉）が集積・記録された．
C：LP が記録された領域を紫色にカラーコード化して三次元マップ上に貼り付けた図．❷で示した瘢痕領域内に心室遅延電位（紫色）が記録され，頻拍停止部位の近傍に集積していることがわかる．

6. 洞調律下の不整脈基質指標アブレーション

● 心筋梗塞後の患者では，電気生理学的検査によって誘発された頻拍と臨床的に確認された頻拍はその波形が異なることがある．また誘発された頻拍によって血行動態が維持できない症例も珍しくない．そのような場合は洞調律下に心内膜を詳細にマッピングし，ペースマッピングや異常心室電位を指標に不整脈基質の修飾を行う，洞調律下不整脈基質指標アブレーションが有用である．

● 具体的には，無電位領域を scar と表記し，その周囲に存在する低電位領域と正常電位領域を含めた範囲の高密度マッピングを行い，異常組織内に残存するリエントリー回路を推測・同定し通電を施行していく．

❹ 代表的な洞調律下の不整脈基質指標アブレーション法[3]

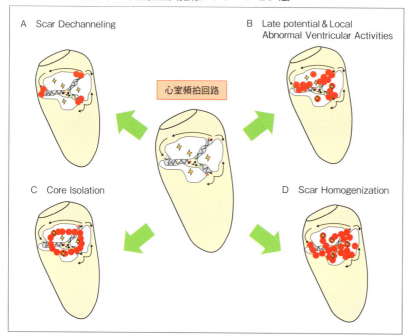

- 通電の指標として心室遅延電位（❹[3]，❺），LAVA，これらすべてを焼灼する Scar Homogenization といったさまざまな手法が虚血性心筋症 VT 例に対して報告されるようになり，治療後約 2 年の非再発率が 80% を超える良好な治療成績が報告されるようになった．
- 代表的な洞調律下の不整脈基質指標アブレーション法を❹に示す[3]．
- 頻拍中にマッピングが可能な場合でも，本法と組み合わせることでより確実に頻拍回路となりうる必須緩徐伝導路部位が修飾され，根治率が高まることが期待される．

LAVA：local abnormal ventricular activities

7. 心外膜アブレーション

- 非虚血性心筋症（拡張型心筋症，心臓サルコイドーシスなど）では，頻拍基質が心外膜側にあることが多く，心外膜からのアブレーションが必要になることがある．
- 虚血性心筋症の VT でも心外膜側からの通電が有効であった症例が少なからず報告されている．
- とくに下壁心筋梗塞例に多くみられるとされるが，治療前から有効な症例を予測することは難しい．心内膜側からの通電によって比較的良好な成功率が得られていることからも，虚血性 VT に対してはまず心内膜側からアブレーションを試みるほうがよいと思われる．

❺ LPを標的としたアブレーション前後の不整脈基質の比較

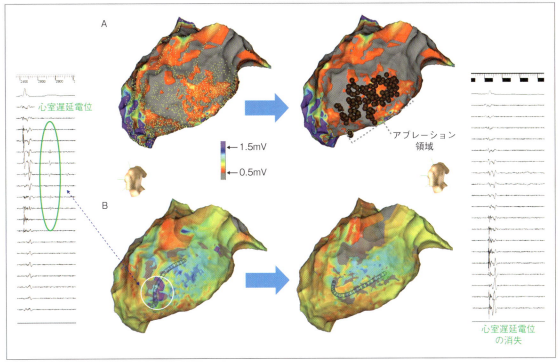

A：心室電位波高マップとLPを標的としたアブレーション領域を示す．
B：瘢痕領域内のLPが消失していることが確認できる．本症例は頻拍中にLP記録領域周辺に拡張中期電位が記録された．頻拍中は血行動態が不安定でカルディオバージョンを必要とした．LP消失後は頻拍は誘発不能となった．

8. その他の治療法

1 ICD

- 虚血性心筋症患者の院外にて発生した持続性心室頻拍や心室細動の致死率は高い．ICDは虚血性心筋症患者において，一次・二次予防両方の観点から死亡率を下げる治療法としての地位をすでに確立した．
- しかしながら，ICDのショック作動自体が患者のQOL低下のみならず死亡率を上昇させることが報告されている[4]．それゆえ，可能な限りICDのショック作動を回避すべく，抗頻拍ペーシング*の設定や，ほかの治療法も考慮することが重要である．

2 抗不整脈薬

- アミオダロンやソタロールは，虚血性心筋症によるICD植込み患者の心室不整脈イベントを減らすことが報告されている．2剤間の直接比較ではアミオダロンの有効性が確認されている[5]．
- しかしながら，慢性的なアミオダロンの使用は多臓器毒性を引き起こす．前述したアブレーション治療後にアミオダロンの休薬および減量が有用かつ安全であるかどうか，今後確認していく必要性がある．

*頻脈性不整脈に対するデバイス治療：ICDは，VTに対する抗頻拍ペーシング（anti-tachycardia pacing：ATP）およびカルディオバージョン（QRS同期），電気ショック治療（電気的除細動，QRS非同期）などの機能を有する．ATP治療とはVTに対するゾーンを設定して，それ以上の心拍数になったときはVTより少し速い心拍数でペーシングして洞調律に戻す機能である．ゾーン設定は複数回行うことができる．ATPが無効で，VTゾーン内で頻拍が持続している場合には，ICDは充電に入りQRSに同期したカルディオバージョンに切り替わる．

3 自律神経修飾法（neuromodulation）

- VT storm の急性期管理は，交感神経活性を減弱させる全身麻酔や胸髄に対する硬膜外麻酔法が有用である．
- さらに ICD の長期作動抑制に，脊髄電気刺激法や心臓交感神経節切除術が注目されている．症例ベースの検討では，左側もしくは両側交感神経節切除術の有効性が報告されており[6]，今後，多施設共同研究が予定されている．

VT storm：心室頻拍あるいは心室細動が頻発し，24時間以内にICDが3回以上作動する状況．

9. 今後の展望

- 心筋梗塞後の心室頻拍は瘢痕内に存在する複雑な不整脈基質を介して出現し，虚血性心筋症を有する患者の生命予後を悪化させる．
- 3Dマッピングシステムを併用した系統だったマッピング法によって，ほとんどの心筋梗塞後の心室頻拍は根治できるようになってきた．カテーテルアブレーションは心筋梗塞後の心室頻拍治療の first line therapy としての地位を確立しつつある．
- ICD や薬物治療を上手に併用し，さらに新しいテクノロジーを組み合わせて，その治療効果，生命予後への影響の評価がなされていくことが期待される．

引用文献

1) Santangeli P, et al. Comparative effectiveness of antiarrhythmic drugs and catheter ablation for the prevention of recurrent ventricular tachycardia in patients with implantable cardioverter-defibrillators : A systematic review and meta-analysis of randomized controlled trials. Heart Rhythm 2016 ; 13 : 1552-9.
2) Stevenson WG, et al. Identification of reentry circuit sites during catheter mapping and radiofrequency ablation of ventricular tachycardia late after myocardial infarction. Circulation 1993 ; 88 : 1647-70.
3) Lo R, et al. Ventricular Tachycardia in Ischemic Heart Disease. Card Electrophysiol Clin 2017 ; 9 : 25-46.
4) Moss AJ, et al. Reduction in inappropriate therapy and mortality through ICD programming. N Engl J Med 2012 ; 367 : 2275-83.
5) Connolly SJ, et al. Comparison of beta-blockers, amiodarone plus beta-blockers, or sotalol for prevention of shocks from implantable cardioverter defibrillators : The OPTIC Study : A randomized trial. JAMA 2006 ; 295 : 165-71.
6) Vaseghi M, et al. Cardiac sympathetic denervation in patients with refractory ventricular arrhythmias or electrical storm : Intermediate and long-term follow-up. Heart Rhythm 2014 ; 11 : 360-6.

肥大型心筋症における不整脈

池主雅臣, 齋藤 修, 保坂幸男

- 肥大型心筋症には多様な不整脈が併発する. ここでは肥大型心筋症症例の不整脈診療について心房細動と心室頻拍を中心に述べる.

1. 肥大型心筋症の疾患背景

Point!

- 肥大型心筋症は明らかな原因が同定されないにもかかわらず, 左室または右室に異常な心筋肥大を生じる疾患で, 背景に遺伝子異常のあることが知られるようになった.
- 通常は左室内腔に拡大はなく, 収縮は正常または過大である. 心筋肥大に基づく心室拡張能低下がみられる.
- 左室流出路に狭窄を有する場合は閉塞性肥大型心筋症という. 肥大に伴う心室中部内腔狭窄がある場合は心室中部閉塞性肥大型心筋症, 肥大が心尖部に限局する場合は心尖部肥大型心筋症とする. 心室壁厚が経過中に菲薄化して, 拡張型心筋症様の病態を呈した場合は拡張相肥大型心筋症とよんでいる.
- 年間の死亡率は1〜2％程度で, 死因の過半数は重症不整脈などによる突然死である. 本疾患は若年者の突然死の原因として重要である.
- 心イベントを回避するには日常生活上の注意（運動制限など）が基本かつ重要である.

- 肥大型心筋症に関する遺伝子変異が多数報告されており, なかでも心筋βミオシン重鎖, 心筋ミオシン結合蛋白C, 心筋トロポニンTなどのサルコメア蛋白をコードする遺伝子変異が多数を占める.
- 無症候の症例は検診などの心電図異常（異常Q波, ST-T変化, 陰性T波, 左室側高電位など）が診断契機となる. 心尖部肥大型心筋症では左側胸部誘導に高電位を伴う巨大陰性T波がみられる（❶A）. 左室拡張障害が進むと左房負荷所見がみられるようになり, 心房細動の発症に関与する（❶B）. しかしながら, 心電図検査だけで肥大型心筋症を診断することはできない.
- 肥大型心筋症には多様な不整脈が併発する. 心室拡張障害に伴う心房拡大・心房筋肥大・リモデリングは心房細動を含む上室不整脈の発症基盤となる. 心室筋肥大, 心筋配列異常, 持続する拡張期圧上昇などは心室不整脈の発症基盤となる.
- 一部の軽いスポーツを除いて, 競技的スポーツは原則禁止とする[1,2]. 植込み型除細動器（ICD）治療を行っている症例の検討で, 50％以上の症例がイベント発症前に中等度以上の労作を行っていたことが報告され

ICD：implantable cardioverter defibrillator

❶ 肥大型心筋症症例の 12 誘導心電図

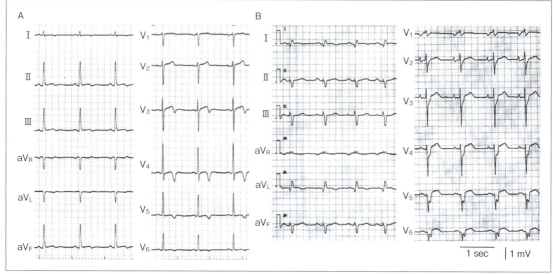

A：心尖部肥大型心筋症の症例．広範囲の誘導での T 波陰性化が特徴的である．
B：拡張相肥大型心筋症の症例で，QRS 幅は延長し，R 波減少と異常 Q 波が複数の誘導で観察される．発作性心房細動を併発しており，左房負荷の所見が顕著となっている．

ている[3]．心イベントは運動中だけでなく運動直後にも生じるので注意する．

2. 上室不整脈のマネジメント

Point!

- 肥大型心筋症症例にホルター心電図検査を行うと 30〜50％に上室不整脈を認める[1]．
- 心房細動を含む上室頻脈性不整脈は息切れ，胸痛，失神などの原因となるとともに，予後悪化の要因となりうる．
- 血行動態の悪化，症状を伴う上室不整脈（心房細動，心房粗動，発作性上室頻拍，期外収縮など）は治療の対象となる[1]．
- 肥大型心筋症の心房細動も，カテーテルアブレーションで症状・QOL の改善が期待できる．
- 心房細動は血栓塞栓症の頻度を増加させるので，適切な抗凝固療法が必要となる．

1 症状と検査診断

- 心房細動は肥大型心筋症の約 20％の症例にみられ，年率約 2％で増加するといわれる．疾患を有しない同年代に比べ 4〜6 倍高い罹患率である[4]．
- 閉塞性肥大型心筋症では，心房細動によって急激に心拍出量が低下して心室細動が生じる危険があり，重症例ではすみやかな電気的除細動を要する．
- 肥大型心筋症で心房細動を合併すると脳梗塞のリスクが 8 倍になると

の報告がある[5].

2 治療

■薬物治療

　心房細動のレートコントロールには，β遮断薬やカルシウム拮抗薬が用いられる[6,7]．両薬は心筋過収縮の抑制，心拍数低下に伴う心室拡張機能改善の観点からも効果が期待できる．強い血管拡張作用を有するカルシウム拮抗薬には重篤な副作用（肺うっ血，ショックなど）のリスクがあるので注意する．閉塞性肥大型心筋症症例へのジギタリス処方は狭窄を増悪させる危険があるため禁忌と考えられる．

　心房細動の薬理学的リズムコントロールは困難な場合が多いが，アミオダロンに最も高い効果が期待できる[7,8]．アミオダロンには重篤な副作用（甲状腺関連疾患，間質性肺炎など）があるため，導入前だけでなく治療中も定期的な確認が必要である．抗不整脈薬による催不整脈作用に注意が必要で，原疾患に対する治療（β遮断薬投与など）を重視する．

　閉塞性肥大型心筋症に対するIa群抗不整脈薬（ジソピラミド，シベンゾリンなど）とβ遮断薬の治療は，左室内圧較差軽減効果とともに不整脈に対しても好ましい効果が期待できる．

　肥大型心筋症にかかわらず，心房細動は血栓塞栓症のリスクとなる．経口抗凝固薬の適応と使用法については日本循環器学会のガイドラインなどの参照をお願いしたい[9]．

■カテーテルアブレーション治療

　肥大型心筋症症例の心房細動のカテーテルアブレーションに関する報告をメタ解析した研究によると，肥大型心筋症群は対照群に比して初回アブレーションでの成功率がやや低く，再アブレーションを必要とする症例が多い傾向にあるとされるが，治療の安全性は同等に高いことが示されている[10,11]．この結果には肥大型心筋症による心房拡大，心房筋肥大，持続する心房圧負荷などが関与していると考えられる．

　肥大型心筋症症例は心房細動カテーテルアブレーション後の左房圧低下効果が顕著であること，左室拡張機能障害の進行程度が治療後の心房細動再発に関連しているなどの成績が日本から報告されている[12,13]．

　症状の強さ・病態などは症例によって異なるため，肥大型心筋症というだけで心房細動のカテーテルアブレーションを躊躇する理由にはあたらない．薬物治療の効果に一定の限界があることから，必要な症例には積極的な応用を考慮すべきと考えている．

　房室結節アブレーションとペースメーカ治療の併用療法の報告が一部にみられるが，現状では心房細動アブレーションが困難または無効な症例において検討する治療法と思われる．

　発作性上室頻拍，心房粗動（とくに通常型）に対してはカテーテルアブレーションを高い優先順位で考慮する．

3. 心室不整脈のマネジメント

Point!

- 心室細動，持続性心室頻拍，非持続性心室頻拍，症状を伴う心室期外収縮などは治療の対象になる．
- 心室不整脈は肥大型心筋症症例の突然死の原因として重要である．心室頻拍の多くは多形性で，持続すると血行動態悪化から失神・突然死に至る場合がある．
- 肥大型心筋症症例の失神の原因は心室不整脈のほかにも，上室頻脈性不整脈，徐脈性不整脈，左室流出路の高度狭窄，自律神経異常（心肺圧受容器反射の異常），心筋虚血と拡張障害の相互作用などがあげられる[17]．
- 心室不整脈の薬物治療は原疾患に対する治療（β遮断薬など）に加え，III 群抗不整脈薬が用いられるが[7]，長期効果についての一定の見解は得られていない．
- 多形性心室頻拍は通常，カテーテルアブレーションの適応とはならない．単形性心室頻拍でカテーテルアブレーションが成功した場合も，肥大型心筋症が進行性の疾患であることを考慮して ICD 治療の併用が推奨される[1,2]．
- 二次予防，突然死のリスクを有する症例の一次予防に ICD が用いられる[1,2]．

1 症状と検査診断

- 突然死の主要な危険因子として，心停止（心室細動）からの蘇生，持続性心室頻拍の既往，突然死の家族歴，原因不明の失神歴，著しい左室肥大（左室壁厚 30 mm 以上），ホルター心電図などで記録される非持続性心室頻拍，運動に伴う血圧反応の異常（収縮期血圧低下または上昇不良：20 mmHg 以下），があげられる[1,2]．
- 突然死に関係する可能性のある因子として，拡張相肥大型心筋症，左室心尖部心室瘤，左室流出路狭窄，MRI 検査による広範な遅延造影像，心房細動，危険度の高い遺伝子変異があり，修飾可能な因子として，激しい身体運動と冠動脈疾患があげられる[1]．

MRI：magnetic resonance imaging

- 肥大型心筋症患者の 3,675 人を 5.7 年（中央値）追跡した海外のコホート研究の結果から，肥大型心筋症症例の突然死リスク（5 年以内）を予測するモデルが提唱された[14]．このモデルの構築にも，類似した危険因子が含まれている＊

- 肥大型心筋症症例にホルター心電図検査を行うと高率に心室期外収縮と非持続性心室頻拍が記録される（❷）．心室期外収縮を突然死の危険因子とする報告はほとんどないが，非持続性心室頻拍を危険因子とするものは多い．無症候症例を多く含む研究では，非持続性心室頻拍の有無は予後に影響しないとするものもある．

＊年齢，最大左室壁厚，左房径，左室流出路の圧較差，突然死の家族歴，非持続性心室頻拍，原因不明の失神．

- ICD 治療を行っている症例（160 例）を対象とした研究は，心拍数が速く（200 bpm 以上），持続が長く（7 拍以上），連発を繰り返すタイプの非持続性心室頻拍は心イベントの発症の危険因子になると報告している[15]．

❷ 肥大型心筋症症例の非持続性心室頻拍

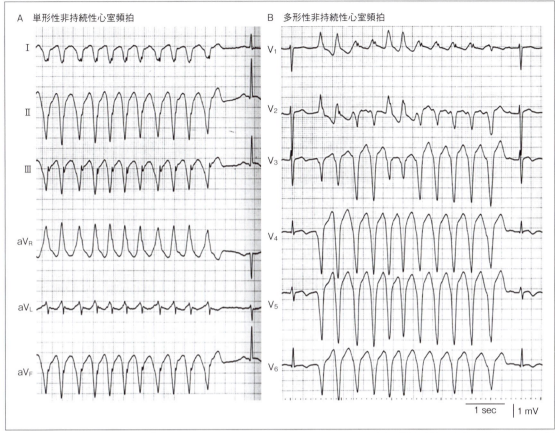

A 単形性非持続性心室頻拍　　B 多形性非持続性心室頻拍

同一症例に記録された異なるタイプの非持続性心室頻拍を示す．A は単形性で，B は多形性の非持続性心室頻拍．本例は 10～30 拍程度の非持続性心室頻拍が複数回認められ，動悸・めまいの症状を伴ったために心臓電気生理学的検査（❸）を行った．

- 持続性単形性心室頻拍は拡張相肥大型心筋症や左室心尖部心室瘤を有する症例に合併しやすい[16]．心尖部肥大型心筋症は突然死の危険が少ないとの考えがあったが，進行した症例にはリスクがある．
- 心臓電気生理学的検査を用いた突然死の予知には限界があり（❸），日本循環器学会のガイドラインでは検査の適応を❹のように述べている[1]．
- 突然死の低リスク症例に原因不明の失神がある場合，植込み型ループレコーダー（ILR）を考慮する[17]．

ILR：implantable loop recorder

2 治療

■ 薬物治療

β遮断薬やベラパミルが経験的に使用されるが，突然死予防効果の評価は定まっていない．アミオダロンは不整脈抑制効果が期待できるが，突然死予防に関しては限界がある．

ソタロールが心室不整脈および上室不整脈を抑制し，運動耐容能の改善を示したとの報告がある[18]．

❸ 心臓電気生理学的検査

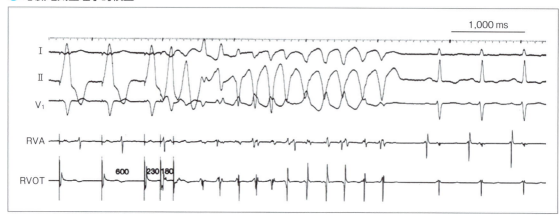

❷の症例に行った．プログラム電気刺激（提示は右室流出路からの2連発早期刺激）では多形性の強い非持続性心室頻拍だけが誘発され，自然発作で認められた単形性頻拍は再現できなかった．
RVA；右室心尖部，RVOT；右室流出路

　心機能が低下した症例へのⅠ群抗不整脈薬使用は推奨されない．原疾患に対する治療（β遮断薬など）に加えて，Ⅲ群抗不整脈薬が用いられる[7]．

■カテーテルアブレーション治療

　肥大型心筋症にはカテーテルアブレーション治療の適応とならない多形性心室頻拍が併発する場合が多い．

　カテーテルアブレーション治療を考慮する状況として以下があげられる．すなわち，①単形性心室頻拍で薬物治療が無効または副作用のため使用不能な場合，②単形性心室頻拍にICDが頻回に作動し，薬物治療が無効または副作用のため使用できない場合などである[19]．

　肥大型心筋症の小さな内腔・過収縮する左室内でのアブレーションカテーテル操作は容易ではなく，厚い心筋層に十分な焼灼傷を形成することにも困難がある．

　瘤形成がみられる症例では，瘤周囲の低電位領域が頻拍起源となりうる（❺）[17]．

　深部心筋焼灼に優れたイリゲーションカテーテル，不整脈基盤の分布を立体的に可視化できるマッピングシステム，経皮的穿刺法によって心囊腔にアブレーションカテーテルを挿入して高周波通電を行う心外膜アプローチが発達して，肥大型心筋症の心室頻拍に対するカテーテルアブレーションの成績も向上している（❺）．

　上記の方法を駆使したカテーテルアブレーションで70～80％の症例に治療効果が得られたとする専門施設からの報告がある[20,21]．

　心室期外収縮が多形性心室頻拍あるいは心室細動の契機になり，薬物治療が無効または副作用のため使用不能な場合には，心室期外収縮を標的としたカテーテルアブレーションが考慮される[19]．

❹ 肥大型心筋症における電気生理学的検査の適応[1]

クラスⅠ
1. 心停止後蘇生した肥大型心筋症患者の原因検索や植込み型除細動器（ICD）の適否を決定する場合
2. 加算平均心電図による心室遅延電位を認める症候性症例の場合

クラスⅡ
1. 非閉塞性肥大型心筋症患者の失神発作の原因検索目的
2. 非持続性心室頻拍を認める肥大型心筋症のうち，連発数の多いものまたは頻回に認める場合

❺ カテーテルアブレーション

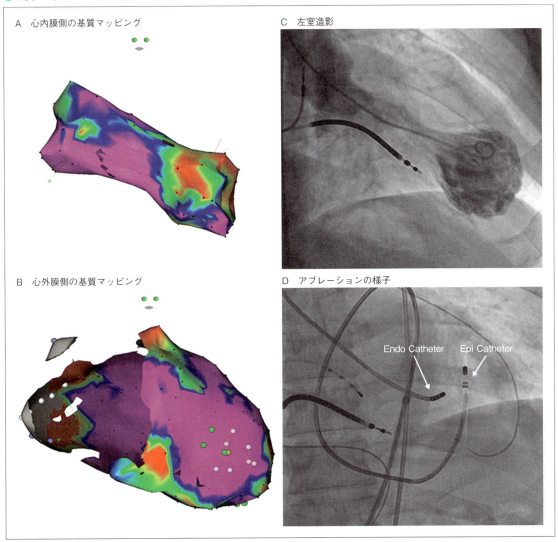

A 心内膜側の基質マッピング
B 心外膜側の基質マッピング
C 左室造影
D アブレーションの様子

単形性持続性心室頻拍で ICD の頻回作動に陥った心室中部閉塞性肥大型心筋症の症例．心尖部は瘤状となっており，心内膜側電位はとくに減高していた．本例は心内膜側からの高周波通電だけでは十分な治療効果を得ることができず，心外膜側からの通電を併用して治療に成功した．
Endo：endocardium（心内膜），Epi：epicardium（心外膜）

■ ICD 治療

　ICD は心室頻拍・心室細動を最も確実に停止させる治療法である．日本循環器学会の「肥大型心筋症の診療に関するガイドライン」は，クラス I 適応を持続性心室頻拍，心室細動，心停止の既往を有する場合とし，クラス IIa として，非持続性心室頻拍，突然死の家族歴，失神，左室壁厚 30 mm 以上，運動時の血圧反応異常のいずれかを認める場合をあげている[1]．「心臓突然死の予知と予防法のガイドライン」でも，二次予防はクラス I 適応，一次予防は複数のリスク因子がある場合をクラス IIa 適応，リスク因子が1つの場合はクラス IIb 適応を与えている[2]．

原因不明の失神，突然死の家族歴，ホルター心電図での非持続性心室頻拍，著明な左室壁肥厚（30 mm 以上）のいずれか1つがあった場合，2つまたはそれ以上と同等のICD作動が認められるとの報告がある[22]．

二次予防でICD治療を行った症例の年率適切作動を7.9%とした研究があり，一次予防症例（年率2.3〜4.0%）よりも高い再発リスクが示されている[23,24]．

ICD治療を受けている肥大型心筋症（71症例）の研究は，心室頻拍の停止に抗頻拍ペーシングが有効（74%）であることを報告している[3]．

肥大型心筋症例は，ICDの不適切作動，リード損傷の頻度も少なくなく注意を要する．

皮下植込み型除細動器（S-ICD）でも心室頻拍・心室細動を安全に停止できるとする報告がある一方，皮下植え込みの基準を満たさない症例が多いとする報告もあり[25,26]，一定の見解に至るには引き続きのデータ集積が必要と思われる．

S-ICD：subcutaneous implantable cardioverter defibrillator

4. おわりに

肥大型心筋症に合併する不整脈のマネジメントについて概略を述べた．肥大型心筋症は症例によって病態が異なる進行性の疾患で，不整脈の発症は原疾患の状態（収縮能と拡張能・流出路狭窄や心室瘤閉塞の有無，など）に関連する．不整脈の治療だけに目を捕らわれることなく，疾患全体としてのマネジメントが重要と考えている．

引用文献

1) 日本循環器学会．循環器病の診断と治療に関するガイドライン（2011年合同研究班報告）：肥大型心筋症の診療に関するガイドライン（2012年改訂版）．
http://www.j-circ.or.jp/guideline/pdf/JCS2012_doi_h.pdf
2) 日本循環器学会．循環器病の診断と治療に関するガイドライン（2009年合同研究班報告）：心臓突然死の予知と予防法のガイドライン（2010年改訂版）．
http://www.j-circ.or.jp/guideline/pdf/JCS2010aizawa.h.pdf
3) Link MS, et al. Ventricular tachyarrhythmias in patients with hypertrophic cardiomyopathy and defibrillators：Triggers, treatment, and implications. J Cardiovasc Electrophysiol 2017；28：531-7.
4) Vaidya K, et al. Atrial Fibrillation in Hypertrophic Cardiomyopathy. Heart Lung Circ 2017；26：975-82.
5) Olivotto I, et al. Impact of atrial fibrillation on the clinical course of hypertrophic cardiomyopathy. Circulation 2001；104：2517-24.
6) Guttmann OP, et al. Predictors of atrial fibrillation in hypertrophic cardiomyopathy. Heart 2017；103：672-8.
7) 日本循環器学会．循環器病の診断と治療に関するガイドライン（2008年度合同研究班報告）：不整脈薬物治療に関するガイドライン（2009年改訂版）．
http://www.j-circ.or.jp/guideline/pdf/JCS2009_kodama_h.pdf
8) Rowin EJ, et al. Clinical profile and consequences of atrial fibrillation in hypertrophic cardiomyopathy. Circulation 2017；136：2420-36.
9) 日本循環器学会．循環器病の診断と治療に関するガイドライン（2012年度合同研究班報告）：心房細動治療（薬物）ガイドライン（2013年改訂版）．
http://www.j-circ.or.jp/guideline/pdf/JCS2013_inoue_h.pdf
10) Zhao DS, et al. Outcomes of catheter ablation of atrial fibrillation in patients with

hypertrophic cardiomyopathy: A systematic review and meta-analysis. Europace 2016; 18: 508-20.
11) Providencia R, et al. Catheter ablation for atrial fibrillation in hypertrophic cardiomyopathy: A systematic review and meta-analysis. Heart 2016; 102: 1533-43.
12) Ikenaga H, et al. Radiofrequency catheter ablation is effective for atrial fibrillation patients with hypertrophic cardiomyopathy by decreasing left atrial pressure. J Arrhythm 2017; 33: 256-61.
13) Okamatsu H, et al. Impact of left ventricular diastolic dysfunction on outcome of catheter ablation for atrial fibrillation in patients with hypertrophic cardiomyopathy. Circ J 2015; 79: 419-24.
14) O'Mahony C, et al. A novel clinical risk prediction model for sudden cardiac death in hypertrophic cardiomyopathy (HCM risk-SCD). Eur Heart J 2014; 35: 2010-20.
15) Wang W, et al. Prognostic Implications of Nonsustained Ventricular Tachycardia in High-Risk Patients With Hypertrophic Cardiomyopathy. Circ Arrhythm Electrophysiol 2017; 10 (3). pii: e004604.
16) Furushima H, et al. Ventricular tachyarrhythmia associated with hypertrophic cardiomyopathy: Incidence, prognosis, and relation to type of hypertrophy. J Cardiovasc Electrophysiol 2010; 21: 991-9.
17) 日本循環器学会．循環器病の診断と治療に関するガイドライン（2011年度合同研究班報告）：失神の診断・治療ガイドライン（2012年改訂版）．
http://www.j-circ.or.jp/guideline/pdf/JCS2012_inoue_h.pdf
18) Tendera M, et al. Effect of sotalol on arrhythmias and exercise tolerance in patients with hypertrophic cardiomyopathy. Cardiology 1993; 82: 335-42.
19) 日本循環器学会．循環器病の診断と治療に関するガイドライン（2010年度合同研究班報告）：不整脈の非薬物治療ガイドライン（2011年改訂版）．
http://www.j-circ.or.jp/guideline/pdf/JCS2011_okumura_h.pdf
20) Dukkipati SR, et al. Long-term outcomes of combined epicardial and endocardial ablation of monomorphic ventricular tachycardia related to hypertrophic cardiomyopathy. Circ Arrhythm Electrophysiol 2011; 4: 185-94.
21) Santangeli P, et al. Radiofrequency catheter ablation of ventricular arrhythmias in patients with hypertrophic cardiomyopathy: Safety and feasibility. Heart Rhythm 2010; 7: 1036-42.
22) Maron BJ, et al. Implantable cardioverter-defibrillators and prevention of sudden cardiac death in hypertrophic cardiomyopathy. JAMA 2007; 298: 405-12.
23) O'Mahony C, et al. The long-term survival and the risks and benefits of implantable cardioverter defibrillators in patients with hypertrophic cardiomyopathy. Heart 2012; 98: 116-25.
24) Syska P, et al. Implantable cardioverter-defibrillator in patients with hypertrophic cardiomyopathy: Efficacy and complications of the therapy in long-term follow-up. J Cardiovasc Electrophysiol 2010; 21: 883-9.
25) Maurizi N, et al. Effectiveness of subcutaneous implantable cardioverter-defibrillator testing in patients with hypertrophic cardiomyopathy. Int J Cardiol 2017; 231: 115-9.
26) Srinivasan NT, et al. Disease Severity and Exercise Testing Reduce Subcutaneous Implantable Cardioverter-Defibrillator Left Sternal ECG Screening Success in Hypertrophic Cardiomyopathy. Circ Arrhythm Electrophysiol 2017; 10 (4). pii: e004801.

不整脈原性右室心筋症における不整脈

永瀬　聡，草野研吾

Point!

- 不整脈原性右室心筋症は，右室を主体とした脂肪浸潤と線維化が徐々に心臓全体に広がる進行性疾患である．
- 初期は心室不整脈が主体であるが，病変の進行に伴い徐々に心不全が問題となる場合が多い．
- 若年者における，とくに運動に関連した心臓突然死の原因として非常に重要な疾患である．
- 心室不整脈は，リエントリー性の単形性持続性心室頻拍を生じる場合が多い．
- アブレーション治療が有効な場合が多く，とくに心外膜側アブレーションが奏効する場合が多い．
- 心房細動などの心房不整脈を合併する場合もある．

- 不整脈原性右室心筋症（ARVC）は，致死性心室不整脈と突然死，そして右室形態異常を特徴とする疾患である[1]．
- ARVCに関連した遺伝子変異も数多く報告されており，遺伝性心筋症ともいえる側面をもつ＊．
- 病初期は，形態学的異常は軽度で，主に右室の流出路部，流入路部，心尖部の3カ所において部分的に認める場合が多い．その後，疾患の進行に伴い右室が広範に傷害され，左室にも病変は広がり，心不全を生じるようになる＊．
- 一方，不整脈については，初期からとくに運動に関連した心室頻拍，心室細動による突然死の危険性を認め，その予防や予測，コントロールが重要である．未成年者の突然死の一因としても非常に重要な疾患である．
- 病理学的には，fibrofatty replacement つまり脂肪浸潤と心筋細胞の脱落，線維化を特徴とする．

ARVC：arrhythmogenic right ventricular cardiomyopathy

＊ARVC患者ではおよそ60％以上で遺伝子変異を認めるため，遺伝子検査は診断のために重要な検査の一つである．

＊ARVCでは，画像診断上はおよそ70％の患者で左室への病変進行を合併していると報告されている．

1. 心室不整脈

1 初発症状

- 病初期のARVCでは，形態学的異常が軽度であるため，最初に心室不整脈の発生によって発見され診断される場合が多い．年齢としては10歳代から徐々に出現するとされている（❶）[2]．
- 心室期外収縮の頻発や単形性心室頻拍が初発の症状である場合が多いが，多形性心室頻拍・心室細動が初発症状の場合もある．

❶ 遺伝子変異の有無とイベント発症率[2]

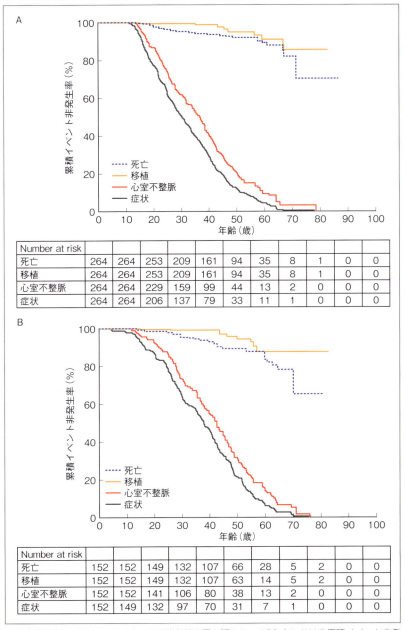

Aは遺伝子変異を認める264人，Bは遺伝子変異を認めない152人における累積イベント非発生率を示す．遺伝子変異を認める場合，症状と心室不整脈がより若年で出現していたが，心臓死と移植については同様であった．

- 心室頻拍の機序は多くの場合，線維化した組織が関連したマクロリエントリー性である．

2 特発性とARVCに合併する心室期外収縮，心室頻拍の鑑別

- ARVCに合併する心室期外収縮，心室頻拍では，左脚ブロック型で上方軸を示す場合が多い．一方，特発性の心室期外収縮，心室頻拍では左脚ブロック型で下方軸を呈する場合が多いが，ARVCで認められる場

❷ ICDが植込まれた108人のARVC患者における初診時の症状別の心室不整脈発生率[6]

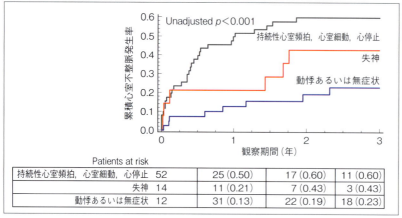

ICD植込み前に持続性の心室不整脈を認めた群では，経過観察中に高率に心室不整脈が発生している．

合もありうる．

- Hoffmayerらは，特発性とARVCでの心室期外収縮，心室頻拍を比較した場合，I誘導のQRS幅が120 ms以上，QRS部のnotchの存在，そして移行帯がV_5あるいはV_6であることがARVCを示す予測因子であると報告している[3]．
- ARVCに合併する心室不整脈はカテコラミンに対する易誘発性を示し，運動負荷試験やイソプロテレノール負荷試験によって誘発されやすく，若年者における運動に関連した心臓突然死の原因としてもARVCは重要な疾患である[4,5]＊．

3 ICD植込み

- ARVCにおける突然死予防として植込み型除細動器（ICD）はとくに二次予防として非常に有用であるが，失神や心機能低下，非持続性心室頻拍などの危険因子を考慮し，一次予防としてのICD植込みも検討する（❷）．2014年に報告された北米のARVC患者登録研究では，ARVC患者の全137人中108人においてICDが植込まれ，この108人の中で平均3.3年の観察期間中に48人において心室不整脈におけるICD作動を認めた[6]．ICD作動の予測因子としては，ICD植込み前の持続性の単形性/多形性心室頻拍の存在，および下壁誘導の陰性T波であった＊．また240/分以上の持続性心室頻拍および心室細動という致死性心室不整脈発生の予測因子は若年でのICD植込みであった．
- 2016年のMazzantiらの報告では，301人のARVC連続症例において検討を行い，致死性不整脈発生の予測因子は，心房細動，失神，診断後の強度の高い運動への参加，血行動態の安定した持続性心室頻拍，そして男性であった[7]．ARVC患者の性差については，Kimuraらの報告でも男性は女性に比べて有意に心室頻拍および心室細動の発症が高率で

＊ARVCでは運動に関連した突然死が問題になる場合が多く，運動制限が重要である．

ICD：implantable cardioverter defibrillator

＊大半のARVC患者では何らかの心電図異常を認めるが，高頻度に記録される所見の一つはV_1-V_3（完全右脚ブロック時はV_1-V_4）の陰性T波である．その他，V_1-V_3のイプシロン波もARVCにおいて特徴的な所見である．

❸ ARVC 患者における，致死性心室不整脈発生率の性差[8]

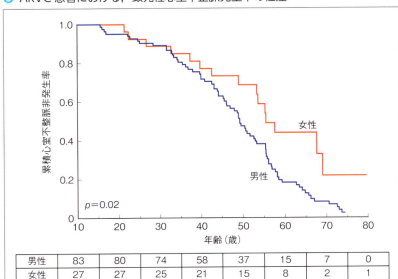

心室頻拍・心室細動の発症は女性に比し有意に男性で高率である．横軸は観察期間ではなく年齢を示す．

あった[8]（❸）．

4 心外膜側アプローチによるアブレーション

- ICD がいったん植込まれれば高率に不整脈性突然死を回避することは可能となったが，各種薬物治療抵抗性の場合や心室頻拍・心室細動の多発によって ICD の適切作動を繰り返す場合，カテーテルアブレーション治療が非常に有用であることが多い．ARVC は一般的に心外膜側から脂肪変性や線維化などの病変が出現し徐々に心内膜側そして両心室へと進行するため，心外膜側からのアブレーションが有用となる場合が多く，近年では心外膜側アプローチによるアブレーション法の進歩によってその成績も以前に比し良好となっている．

- 2012 年に Philips らは，アメリカとカナダの 80 施設において 87 人の ARVC 患者（平均年齢 38 歳）に対して計 175 回のアブレーション治療を行い，平均 88 か月の観察結果を報告している[9]．このうち 23 人において 26 回の心外膜側アブレーションも行われている．この研究では，1 年後，5 年後，そして 10 年後の心室頻拍非再発率はそれぞれ 47％，21％そして 15％であった．また心外膜側アブレーションを行った群では，1 年後と 5 年後の心室頻拍非再発率はそれぞれ 64％，45％と心内膜側アブレーションのみ行った群よりも良好であった（❹）．またアブレーション治療は有意に心室頻拍の再発を減少させることが示された（❺）．

- 2015 年の Santangeli らの報告では，62 人の ARVC 患者に対して計 121 回のアブレーション治療を行っているが，このうち 39 人（63％）におい

❹ ARVCにおけるアブレーション後の心室頻拍非再発率[9]

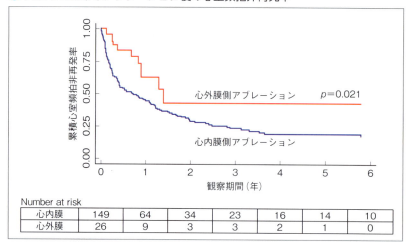

心内膜側へのみアブレーションを行った群に比し，心外膜側へアブレーションを行った群では心室頻拍再発率が有意に低値であることが示された．

❺ アブレーション前後でのICD適切作動回数[9]

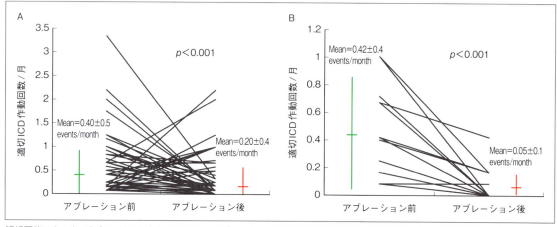

解析可能であった43人のARVC患者において，アブレーション前後1年間でのICD作動回数を1か月の平均値で示している．Aは全アブレーション前後での作動頻度を，Bは全心外膜側アブレーション前後での作動頻度を示す．ともにアブレーション後にはICD作動回数が有意に減少している．

て心内膜側アブレーションだけでは不十分であったため心外膜側アブレーションも行われている[10]．平均56か月の経過観察期間中，44人（71％）の患者では持続する心室頻拍の再発をまったく認めず，さらに再発を認めた18人中9人（15％）の患者でも1回の頻拍再発を認めるのみであった（❻）．また経過観察中に5人の患者において心移植が行われている．

- 主な合併症としては，1人が遅発性の心嚢水貯留に対するドレナージを，1人が心外膜穿刺による右室穿孔により外科的な穿孔部の閉鎖術を，また別の1人が，アブレーション後に発症した収縮性心外膜炎に対する心膜剝離術を受けている．これら合併症は心外膜側アプローチ（心

❻ ARVC におけるアブレーション後の心室頻拍の非再発率[10]

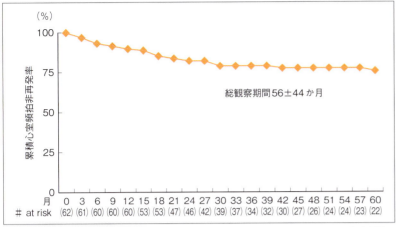

最終アブレーションから 56±44 か月の経過観察中，44 人（71％）の患者において心室頻拍の再発を認めなかった．

外膜穿刺と心外膜での通電）に関連しており，ARVC に合併した心室頻拍へのアブレーションはまず心内膜側から行い，必要と判断されれば心外膜側へのアプローチを検討すべきで，適応に関する慎重な判断が必要とされる．

5 心移植の適応

- 心内膜側へのアブレーションのみを行っていた時期に比べて，心外膜側アブレーション手技の進歩に伴って ARVC に合併した心室頻拍に対するアブレーション治療の成績は改善しており，長期投与による致死的副作用が懸念されるアミオダロンの使用回避も一部の患者では可能となっている．ただし心外膜側アプローチの安全性や左室にまで病変が及ぶ ARVC 症例での心室頻拍に対するより有効なアブレーション治療法についてはいまだ課題も多く，難治性で各種治療抵抗性の心室不整脈を合併した場合には心移植も検討せねばならない．
- 北欧諸国の共同研究である Nordic ARVC Registry における 31 人の心移植を行った ARVC 患者に関する報告では，28 人（90％）が難治性心不全で移植を受けているが，その中の 14 人（50％）では心室不整脈も移植理由に加味されており，そして 3 人（10％）においては難治性の心室不整脈単独の理由で移植を受けている[11]．ARVC 患者における心移植適応の主要因は心不全であるが，心室不整脈も移植理由として大きな影響を与えている．

2. 心房不整脈

- ARVC 患者では心房不整脈の合併もまれではない．
- 2013 年の Camm らの報告では，248 人の ARVC 患者において平均 5.78

年の経過観察中に35人(14%)で1回以上の心房不整脈が記録され，このうちの80%が心房細動であったとしている[12]．心房細動が発生する平均年齢は43歳であった．最終経過観察時が高齢であることと男性であることが心房不整脈発生と関連しており，また心房不整脈を合併した患者では，死亡，心不全，左房拡大を高頻度に合併していた．ICDの不適切作動との関連もあり，ARVC患者における心房不整脈は臨床上非常に重要な問題である．

3. おわりに

● その病名自体も示すように，ARVCでは高率に致死性不整脈を合併し，その対応は非常に重要である．薬物治療のみならず，カテーテルアブレーション，ICD，そして場合によっては心移植も念頭におきつつ慎重に不整脈に対応していかなくてはならない．

● 引用文献

1) Calkins H. Arrhythmogenic right ventricular dysplasia/cardiomyopathy - Three decades of progress. Circ J 2015；79：901-13.
2) Groeneweg JA, et al. Clinical Presentation, Long-Term Follow-Up, and Outcomes of 1001 Arrhythmogenic Right Ventricular Dysplasia/Cardiomyopathy Patients and Family Members. Circ Cardiovasc Genet 2015；8：437-46.
3) Hoffmayer KS, et al. Electrocardiographic comparison of ventricular arrhythmias in patients with arrhythmogenic right ventricular cardiomyopathy and right ventricular outflow tract tachycardia. J Am Coll Cardiol 2011；58：831-8.
4) Denis A, et al. Diagnostic value of isoproterenol testing in arrhythmogenic right ventricular cardiomyopathy. Circ Arrhythm Electrophysiol 2014；7：590-7.
5) Maron BJ. Sudden death in young athletes. N Engl J Med 2003；349：1064-75.
6) Link MS, et al. Ventricular arrhythmias in the North American multidisciplinary study of ARVC：Predictors, characteristics, and treatment. J Am Coll Cardiol 2014；64：119-25.
7) Mazzanti A, et al. Arrhythmogenic right ventricular cardiomyopathy：Clinical course and predictors of arrhythmic risk. J Am Coll Cardiol 2016；68：2540-50.
8) Kimura Y, et al. Potentially lethal ventricular arrhythmias and heart failure in arrhythmogenic right ventricular cardiomyopathy：What are the differences between men and women? JACC Clin Electrophysiol 2016；2：546-55.
9) Philips B, et al. Outcomes of catheter ablation of ventricular tachycardia in arrhythmogenic right ventricular dysplasia/cardiomyopathy. Circ Arrhythm Electrophysiol 2012；5：499-505.
10) Santangeli P, et al. Long-term outcome with catheter ablation of ventricular tachycardia in patients with arrhythmogenic right ventricular cardiomyopathy. Circ Arrhythm Electrophysiol 2015；8：1413-21.
11) Gilljam T, et al. Heart transplantation in arrhythmogenic right ventricular cardiomyopathy - Experience from the Nordic ARVC Registry. Int J Cardiol 2018；250：201-6.
12) Camm CF, et al. Prevalence of atrial arrhythmias in arrhythmogenic right ventricular dysplasia/cardiomyopathy. Heart Rhythm 2013；10：1661-8.

Brugada症候群/J波症候群における不整脈

因田恭也

● Brugada症候群は1992年にBrugadaらにより初めて報告された疾患群で，右側胸部誘導に特徴的な心電図所見を有し，心室細動を合併する．J波（早期再分極）症候群も下壁・側壁誘導にJ点上昇やノッチ・スラーを認め，心室細動を合併する．これらの疾患群の病態・臨床症状・治療には共通する点が多い．

1. Brugada症候群，J波症候群の定義・臨床所見

Point!
- Brugada症候群は右側胸部誘導でcoved型心電図を呈し，心室細動を発症する疾患群である．
- J波（早期再分極）症候群はJ点の上昇あるいはQRS終末にノッチやスラーを認め，心室細動を発症する疾患群である．
- Brugada症候群とJ波症候群は異常の認められる誘導は異なるものの，その臨床的特徴は類似している．

1 Brugada症候群

- 1992年Brugadaらにより，明らかな器質的心疾患を認めず，右脚ブロックと右側胸部誘導の特徴的なST上昇を認め，心臓突然死（心室細動）を伴う疾患群が報告された[1]（❶）．
- その後，心電図診断基準により，type 1〜3に分類され，V_1-V_3のいずれかでJ点は0.2 mV以上の上昇を示し，type 1は0.2 mV以上のST上昇と陰性T波を伴うcoved型，type 2は0.1 mV以上のST上昇でsaddle back型，type 3は0.1 mV未満のST上昇でsaddle back型である[2]（❷）．最近はtype 1心電図のみをBrugada症候群と診断する．
- Brugada型心電図を呈し，心室細動・多形性心室頻拍の既往例，原因不明の失神を有するものを有症候性Brugada症候群，これらの症状のないものを無症候性Brugada症候群という．

2 J波症候群

- 1953年Osbornは実験的低体温症においてQRS直後のこぶ状波形をOsborn波（J波）と報告した[3]．1980年代より，器質的心疾患を認めず，早期再分極（J波）症例に心室細動を合併したとの報告があり，さらに特発性心室細動患者にJ波が高頻度に認められ，J波症候群として認識されるに至った．

❶ Brugada 症候群の心電図（左）と発作時のホルター心電図記録（右）

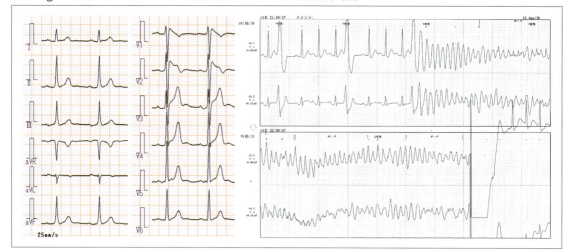

V_1, V_2 で典型的な coved 型 ST 変化を示している．心室期外収縮をトリガーとして心室細動が発生し，ICD によるショック作動にて停止した．

❷ Brugada 型心電図の分類

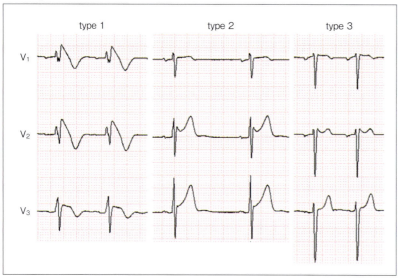

3 種類に分類され，type 1 のみが Brugada 症候群と診断される．

- J 波は J 点の上昇，QRS 終末のノッチやスラーで，近接する 2 誘導以上 0.1 mV 以上の波高を示す．J 波は下壁誘導（II, III, aV_F）あるいは側壁誘導（I, V_4-V_6）に認められる（❸）．

- 2010 年，Antzelevitch らは Brugada 症候群，狭義の J 波症候群をひとまとめにし，"J wave syndrome" とし，6 つのカテゴリーに分類した．J 波の認められる誘導により，側壁に認めるものを type 1，下壁に認めるものを type 2，前壁領域（Brugada 症候群）も含め広範に J 波を認めるものを type 3，前壁のみ（Brugada 症候群）を type 4 とし，さらに虚血関連心室頻拍を type 5，低体温関連心室頻拍を type 6 とした（❹）[4]．

❸ J波症候群の心電図

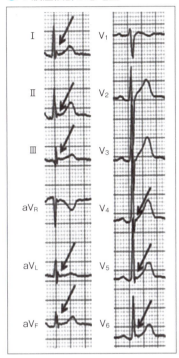

下壁誘導と側壁誘導にJ波を認める.

❸ Brugada症候群とJ波症候群に共通した臨床的特徴

- 男性に多く（Brugada75％以上，J波80％以上），男性ホルモンであるテストステロンのイオンチャネルへの関与が示唆されている[5].
- 初めての心室細動発作は30〜50歳で認められることが多い.
- 発作は夜間安静時や就寝中に起こることが多い．これは副交感神経活動亢進の関与が示唆されている.
- 特徴的な心電図は日内変動，日差変動を示すことが多く，時に正常化することもある.

2. Brugada症候群，J波症候群の病態・病因

Point!

- Brugada症候群，J波症候群とも，心外膜側心筋のI_{to}電流による心内膜側心外膜側の活動電位勾配により，特徴的な心電図ST変化が説明される（再分極異常説）.
- Brugada症候群では，心外膜側ノッチが大きくなり，phase 2 reentryによる心室期外収縮，心室細動が発生する（再分極異常説）.
- 近年，Brugada症候群患者の右室心外膜側に異常遅延電位が記録され，さらに心外膜組織の線維化やギャップジャンクションの異常が証明された（脱分極異常説）.
- Na，Ca，Kなどのチャネルを規定する遺伝子異常がしばしば認められる．しかし遺伝子異常の証明されない症例も多い.

❹ J wave syndrome —類似点と相違点[4]

	J wave syndrome					
	遺伝性				後天的	
	ERを側壁に認めるType1	ERを下・下外壁に認めるType2	ERを全体に認めるType3	Brugada症候群Type4	虚血関連VT/VFType5	低体温関連VT/VFType6
EP症状の主な位置	前外側左心室	下側左心室	左心室,右心室	右心室	左心室,右心室	左心室,右心室
異常なJ点,J波の表示	I, V_4-V_6	II, III, aV_F		V_1-V_3	12誘導のいずれか	12誘導のいずれか
J波 　ST上昇 　徐脈または一時停止 　ナトリウムチャネル遮断薬	増 ほとんど・全く変わらない	増 ほとんど・全く変わらない	増 ほとんど・全く変わらない	増 増	N/A N/A	N/A N/A
性別の優性	男性	男性	男性	男性	男性	どちらでも
VF	まれ 健常男性や運動選手でよくみられる	あり	あり Electrical Storms	あり	あり	あり
キニジンの反応	正常なJ点上昇,VT/VFの抑制	正常なJ点上昇,VT/VFの抑制	制限データ：正常なJ点上昇,VT/VFの抑制	正常なJ点上昇,VT/VFの抑制	制限データ	VT/VFの抑制
イソプロテレノールの反応	正常なJ点上昇,VT/VFの抑制	正常なJ点上昇,VT/VFの抑制	制限データ	正常なJ点上昇,VT/VFの抑制	N/A	N/A
遺伝子変異	CACNA1C, CACNB2B	KCNJ8, CACNA1C, CACNB2B	CACNA1C	SCN5A, CACNA1C, CACNB2B, GPD1-L, SCN1B, KCNE3, SCN3B, KCNJ8	SCN5A	N/A

EP：electrophysiology (電気生理学)，N/A：not available，ER：early repolarization (早期再分極)，VT：ventricular tachycardia (心室頻拍)，VF：ventricular fibrillation (心室細動)

1 再分極異常説

- Brugada症候群，J波症候群ともJ点あるいはST部位の上昇を特徴としており，同様のメカニズムの可能性が推測されている．ともに再分極異常説が提唱されてきたが，近年Brugada症候群の病態として脱分極異常説が唱えられている．
- 再分極異常説[6]によれば，この特徴的な心電図の機序は，心内膜側心外膜側の活動電位差により説明される．
- 通常，活動電位波形の脱分極は心内膜側で早期に生じ，再分極は逆に心外膜側が早期に終了する．また心外膜側活動電位波形第1相には深いノッチを認めるが心内膜側ではノッチを認めない．ノッチ形成には一過性外向き電流 (I_{to}) が直接関与しており，心内膜側より心外膜側に多く，左室よりも右室に豊富に分布している．
- Brugada症候群の右室流出路では，この心外膜側のノッチが深く，その結果その心内膜心外膜側電位勾配によりST上昇が形成される．脱分

❺ Brugada症候群における心電図形成の機序[6,7]

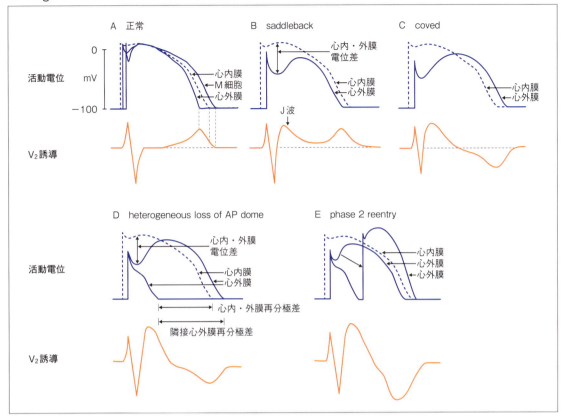

極にかかわるNa電流（I_{Na}）が抑制されるとI_{to}と拮抗できないため，右室流出路心外膜側のノッチが深くなると説明される．さらにI_{Na}などの内向き電流が減少すると心外膜側ノッチが大きく深くなり，活動電位持続時間が心内膜側より延長する．その結果，右側胸部誘導でのST上昇や陰性T波が形成される（❺C）[6,7]．

- J波症候群においてもJ波形成は同様に再分極説で説明される．左室心外膜側により豊富に存在するI_{to}により心外膜側に深いノッチが形成され，その結果，心内膜心外膜側電位勾配によりJ波が形成される（❺B）[6,7]．

- さらに心室期外収縮の発生機序も再分極説で説明される．心外膜側のさらに深いノッチにより活動電位のドームが形成されず（loss of dome）（❺D）[6,7]，活動電位は短縮する．心外膜側で不均一にドームが消失することにより，隣り合った細胞間再分極時間のばらつきを生じ，リエントリーが引き起こされる（phase 2 reentry）（❺E）[6,7]．単発であれば心室期外収縮であり，連続すればshort run，さらには心室細動が誘発されることとなる．Brugada症候群の右室流出路自由壁やJ波症候群の下壁側壁領域より心室期外収縮がしばしば発生する．

2 脱分極異常説

- 近年Brugada症候群に脱分極異常が指摘されている．Brugada症候群患者はしばしば右室の形態異常を呈し，組織学的に心外膜側の線維化・脂肪変性や，ギャップジャンクションの減少が証明されている[8]．またアブレーション時に右室流出路心外膜側の広範な領域に遅延する異常電位が認められる．
- これらはBrugada症候群に伝導障害の存在を示唆する所見であり，脱分極異常説が提唱される理由である．しかし，伝導障害によるJ波やST上昇，陰性T波の説明が難しく，再分極異常説，脱分極異常説の両者のかかわりが想定されている．

3 遺伝子異常

- 両症候群ともI_{Na}減少，I_{Ca}減少，I_{to}増加，$I_{K\text{-}ATP}$増加などにかかわるイオンチャネルの遺伝子変異が指摘されている．
- Brugada症候群では*SCN5A*（I_{Na}↓）遺伝子異常が最も多く11〜28％に認められ，*CACNA1C*（I_{Ca}↓），*CACNB2b*（I_{Ca}↓），*SCN10A*（I_{Na}↓），*KCNJ8*（$I_{K\text{-}ATP}$↑）などの報告もある．早期再分極症候群にも*KCNJ8*（$I_{K\text{-}ATP}$↑），*CACNA1C*（I_{Ca}↓），*CACNB2b*（I_{Ca}↓），*SCN5A*（I_{Na}↓）などの遺伝子異常の報告があり，両者に共通するものも含まれている．しかしBrugada症候群の遺伝子異常発現率は30％程度である．
- Brugada症候群における*SCN5A*遺伝子異常患者の致死性不整脈発症率は非遺伝子異常者の2倍と高いことが報告され，特定の遺伝子異常と不整脈リスクの関連が証明された[9]．

3. Brugada症候群，J波症候群の診断・リスク評価

Point!
- ICDなどの治療方針決定のために，不整脈リスク評価が必要である．
- Brugada症候群ではtype 1心電図を呈し，有症候性（心停止，不整脈によると考えられる失神）の場合にリスクが高い．
- type 2, 3のBrugada型心電図の場合，上位肋間心電図記録，薬物負荷テストを行いtype 1心電図に変化するかを確認する．
- J波症候群ではJ波を広範に認め，大きなJ波変動，J波増高症例で不整脈リスクが高い．

1 Brugada症候群

- 自然発生あるいは薬物誘発性type 1心電図を呈するもののみを診断する．
- 1肋間，2肋間上げて記録することにより，type 2, 3の心電図がtype 1心電図を呈することがある．また心電図は日内変動，日差変動することが多く，繰り返し記録することによりtype 1と診断できることがある．

また 12 誘導ホルター心電図も有用である．
- 高熱により心室細動発作が誘発され，あるいは type 1 心電図を呈する症例もある．
- type 2,3 心電図症例ではナトリウムチャネル遮断薬（ピルシカイニド，フレカイニド，プロカインアミド，アジマリン〈2006 年販売中止〉）による負荷テストが推奨される．薬物負荷により type 1 となった症例では疑陽性例も認められる．心室細動あるいは多形性心室頻拍，不整脈に起因すると考えられる失神，突然死の家族歴，夜間死戦期呼吸のいずれかを伴うと Brugada 症候群の可能性が高まる．
- 電気生理学的検査による心室細動誘発性の意義に関しては，一定の見解はない．現在の日本のガイドライン（2011 年）では，ICD 適応の 1 項目である．日本人の Brugada 症候群患者を対象とした最近の検討で，単発の期外刺激による心室細動誘発性が予後を予測しうるとの報告がなされた[10]．

ICD：implantable cardioverter defibrillator（植込み型除細動器）

2 J 波症候群
- 心停止や，心室細動あるいは多形性心室頻拍の既往があり，J 波を有する場合に J 波症候群と診断する．
- 電気生理学的検査における心室細動誘発の意義に関し一定の見解はない．
- J 波高の振幅の大きい例（0.2 mV 以上），広範囲の誘導で J 波の認められる例，J 波の日内変動や日差変動の大きい例は，ハイリスクと考える．

3 Brugada 症候群，J 波症候群の有病率と不整脈リスク
- Brugada 症候群，J 波症候群において，心電図上の J 波が広範に認められるほど不整脈リスクは高く，逆に側壁 J 波を認める患者は多いもののそのリスクは低い[11]．心停止の蘇生例や心室細動・多形性心室頻拍既往例では再発リスクはきわめて高い．心臓突然死や不整脈による失神，遺伝子変異同定などの家族歴を有する場合もリスクが高い．心電図所見において，連結期の短い心室期外収縮，fragmented QRS，QT 短縮，大きな J 波変動，J 波増高（0.2 mV 以上）などを有すると不整脈リスクが高まる．

4. Brugada 症候群，J 波症候群の治療

Point!
- 不整脈ハイリスク例では ICD が推奨される．
- electrical storm ではイソプロテレノールが有用である．
- 発作予防の薬物治療には，キニジン，シロスタゾール，ベプリジルなどが用いられる．
- 不整脈発作を繰り返す Brugada 症候群症例では，基質である右室流出路心外膜側や心室細動トリガーである心室期外収縮をターゲットとしたアブレーションが行われる．

1 薬物治療

- Brugada症候群，J波症候群とも不整脈ハイリスク患者にはICDが勧められる．ICD適応でない場合，あるいは小児例など，適応がためらわれる場合，発作が頻回である場合などに薬物治療が行われる．Brugada症候群に比べJ波症候群での治療報告が少ない．
- 心室細動が繰り返し起こる場合（electrical storm）にはイソプロテレノールが用いられる．β刺激薬はL型I_{Ca}を増加させ，stormを抑制する．
- I_{to}増強が心外膜側活動電位ノッチ形成にかかわることより，I_{to}抑制効果を期待してキニジンが用いられる．キニジンの心室細動抑制率は76〜90％と高い．
- シロスタゾールはホスホジエステラーゼ（PDE）-III阻害薬で，心拍数とcAMP増加作用により，不活性化からの回復の遅いI_{to}を抑制し，さらにI_{Ca}も増加し心室細動を抑制する．またベプリジルもI_{to}抑制，I_{Na}増強などの作用を介して心室細動を抑制すると報告されている．

2 非薬物治療

- Brugada症候群，J波症候群とも，心停止・蘇生例や心室細動・多形性心室頻拍既往例ではICD適応である．さらに不整脈のハイリスクと判断される症例もICD適応である．Brugada症候群ではtype 1心電図所見を有し，さらに不整脈が原因と考えられる失神の既往，突然死の家族歴，電気生理学的検査による心室細動誘発の3項目のうち2項目を認めればICDのIIa適応（2011年ガイドライン）[12]であり，1項目の場合にはIIb適応である*．
- 近年，皮下ICD（S-ICD）が登場し，Brugada症候群にも使用される．体表面心電図の変化によりショック誤作動のリスクはあるものの，長期留置に伴うICD本体・リード抜去の可能性を考慮すれば，S-ICDも考慮されよう．
- 2012年，NademaneeらはBrugada症候群の右室流出路心外膜側に異常遅延電位を認めたと報告した[13]．右室流出路の広範囲に認められた異常電位をすべてアブレーションにより焼灼すると，type 1心電図は正常化し，心室細動の誘発性も低下した（❻，❼）．さらに，2017年Papponeらは135人のBrugada症候群患者に対し，アジマリン投与により不整脈基質を顕在化させアブレーションを行い，良好な成績であったと報告した[14]．心外膜アプローチが必要であり，ICD頻回作動症例には有用であるが，ICDは継続使用すべきである．
- Brugada症候群において心室細動のトリガーとなる心室期外収縮のアブレーションにより心室細動発作を抑制できたとの報告がある．しかし心室期外収縮が多く出ていないと治療が困難であるものの心内膜側からアプローチできる利点がある．

cAMP：cyclic adenosine monophosphate

＊2019年に新しいガイドラインとなる予定．

S-ICD：subcutaneous implantable cardioverter defibrillator

❻ Brugada症候群の右室心外膜側の異常電位

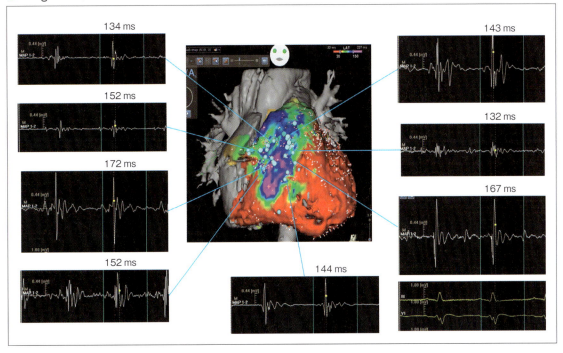

❼ Brugada症候群のアブレーション治療

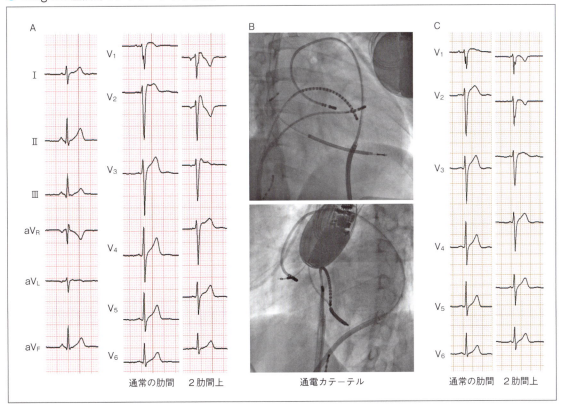

A：術前心電図はcoved型を示した．
B：右室心外膜側にカテーテルを挿入しアブレーションを施行した．
C：術後にSTは正常化した．

- Brugada 症候群に J 波症候群を合併した症例において，下壁領域の心外膜側に異常遅延電位を認める症例がある．さらにこれらの異常電位を焼灼し，心室細動発作を抑制したとの症例報告もある．多数例での検討でないものの，J 波症候群の一部の症例では Brugada 症候群と同様の脱分極異常が存在しているのであろう．

● 引用文献

1) Brugada P, Brugada J. Right bundle branch block, persistent ST segment elevation and sudden cardiac death：A distinct clinical and electrocardiographic syndrome. A multicenter report. J Am Coll Cardiol 1992；20：1391-6.
2) Wilde AA, et al. Proposed diagnostic criteria for the Brugada syndrome：Consensus report. Circulation 2002；106：2514-9.
3) Osborn JJ. Experimental hypothermia；Respiratory and blood pH changes in relation to cardiac function. Am J Physiol 1953；175：389-98.
4) Antzelevitch C, Yan GX. J wave syndromes. Heart Rhythm 2010；7：549-58.
5) Shimizu W, et al. Sex hormone and gender difference--Role of testosterone on male predominance in Brugada syndrome. J Cardiovasc Electrophysiol 2007；18：415-21.
6) Antzelevitch C. The Brugada syndrome：Ionic basis and arrhythmia mechanisms. J Cardiovasc Electrophysiol 2001；12：268-72.
7) 日本循環器学会．循環器病の診断と治療に関するガイドライン（2011 年度合同研究班報告）：QT 延長症候群（先天性・二次性）と Brugada 症候群の診療に関するガイドライン（2012 年改訂版）．
http://www.j-circ.or.jp/guideline/pdf/JCS2013_aonuma_d.pdf
8) Nademanee K, et al. Fibrosis, connexin-43, and conduction abnormalities in the brugada syndrome. J Am Coll Cardiol 2015；66：1976-86.
9) Yamagata K, et al. Genotype-phenotype correlation of SCN5A mutation for the clinical and electrocardiographic characteristics of probands with brugada syndrome：A Japanese multicenter registry. Circulation 2017；135：2255-70.
10) Takagi M, et al. The prognostic impact of single extra-stimulus on programmed ventricular stimulation in Brugada patients without previous cardiac arrest：Multi-centre study in Japan. Europace 2018；20：1194-200.
11) Antzelevitch C, et al. J-Wave syndromes expert consensus conference report：Emerging concepts and gaps in knowledge. Europace 2017 19：665-94.
12) 日本循環器学会．循環器病の診断と治療に関するガイドライン（2010 年度合同研究班報告）：不整脈の非薬物治療ガイドライン（2011 年改訂版）．
http://www.j-circ.or.jp/guideline/pdf/JCS2011_okumura_h.pdf
13) Nademanee K, et al. Prevention of ventricular fibrillation episodes in Brugada syndrome by catheter ablation over the anterior right ventricular outflow tract epicardium. Circulation 2011；123：1270-9.
14) Pappone C, et al. Electrical Substrate Elimination in 135 Consecutive Patients With Brugada Syndrome. Circ Arrhythm Electrophysiol 2017；10：e005053.

小児の不整脈（QT 延長症候群 / カテコラミン誘発多形性心室頻拍）

住友直方

Point!

- QT 延長症候群は種々のイオンチャネル異常で発生することがわかってきた．T 波交互脈，ノッチ型 T 波などを認めることがあり，TdP や心室細動の発生に注意が必要である．薬剤治療の基本は β 遮断薬である．
- カテコラミン誘発多形性心室頻拍は運動や情動亢進時に失神を起こすことが多く，多くは 10 代での発症である．β 遮断薬，フレカイニドが有効である．

1. QT 延長症候群

1 定義・概念

- QT 延長症候群は心電図上 QT 時間の延長を認め，torsade de pointes (TdP)（❶）あるいは心室細動が発生し，失神や突然死を引き起こす可能性のある致死性不整脈である．
- 先天性 QT 延長症候群は Romano-Ward 症候群（常染色体優性遺伝）と先天性聾を伴う Jervell-Lange Nielsen 症候群（常染色体劣性遺伝）がある．後天性 QT 延長症候群は薬物や電解質異常，徐脈などを起因とし QT 時間が延長するものである．

torsade de pointes (TdP)：QRS の極性と振幅が心拍ごとに変化して等電位線を軸にしてねじれるような特徴的な波形を呈する多形性心室頻拍のこと．QT 時間が延長しているときに出現する．TdP から心室細動に増悪すると心臓突然死につながる．

❶ 二次性 QT 延長に伴い誘発された TdP

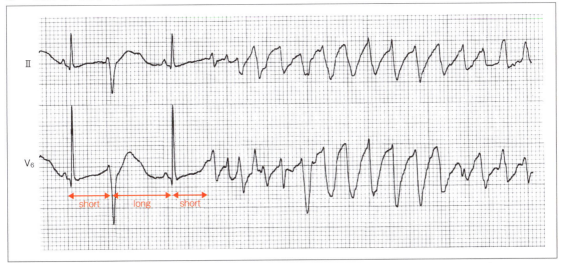

4歳女児．低カリウム血症に伴い QT が延長し，心室期外収縮（PVC）が出現し，short-long-short の連結期の後に TdP が誘発されている．

❷ QT延長症候群とサブタイプ

サブタイプ	遺伝子座	遺伝子	蛋白	イオン電流	遺伝形式
LQT1	11p15.5	KCNQ1	$K_V7.1\alpha$ (K_VLQT1)	$I_{Ks}\downarrow$	AD
LQT2	7q35	KCNH2	$K_V11.1\alpha$ (HERG)	$I_{Kr}\downarrow$	AD
LQT3	3p21	SCN5A	$Na_V1.5\alpha$	$I_{Na}\uparrow$	AD
LQT4	4q25	ANK2	Ankyrin-B	$I_{NCX}\downarrow$, $I_{Na-K}\downarrow$	AD
LQT5	21q22.1	KCNE1	$minK\beta$	$I_{Ks}\downarrow$	AD
LQT6	21q22.1	KCNE2	$MiRP1\beta$	$I_{Kr}\downarrow$	AD
LQT7 (ATS)	17p23	KCNJ2	$K_{ir}2.1\alpha$	$I_{K1}\downarrow$	AD
LQT8 (TS)	12p13.3	CACNA1C	$C_aV1.2\ \alpha1c$	$I_{Ca-L}\uparrow$	新規発症
LQT9	3p25	CAV3	Caveolin-3	$I_{Na}\uparrow$	?
LQT10	11q23.3	SCN4B	$Na_V1.5\ \beta4$	$I_{Na}\uparrow$	AD
LQT11	7q21	AKAP9	Yotiao	$I_{Ks}\downarrow$	AD
LQT12	20q11.2	SNTA1	$\alpha1$-syntrophin	$I_{Na}\uparrow$	?
LQT13	11q15.5	KCNJ5	$K_{ir}3.4$	$I_{K,ACh}\downarrow$	AD
LQT14	14q32.11	CALM1	CaM	$I_{Ca-L}\uparrow$	AD
LQT15	2p21	CALM2	CaM	$I_{Ca-L}\uparrow$	AD
JLN1	11p15.5	KCNQ1	$K_V7.1\alpha$	$I_{Ks}\downarrow$	AR
JLN2	21q22.1	KCNE1	$minK\beta$	$I_{Ks}\downarrow$	AR

AD；常染色体優性遺伝，AR；常染色体劣性遺伝，ATS；Andersen-Tawil症候群，TS；Timothy症候群

2 発生機序

- 臨床的に先天性QT延長症候群と診断される患者の50〜70％で遺伝子異常が同定される[1]．Romano-Ward症候群は，現在までに15個の遺伝子型が報告されている（❷）．頻度は，LQT1が約40％，LQT2が約40％，LQT3が約10％であり，この3つの遺伝子型で90％以上を占める．

- Romano-Ward症候群では，外向きK^+電流の減少（LQT 1, 2, 5, 6, 7, 11, 13），内向きNa^+電流の増加（LQT 3, 9, 10, 12），または内向きCa^{2+}電流の増加（LQT 4, 8, 14, 15）により活動電位持続時間が延長し，QT延長をきたす．

- 遺伝子変異は浸透率が低い場合があり，変異があっても心電図が正常のこともある．イオンチャネル異常を増強する要因が働くと顕在化することがあり，後天性と考えられたQT延長症候群の一部にも遺伝子変異が報告されている．

- いずれのQT延長症候群においても，活動電位持続時間が延長すると，早期後脱分極により再分極の途中で再び脱分極に転じて心室期外収縮が発生し，TdPが誘発される．心室はrandom reentryに陥り，自然停止しなければ心室細動に移行する．

3 診断

- QT延長症候群の診断は心電図所見，臨床症状，家族歴が重要で，Schwartzら[2,3]の診断基準（❸）が用いられることが多い．QTc時間，

❸ QT延長症候群の診断基準[2,3]

基準項目			点数
心電図所見	QT時間の延長（QTc）[*1]	≧480 ms	3
		460～479 ms	2
		450～459 ms（男性）	1
	運動負荷後4分のQTc	≧480 ms	1
	TdP[*2]		2
	視覚可能なTWA		1
	ノッチ型T波（3誘導以上）		1
	年齢不相応の徐脈[*3]		0.5
臨床症状	失神[*2]	ストレスに伴う	2
		ストレスに伴わない	1
	先天性聾		0.5
家族歴[*4]	確実な先天性LQTS[*5]の家族歴		1
	30歳未満での突然死の家族歴		0.5

点数の合計により，≧3.5は診断確実，1.5～3は疑診，≦1は可能性は低い，に分類される．
*1：治療前あるいはQT延長を引き起こす因子がない状態で記録し，Bazettの補正式を用いてQTcを算出する．
*2：TdPと失神の両方ある場合は2点．
*3：各年齢の安静時心拍数の2パーセンタイル値（❹）を下回る場合．
*4：両方ある場合は1点．
*5：先天性LQTSリスクスコア≧3.5．

❹ 新生児期から3歳までの各年齢の心拍数の2パーセンタイル[4]

	男子	女子
0～1か月	129	136
1～3か月	126	126
3～6か月	112*	122*
6～12か月	106	106
1～3歳	97	95

＊：例数が少ないため，95％信頼区間を使用．

TdP（失神）の既往，T波交互脈（T-wave alternans：TWA）（❺）[5]，ノッチ型T波（notched T wave），家族歴などが診断では重要である．

- QT間隔は脈拍の影響を受けるので，Bazettの式 $QTc = QT/\sqrt{RR}$ を用いて補正QT間隔（QTc）を求める．ただし，心拍数が50～80 bpmでは良好に補正されるが，頻脈だと過剰に補正してしまい，徐脈だと補正が不十分となる．そこで，心拍数の速い小児でのQT時間補正にはFridericiaの補正方法 $QTc = QT/RR^{1/3}$ を採用するほうがよい．計測には V_5 もしくはII誘導を用いる．

- 遺伝子型によりQTの波形に特徴があり，LQT1では大きく幅広いT波（prolonged T wave duration），LQT2では平低化したT波やノッチを伴うT波（small or notched T wave），LQT3ではT波の始まりが遅れて（ST部が長い）出現するT波（delayed onset of T wave）が特徴的とされている．

T波交互脈：体表面心電図で，T波が1心拍ごとに変化するものをいう．T波交互脈が存在するときは心室頻拍を起こしやすく，予後が悪い．

ノッチ型T波：陽性T波のピーク部の直前（上行脚）あるいは直後（下行脚）に切れ込みがあるT波をいう．3誘導以上に認めた場合に陽性とする．ノッチ型T波がある場合，予後が悪い．

4 症状

- QT延長症候群の心電図所見，症状（徐脈）は胎児期から出現する場合があることが知られている．胎児期から乳児期に症状が出現するQT延長症候群は高度房室ブロックを伴い，重症であることが多い（❻）．LQT1～3のすべてが胎児期に徐脈を示しうるが，房室ブロックを伴うものはLQT2かLQT3が多い．

　LQT1：運動時，情動ストレス時，水泳中に失神発作や突然死をきたしやすい．

❺ QT 延長症候群にみられた T 波の交代性変化[5]

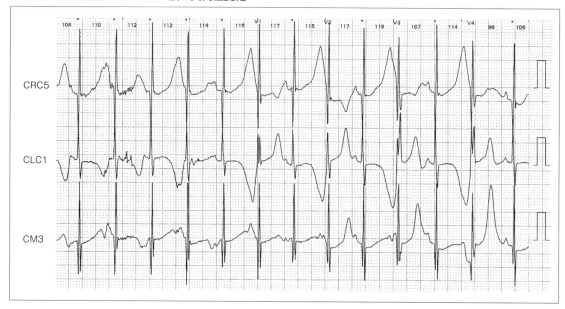

❻ QT 延長症候群にみられた 2：1 房室ブロック

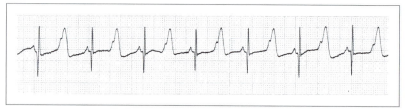

　　LQT2：電話のベルや目覚まし時計のアラームなどの聴覚刺激によって失神発作や突然死が起こりやすい．急激な情動ストレス（恐怖や驚愕）や，出産前後に多いことも知られている．

　　LQT3：徐脈依存性に QT 延長をきたし，失神発作や突然死は安静時や睡眠中に起こりやすい．

　　LQT7（Andersen-Tawil 症候群）：周期性四肢麻痺と骨格異常を伴い，心電図では二方向性心室頻拍を認める（❼）[6]．

　　LQT8（Timothy 症候群）：先天性心奇形，合指症，免疫不全，自閉症などを合併する．

　　Jervell-Lange Nielsen 症候群：きわめてまれな疾患である．常染色体劣性遺伝を示し，ホモ接合体でのみ聴覚障害が出現する．ヘテロ接合体を有する両親には聴覚障害は認められない．

5 治療
■急性期治療
　　TdP の停止と急性再発予防：硫酸マグネシウム 3〜12 mg/kg（ボーラス）投与後，0.5〜1.0 mg/kg/時の持続静注が有効である．徐脈が TdP

❼ Andersen-Tawil症候群で認められた二方向性心室頻拍[6]

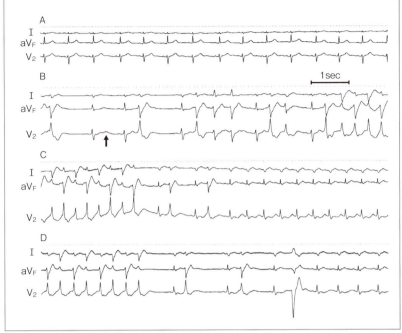

A：安静時には不整脈を認めなかった.
B：アドレナリン0.1 μg/kg/分投与後（➡）に，二方向性心室頻拍が誘発された.
C：二方向性心室頻拍はATP 10 mgの投与で停止した.
D：ベラパミル1 mgの投与でも同様に停止した.

を助長するときは一時ペーシングで心拍数を増加させる．心室細動に移行すれば，直ちに電気的除細動が必要となる．

薬剤誘発性QT延長症候群に伴うTdPの抑制：イソプロテレノールによる心拍数の増加が有効であるが，先天性QT延長症候群においてはTdP発生を助長するため避ける．低カリウム血症はTdP発症を助長するので補正する．

■ TdPの予防

遺伝子型により治療が異なる*.

LQT1：運動制限が重要である．水泳中の心事故が多いため，未成年者の競泳，潜水は禁止する．その他の競争的スポーツも避けるよう指導する．予防治療としてはプロプラノロール，ナドロールなどのβ遮断薬が第一選択である．1～2 mg/kg/日の初期投与量で開始し，症状をみながら増量する．β遮断薬単独で効果のない場合，I_{Na}遮断作用をもつメキシレチンを併用することで補助的効果が期待できる．飲み忘れや怠薬時にTdPが認められやすいため，保護者や本人への指導も重要である．

LQT2：運動制限とともにβ遮断薬内服が第一選択であるが，LQT1より効果が薄く，メキシレチンが必要となることが多い．また，カリウム製剤とカリウム保持性利尿薬により血清カリウム値を上昇させることで，QT時間が短縮したという報告がある．

LQT3：メキシレチンが第一選択である．徐脈時にTdPを起こしやすい場合には，ペースメーカ治療が有効と考えられている．

*遺伝子診断の重要性：先天性QT延長症候群の遺伝子診断はすでに保険診療が承認されている．若年者に致死的な心事故を起こしうる疾患であり，遺伝子型によって異なる生活指導や薬物治療が行われるため，遺伝子診断はたいへん重要である．患者の家族にも無症候性の患者が潜んでいる可能性があり，家族の心電図検査や遺伝子診断を行う必要がある．

❽ QT 延長症候群に対する ICD の適応[7]

	推奨クラス	エビデンスレベル	Minds推奨グレード	Mindsエビデンス分類
VF または心停止の既往を有する症例	I	A	A	I
1) TdP, 失神の既往 2) 突然死の家族歴 3) β遮断薬*に対する治療抵抗性	3項目中2項目以上を満たす症例	IIa	B	C1	III
	3項目中1項目以下の症例	IIb	B	C1	III
無症状でβ遮断薬も試されていない症例	III	C	C2	IVb

＊：β遮断薬の有効性は症状と負荷によるQT延長の程度で判定する．LQT3と診断された場合はβ遮断薬は無効とする．

■ 非薬物治療

植込み型除細動器（ICD）やペースメーカ植込み，左心臓交感神経節切除術がある．これらの治療法は，十分な薬物治療を行い，発作の誘因となる運動制限や QT 延長をもたらす薬物使用の制限を行ったうえでも致死的発作がコントロールできない場合に選択される．ICD 植込みの適応を❽に示す[7]．

ICD：implantable cardioverter defibrillator

6 予後

- 先天性 QT 延長症候群の死亡率は 0.9〜2.6%/年とされている．初回発作が突然死である症例もまれではない．QTc 500 ms 以上の LQT1, LQT2, および男性の LQT3 は危険度が高い．
- LQT1 では多くが 15 歳以下で初回の心事故が起こる．成人で初回発作が起こるのはほとんどが女性で，男性では 15 歳までに発作が起こらなければその後起こすことは少ないといわれている．LQT3 では心事故を起こすのは 30% 程度であるが，起こすと致死的なことが多い．

2. カテコラミン誘発多形性心室頻拍（CPVT）

1 定義・概念

- カテコラミン誘発多形性心室頻拍（CPVT）は，運動やストレス時に心室細動が誘発され突然死を起こしうる致死性不整脈の一つである[8]．CPVT は細胞内のカルシウム制御機構の異常により発生することがわかってきている．

CPVT：catecholaminergic polymorphic ventricular tachycardia

2 発生機序

■ RyR2 と FKBP12.6 の解離[9]

FK506-binding protein（FKBP12.6, calstabin2）はリアノジン受容体（RyR2）に結合することにより RyR2 を安定化し，収縮期のみに筋小胞体からの Ca^{2+} 放出が起こる（❾左下段）．遺伝子変異のある RyR2 では，FKBP12.6 と RyR2 の結合力が低下しており，さらに運動やカテコラミン投与により，細胞内の protein kinase A（PKA）の活性化を招くと，

RYR2：ryanodine receptor 2

❾ 変異型 RyR2 と FKBP12.6 の解離により発生する CPVT モデル[9]

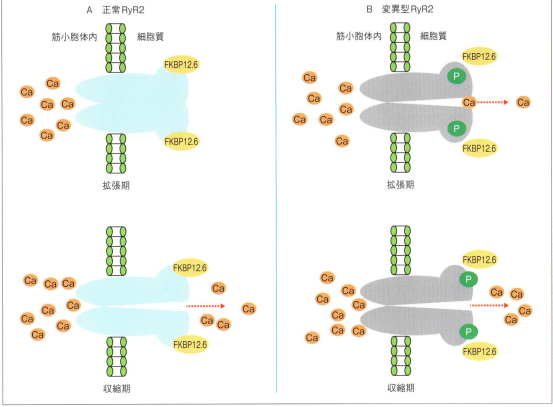

変異型 RyR2 をもつ CPVT では収縮期だけでなく拡張期にも Ca^{2+} 漏出が起こる.

FKBP12.6 のリン酸化が進み, RyR2 と FKBP12.6 の解離も進み, 収縮期のみならず拡張期にも筋小胞体からの Ca^{2+} 漏出が起こるようになる (❾右). この細胞内 Ca^{2+} 過負荷が本不整脈の原因とされている[8].

■ store overload-induced Ca^{2+} release (SOICR) 仮説[10]

筋小胞体は SERCA を通じて Ca^{2+} を取り込む. 一定以上の Ca^{2+} が筋小胞体内に蓄積されると RyR2 から Ca^{2+} が漏出する (SOICR). 正常な RyR2 では安静時, ストレス時ともに筋小胞体内の Ca^{2+} は SOICR を起こすレベル以下であるため, RyR2 からの Ca^{2+} 漏出は起こらないが, 変異型の RyR2 では SOICR の閾値が下がるため, RyR2 からの Ca^{2+} 漏出が起こりやすい.

■ unzipping[9]

RyR2 の N 末端と central domain は zipping とよばれる結合によりチャネルの開口を制御し, チャネルを安定化している. 変異型の RyR2 ではこの結合が弱く (unzipping), 相互作用が不安定となるため, RyR2 からの Ca^{2+} 漏出が起こりやすい.

■ CASQ2 の変異[9]

carsequestrin 2 (CASQ2) は筋小胞体内に存在し, 重合体を形成する

SERCA : sarcoendoplasmic reticulum Ca^{2+} ATPase
SOICR : store overload-induced Ca^{2+} release

❿ CPVTの診断基準[7,11]

1. 器質的心疾患を認めず，心電図が正常な40歳未満の症例で，運動もしくはカテコラミン投与により，ほかに原因が考えられない二方向性心室頻拍，多形性心室頻拍，多形性心室期外収縮が誘発される
2. 発端者もしくはその家族に，CPVTに関連する遺伝子異常を認める
3. 発端者の家族に，心疾患を認めないにもかかわらず，運動により多形性心室期外収縮，二方向性心室頻拍もしくは多形性心室頻拍が誘発される
4. 器質的心疾患，冠動脈疾患を認めず，心電図が正常な40歳以上の症例で，運動もしくはカテコラミン投与により，ほかに原因が考えられない二方向性心室頻拍，多形性心室期外収縮，多形性心室頻拍が誘発される

1, 2, 3は確定, 4は疑い.

ことにより，筋小胞体内のCa^{2+}貯蔵を担っている．RyR2機能は筋小胞体内のfree Ca^{2+}に依存している．CASQ2が減少すると筋小胞体内のfree Ca^{2+}が増加し，RyR2からのCa^{2+}漏出を招く[8]．

またCASQ2はトリアジン，ジャンクチンとともにRyR2に結合することによりRyR2チャネルを安定化する作用があるが，変異型のCASQ2では，RyR2との結合作用が弱く，RyR2からのCa^{2+}漏出が起こりやすくなる．

3 診断

- CPVTの診断基準を❿にあげる[7,11]．
- 安静時心電図は，心拍数65程度の洞性徐脈を認める．また，運動負荷後や，心室刺激後にV_3〜V_5にU波のalternanceを認めるという報告がある[12]．
- 心房粗動，心房細動，促進性接合部調律，接合部補充調律，心房頻拍などの上室不整脈の合併が多く，洞機能不全，房室伝導障害の合併も高率に認められる[13]．
- 精神的ストレス，運動，カテコラミンの投与により心室期外収縮（PVC）が増加し，多形性PVC，多形性心室頻拍（VT），二方向性VT，非常に速い多形性VT，心室細動が出現する（⓫）[14]．二方向性VTも，誘導によっては多形性VTと判断されることもあるため，診断には多チャネルによる心電図記録が重要である．
- CPVTの二方向性VTは，下記に述べる機序による細胞内のCa^{2+}過負荷により生じる遅延後脱分極（DAD）を機序とする期外収縮が原因とされる．右脚と左脚でDADを機序とする期外収縮の発現周期が異なる場合，ある一定以上の心拍数になると期外収縮を起こしやすいほうの脚で期外収縮が発生する．期外収縮が発生すると脚の興奮周期が短縮し，他方の脚からも期外収縮が発生し，脚から交互に期外収縮が発生するというping pong説（もしくはreciprocating bigemini）という考え方が報告されている[15]．3カ所以上で期外収縮が起これば，多形性のPVC，VTとなり，これがrandom reentryに移行すれば心室細動になると考えられる．

PVC：premature ventricular contraction
VT：ventricular tachycardia

DAD：delayed afterdepolarization

⓫ CPVT[14]

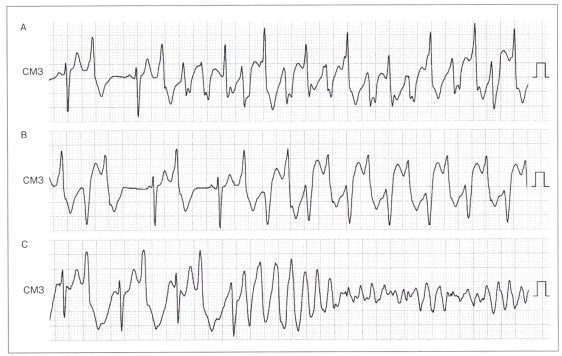

A：多形性 VT，B：二方向性 VT，C：非常に速い多形性 VT から心室細動への移行．

- 運動負荷試験では 90％以上に CPVT が誘発されるが，カテコラミン投与による誘発率は 70％くらいである．現在提唱されている CPVT のサブタイプを⓬に示す[7, 14, 16-20]．

4 症状
- 多くの場合，運動もしくは情動の亢進に伴い失神を起こす．初発年齢は 10 代が最も多い．失神の際にてんかん様の痙攣を伴うことがあり，てんかんと診断され，発見が遅れることがある．運動時の失神，痙攣，突然死の家族歴があれば，診断に有用である．

5 治療
- 現在提唱されている治療管理基準を⓭にあげる[7, 11]．

■ β遮断薬
ナドロール，プロプラノロールなどの非選択性β遮断薬が有効であるが，薬剤服用にもかかわらず突然死した症例もあり，突然死を完全に予防することはできない．カルベジロールは RyR2 に直接作用し，カルシウム放出を抑制する作用が報告され，CPVT に有効な可能性がある[21]．

■ カルシウム拮抗薬
RyR2 異常では，細胞内カルシウムを抑制するカルシウム拮抗薬が有効と考えられる．CASQ2 異常の症例でも，カルシウム拮抗薬は細胞内 Ca^{2+} 過負荷を抑えるため，理論的に有効と考えられる．

⑫ CPVT のサブタイプ[7,14]

サブタイプ	CPVT1	CPVT2	CPVT3	CPVT4	CPVT5	CPVT 関連疾患 ATS	CPVT 関連疾患 LQT4
発生率 (%)	50〜60	1	≪1	≪1	≪1	≪1	≪1
遺伝形式	AD	AR	AR	AD	孤発性	AD	AD
初発年齢	10歳	7歳	22, 18, 4歳	4歳	2, 26歳	14, 9, 17歳	?
性差	M:F=1:1	M:F=1:1	M:F=1:1	M:F=1:1	M=3	F>M?	?
遺伝子座	1q43	1p13.1	4p13.1	14q32.11	6q22.31	17q24.3	4q25-26
遺伝子	*RyR2*	*CASQ2*	*TECRL*	*CALM1*	*TRD*	*KCNJ2*	*ANK2*
蛋白	リアノジン受容体	カルセクエストリン2	trans-2,3, enoyl-CoA reductase like protein	CaM	トリアジン	K_{ir}2.1 α	アンキリン-B
突然死 (%)	〜10	〜42	〜75	〜18	〜25	?	?

RyR2: ryanodine 2, *CASQ2*: calsequestrin 2, *CALM1*: calmodulin 1, *TRD*: triadin, *KCNJ2*: potassium channel, inwardly rectifying subfamily J, member 2, *ANK2*: ankyrin 2, CaM: calmodulin

⑬ CPVT 治療・管理基準[7,11]

Class I	1. CPVTと診断されたすべての症例への以下の生活スタイルへの変更： 　a) 競争的スポーツの制限もしくは禁止 　b) トレーニング運動の制限もしくは禁止 　c) ストレスの多い環境へのかかわりを制限 2. CPVTと診断されたすべての症例へのβ遮断薬の投与 3. CPVTと診断され，適切な薬物治療や左星状神経節切除術を行ったにもかかわらず心肺停止，再発する失神，多形性もしくは二方向性心室頻拍を認める症例へのICD植込み
Class IIa	4. CPVTと診断され，β遮断薬の投与にもかかわらず再発する失神，多形性もしくは二方向性心室頻拍を認める症例へのフレカイニド投与 5. CPVTに関連する遺伝子異常が検出されているが，症状を認めないキャリア（潜在性遺伝子異常陽性例）へのβ遮断薬投与
Class IIb	6. CPVTと診断され，β遮断薬投与にもかかわらず再発する失神，ICDの適切作動を認め，β遮断薬投与に耐えられない，もしくはβ遮断薬禁忌の症例への左星状神経節切除術
Class III	7. CPVTと診断された無症状の症例に対する，ほかの治療なしでのICD植込み 8. CPVT症例に対するプログラム刺激

■ナトリウムチャネル遮断薬

近年フレカイニド[22,23]，プロパフェノン[24]が有効であることが報告されている．フレカイニドはRyR2を直接抑制しCa^{2+}放出を抑制し，Naチャネルブロックによる不整脈発生の抑制，さらに洞結節の筋小胞体におけるCa^{2+}クロック抑制による運動時の心室レート上昇を抑制する作用がCPVTに有効な理由であろうと推測されている[23]．

■ダントロレン

動物実験では，悪性高熱症の治療薬であるダントロレンがVTの出現を抑制するという結果が得られている[25]．

■ATP

ATPの静注でCPVTの二方向性VTは停止する[26]（⑭）．ATPはアデノシン受容体を介して，細胞内cAMPの増加を抑制することより，CPVTの停止に効果がある．

ATP：adenosine triphosphate

⓮ CPVT の二方向性心室頻拍に対する ATP の停止効果[26]

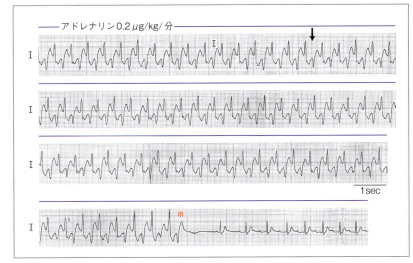

アドレナリン 0.2 µg/kg/分投与（➡）により誘発された二方向性心室頻拍中に ATP 20 mg を投与すると（＊）頻拍が停止した．

■ ICD

　心臓突然死の予知と予防法のガイドライン（2010 年改訂版）によると，成人領域では CPVT の突然死予防として，VT の既往がある場合は ICD が Class I とされている．しかし，現在のところ長期予後は不明である．また，小児における ICD の適応が確立していないなどの問題点もある．

■ 交感神経切除術[27]

　日本ではあまり行われていないが，左交感神経節切除術は CPVT に有効な治療法である[27]．胸腔鏡下での治療が一般的である．日本でこの手技は手掌多汗症にのみ適応がある．

■ 肺静脈隔離[28]

　心房細動があり ICD の不適切作動などを認める例では適応がある．交感神経の input を抑えることができれば，心室頻拍に対しても効果が期待される[28]．

■ カテーテルアブレーション

　CPVT の onset に対するカテーテルアブレーションの有効性が報告されている[29,30]．CPVT の頻拍は Purkinje 起源であると報告されており，将来カテーテルアブレーションも治療の一つとして考えられる時代がくるかもしれない．薬剤抵抗性，ICD の頻回作動，onset と 2 発目の PVC 波形が一定の症例がカテーテルアブレーションの適応と考えられる．

■ 遺伝子治療[31]

● CPVT のモデルマウスである CASQ2（R33Q/R33Q）の knock-in マウスに，wild-type の CASQ2 cDNA をもった adeno-associated viral vector serotype 9（AAV9）を感染させると，12 か月後には CASQ2，ジャンク

チン，トリアジンが正常に発現することが報告されている[30]．将来の遺伝子治療の可能性が期待される．

● 引用文献

1) Shimizu W. Clinical impact of genetic studies in lethal inherited cardiac arrhythmias. Circ J 2008；72：1926-36.
2) Schwartz PJ, Crotti L. QTc behavior during exercise and genetic testing for the long-QT syndrome. Circulation 2011；124：2181-4.
3) Schwartz PJ, et al. Long QT Syndrome：From Genetics to Management. Circ Arrhythm Electrophysiol 2012；5：868-77.
4) Rijnbeek PR, et al. New normal limits for the paediatric electrocardiogram. Eur Heart J 2001；22：702-11.
5) Sumitomo N. Clinical features of long QT syndrome in Children. Circ J 2016；80：598-600.
6) Sumitomo N, et al. Calcium channel blocker and adenosine triphosphate terminate bidirectional ventricular tachycardia in a patient with Andersen-Tawil syndrome. Heart Rhythm 2008；5：498-9.
7) 日本循環器学会．2016-2017年度活動：遺伝性不整脈の診療に関するガイドライン（2017年改訂版）．
http://www.j-circ.or.jp/guideline/pdf/JCS2017_aonuma_h.pdf.
8) Leenhardt A, et al. Catecholaminergic polymorphic ventricular tachycardia in children. A 7-year follow-up of 21 patients. Circulation 1995；91：1512-9.
9) Liu N, et al. Ryanodine receptor and calsequestrin in arrhythmogenesis：What we have learnt from genetic diseases and transgenic mice. J Mol Cell Cardiol 2009；46：149-59.
10) Priori SG, et al. Mutations in the cardiac ryanodine receptor gene（hRyR2）underlie catecholaminergic polymorphic ventricular tachycardia. Circulation 2001；103：196-200.
11) Priori SG, et al. HRS/EHRA/APHRS expert consensus statement on the diagnosis and management of patients with inherited primary arrhythmia syndromes. Heart Rhythm 2013；10：1932-63
12) Aizawa Y, et al. Distinct U wave changes in patients with catecholaminergic polymorphic ventricular tachycardia（CPVT）. Int Heart J 2006；47：381-9.
13) Sumitomo N, et al. Association of atrial arrhythmia and sinus node dysfunction in patients with catecholaminergic polymorphic ventricular tachycardia. Circ J 2007；71：1606-9.
14) Sumitomo N. Current topics in catecholaminergic polymorphic ventricular tachycardia. J Arrhythm 2016；32：344-51.
15) Baher AA, et al. Bidirectional ventricular tachycardia：Ping pong in the His-Purkinje system. Heart Rhythm 2011；8：599-605.
16) Laitinen PJ, et al. Mutations of the cardiac ryanodine receptor（RyR2）gene in familial polymorphic ventricular tachycardia. Circulation 2001；103：485-90.
17) Lahat H, et al. Autosomal recessive catecholamine-or exercise-induced polymorphic ventricular tachycardia：Clinical features and assignment of the disease gene to chromosome 1p13-21. Circulation 2001；103：2822-7.
18) Vega AL, et al. Protein kinase A-dependent biophysical phenotype for V227F-KCNJ2 mutation in catecholaminergic polymorphic ventricular tachycardia. Circ Arrhythm Electrophysiol 2009；2：540-7.
19) Nyegaard M, et al. Mutations in calmodulin cause ventricular tachycardia and sudden cardiac death. Am J Hum Genet 2012；91：703-12.
20) Roux-Buisson N, et al. Absence of triadin, a protein of the calcium release complex, is responsible for cardiac arrhythmia with sudden death in human. Hum Mol Genet 2012；21：2759-67.
21) Zhou Q, et al. Carvedilol and its new analogs suppress arrhythmogenic store overload-induced Ca2+ release. Nat Med 2011；17：1003-9.
22) Watanabe H, et al. Flecainide prevents catecholaminergic polymorphic ventricular tachycardia in mice and humans. Nat Med 2009；15：380-3.
23) van der Werf C, et al. Flecainide therapy reduces exercise-induced ventricular arrhythmias in patients with catecholaminergic polymorphic ventricular tachycardia. J Am Coll Cardiol 2011；57：2244-54.
24) Hwang HS, et al. Inhibition of cardiac Ca2+ release channels（RyR2）determines efficacy of class I antiarrhythmic drugs in catecholaminergic polymorphic ventricular tachycardia. Circ Arrhythm Electrophysiol 2011；4：128-35.
25) Kobayashi S, et al. Dantrolene, a therapeutic agent for malignant hyperthermia, inhibits

26) Sumitomo N, et al. Adenosine triphosphate terminates bidirectional ventricular tachycardia in a patient with catecholaminergic polymorphic ventricular tachycardia. Heart Rhythm 2008；5：496-7.
27) Coleman MA, et al. Videoscopic left cardiac sympathetic denervation for patients with recurrent ventricular fibrillation/malignant ventricular arrhythmia syndromes besides congenital long-QT syndrome. Circ Arrhythm Electrophysiol 2012；5：782-8.
28) Sumitomo N, et al. Clinical effectiveness of pulmonary vein isolation for arrhythmic events in a patient with catecholaminergic polymorphic ventricular tachycardia. Heart Vessels 2010；25：448-52.
29) Kaneshiro T, et al. Successful catheter ablation of bidirectional ventricular premature contractions triggering ventricular fibrillation in catecholaminergic polymorphic ventricular tachycardia with RyR2 mutation. Circ Arrhythm Electrophysiol 2012；5：e14-7.
30) Shirai Y, et al. Elimination of Ventricular Arrhythmia in Catecholaminergic Polymorphic Ventricular Tachycardia by Targeting "Catecholamine-Sensitive Area"：A Dominant-Subordinate Relationship between Origin Sites of Bidirectional Ventricular Premature Contractions. Pacing Clin Electrophysiol 2017；40：600-4.
31) Denegri M, et al. Single delivery of an adeno-associated viral construct to transfer the CASQ2 gene to knock-in mice affected by catecholaminergic polymorphic ventricular tachycardia is able to cure the disease from birth to advanced age. Circulation 2014；129：2673-81.

●参考文献

・Schwartz PJ, et al. Diagnostic criteria for the long QT syndrome. An update. Circulation 1993；88：782-4.

外科手術後の不整脈

宮内靖史

- 手術後に新たに発生する不整脈を術後不整脈と総称し，手術直後からおおよそ1〜2週間以内に発生するものを周術期不整脈，それ以降に発生するものを遠隔期不整脈とよぶ．
- 周術期と遠隔期では発生する不整脈の種類・機序・臨床的意義が異なり，それぞれ特有の治療戦略で臨む．本項では，外科手術後の不整脈を周術期不整脈と遠隔期不整脈に分け，それぞれの特徴や治療戦略を概説する．

1. 心臓手術周術期心房細動・心房粗動

Point!

- 心房細動は心臓手術周術期に高率に発生し，脳卒中リスクの上昇，入院期間の延長，院内および遠隔期死亡率の上昇と関連する．高齢者，高血圧，男性，心不全既往，長時間の大動脈遮断などが有意な予測因子である．
- 術前からのβ遮断薬投与が予防に有用である．ソタロールやアミオダロンも同様に有効であるがQT延長などの副作用に留意する．
- 治療においてもβ遮断薬が有効であるが，無効例ではアミオダロンを考慮し，血行動態が破綻するような場合は電気的除細動を行う．

1 特徴

- 心臓手術周術期には心房細動の発生率が高く，冠動脈バイパス術（CABG）後では15〜40％，弁膜症手術後では37〜50％，CABGと弁膜症手術同時施行後では60％に達する[1]．手術2〜3日後の発生が多い．心房細動既往のない症例での術後心房細動は自然停止することが多く，15〜30％は発生2時間以内，80％は24時間以内に停止する．レートコントロール，リズムコントロールのいずれを選択しても持続時間は平均11〜12時間と報告され[2]，6〜8週後の遠隔期には90％以上が洞調律となる．
- 周術期心房細動・心房粗動の原因は，術前から存在する心房細動基質（心筋の変性や心房の線維化）に加え，手術侵襲に起因するさまざまな電気生理学的な変化*によって出現すると考えられている．
- 周術期心房細動発生の術前予測因子として年齢（10歳ごとに50％以上上昇），高血圧（OR 1.2-1.6），心房細動既往（OR 2.5），男性（OR 1.7），

CABG：coronary artery bypass grafting

*炎症，交感神経活動亢進，電解質異常などによって，心房不応期の不均一化，第3相早期後脱分極による撃発活動，異常自動能亢進，伝導速度の低下など，自動能やリエントリー性不整脈が発生しやすくなる．

OR：odds ratio

心不全既往（OR 1.3）があげられる．術中予測因子としては，長時間の大動脈遮断，両大静脈のカニュレーション，肺静脈の屈曲を必要とした症例があげられる．術後因子としては，肺炎の合併や長期間の人工換気が有意因子として報告されている．

- 周術期心房細動は脳卒中発生リスクの上昇，入院期間の延長，院内死亡率および遠隔期死亡率の上昇と関連する．

2 予防

- 周術期心房細動の予防にはβ遮断薬，ソタロール，アミオダロンが用いられ，とくにβ遮断薬の有効性が高い．β遮断薬は種類や用量にかかわらず有意に心房細動発生を抑制し（平均77％抑制），とくに術前から投与を開始すると効果が高い（82％抑制）．徐脈や低血圧などの副作用のため使用できない場合を除いて術前からの使用が推奨される．

- アミオダロンはVaughan Williams分類*Ⅰ群からⅣ群の抗不整脈作用を有し術後心房細動の予防に有効である（プラセボに対するリスク比0.48）．徐脈やQT延長の副作用の出現に留意する．β遮断薬との比較研究は少ないが，メトプロロールと術後心房細動の発生率に差がないことが報告されている[3]．

*Vaughan Williams分類についてはp.3の❷参照．

- ソタロールはⅢ群抗不整脈作用とβ遮断作用を併せもち，術後心房細動の予防に有用である．プラセボに対するリスク比は0.55，β遮断薬に対して0.64と報告されている．QT延長による **torsades de pointes** や徐脈に注意を要する．

torsades de pointes（トルサード・ド・ポアント）：QT延長に伴う多形性心室頻拍．

- 非薬物治療としては，心房に留置したワイヤーからの心房オーバードライブペーシングが予防に有効で[4]，β遮断薬使用例における相乗効果が高い．

3 治療

- β遮断薬などの予防策を講じていても心房細動は発生しうる．初期対応としては，原因となる低酸素血症，電解質異常などの異常を同定しそのコントロールを行う．

- その後の治療はリズムコントロールよりはレートコントロールのほうが容易で安全性も高い．術後は交感神経活動が亢進しておりβ遮断薬が最も有用である．心拍数がおおよそ110回/分以下になれば症状は軽減する．β遮断薬による徐脈や低血圧の懸念がある場合にはランジオロールなどの超短時間作用型の静注β遮断薬が有用である．

- ジルチアゼムなどのカルシウム拮抗薬も用いられるが，β遮断薬より効果は低く低血圧をきたしやすい．ジギタリスも同様に効果は高くなく，効果発現に時間を要する．

- これらすべての薬剤が無効な場合にはアミオダロン静注が用いられることもある．

- レートコントロールの効果が不十分な場合や，頻脈により血行動態が

破綻するような場合には，リズムコントロールを行う．低心機能症例では電気的除細動が第一選択であり，おおよそ95％で有効である．無効例や直後再発例，除細動のための麻酔・鎮静が困難な症例ではアミオダロン静注などによる薬理学的除細動を行う．

2. 非心臓手術周術期上室不整脈

Point!
- 非心臓手術のなかでは開胸下の肺切除術において周術期心房細動の発生率が高い．
- I群抗不整脈薬であるフレカイニドやカルシウム拮抗薬が有効である．

- 心房細動などの上室不整脈は肺手術・腹部手術・脳神経外科手術・血管手術などの非心臓手術後にも出現し，開胸を行う肺手術において最も頻度が高い．肺葉摘出術後で10～20％，肺摘出術後では40％で発生する．高齢者での頻度が高く，発生時期は心臓手術と同様に術後2～3日が最も多い[5]．
- 周術期心房細動は心不全・血栓塞栓症などの合併による入院期間を有意に延長するため，高齢者や肺摘出例など発生リスクの高い症例では予防治療を行う．
- 開胸術や肺切除症例においては，I群抗不整脈薬であるフレカイニドがAF発生を40～100％抑制し，カルシウム拮抗薬であるベラパミルやジルチアゼムも有効である．一方，β遮断薬の検討は少なく，メトプロロールが67％抑制するとの報告にとどまる．
- アミオダロンは肺切除後1日600 mg経口投与により有意に心房細動発生を抑制するが，肺切除後のアミオダロン静注投与例においては11％で急性呼吸促迫症候群が発生*したとの報告があり使用には注意を要する．

*アミオダロンの副作用についてはp.259参照．

3. 心臓手術後遠隔期に発生する上室不整脈

Point!
- 開心術後遠隔期には心房粗動や心房切開に関連するマクロリエントリー性心房頻拍が発生する．
- 薬物治療としてはI群薬よりもベプリコールやアミオダロンなどのIII群抗不整脈薬の効果が高い．
- 三次元マッピングシステムを用いたカテーテルアブレーションが根治療法として有用である．

- 心臓手術後遠隔期に発生する上室不整脈としては心房粗動・心房頻拍があげられる．三尖弁-下大静脈間峡部を通り三尖弁輪周囲を旋回する通常型心房粗動のほか，弁膜症などの開心術後に特異的なものとして，

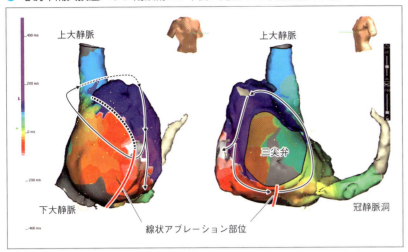

❶ 心房中隔欠損症パッチ閉鎖術25年後に発生した心房頻拍の興奮パターン

右房自由壁には右房切開線に一致してブロックを認めその三尖弁輪側を下行，後壁側を上行するリエントリー回路を認め，同時に三尖弁輪を反時計方向に旋回する二重ループの心房頻拍である．右房自由壁切開線の下端から下大静脈への線状焼灼，三尖弁-下大静脈間線状焼灼により両ループの必須部位にブロックを作成し根治した．

心房切開線を解剖学的障壁としてその周囲を旋回するマクロリエントリー性心房頻拍（非通常型心房粗動）が発生する．

- 心房中隔欠損症などの先天性心疾患時に用いられる右房単純切開や，僧帽弁手術時に行われるsuperior transseptal approachではとくにその周囲を旋回するリエントリー性頻拍が発生しやすい（❶）．僧帽弁手術で広く用いられている右側左房切開の切開線瘢痕を旋回する頻拍の出現はまれである．
- 心房細動に対するMaze手術後においては左房・右房において複数の切開・縫合や高周波通電が行われるが，その手術部の伝導ブロックが不完全であるとその伝導を介するマクロリエントリー性心房頻拍（AT）が出現し，またFocal ATも出現しうる[6]．

1 薬物治療

- 心房粗動・マクロリエントリー性心房頻拍ではI群抗不整脈薬の効果は低く，アミオダロン，ベプリジルなどのIII群抗不整脈薬が最も有効である．無効例ではβ遮断薬，カルシウム拮抗薬，ジギタリスによる心拍数コントロールも行われるが，心房細動に比べてコントロールが困難なことが多い．

2 非薬物治療

- カテーテルアブレーションが奏効する．通常型心房粗動であれば三尖弁-下大静脈間峡部の線状焼灼にてブロックを作成することにより治療される．
- 心房頻拍に対しては三次元マッピングシステムを用いてactivation mapを作成し頻拍回路中の必須伝導部位を焼灼する．切開線周囲を旋回する

superior transseptal approach：右房自由壁を切開し心房中隔を露出して，心房中隔と左房上壁を切開し僧帽弁にアプローチする方法．視野良好のため左房の小さい症例に行われる．洞結節動脈を高率に離断するため洞不全症候群を併発することがあり，また術後心房粗動・心房頻拍の発生頻度が右側左房切開に比して高い．

右側左房切開：僧帽弁手術における一般的なアプローチ．右上下肺静脈入口部と心房中隔溝のあいだを切開する．

Maze手術：心房細動に対する外科的手術．肺静脈隔離に加え，心房に多くの切開・縫合やその代用としての高周波焼灼を行い潜在的なリエントリー回路を離断する．多くのバリエーションが存在する．

AT：atrial tachycardia

マクロリエントリーの場合，切開線自由壁下端と下大静脈のあいだがリエントリー回路の峡部となり焼灼のターゲットとなる．
- Maze 手術後の心房頻拍では手術記録を参考にして，どこにどのような手術がなされたかを把握したうえで，それらに Gap がないかを検討する．伝導 Gap は，左房僧帽弁輪部への線状高周波焼灼部や右房三尖弁への線状焼灼部，とくに両者の弁輪部にあることが多く，冠静脈洞や三尖弁に留置した多極カテーテルにより容易に同定できる．この Gap がマクロリエントリー回路の一部になっている場合にはその焼灼で成功することが多い[6]．

4. 周術期心室不整脈

Point!
- 周術期に出現する心室細動や持続性心室頻拍は予後不良の兆候である．一方，非持続性心室頻拍は予後とは無関係であり多くは治療を必要としない．

- 心臓手術後の持続性心室頻拍や心室細動の発生頻度は 2％以下と低いが，出現例は補助循環を必要とする低心拍出例や冠動脈バイパス術後のグラフト不全例で認めることが多く，予後は非常に悪い．一方，非持続性心室頻拍は術後の 50％で出現するが，予後とは無関係である．
- 非持続性心室頻拍であれば経過観察のみで済むことが多いが，繰り返し出現することにより大動脈バルーンパンピングの効率が低下する症例，血行動態が悪く非持続性心室頻拍によるわずかな血行動態の増悪により臓器虚血が引き起こされるような症例においては非持続性心室頻拍を抑制する必要がある．リドカイン，プロカインアミドなどの I 群抗不整脈薬，β遮断薬，アミオダロン，ニフェカラントなどの III 群抗不整脈薬が有効である．

5. 術後遠隔期心室頻拍

Point!
- Fallot 四徴症手術後，Rastelli 手術遠隔期にパッチや人工血管接続部周囲を旋回する持続性心室頻拍が発生しうる．初発症状が突然死となることもあり，リスクの高い症例を同定することが重要である．
- 三次元マッピングを用いたカテーテルアブレーションにより根治も可能であるが再発率が高く，植込み型除細動器の適応となる．

- Fallot 四徴症などの先天性心疾患に合併する右室流出路〜肺動脈の狭窄に対して心室切開やパッチ縫合を行った症例ではその 0.5〜6％において切開線やパッチ周囲を旋回する心室頻拍が発生する．また Rastelli

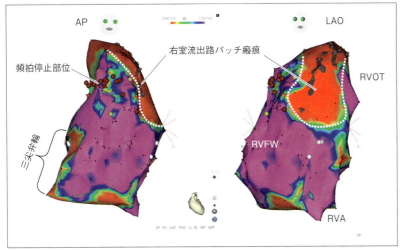

❷ Fallot四徴症手術後心室頻拍症例における洞調律中の右室 Voltage Map

0.5 mV を赤，1.5 mV 以上を紫で表す．右室流出路にはパッチに一致した低電位領域を認める．

手術後遠隔期には右室人工血管接続部や三尖弁輪を旋回する心室頻拍が発生する．

- Fallot四徴症では心室頻拍時の心拍数が高いことが多く，失神，心停止，突然死をきたすことがある．初発時に突然死となることもあるため，未発生例における将来の発生を予測することも重要である．
- 危険因子として，手術時期の遅れた症例，右室拡大進行例，QRS幅の増大（180 ms）例，運動負荷中の心室期外収縮が有意であるが，いずれも予測因子としては不十分である．動悸や失神などの症状があれば電気生理学的検査を行い心室頻拍の基質があるか調べる．

3 治療

- 薬物治療としてβ遮断薬，I群抗不整脈薬，III群抗不整脈薬が用いられるが，薬物治療単独では突然死の予防は期待できず，カテーテルアブレーション，植込み型除細動器（ICD）植込みとの併用治療として用いられる．
- Fallot四徴症における遠隔期心室頻拍は，VSDパッチ周囲や右室流出路パッチ・切開線周囲を旋回するリエントリーのことが多く，心拍数が低く血行動態が保たれていれば心室頻拍中のマッピングを行い回路を同定する．VSDパッチと三尖弁輪のあいだ，流出路パッチ（または切開線）と肺動脈弁のあいだが必須伝導路となっていることが多く，それらの焼灼を行う．
- 心室頻拍中の血圧が保たれない場合は，洞調律中のマッピングにて低電位領域からパッチや切開線の位置を，ペースマップなどから回路を推定し焼灼する（❷）．短時間でも血行動態が保たれる場合には心室頻拍中にエントレインメントを行って回路上かどうかを確認し（❸），頻拍中に焼灼する（❹）．

Fallot四徴症：肺動脈弁狭窄，心室中隔欠損，大動脈騎乗，右室肥大の四徴を有し，右室流出路狭窄を合併する．手術では，心室中隔欠損のパッチ閉鎖，右室流出路狭窄の解除（筋束の切除やパッチによる流出路の拡張術），肺動脈弁狭窄の解除が行われる．

Rastelli手術：完全大血管転位症や，肺動脈閉鎖を伴う心室中隔欠損症，総肺動脈幹症など右心室と肺動脈の通路がない症例に対して人工血管を用いて通路を作成する手術．

ICD：implantable cardioverter defibrillator
VSD：ventricular septal defect

❸ Fallot 四徴症手術後心室頻拍中の右室流出路パッチ前側からのペーシング

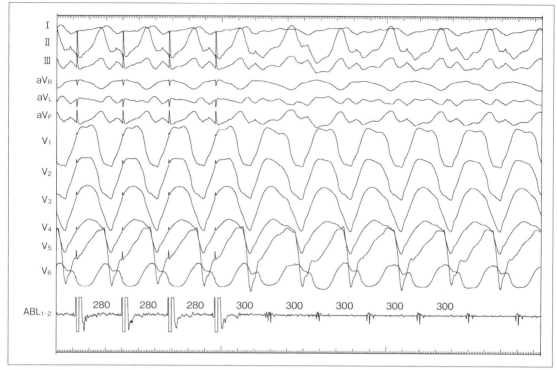

頻拍はエントレインメントされ，ペーシング中の QRS 波形は VT とほぼ一致し，ペーシング中止後の復元周期は頻拍周期に等しかった．

❹ Fallot 四徴症手術後心室頻拍中の右室流出路パッチ前側の焼灼

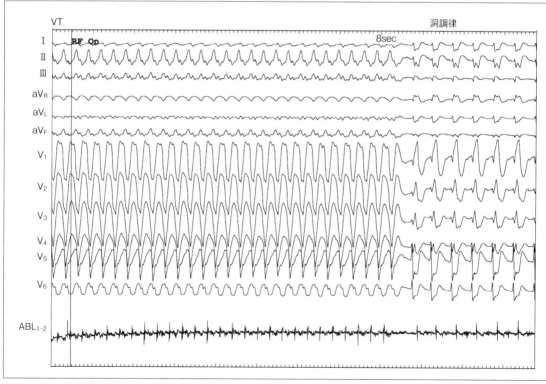

焼灼開始 8 秒後に心室頻拍は停止し洞調律となった．

- アブレーションの急性期成功率は90％と高いものの再発率が20％を超えることから，ICDが主流となっている．若年者は活動的なことが多いため経静脈リードトラブルの発生頻度が高く，皮下植込み型除細動器（S-ICD）植え込みも考慮する．

S-ICD：subcutaneous implantable cardioverter defibrillator

引用文献

1) Maisel WH, et al. Atrial fibrillation after cardiac surgery. Ann Intern Med 2001；135：1061-73.
2) Lee JK, et al. Rate-control versus conversion strategy in postoperative atrial fibrillation：A prospective, randomized pilot study. Am Heart J 2000；140：871-7.
3) Halonen J, et al. Metoprolol versus amiodarone in the prevention of atrial fibrillation after cardiac surgery：A randomized trial. Ann Intern Med 2010；153：703-9.
4) Blommaert D, et al. Effective prevention of atrial fibrillation by continuous atrial overdrive pacing after coronary artery bypass surgery. J Am Coll Cardiol 2000；35：1411-5.
5) De Decker K, et al. Cardiac complications after noncardiac thoracic surgery：An evidence-based current review. Ann Thorac Surg 2003；75：1340-8.
6) Takahashi K, et al. Mechanisms of postoperative atrial tachycardia following biatrial surgical ablation of atrial fibrillation in relation to the surgical lesion sets. Heart Rhythm 2016；13：1059-65.

第6章

Current Topics
診断と治療の最新動向

S-ICD

■ ICDによる心臓突然死予防法の進歩と新たな課題

最初の人体植込みから30年以上が経過した植込み型除細動器（implantable cardioverter-defibrillator：ICD）は，致死性心室不整脈による心臓突然死（sudden cardiac death：SCD）を回避する最も確実かつ確立された治療法である．ICDデバイスの進化，すなわちデバイスの小型化，長寿命化，生体情報のモニタリング機能，さらに通信機能の標準化など，その機能面での進歩は著しい．さらにICDを活用した不整脈治療ストラテジー，すなわち不必要なショック送出の抑制（ショックリダクション）を目的とした治療設定や心房不整脈に対する抗頻拍ペーシング（antitachycardia pacing：ATP）の応用なども多様化している．このような進化を遂げたICDは現在では一次予防，二次予防を問わず多くのSCD高リスク患者に適用され，SCD予防の標準的治療となっている．

一方，実臨床での使用経験の蓄積により，ICDの長期耐久性の問題が表面化している．とくに除細動リード関連合併症の問題は深刻で，欧米からの報告では，構造の問題が報告された一部の除細動リードを除いても10年間に20％以上の患者がリード不全を経験している[1]．リード抜去技術の進歩により不要なリードの体内からの摘出も可能となっているが，合併症リスクやコストの問題，すべてのリードの抜去が可能となるわけではないことから，抜去に依存しない新たな予防策が求められる．

日本では2016年2月から完全皮下植込み型除細動器（subcutaneous-ICD：S-ICD）が臨床使用可能となった．S-ICDに先行する形で2014年には着用型除細動器（wearable cardioverter-defibrillator：WCD）が使用開始となった．その結果，現在は，リード留置による血管内除細動を基本とする従来のICDは経静脈植込み型除細動器（transvenous-ICD：TV-ICD）としてS-ICDとは区別されている．これら新規デバイスの共通点は非血管内留置型かつ恒久的ペーシング機能を有さない，ショック治療のみのデバイスであるという点である．つまり，血管内除細動をコンセプトに著しい進化を遂げたICDは血管内留置後に数多くの問題を経験し，最先端ICDにおいて皮下や体表といった血管外からのショックによる不整脈の停止，いわば除細動治療の原点に回帰したともいえる．

■ S-ICDのシステム特性を理解する

S-ICDシステムは皮下に留置されるS-ICDリードとパルスジェネレータから成り，システム全体が血管外に留置されることが最大の特徴である．日本では国内導入時より広背筋と前鋸筋間に作成された筋間ポケットへのパルスジェネレータの留置と3-incision（ポケット部，傍剣状突起部ならびに胸骨上切開）による植込みが推奨されている．欧米と同様，日本でも経験数の多い施設においてはより侵襲の少ない2-incision（ポケット部，傍剣状突起部切開）による植込みも試みられているが，患者背景（年齢，性別，体格など）を慎重に考慮し，症例ごとに植込み方法を検討することが大切である．

S-ICDリード

いずれの切開方法においてもS-ICDリードは，術前に実施される体表面心電図を用いた術前スクリーニングの結果に基づいて左右どちらかの胸骨縁または胸骨上に留置される．また，スタイレットルーメンを省いた構造となっており，リード中心には遠位チップ電極用導線が配置され，その周囲にコイル電極用導線と近位電極用導線が配置されている．この構造によりリードの耐久性が改善され，既存のICDリードに比して植込み後5年までのリード関連合併症が有意に少なく，リード寿命も有意に長いことが示されている[2]．一方，5年を超える長期耐久性についてのエビデンスはいまだ不十分であり，今後さらに長期的な評価が必要である．

S-ECG

S-ICDによる不整脈の感知，検出には皮下心電図（S-ECG）が活用される．実際のS-ICDにおいては，

❶ S-ICD が考慮される病態（文献 4 より改変）

S-ICD が適している	・静脈へのアクセスが得られない（静脈閉塞または先天的奇形） ・ICD（T-ICD）では合併症リスクが高い（透析例，小児，免疫不全） ・遺伝性疾患（チャネル病，LQTS，Brugada 症候群，HCM など） ・デバイス感染やリードトラブル後 ・感染性心内膜炎の既往
S-ICD が強く推奨される	・若年者 ・余命が 10 年を超える ・虚血性または非虚血性心不全に対する一次予防 ・人工弁 ・女性（ジェネレータ留置部位に伴う美容的観点から） ・院外での VF 蘇生例や単形性 VT を認めない二次予防

❷ S-ICD のガイドライン適応[5]

COR	LOE	Recommendations
I	B-NR	ICD 適応基準を満たし血管アクセスが困難あるいは感染高リスクと考えられる患者で，徐脈や VT 停止，CRT におけるペーシングのいずれも必要としない場合には S-ICD が推奨される
IIa	B-NR	ICD 適応基準を満たす患者で，徐脈や VT 停止あるいは CRT におけるペーシングのいずれも必要としない場合には S-ICD が推奨される
III : Harm	B-NR	徐脈や CRT，VT 停止におけるペーシングを必要とする場合には S-ICD が推奨されない

References that support the recommendations are summarized in Online Data Supplement 55.

S-ICD リード電極とパルスジェネレータを活用した 3 つの双極誘導から記録される S-ECG のうち，最もセンシングに適した誘導が採用される．植込み後に実施される除細動テストは S-ICD の安全性を図る一つの指標であるが，いずれの大規模臨床試験においても誘発された心室細動（ventricular fibrillation：VF）の停止率は 98％を超える．

一方で S-ECG は体表面心電図に類似しているため P 波や T 波の影響を受けやすく，また運動時の波形変化を考慮する必要のあること，さらに特定の動作で筋電位やノイズ干渉が生じうるため[3)]，体位変換や運動負荷試験による術前スクリーニングが非常に重要である．心臓位置や形態が健常心と異なる場合にはスクリーニング電極位置を移動させるなど，詳細な検討が必要である．

S-ICD パルスジェネレータで感知される S-ECG とスクリーニングに使用される体表面 ECG 波形は完全には一致しないことから，スクリーニング結果と S-ICD 植込み後のデバイスが選択する至適誘導が異なる場合も少なからず認められ，現行のスクリーニングの課題となっている．

■ S-ICD の適応選択と突然死予防における位置づけ

S-ICD はそのシステム特性から静脈アクセスの困難な場合や感染による TV-ICD の抜去後，ICD 植込み期間が長期となる若年者に対しとくに有用と考えられてきた（❶）[4)]．実際に欧米で実施された大規模臨床試験では S-ICD が適用された患者の 60％以上は SCD 一次予防例であり，平均年齢も 50 歳台前半と TV-ICD の患者群に比して若年である．

その一方，恒久的ペーシング機能と不整脈以外の生体情報のモニタリング機能がないことから CRT 適応を満たす収縮不全，徐脈ペーシングが必要な症候性徐脈，ATP の有用性が期待される持続性単形性心室頻拍（VT）が頻発している例，VT リスクの高い基礎疾患を有する例（例：サルコイドーシス，ARVC など）に対しては S-ICD よりも TV-ICD が優先されるべきである．この基本概念は最新のガイドライン[5)] における S-ICD 適応クラス分類にも反映されている（❷）．

本ガイドラインにおいて ICD 適応を有するがペーシングの適応（徐脈，ATP，CRT）を有さない場合にはクラス IIa 適応，クラス IIa 適応に加え血管アクセスの困難な場合や感染リスクの高い場合にはクラス I 適応として S-ICD 適応が示された．ガイドラインにおいて初めて S-ICD のクラス I 適応が明確に示されたことは画期的であり，S-ICD の安全性，有用性を示す臨床エビデンスが蓄積されてきたことを間接的に表している．それゆえ，今後の ICD 選択においては長期的視点の基に最適なデバイス選択を行うことが重要で，従来の考え方からの変化が推測される．

❸に筆者が考える S-ICD 登場後の ICD 選択の考え方の変化を示す．最も大切なのは，長期耐久性や血管合併症が懸念される血管内除細動リードを不必要な患者に容易に使用しないこと，そして ICD 適応患者の血管内除細動リード使用開始までの期間を少しでも遅延する有益性を医療提供者が理解することである．

❸ 従来のICD選択の考え方とこれからのICD選択の考え方

SCDリスクの高い患者のICD適応を考える場合には非侵襲的リスク評価のほかに心臓電気生理検査（EPS）やWCDを用いた適応判定を行いICD適応判定を行う．S-ICDの適応を考えた場合，ICD適応を満たす場合には，まずはじめにその適応の有無を検討する必要がある．

■ S-ICDによる不整脈検出の機序とショックリダクション

　S-ICDはS-ECGを基に3つの過程を経て不整脈の感知，検出を正確に行う．まず第1にフィルターによるあらゆるノイズ干渉の低減を図った後，第2に独自のアルゴリズムによりQRSのダブルカウントとT波のオーバーセンシング対策を実施し，連続する4心拍の平均から心拍数を算出する．算出された心拍数をもとに第3段階として既存のTV-ICDと同様に鑑別アルゴリズム（INSIGHT™ Algorithm）を用いたリズムの鑑別に移行する．

　S-ICDの鑑別アルゴリズムは波形解析に重点を置いたアルゴリズムであり，レート鑑別の後，波形解析とQRS幅による解析により上室頻拍（supraventricular tachycardia：SVT）との鑑別を行う様式となっている．また最新のS-ICDではhigh-pass filter（9 Hz）を用いてT波のより精密な鑑別が可能となり（SMART Pass algorithm），T波オーバーセンシング（TWOS）による不適切ショックの抑制への有効性が期待されている．

　S-ICDでは従来のTV-ICDでのNID（number of intervals to detect）は18/24に規定されているが，4心拍の平均から心拍（インターバル）が算出されるため，実際のS-ICDによる平均検出時間はMADIT-RIT試験[6]のdelayed therapy（NID 30/40）群に近似することが証明されている．また170 bpm未満のレートのVTは感知できないため，MADIT-RIT試験のhigh-rate therapy設定に類似している．さらに前述のS-ECGの波形解析，患者ごとのセンシングベクトル設定が可能なこと，SMART passなど鑑別機能の充実を考えると，現在のTV-ICDのショックリダクションのトレンドに準拠した厳格なショックリダクション機構が採用されていることが理解される．

　第一世代S-ICDが植え込まれた例を対象としたEFFORTLESS studyのmid-term outcome（平均観察期間　3.1±1.5年）では，登録985例中104例（10.6％，3.4％/年）に適正作動が認められ，累積作動率は1年で5.8％，3年で13.5％と推測された[7]．実際のイベント発生時のショック送出までの時間（time to therapy：TTT）は除細動テスト時のTTTよりも有意に延長しており（18.4±4.3秒 vs 15.1±3.5秒，$p<0.001$），自然停止するVT/VFへの過剰なショックの回避，すなわちショックリダクションにおける有用性が実際に示された．適正作動の実例（自験例）を❹に示す．

■ S-ICDの不適切ショックとその原因

　S-ICDはTV-ICDに比してオーバーセンシングによる不適切ショックの割合が高いことが指摘されている．デュアルゾーンプログラミングにより不適切ショックは大きく減少したが，検出レート設定によらない不適切ショックのリスクは残存している．

　EFFORTLESS studyのmid-term outcome（平均観察期間　3.1±1.5年）では，登録985例中115例（11.7％）に不適切ショックが報告されている．115例中76例（66％）は心原性オーバーセンシング（cardiac oversensing）でありS-ECGの電位波高が不十分な場合やTWOSが原因であったが，筋電位を中心とした非

❹ S-ICD の適正ショックの実例（60 歳台，男性）

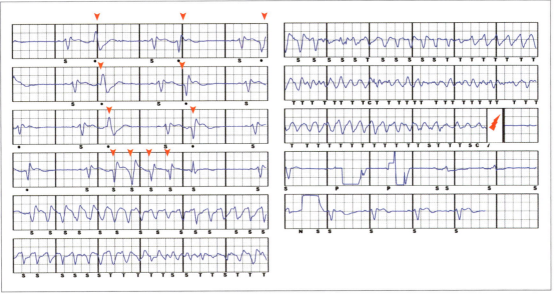

SCD 二次予防目的に S-ICD が植込まれた症例．頻回の心室期外収縮（▶）から非持続性心室頻拍（NSVT）そして多形性 VT から VF へと移行し，29 秒後にショック作動により停止している（⚡）．ショック後には体外式ペーシング（P 波）も確認される．

❺ 上肢挙上での持続的労作中生じた不適切ショック（50 歳台，男性）

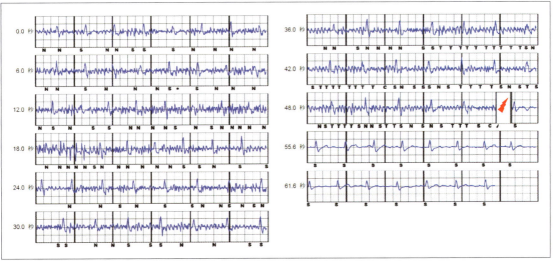

センシングは secondary vector，SMART Pass 設定後．労作による筋電位の混入により不適切ショックが明瞭に記録されている（⚡）．

心原性オーバーセンシング（non-cardiac oversensing）も 22 例（19%）に認められ，不適切ショック対策の大きな課題となっている．

筋電位の混入は，大胸筋や腹直筋の近傍に留置されるリード電極位置や筋間に留置されるジェネレータのシステム特性上，どうしても回避が困難な場合も想定される．たとえば上肢を挙上した周期的な労作（例：シャンプー時など）はジェネレータの前上方への一過性の移動が生じ，ジェネレータをセンシングに使用した場合には筋電位干渉を受けやすい危険性がある．実例を❺に示す．また，基礎疾患の進行による S-ECG での R 波高の減少も，筋電位との鑑別アルゴリズムを破綻させる要因となる（❻）．

植込み前のスクリーニングや運動負荷試験の創意工夫，経時的 ST 変化が想定される疾患群では薬物負荷試

第6章 Current Topics—診断と治療の最新動向

⑥ 基礎疾患の進行によるS-ECGのR波高の減少と周期的上肢挙上動作による筋電位の混入が原因となった不適切ショック（10歳台，男性）

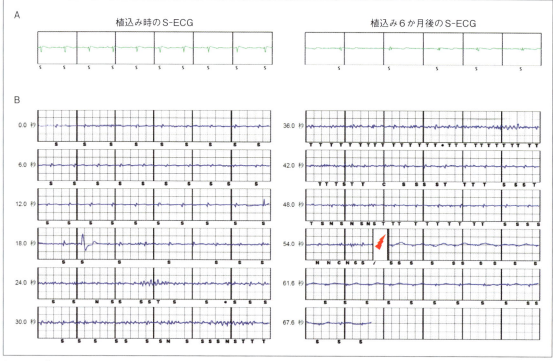

センシングはprimary vector，SMART Pass設定後．
A：本症例の植込み時S-ECGと6か月後S-ECGの比較（同一体位，センシングベクトルでの比較）．
B：不適切ショック時のS-ECG記録．S-ECGの波高の減少と筋電位の混入により不適切ショックが送出されている（➡）．

験を積極的に活用し，そのリスクを事前に把握し電極位置やセンシングベクトルを選択するなど，積極的な対策をとることが重要である．

■ おわりに

システム全体を血管内に留置しない非血管内留置型デバイスであるS-ICDはSCD予防の新たな選択肢としてTV-ICDに匹敵する有用性が期待されている．日本でも導入後，2017年11月までに1,000例を超える植込みが既に実施され，その有用性と安全性が確認されている．一方で，S-ICDの長期有用性はまだ確立されておらず，スクリーニングや不適切ショックの問題とともにS-ICDに残された課題である．

（佐々木真吾）

● 引用文献

1) Kleemann T, et al. Annual rate of transvenous defibrillation lead defects in implantable cardioverter-defibrillators over a period of >10 years. Circulation 2007；115：2474-80.
2) Brouwer TF, et al. Long-term clinical outcomes of subcutaneous versus transvenous implantable defibrillator therapy. J Am Coll Cardiol 2016；68：2047-55.
3) Bellardine Black CL, et al. Is surface ECG a useful surrogate for subcutaneous ECG? Pacing Clin Electrophysiol 2010；33：135-45.
4) Poole JE, Gold MR. Who should receive the subcutaneous implanted defibrillator？：The subcutaneous implantable cardioverter defibrillator (ICD) should be considered in all ICD patients who do not require pacing. Circ Arrhythm Electrophysiol 2013；6：1236-44.
5) Al-Khatib SM, et al. 2017 AHA/ACC/HRS Guideline for Management of Patients With Ventricular Arrhythmias and the Prevention of Sudden Cardiac Death. Heart Rhythm 2017 Oct 30. pii：S1547-5271 (17) 31249-3. doi：10.1016/j.hrthm.2017.10.035.［Epub ahead of print］
6) Moss AJ, et al. Reduction in inappropriate therapy and mortality through ICD programming. N Engl J Med 2012；367：2275-83.
7) Boersma L, et al. Implant and Midterm Outcomes of the Subcutaneous Implantable Cardioverter-Defibrillator Registry：The EFFORTLESS Study. J Am Coll Cardiol 2017；70：830-84.

Current Topics

非薬物的左心耳血栓予防

■ 経皮的左心耳閉鎖治療

心原性脳塞栓の多くは心房細動によって発症するが，その原因は飛散する血栓であり，その血栓の約9割が左心耳で形成される．日本のカテーテルによる経皮的左心耳閉鎖治療（WATCHMAN®デバイス）は，2018年3月の時点で，治験データを当局に提出済であり薬事承認を待っている時期であるが，アメリカを含む世界各国ですでに臨床応用され，大規模臨床研究で4年後の成績ではワルファリンに対する統計学的有意差を証明し，総死亡/心血管死亡を有意に減らした治療法である．その主な理由は，ほとんどの症例で抗凝固薬を中止できたためである．

抗凝固療法の限界を超える選択肢として

新規抗凝固薬，カテーテルアブレーションが普及した現在でも高齢者ではアブレーションの有効性が低く，出血リスクが高い患者では抗凝固療法も困難なため，安全かつ有効な治療法を選択することが困難な症例に遭遇することも実臨床ではたびたびある．認知症で厳格な薬剤コントロールが難しくなったり，フレイルで転倒リスクが高かったりする高齢者では厳格な抗凝固療法自体にも限界がある．そういった心房細動患者に向けての治療の1オプションとして世界中で広まりつつあるのが経皮的左心耳閉鎖治療である．

本項では非薬物的左心耳血栓予防について述べるが，これは現在用いられている全身抗凝固療法とはまったく異なる方法で心原性脳塞栓症を防止する方法である．経皮的左心耳閉鎖術を中心に，その他の方法による左心耳への局所治療を含め紹介する．

■ 外科的左心耳閉鎖術

左心耳がなければ仮に心房細動があっても血栓のできる確率は著しく減るため，心臓外科治療中に左心耳を切除もしくは結紮する方法が以前より行われている．しかしながら複数の研究にて結紮後の血流再開通の症例が予想よりも多く，血栓症自体も減少しない報告が相次い

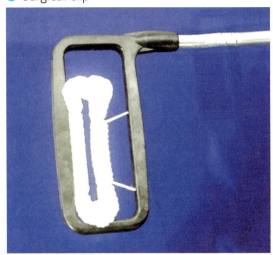

❶ Surgical clip

AtriClip® (AtriCure)．外科的に左心耳の近位部をクリップし，血栓形成を防ぐデバイス．

だ．その後，冠動脈バイパス術中に左心耳を閉鎖する臨床研究も行われたが完全閉鎖率は高くなく，最近まで外科的左心耳閉鎖術の限界を示した報告が多かった．

しかしながら近年，胸腔鏡を用いた切除術をはじめ，外科的に左心耳という局所に介入する治療成績が向上している報告が増えてきている（❶）[1, 2]．

■ 経皮的左心耳閉鎖術

経皮的閉鎖術が施行されたのは2001年からで，ドイツからの報告が最初であった．Nakaiらのpreclinical studyでは，イヌの左心耳をデバイスで閉鎖し，その結果，経皮的にカテーテル治療で左心耳を閉鎖することが可能と報告された[3]．以後，いくつかのデバイスが臨床応用されたが，2009年のACC & i2 SummitにてWATCHMAN® device（ボストン・サイエンティフィック）のワルファリンとのランダム化試験にてデバイス群のワルファリン治療群に対する非劣性が示され，デバイス群では初期に生じる心嚢液貯留などの心イベン

トはあるものの，虚血性脳卒中，出血性脳卒中，総死亡をワルファリン以上に減少させることに成功し，かつ2年間で94%の症例にてワルファリンを中止することに成功した．

PROTECT AF (Watchman Left Atrial Appendage System for Embolic Protection in Patients With Atrial Fibrillation) と名づけられた同試験は非弁膜症性心房細動 (NVAF) 患者における脳卒中，心血管死，全身性塞栓症 (SE) への有効性に関して，デバイス (WATCHMAN®) による左心耳閉鎖術のワルファリンに対する非劣性を示したが，アメリカ食品医薬品局 (Food and Drug Administration：FDA) は対象の選択基準 ($CHADS_2$ スコア＝1 が含まれる) と周術期の安全性に関する懸念を指摘し (術中術後の心タンポナーデと空気塞栓)，新たな臨床試験 (PREVAIL 試験：Prospective Randomized Evaluation of the Watchman LAA Closure Device in Patients with Atrial Fibrillation versus Long Term Warfarin Therapy) の実施を勧告した．

2017年，PREVAIL と PROTECT AF のデータを統合解析し，WATCHMAN® を用いた左心耳閉鎖術の5年後の有効性，安全性を評価した論文では[4]，デバイス群732例 (平均72.6歳；$CHADS_2$ スコア 2.3，CHA_2DS_2-VASc スコア 3.6)，ワルファリン群 382 例 (73.5歳；2.4，3.9) での有効性の一次エンドポイントには有意な両群間差はみられず (デバイス群 2.8 vs ワルファリン群 3.4/100人・年：HR 0.82；95％信頼区間 0.58〜1.17 [$p = 0.27$])，WATCHMAN® 群のワルファリンに対する非劣性が証明された．また，有意な交互作用が示されたサブグループもなく，かつ脳卒中二次予防症例でも同様にワルファリンとデバイス群の結果に差がなく WATCHMAN® による局所治療の有効性が示された．脳卒中，SE は両群で同等であった (1.7 vs 1.8/100人・年：0.96；0.60〜1.54 [$p = 0.87$]) が，虚血性脳卒中，SE は有意ではないもののデバイス群で多く認められた (1.6 vs 0.95/100人・年：1.71；0.94〜3.11 [$p = 0.08$])．これは手技関連の脳卒中を除外するとリスクがより低下したため (1.3 vs 0.95/100人・年：1.40；0.76〜2.59 [$p = 0.28$])，同手技におけるトレーニングの重要性 (ラーニングカーブ) が示唆された．一方でデバイス群では出血性脳卒中リスクが有意に低く (0.17 vs 0.87/100人・年：0.20；0.07〜0.56 [$p = 0.0022$])，ワルファリンを中止することのメリットを証明しえた．

また，特筆すべきことに同群では後遺障害を残す致死的脳卒中 (0.44 vs 1.0/100人・年：0.45；0.21〜0.94 [$p = 0.03$]) が有意に少ないだけではなく，心血管死＋原因不明死 (1.3 vs 2.2/100人・年：0.59；0.37〜0.94 [$p = 0.027$]) のリスクもワルファリンより有意に低かった．

抗凝固療法を中止することによる最大のメリットとしては全死亡 (3.6 vs 4.9/100人・年：0.73；0.54〜0.98 [$p = 0.035$]) が WATCHMAN® 群で有意に少なく，大出血，手技非関連出血 (1.7 vs 3.6/100人・年：0.48；0.32〜0.71 [$p = 0.0003$]) も WATCHMAN® 群のほうが有意に少なかったことがあげられる．本試験のプロトコールではデバイス植込み45日間後にワルファリンを中止し，バイアスピリンとクロピドグレルによる二重抗血小板療法を6か月間行った後に単一抗血小板薬のみで生涯フォローとなる．

■ 各種デバイスと植込み手技
WATCHMAN®

この WATCHMAN® も自己拡張型のナイチノールフレームで構成されている (❷)．このデバイスの特徴は 160 µm の polyethylene terephthalate 膜を用いているために植込み後，血流がデバイス内を行き来できるようになっている．デバイス内部の血栓化が自然に進み，デバイスの左心房側表面は内皮で覆われ，血栓が付着しないということがヒトの剖検心を用いた症例報告で明らかにされた[5]．

直径 21〜33 mm の大きさのサイズが選択可能である．留置手技は大腿静脈アプローチで行うが，Brockenbrough 法にて左房まで到達した後にヘパリン化を行い，ACT を 250 秒以上にのばし，14 Fr のシングルまたはダブルカーブの専用シースに入れ替える．この際，左房圧が低い場合には十分な補液を行う．これは，手技中に左心耳造影や経食道心エコー (TEE) での左心耳径の計測を行うが，脱水傾向だと計測値が低くでるために選択するデバイスサイズにずれが生じる恐れがあるためである．また 14 Fr という太いシースを用いるため，エアを抜く作業を入念に行わないと手技中に空気塞栓を生じる場合があるため注意が必要である．そのため加圧バッグを用いてシースを持続フラッシュしながら手技を行う方法もある．

TEE と RAO (右前斜位) での左心耳造影にてデバイスサイズを決定するが，シースの中に pigtail カテーテルを入れ，左心耳の入口に置き，全体がみえるように撮

❷ WATCHMAN® device

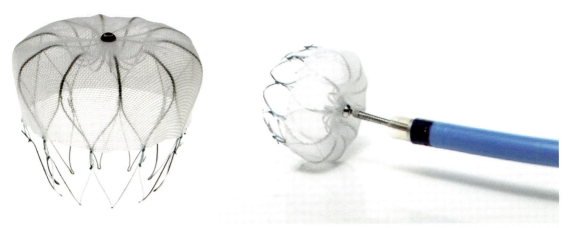

自己拡張型のナイチノールフレームで160μmのポリエステル膜（polyethylene terephthalate：PET）で左房側を覆われたデバイス．固定用の棘が閉鎖栓周囲に取り付けられている．

影する．造影はRAOにてCaudalやCranialを加え造影することが多い．その際にデバイスの長さを十分に考慮しなくてはいけない．左心耳に十分な長さがなければこのデバイスは留置できず，かつあまりに奥までシースを入れると穿孔する恐れが出るので十分な注意が必要である．一度，位置を変更するためにpartial recaptureを行うが，現行モデルではシースを引いて位置合わせを行うことはできるが，原則的にシースをさらに奥に入れて位置を合わせることは禁止されている．

PROTECT-AF試験のなかでは45日間のワルファリン投与中に出血イベントを生じた症例もあることから，ワルファリン不使用でデバイス植込みを施行したASAP試験を行い，ワルファリンを用いずとも二重抗血小板薬にて治療可能であったと報告された．現在ASAP-TOOという臨床試験が北米で行われ，WATCHMAN®植込み後の抗血栓薬を変更可能かどうかを検証するデザインとなっている．

AMPLATZER™ Amulet™

AMPLATZER™ Amulet™（Abbott/St. Jude Medical）は第一世代のACP（AMPLATZER™ Cardiac Plug）の後継モデルである．ACPは2008年CEマークを取得し市販後臨床試験を実施している．Amuletは2013年1月にCEマークを取得した．アメリカでもIDE臨床試験が2016年9月より開始された．

このデバイスは2つのパーツから構成され（lobeとdisc，❸A），12/14Frの専用シースにてデリバリーを行う．lobeの径は16～34 mmまで，discは22～41 mmまでサイズがあり，その間にウエストがあるため，三次元的に複雑な形状をした左心耳の入り口にもフィットしやすく（❸B），よりcomplete closureを達成できる可能性がある．術後は二重抗血小板療法から単剤の抗血小板療法にスイッチし，抗凝固療法は中止となる．

その他のデバイス

CEマークを取得したWaveCrest®（Biosense Webster/Johnson & Johnson）（❹）や，経皮経心膜アプローチ（心嚢穿刺）にて左心耳結紮術を行うLARIAT®（SentreHEART）（❺）は，異物を心臓内に残さないというコンセプトでアメリカFDAでも承認され，海外で臨床使用されている．

■ おわりに

非薬物的左心耳血栓予防を，経皮的左心耳閉鎖術とそれに用いられるデバイスを中心に概説した．外科的左心耳切除術の成績も改善し，内科的にもWATCHMAN®をはじめとする経皮的左心耳閉鎖デバイスが世界中で使われている．どのタイプの心房細動であっても脳卒中のリスクがあり，かつ抗凝固療法を長期使用する際の懸念がある患者にとっては，現行の標準治療（全身抗凝固療法）の代替となる局所治療を選択できる時代に入ったといえよう．今後さらなる遠隔期の成績や植込み後早期の合併症が減ると，よりいっそう安全に施行され，普及する治療になると考えられる．

（原　英彦）

❸ AMPLATZER™ Amulet™

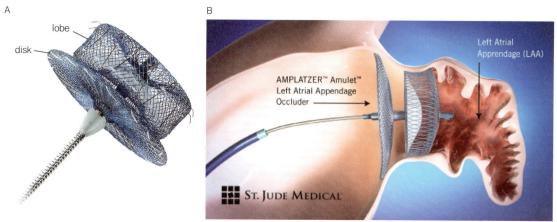

左心耳の入口部に留置するデバイス．lobe と disc から構成される．植込み後は抗血小板薬のみを用いる．

❹ WaveCrest®

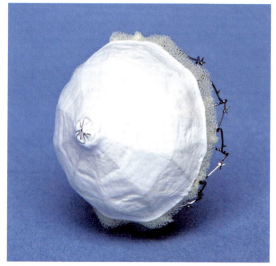

デバイス表面（左房側）に金属がないため内皮化しやすいデザインである．固定用の棘も心耳壁に傷をつけにくい構造となっている．

❺ LARIAT®

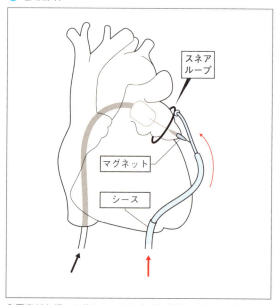

心嚢穿刺を行った後にシースを心嚢に挿入．同時に大腿静脈からもアプローチして心房中隔を経由して左心耳内にマグネットやバルーンを置いて左心耳の位置確認を行い，最終的に心臓外（心嚢内）から左心耳を結紮する治療器具．

● 引用文献

1) Friedman DJ, et al. Association between left atrial appendage occlusion and readmission for thromboembolism among patients with atrial fibrillation undergoing concomitant cardiac surgery. JAMA 2018；319：365-74.
2) Ohtsuka T, et al. Thoracoscopic stand-alone left atrial appendectomy for thromboembolism prevention in nonvalvular atrial fibrillation. J Am Coll Cardiol 2013；62：103-7.
3) Nakai T, et al. Percutaneous left atrial appendage occlusion (PLAATO) for preventing cardioembolism：First experience in canine model. Circulation 2002；105：2217-22.
4) Reddy VY, et al；PREVAIL and PROTECT AF Investigators. 5-year outcomes after left atrial appendage closure：From the PREVAIL and PROTECT AF Trials. J Am Coll Cardiol 2017；70：2964-75.
5) Hara H, et al. Percutaneous left atrial appendage obliteration. JACC Cardiovasc Imaging 2008；1：92-3.

Current Topics

潜因性脳梗塞診断

■ 潜因性脳梗塞とは

脳梗塞の大部分はアテローム血栓性脳梗塞，ラクナ梗塞または心原性脳塞栓症に分類されるが，明らかな病因が同定できない脳梗塞を潜因性脳梗塞とよび，脳梗塞全体の25％程度を占める[1]．

■ 潜因性脳梗塞の分類

1990年，NINDS（National Institute of Neurological Disorders and Stroke）が脳梗塞の臨床病型をアテローム血栓性脳梗塞，心原性脳塞栓症，ラクナ梗塞，およびその他の脳梗塞に分類した．この分類では，原因不明の脳梗塞（潜因性脳梗塞）が分類されておらず，原因不明の脳梗塞はその他の脳梗塞に含まれることになった[2]．

1993年，TOAST試験にて定義されたTOAST分類では，脳梗塞をアテローム血栓性脳梗塞，心原性脳塞栓症，ラクナ梗塞，ほかの確定された原因による脳梗塞，原因不明の脳梗塞の5つに分類した[2]．

原因不明の脳梗塞（潜因性脳梗塞）は「病因の可能性がある異常を有するが，その所見が一定の診断基準を満たさないもの（たとえば狭窄率50％未満の頸動脈プラーク）」，「検査が不十分であったもの」，そして「十分な精査にもかかわらず原因が見つからないもの」に分けられ，三番目を真の潜因性脳梗塞とする考えもある．潜因性脳梗塞の原因の多くは，未検出の塞栓源疾患からの脳塞栓症と推測され，「病巣より近位側の動脈狭窄や塞栓源心疾患をもたない，非ラクナ型脳梗塞」を「塞栓源不明脳塞栓症（ESUS）」とよぶ新たな疾患概念が提唱された[3]．

ESUSはTOAST分類を基に，CTまたはMRIでラクナ梗塞でない病巣の検出，虚血病巣を灌流する頭蓋内・外の血管に50％以上の狭窄性病変がない，高リスク塞栓源心疾患がない，脳梗塞をきたすほかの特異的な疾患（血管炎，動脈解離など）がない，場合に診断される[3]．ESUSの塞栓源としては，低リスクの心内塞栓源，潜在性発作性心房細動，担癌性，動脈原性塞栓，奇異性塞栓症などがあるが[2]，本項では最も多いと考えられる潜在性発作性心房細動と卵円孔開存（PFO）に伴う奇異性塞栓症を中心に概説する．

■ 潜因性脳梗塞の原因

潜因性脳梗塞の原因は多く存在するが，発作性心房細動やほかの起源による心原性脳塞栓症，PFO，心房中隔欠損（ASD），心室中隔欠損，肺動静脈奇形などによる奇異性塞栓症，血液凝固疾患，頭蓋内外の各種動脈疾患が主要なものである[2]．

発作性AFに由来する心原性脳塞栓症

潜因性脳梗塞の大半は塞栓源不明脳塞栓症となるが，その原因として潜在性心房細動（AF）が重要である．潜在性AFはAFの既往歴のない患者において，検査手段により検出される無症候性発作性AFを示す．潜在性AFと潜因性脳梗塞との関係は，ASSERT試験により示されている[4]．65歳以上で高血圧を有し，AFの既往がないデバイス（ペースメーカまたはICD）植込み患者において，3か月後に無症候性の心房頻脈性不整脈が患者の10％で発生し，臨床的なAF（HR 5.6, 95％ CI 3.8-8.2）および虚血性脳卒中または全身性塞栓症（HR 2.5, 95％ CI 1.3-4.9）の発生と関連していた．

PFOに由来する奇異性塞栓症

PFOおよびASDと潜因性脳梗塞との関連は不明な点もあるが，55歳未満の潜因性脳梗塞患者ではPFOの頻度が増加する．注意すべき点はPFOが検出された潜因性脳梗塞のすべてが奇異性塞栓症というわけではないことである．過去の報告では，若年者の潜因性脳梗塞の40～50％にPFOの存在が認められるとされ，さらに55歳以上の潜因性脳梗塞においてもPFOの有病率が高いことが報告されているが，一般健常者でもPFO合併は15～25％にみられる．

PFOが脳梗塞の病因なのか，偶発的合併なのかを個々の症例で判断することは難しい．PFOの存在のみ

では脳梗塞のリスクとはなりえず，非薬物治療下のイベントで1つ以上の危険因子を有する場合（①解剖学的危険因子：心房中隔瘤，大きな卵円孔〈>4 mm〉，安静時の右左シャント，Eustachian 弁〈>10 mm〉，Chiariネットワーク，長いトンネル状の形態，②臨床的危険因子：CT/MRI にて多発性虚血性病変，再発性のイベント，深部静脈血栓症〈DVT〉/肺血栓塞栓症〈PTE〉/易血栓傾向あり，Valsalva 負荷に伴うイベント，旅行/臥床関連のイベント，全身性塞栓および PTE の同時発症）や適正な薬物治療下での初回，または再発性のイベント時に適応とする[5]．

■ 潜因性脳梗塞の検査と診断

潜因性脳梗塞の診断は除外診断による．つまり一連の検査において，心原性脳塞栓症，大小動脈の硬化，AFなど明らかな病因がなければ潜因性脳梗塞の診断となる．

診断に必要な検査

標準的検査は病歴，身体所見，脳の画像検査（MRIまたは CT）および循環器疾患の検索である．血液検査では血算，血小板数，心筋逸脱酵素，トロポニン，PT，PT-INR，APTT などを含める．急性期の虚血においては非造影 CT よりも MRI 拡散強調画像が病変の検出に有用である．循環器疾患の検索においては少なくとも24 時間以上の心電図モニターを行い AF の出現を評価する．また経胸壁および経食道心エコー検査を，心由来の塞栓症を疑った場合に行う．心臓 MRI は左室内血栓，左室緻密化障害など心エコーで描出できない疾患の同定に有用である．

PFO または ASD を介する奇異性塞栓による脳梗塞または一過性脳虚血発作（TIA）は，60 歳以下の患者でほかに原因がない場合に除外すべきものの一つである．PFO または ASD が存在する場合は下肢静脈エコーなどで塞栓源の検索を行う（❶）．

植込み型心電図記録計による潜在性 AF の検出

発作性 AF が一過性，低頻度で無症状である場合は24 または 48 時間のホルター心電図では検出できない場合があり，さらなるモニター手段として数週間にわたる長期のモニターが必要である．潜在性 AF はモニター期間を延ばせば延ばすほど検出されやすいことが知られている．

CRYSTAL AF 試験[6]では，植込み型心電図記録計に

❶ 潜因性脳梗塞の診断に必要な検査法

- 病歴
- 身体所見
- 血液検査
- 頭部 MRI または頭部 CT
- 12 誘導心電図
- 24 時間以上の心電図モニター
- 植込み型心電図記録計
- 経胸壁心エコー
- 経食道心エコーまたは大動脈 CT
- 下肢静脈エコー
- 頸動脈画像診断：カテーテル血管造影，MRA，CTA，頸部超音波検査など
- 頭蓋内動脈の画像診断：カテーテル血管造影，MRA，CTA，経頭蓋超音波検査など

よる心房細動の検出率は従来検査と比較して有意に高いものであった（6 か月で 8.9％ vs. 1.4％）．日本では 2016 年 3 月に植込み型心電図記録計メドトロニック Reveal LINQ®（❷ A，日本メドトロニック）が，「原因が特定できない，失神又は動悸等の不整脈の症状を有する患者への使用，および心房細動を検出するための，潜因性脳梗塞患者への使用」に対して薬事承認され，ESUS 患者の AF 検出目的に植込みが行われている．

■ 潜因性脳梗塞の治療

急性期の治療はほかの虚血性脳卒中のものと同様である．発症から 4.5 時間以内の虚血性脳卒中患者への遺伝子組換え組織プラスミノーゲンアクチベータ（rt-PA，アルテプラーゼ）の投与は有用である[2]．

二次予防として，血圧管理，スタチン，生活習慣改善などのリスク低減を行う．潜因性脳梗塞における抗凝固療法は明確な治療対象がないため確立していないが，非心原性の脳卒中においては抗血小板療法が推奨されている[2]．

「原因不明の脳梗塞」患者に対してワルファリン群とアスピリン群を比較した WARSS 試験のサブ解析では，脳梗塞または死亡の発現率に差はみられず，抗血栓療法として，抗凝固薬よりも抗血小板薬がより推奨されている．一方で，長期間のモニターで AF が検出されたら直接経口抗凝固薬（DOAC〈非ビタミン K 阻害経口抗凝固薬〉）ないしワルファリンによる抗凝固療法を行う．最近では DOAC がワルファリンよりも頭蓋内出血など重篤な出血合併症発症率が低いことも示されている．しかし，短時間の AF やまれな発作性 AF に対しても抗凝固

❷ 植込み型心電図記録計（A）と経カテーテル的卵円孔閉鎖デバイス（B）

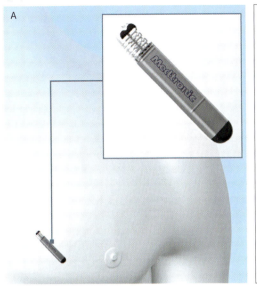
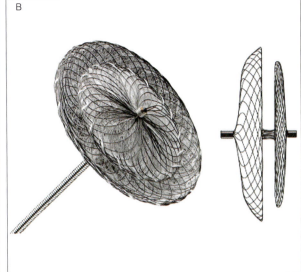

A：メドトロニック Reveal LINQ®（日本メドトロニック）.
B：AMPLATZER™ PFO Occluder (Abbott). 日本未承認.

療法を行うかについては確立した指針はない[2]．

卵円孔を介する奇異性塞栓症の再発予防に対する経カテーテル的卵円孔閉鎖術は，かつてのCLOSURE I，PC trialといった無作為化臨床試験（RCT：randomized controlled trial）の結果からは科学的根拠がないとされてきた．しかし，2016年のRESPECT試験，2017年のGore REDUCE，CLOSEといったRCTの結果が次々と発表され，そのいずれにおいてもカテーテルによる卵円孔閉鎖術の有効性が示され，FDAは卵円孔の閉鎖栓デバイスであるAMPLATZER™ PFO Occluder（❷B, Abott）を保険承認している．日本においては，奇異性塞栓症を発症したPFOに対するカテーテル閉鎖術はいまだ承認されていないが，近い将来に保険償還されることが期待されている[5]．

■ 潜因性脳梗塞の予後

潜因性脳梗塞の予後はほかの脳卒中の病型と比較して良好であり，死亡率も心原性脳塞栓症よりは低い．潜因性脳梗塞の再発はいくつかの研究において発症後3か月で3〜5％，2年で14〜20％，5年で約30％強に認めるとされる[2]．

■ おわりに

脳梗塞の診療では臨床病型の診断はたいへん重要であ

るが，潜因性脳梗塞やESUSにおいても病因を検索していく必要がある．植込み型心電図記録計による長期間の不整脈モニタリングにより潜在性心房細動の診断能力が向上した．また，PFOを介した奇異性塞栓症も重要で，PFOに対するカテーテル閉鎖術が，将来的に保険適用になることが期待されている．一方で，本項では取り上げなかったが，ESUSにおいてDOACがアスピリンに対して有用であるかを検討する大規模臨床試験が開始されており，その結果が待たれる．

（相澤義泰，金澤英明）

● 引用文献

1) Saver JL. CLINICAL PRACTICE. Cryptogenic Stroke. N Engl J Med 2016；374：2065-74.
2) Prabhakaran S, Elkind M. Cryptogenic stroke. UpToDate®. Waltham, MA：UpToDate Inc. http://www.uptodate.com （Accessed on December 23, 2017.）
3) Hart RG, et al. Embolic strokes of undetermined source：The case for a new clinical construct. Lancet Neurol 2014；13：429-38.
4) Healey JS, et al；ASSERT Investigators. Subclinical atrial fibrillation and the risk of stroke. N Engl J Med 2012；366：120-9.
5) 金澤英明. PFO closure —最新のエビデンスと今後の展望. 医学のあゆみ 2017；263（5）：443-50.
6) Sanna T, et al；CRYSTAL AF Investigators. Cryptogenic stroke and underlying atrial fibrillation. N Engl J Med 2014；370：2478-86.

Current Topics

リードレスペースメーカ

■ リードレスペースメーカとは

リードレスペースメーカとは，技術革新に伴い本体を大幅に小型化し心腔内に直接留置可能となった，リードをもたないペースメーカである．

徐脈性不整脈に対する治療法は 1960 年代に初めてペースメーカの植込み治療が行われて以来（❶）[1]，本体とリードという構造は変わりなく使用されてきた．本体には電池およびペーシング治療のための電気回路，モニター機能，テレメトリー機能などが内蔵されている．本体と，静脈から心腔内に挿入されたリードを接続し，リードは心房または心室の電気的興奮を本体に伝達し，本体はその電気的信号を監視し必要に応じてペーシング治療を行う．

この本体とリードという構造は電池交換が本体だけですむというメリットはあるが，本体は皮下ポケットに挿入されており，ポケット感染のリスクが植込み直後から慢性期に至るまで存在する．また，リードは鎖骨下静脈から挿入されることがほとんどであるが，鎖骨下静脈は鎖骨と肋骨に挟まれており，肩の動きによるリードの損傷のリスクや，リードの心筋固定が外れてしまう（dislodgement）リスクが伴う．

2015 年から国際共同治験が開始された，画期的なデバイスのリードレスペースメーカは本体のポケット感染やリード損傷といったリスクは構造的に存在せず，まさ

❶ 植込み型ペースメーカの最初の症例報告[1]

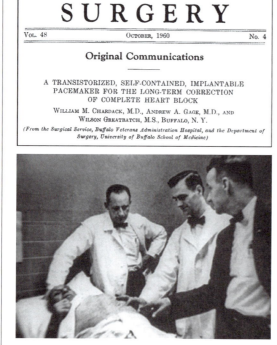
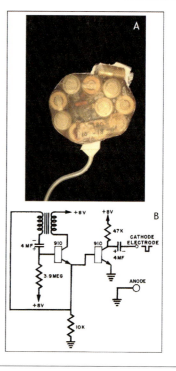

1960 年にアメリカで初めての植込み型ペースメーカの症例報告があった（左）．77 歳，男性，症候性完全房室ブロックへのペースメーカ植込みであった．右は Greatbatch のペースメーカ．

❷ 経カテーテルペーシングシステム (Transcatheter Pacing System：TPS)

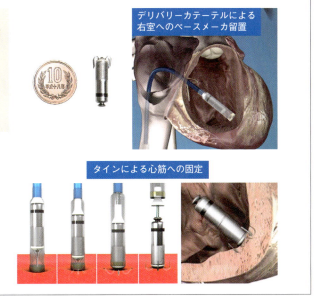

- 長さ：25.9 mm，容積：1 cc，重さ：1.75 g
  （従来のPM 8〜10 cc）
- 心室シングルチャンバペースメーカ
  （VVI/VVIR）
- 大腿静脈から右室への経皮的アプローチ
- 能動固定機構（タイン）
- 省電力回路
  推定電池寿命：12.5年

2013年から臨床試験が始まった，リードレスペースメーカ．デリバリーシステムによる右室への留置とタインによる心筋固定を特徴とし，従来のペースメーカの1/10という小さい体積で12.5年の推定電池寿命をもつ．

❸ リードレスペースメーカ　Micra　使用要件等基準（文献2より抜粋）

対象疾患
本リードレスペースメーカMicraの適応基準は，AHA/ACC/HRS (2008) 等のガイドラインにおけるペースメーカ適応Class IおよびIIで，心室シングルチャンバペースメーカ (VVI型ペーシング) に適した患者である．具体的には，以下が妥当と思われる 1) 心房細動を合併した，症状のある発作性もしくは持続性の高度房室ブロックの患者 2) 心房細動を合併しない，症状のある発作性もしくは持続性の高度房室ブロックで，右心房へのリード留置が困難，または有効（有用）でないと考えられる患者 3) 症状のある徐脈性心房細動または洞機能不全症候群で，右心房へのリード留置が困難，または有効（有用）でないと考えられる患者
実施施設基準
リードレスペースメーカの新規性と大腿静脈経由の心臓アクセスという現行型ペースメーカ移植術と相違点を考慮して，下記の基準を設ける： • ペースメーカ移植術およびペースメーカ交換術の施設基準を満たし，交換を含む手術を常勤医が年間10例以上実施していること • 緊急心臓血管手術が可能な体制を有していること．但し，緊急心臓血管手術が可能な体制を有している近隣の保険医療機関との連携が整備されている場合には，この限りではない
実施医基準
• 不整脈デバイス治療に関する十分な専門的知識を有していること • 関連学会監修の製造販売業者が実施する研修を受講済であること

2017年9月に日本不整脈心電学会HomePageで発表された．

に理想的なデバイスと考えられる（❷）．

■ リードレスペースメーカの適応，患者選択

リードレスペースメーカは現時点でVVIRのみとなっているため，植込み適応としては通常のVVIペースメーカに準ずる．各国から通常のVVIペースメーカの適応基準が出されているが，日本不整脈心電学会からは2017年9月1日に「リードレスペースメーカ　Micra使用要件等基準」(❸)[2]としてのステートメントが出された．その中で本リードレスペースメーカの適応基準は，「AHA/ACC/HRS (2008) 等のガイドラインにおけるペースメーカ適応Class IおよびIIで，心室シングル

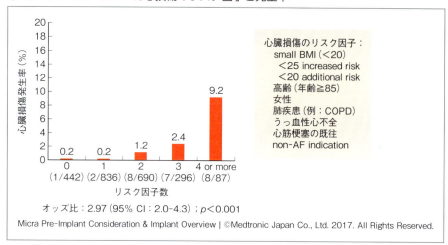

❹ リードレスペースメーカ心損傷のリスク因子と発生率

Micra™ Post-Approval Registry から心損傷のリスク因子が算出され，small BMI（＜20），高齢（年齢≧85），女性，肺疾患（例：COPD），心不全，心筋梗塞の既往，non-AF indication とされ，それらのリスク因子が2つあると1.2％，3つあると2.4％，4つ以上で9.2％の心損傷のリスクがある．

チャンバペースメーカ（VVI型ペーシング）に適した患者」とされている．具体的には「1）心房細動を合併した，症状のある発作性もしくは持続性の高度房室ブロックの患者，2）心房細動を合併しない，症状のある発作性もしくは持続性の高度房室ブロックで，右心房へのリード留置が困難，または有効（有用）でないと考えられる患者，3）症状のある徐脈性心房細動または洞機能不全症候群で，右心房へのリード留置が困難，または有効（有用）でないと考えられる患者」と明記されている．

一方で，鎖骨下静脈からリードを挿入する必要のないリードレスペースメーカ特有の適応として，鎖骨下静脈の使用が困難な患者，たとえば，透析患者で両側のシャントが存在するような場合が考えられる．また，現時点ではまだMicra™に関するデバイス感染についての慢性期のデータは存在しないが（数年のうちに感染率が集計されると思われる），リードレスペースメーカは体内に挿入する人工物の絶対的体積の小ささと慢性期に完全にカプセル化されるという2つの理由により，長期的に感染に強いことが想像される．このように考えると，易感染患者やデバイス感染でデバイス全抜去後の患者なども，リードレスペースメーカ特有の適応となることが考えられる．

さらに，リードレスペースメーカのデバイス寿命は現時点でおよそ10年と考えられているが，右室内には2〜3個の留置が可能である．若年者にリードレスペースメーカを植込むことはデバイス寿命からは考えられないが，コスメティックな理由から，10代などの若年者に初期はリードレスペースメーカを植込みし，20代後半になってから経静脈ペースメーカにスイッチすることも，患者によっては適応となる場合も想像される．

いずれの症例選択をするにしても，患者選択に関しては，心損傷を防ぐために，初期の症例では心損傷のリスク因子（❹）のある症例はなるべく避けて選択するほうがよい．リスク因子を有する患者にリードレスペースメーカの植込みを行う場合は，心損傷のリスク低減のため，デバイスの丁寧な操作と，デバイス展開（deploy）回数を極力低減することを考慮する必要がある．

■ リードレスペースメーカ植込みの実際

リードレスペースメーカの植込み手技の成功率は国際共同治験で99.2％[3,4]，市販後調査で99.7％[5]と非常に良好であった．合併症の発生率は国際共同治験で4.0％[3,4]，市販後調査で1.56％[5]で従来のペースメーカ植込み手技の7.5〜12.4％に比べて低値であった．デバイスの挿入，デリバリーや，留置方法などは，今までのペースメーカ植込み手技とはまったく異なる手技であり，成功率や合併症などが，治験開始前に危惧されていたが，非常に高い植込み成功率と合併症の少なさから，有効で安全なデバイスであることが証明された．

実際の植込み手順であるが，まずは，右鼠径から

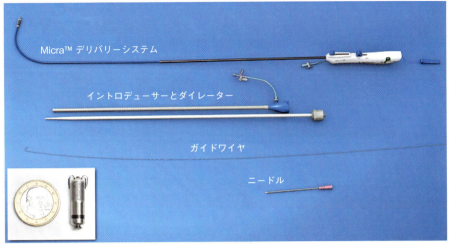

❺ リードレスペースメーカ Micra™ デリバリーシステムとイントロデューサー

デリバリーシステムは先端に Micra™ 本体がつながった状態で包装されている．イントロデューサーは内径 23 Fr，外径 27 Fr．

Micra™ イントロデューサーシース 23 Fr を挿入する（❺）．先に 7～8 Fr 程度のショートシースを挿入し Super Stiff ガイドワイヤに交換後，プレダイレーションした後に 23 Fr シースを挿入する．

シース挿入後に Micra™ デリバリーシステムを右室内まで挿入し，右室の中隔に Micra™ 本体を留置する．留置はタインが 2 本以上かかっていればよい．確認はプルアンドホールドテストといって，本体につながっている糸（テザー）を引いて透視する方法を用いる（❷）．タインの固定確認後に電気的測定を施行し，閾値が 1 V 以下であれば，システムを抜去して終了となる．閾値が 2 V や 3 V であっても，5～10 分間隔をあけると，閾値が下がってくるので，むやみに位置変更をしないように心がける．位置変更の回数が多いほど心損傷のリスクが高まるためである．

システム抜去後は鼠径を 8 字縫合することにより，太いシースでも確実な止血が可能となる[6]．

■ リードレスペースメーカの合併症

リードレスペースメーカの合併症は従来型のペースメーカに比べて 48％低下し，安全なデバイスと考えられる（❻）[7]．IDE（Investigational Device Exemption）の結果では 12 か月まで 1 例の dislodgements もなく，1 例の感染もなかった．

主な合併症としては国際共同治験では心損傷が 1.5％に認められていた（❼）[3,4]．また市販後調査の成績は，1,349 例の 30 日までの結果であるが，心損傷は

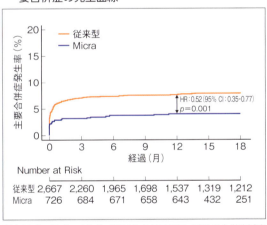

❻ 国際共同治験におけるリードレスペースメーカ主要合併症の発生曲線[7]

従来のペースメーカに比べて 18 か月までで 48％の合併症減少が認められた．

0.37％と低下していた（❽）[5]．いずれの成績でも鼠径部の合併症は，今まで経験のないくらい太いシースであるにもかかわらず非常に少なかった．

Micra™ システムは全体的に合併症が少ないため心損傷の合併症が目立つが，従来のペースメーカリードでも心損傷は出現しており，従来のペースメーカに比べて多いわけではなかった（❾）[8]．

Micra™ の心損傷のリスク因子について検討がされているが，リスク因子としては BMI 低値（<20），高齢（年齢≧85），女性，COPD，心筋梗塞の既往などで心損

❼ 国際共同治験におけるリードレスペースメーカ主要合併症の詳細[3,4]

	30日以内	30日〜6か月	>6か月	イベント数（症例数，%）
全体	24	6	2	32 (29, 4.0%)
心穿孔/心囊液貯留	10	1	0	11 (11, 1.5%)
動静脈瘻/偽性動脈瘤	5	0	0	5 (5, 0.7%)
心不全	0	4	2	6 (6, 0.8%)
閾値の上昇	2	0	0	2 (2, 0.3%)
ペースメーカ症候群	1	1	0	2 (2, 0.3%)
急性心筋梗塞	1	0	0	1 (1, 0.1%)
深部静脈血栓症	1	0	0	1 (1, 0.1%)
代謝性アシドーシス	1	0	0	1 (1, 0.1%)
前失神状態	1	0	0	1 (1, 0.1%)
肺塞栓症	1	0	0	1 (1, 0.1%)
失神	1	0	0	1 (1, 0.1%)

全体で4.0%，最も多いのは心損傷の1.5%であった．太いイントロデューサーであったが，穿刺に関する合併症は多くなかった．

❽ 発売後症例登録におけるリードレスペースメーカ主要合併症の詳細[5]

イベント	イベント数	症例数 (%)
主要合併症全体	24	21 (1.56%)
深部静脈血栓症	1	1 (0.07%)
鼠径部	9	8 (0.59%)
動静脈瘻	1	1 (0.07%)
血腫	2	2 (0.15%)
血腫の感染	1	1 (0.07%)
切開部の出血	1	1 (0.07%)
持続的なリンパ瘻	1	1 (0.07%)
偽性動脈瘤	2	2 (0.15%)
血管穿刺部位の出血	1	1 (0.07%)
心囊液貯留/心穿孔	5	5 (0.37%)
ペーシングの問題	4	4 (0.30%)
デバイスのdislodgement	1	1 (0.07%)
閾値の上昇	3	3 (0.22%)
その他	5	5 (0.37%)

30日までの主要合併症の発症頻度は1.56%と減少，心損傷も0.37%と低値であった．

❾ 植込みデバイスの心損傷リスク比較[8]

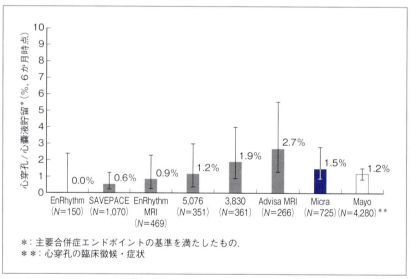

＊：主要合併症エンドポイントの基準を満たしたもの．
＊＊：心穿孔の臨床徴候・症状

リードレスペースメーカ Micra™ の国際共同治験における心損傷率は1.5%であったが，従来のリードによる心損傷のリスクも0%から2.7%まで報告されており，従来のリード留置と比較しても決して高い心損傷率ではない．

傷が多い傾向にあった．そして，上記のリスク因子の数が1つ増えるごとに心損傷のリスクが2.97倍高まる傾向にあった（❹）．さらに，上記のリスク因子を3つ以上有する患者ではデバイス展開回数が増えるごとに心損傷のリスクが高まることも知られており（❿），リスク因子の多い患者ではデバイスの展開回数をなるべく少なくすることが推奨されている．

❿ デバイスの展開回数と心損傷の関連性

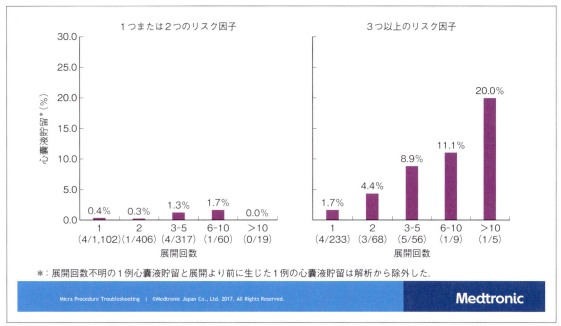

❹のリスク因子を1つまたは2つ有する患者はデバイスの展開回数が増えてもそれほど心損傷のリスクは増えないが，心損傷リスク因子を3つ以上もつ患者では展開回数が増えるごとに心損傷のリスクも著明に増大していく．

■ おわりに

　リードレスペースメーカの理想を考えると，現時点で使用できるリードレスペースメーカは，モードや適応患者が限られており，デリバリーシステムや固定方法，抜去や電池寿命，などの項目にまだまだ改善の余地があることは否めない．しかし，現実的には臨床使用可能な初めてのリードレスデバイスであり，使用方法の工夫により合併症を低減することは可能である．リードレスペースメーカがすばらしいデバイスであることに違いはないが，今後さらなる経験を積む必要がある．

（浅野　拓）

● 引用文献

1) Beck H, et al. 50th anniversary of the first successful permanent pacemaker implantation in the United States：Historical review and future directions. Am J Cardiol 2010；106：810-8.
2) 日本不整脈心電学会．リードレスペースメーカ Micra 使用要件等基準．
http://new.jhrs.or.jp/guideline/statement201709_01/
3) Reynolds D, et al. A leadless intracardiac transcatheter pacing system. N Engl J Med 2016；374：533-41.
4) Soejima K, et al. Performance of leadless pacemaker in Japanese patients vs. rest of the world — Results from a global clinical trial. Circ J 2017；81：1589-95.
5) Roberts PR, et al. A leadless pacemaker in the real-world setting：The Micra Transcatheter Pacing System Post-Approval Registry. Heart Rhythm 2017；14：1375-9.
6) Bagai J, Zhao D. Subcutaneous "figure-of-eight" stitch to achieve hemostasis after removal of large-caliber femoral venous sheaths. Cardiac Interv Today 2008：22-3.
7) Duray GZ, et al. Long-term performance of a transcatheter pacing system：12-Month results from the Micra Transcatheter Pacing Study. Heart Rhythm 2017；14：702-9.
8) Mahapatra S, et al. Incidence and predictors of cardiac perforation after permanent pacemaker placement. Heart Rhythm 2005；2：907-11.

Current Topics

カテーテルアブレーションにおける high density 3D マッピングの実際

　頻脈性不整脈に対するカテーテルアブレーションの普及を加速させた最大の要因は，3Dマッピングシステムの進化と考えられる．

　システム上で構築した3Dイメージにより，複雑な解剖学的特徴と心内の電気的興奮が可視化されることで，それまで一部の専門家の頭の中だけでのみ理解されていた不整脈の全体像が容易に把握できるようになった．現在の不整脈治療において3Dシステムは不可欠なツールであることに疑いはない．

　昨今，多数の電位的情報と位置情報を短時間に取得することで，より精緻な3Dマッピングを構築する，いわゆる，high density マッピングを作成できるようになってきた．本項では，この high density マッピングを用いたカテーテルアブレーションについて解説する．

■ high density マッピング

　high density マッピングとは従来に比べ多数の電位情報を取得して作成された3Dマッピングと解釈されるが，その明確な定義は存在しない．これまでは，4極電極のカテーテルや10極のリング状カテーテルを操作して，その心拍が目標とするものか否かを目視で確認しながら電位取得していたことから，数百ポイントの電位取得に1時間近いマッピング時間を要することも少なくなかった．一方，high density マッピングでは，種々のアルゴリズムを用いることで10分前後の短時間で数千ポイントの電位を取得することが可能であることから，従来に比べ10倍以上のポイント密度の3Dイメージを作成できる．

■ high density マッピングの効能
高密度の voltage マッピング

　より高密度の voltage マップを作成することが可能となると，従来法で作成された3Dイメージ上では瘢痕と考えられていた領域内に，相対的に電位が残存している部位と完全な瘢痕部位を区別することができるようになる．これは，心室頻拍の頻拍回路の推定と至適アブレーション部位の決定にきわめて有用と考えられる．

　❶はブタにバルーン閉塞による前壁中隔心筋梗塞を作成，約1か月後に Rhythmia™ を用いて行った左室の voltage マッピングである．約20分のマッピング時間で，9,927ポイントの心内心電図を取得でき，高密度なマップが作成可能であった．従来の3Dシステムで一般的に用いられているカットオフ設定（0.5～1.5 mV）では，前壁中隔全体が一様な低電位領域と認識されているが（❶A），瘢痕領域のカットオフを0.15 mV に調節すると，より低電位の領域と，やや電位が残存する領域を判別することができた（❶B）．このような低電位領域の詳細なマッピングは虚血性心室不整脈の substrate マッピングに有用性が高いと考えられる[1]．

精緻な activation マッピング

　頻拍中の activation マッピング（興奮マッピング）では，より詳細に頻拍回路を描出しうることから至適アブレーション部位の同定が可能となる．とくに，心房細動アブレーション後や，開心術後に発症した複雑な回路を有する心房頻拍の頻拍回路の理解にきわめて有用である．

　❷は発作性心房細動に対し他院で施行されたカテーテルアブレーション後に出現した心房頻拍症例の Rhythmia™ を用いた右心房の activation マッピングである．約12分で8,159ポイントの心内電位を取得した．作成した activation マップから，上大静脈を時計方向に旋回するマクロリエントリー性心房頻拍（macroreentrant AT）と診断した．この頻拍は3Dイメージ上で同定した右房側壁に存在する不完全ブロック間 gap への1回の通電で停止に至った．

　このように，high density マッピングではブロックラインの局在や gap といった，頻拍の治療にきわめて重要な電気的特徴が明瞭に可視化されることが多く，至適アブレーション部位の決定に役立つことが期待される．

❶ Rhythmia™ による左心室 voltage マップ

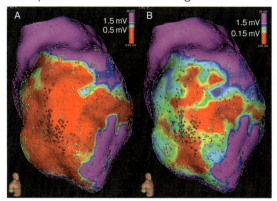

A：既存の 3D システムと同様の設定（0.5〜1.5 mV）では，前壁中隔全体が一様な低電位領域と認識される．
B：瘢痕領域のカットオフを 0.15 mV に調節すると，より低電位の領域と，やや電位が残存する領域を描出することができる．

❷ Rhythmia™ による心房頻拍中の右心房 activation マップ

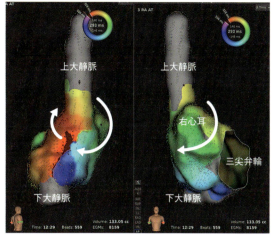

8,159 ポイントの心内電位を取得．上大静脈を時計方向に旋回するマクロリエントリー性心房頻拍と診断した．

■ high density マッピングの実際

2017 年 11 月現在，日本で一般的に使用可能な 3D マッピングシステムは以下の 3 つである．
- CARTO®3（ジョンソン・エンド・ジョンソン）
- EnSite Velocity™（アボットメディカルジャパン）
- Rhythmia HDx™（ボストン・サイエンティフィックジャパン）

一般論として high density マップを作成するためには短時間で正確な電位情報を大量に取得することが必要となる．従来は，取得しようとする心拍がターゲットとするものか否かを人の目で判断しながら行っていた．たとえば洞調律中のマッピングであれば期外収縮などについては，手動でそれを除外しながら電位取得を行う必要があった．高速に大量の電位取得を行うためにはこの手順を手動で行うことには限界があるため，high density マッピングはこれらの手順の大半を自動化することで実現可能となっている．

実際には，マッピング時に設定したクライテリアを満たした心拍のみを自動取得するアルゴリズムを用いて，高速かつ連続的な電位取得を行うことができる．それぞれのシステムごとに設定できるクライテリアが異なるものの，頻拍周期，QRS 波形状，カテーテル位置の安定性などを組み合わせて，それに適合した心拍のみを取得するプロセスは共通である．また，activation マップを描く際は，取得された電位の興奮タイミングは自動で判断され，カラーマップとして表示される．このように high density マッピングの本質は，自動化にあるといえる．

多点マッピングカテーテル

一心拍に対し同時に多数のポイントから電位情報を取得できればより高速に high density マッピングを行うことができる．そこで，一般的には多点マッピングカテーテル（後述）を用いて，一挙に多数のポイントを自動的に取得していく．❸は各社から発売されている high density マッピング用多極電極カテーテルである．

PENTARAY Nav（❸ A）は CARTO®3 用に開発された 20 極電極カテーテルで 5 本足に分離した 3 Fr カテーテルにそれぞれ 4 極ずつの電極を配する．

Advisor™ HD（❸ B）は格子状に配列された 16 極カテーテルで，EnSite 用に開発されている．通常，電極カテーテルはそれぞれのスプライン上の近位電極と遠位電極のみで双極電位を記録するが，このカテーテルはその格子状の形状がゆえ，近位–遠位電位のみならず隣り合った横方向の双極電位も記録することができる（日本では未承認）．

INTELLAMAP ORION™（❸ C）は Rhythmia™ 用の多点カテーテルである．8 スプライン×8 極，計 64 極の電極を有する．このカテーテルの先端部は 3〜22 mm の任意の大きさに展開可能であり，マッピング対象の解剖学的特徴に合わせて使用可能な可変構造を有している．

❸ high density マッピング用多極電極カテーテル

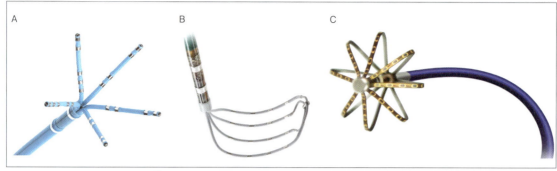

A：PENTARAY Nav，B：Advisor™ HD（日本未承認），C：INTELLAMAP ORION™．

❹ CARTO®3による肺静脈隔離後の洞調律下，左心房のvoltageマップ

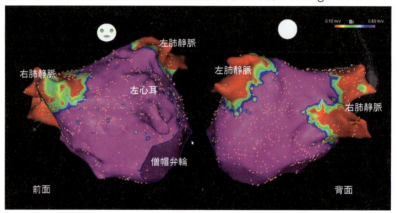

それぞれのマッピングシステムの特長

- カテーテルの心筋への接触を感知して正確なマッピングを作成― CARTO®3

通常，3DマッピングのGeometryは，電極カテーテルが通過した最外殻として認識され，電位に関しては，その最外殻から任意に設定された距離以内で取得された情報のみがポイントとして表示される．カテーテルが心筋に接触していなくても電位の取得が行われうるため，結果として実際より低電位の領域が出現し，正しい診断が困難になる場合がある．しかし，CARTO3®では，取得する心拍のクライテリアにカテーテルの抵抗値の変化をもとに電極ごとに心筋壁への接触状態を判別するtissue proximity indication（TPI）を加えることで，電極の心筋へのコンタクト不良が原因の電位情報の不正確さを回避することが可能となっている．

❹は，肺静脈隔離後の洞調律下，左房voltageマッピングである．左房内のvoltageはほぼ均一に表示されており，心筋へのカテーテルのコンタクト不良などに基づいた低電位領域は認めていない．

- マッピングのための電極カテーテルに制限がない ― EnSite Velocity™

EnSiteシステムはもともと，インピーダンス情報をもとに電極の位置情報を感知するシステムであったため，マッピングに使用する電極カテーテルにマグネットセンサーが付いている必要が必ずしもない．そのためhigh densityマッピングを行う際の電極カテーテルにも制限がない．使い慣れたリング状カテーテルやアブレーションカテーテルをそのまま活用して電位取得もできるため汎用性が高いシステムといえる．

❺はEnSite Velocity™を用いて，心房頻拍中に描いた左房のactivationマッピングである．心房細動アブレーションに使用したリング状カテーテルを用いてマッピングを行い，容易に左房前壁を上行し後壁-左側峡部を回路とする心房内リエントリーと診断した．

❺ EnSite Velocity™ による，心房頻拍中に描いた左房 activation マッピング

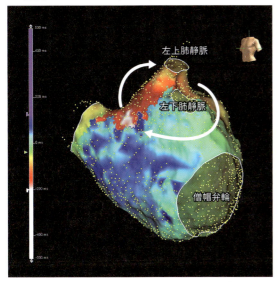

左房前壁を上行し後壁-左側峡部を回路とする心房内リエントリーと診断した．

❻ Rhythmia™ を用いた，再発性の傍僧帽弁輪心房頻拍の activation マップ

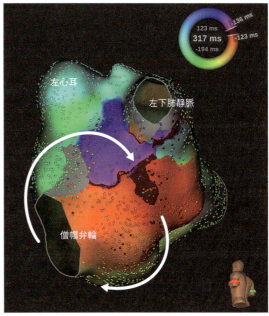

前回のアブレーション時に作成されたブロックラインの中に存在する再伝導 gap が明瞭に描出された．

・high density マッピングを行うために開発されたシステム―Rhythmia HDx™

　形状を変化させることができる 64 極のマッピングカテーテルと，独自のアルゴリズムで大量の電位情報を正確にマッピングすることが可能である．Rhythmia™ を用いてマッピングを行うと，数万という膨大なポイントの電位が取得できる．従来のシステムを用いて頻拍中の activation マッピングを行う場合，double potential や fragmented potential といった，どこにタイミング annotation をしてよいか迷うような電位が得られることがある．そのような場合，従来は操作者が手動でそれを修正しないと一貫性をもった頻拍回路を同定することが困難なことが多かった．Rhythmia™ では独自のアルゴリズム (intelligent annotation) を用いて，周辺の電位の興奮タイミングを考慮し，annotation するポイントを決定している．これにより，とくに心房性不整脈では annotation の修正を行うことなく，マッピングのほぼすべてを自動で完遂できる．

　❻は Rhythmia™ を用いて描いた，再発性の傍僧帽弁輪心房頻拍の activation マップである．前回のアブレーション時に作成されたブロックラインの中に存在する gap が明瞭に描出されており，至適通電部位の同定が容易であった．

■ おわりに

　high density マッピングは多数の電位的情報と位置情報を短時間に自動的に取得することで作成される 3D マッピングである．より精密に頻拍のメカニズムを理解することが可能であることから，これまで診断に難渋した複雑な頻拍に対するカテーテルアブレーションの治療成績の向上が期待される．

（田中泰章）

● 引用文献

1) Tanaka Y, et al. Utility of high-resolution electroanatomic mapping of the left ventricle using a multispline basket catheter in a swine model of chronic myocardial infarction. Heart Rhythm 2015；12：144-54.

Current Topics

レーザーバルーンアブレーション

■ レーザーバルーンとは

心房細動（AF）に対するカテーテルアブレーションにおいて肺静脈隔離術（PVI）は重要な役割を果たしている．その方法として，従来 point by point による高周波（RF）カテーテルアブレーションが行われてきたが，近年バルーンベースアブレーションが台頭してきている．2017年12月現在，日本で行われているバルーンベースアブレーションはクライオバルーンアブレーションおよびホットバルーンアブレーションであり，これらに加えて第3のバルーンベースアブレーションとして日本に導入されてきたのがレーザーバルーンアブレーションである．

原理

レーザーによるアブレーションの原理は，980 nm のダイオードレーザ光が心内膜表面を通過した後に，心筋内の水分子による吸収や反射を繰り返し，レーザーのエネルギーが散乱するというものである．最も高いエネルギー密度をもつ深度は約 2.5 mm であり，心内膜が傷害から免れ温存されるうえに比較的低温で焼灼巣が形成されるため，心組織の炭化や浮腫が起こりにくいとされている．

特徴

このアブレーションの特徴は，①内視鏡所見を参考にしながら直視下に施行する，②バルーンサイズを適宜変更できる，③エネルギー調整が可能，なことである．レーザーバルーン（HeartLight〈日本ライフライン〉）の外観および構造を❶に示す．バルーンのシャフト部分には外径 2 Fr の内視鏡ファイバーを挿入する内腔がある．これにより肺静脈の解剖をみながらアブレーションを行うことが可能であり，visually guided laser ablation（VGLA）とよばれている．

内視鏡画面をみながら焼灼を行うことで透視時間の大幅な削減につながり，そして症例によっては焼灼後に変化した組織を視覚的に確認できるため確実に連続性病変を作成しやすい．またバルーンサイズを変更することによりさまざまな解剖学的特徴のある肺静脈のアブレーションに対応できることに加え，より前庭部での電気的隔離ラインの形成が可能である．さらに各焼灼でエネルギーを変更できることから，解剖に合ったテーラーメードの治療戦略を立てることができる．しかしながらバルーンによる血流の遮断が治療に必須な条件であり，したがって PVI のためだけのアブレーション方法といえる．

❶ バルーンカテーテルの外観（A）と構造（B）

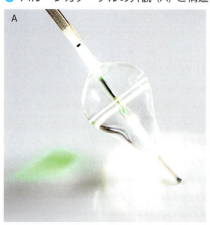
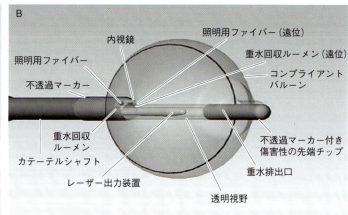

❷ VGLA と point by point RF カテーテルアブレーションの比較[1]

	手技データ				主な有害事象		
	VGLB (n=170)	コントロール (n=172)	p値		VGLB (n=170)	コントロール (n=172)	p値
手技時間（分）*	236.0±52.8	193.0±63.6	<0.0001	脳卒中	2 (1.2)	1 (0.6)	0.56
アブレーション時間（分）†	173.8±46.6	151.2±56.2	<0.0001	一過性脳虚血発作	0 (0.0)	0 (0.0)	―
透視時間（分）	35.6±18.2	29.7±21.0	0.006	心タンポナーデ，心穿孔，または有意な心嚢液貯留	2 (1.2)	3 (1.7)	0.66
治療対象肺静脈数	3.9±0.4	3.9±0.5	0.34				
隔離された肺静脈	649/664 (97.7)	658/664 (99.1)	0.05	横隔膜麻痺	6 (3.5)	1 (0.6)	0.05
1周の焼灼で隔離された肺静脈	583/664 (87.8)	553/664 (83.3)	0.02	左房食道瘻	0 (0.0)	0 (0.0)	―
				肺静脈狭窄>50%	0 (0.0)	5 (2.9)	0.03
1本の肺静脈隔離に要した回数			0.0001	心房性不整脈のカルディオバージョン	14 (8.2)	16 (9.3)	0.73
1	583 (89.8)	553 (84.0)		輸血を必要とする重大な出血	0 (0.0)	1 (0.6)	0.32
2	45 (6.9)	91 (13.8)					
3	15 (2.3)	6 (0.9)		心筋梗塞	0 (0.0)	0 (0.0)	
≧4	6 (0.9)	8 (1.2)		死亡	0 (0.0)	0 (0.0)	―
使用したカテーテルの本数	1.2±0.4	1.0±0.2	<0.0001	全有害事象	24 (14.1)	27 (15.7)	NS
1	143 (84.1)	167 (97.1)	<0.0001	有害事象発生率*	20 (11.8)	25 (14.5)	
2	26 (15.3)	5 (2.9)					
3	1 (0.6)	0 (0.0)					
追加アブレーション治療	23 (13.5)	58 (33.7)	<0.0001				
CTIアブレーション	21 (12.4)	25 (14.5)					
左房天蓋部ライン	0 (0.0)	20 (11.6)					
僧帽弁峡部ライン	1 (0.6)	3 (1.7)					
左房中隔ライン	0 (0.0)	5 (2.9)					
右房-下大静脈間ライン	1 (0.6)	1 (0.6)					
その他	1 (0.6)	21 (12.2)					

Values are mean±SD，n/N(%)，or n(%).
＊：静脈へのアクセスから最後の30分の待機時間まで．
†：カテーテル刺入から最後の30分の待機時間まで．
CTI：cavotricuspid isthmus，PV：pulmonary vein，VGLB：visually guided laser balloon

Values are n(%).
＊：有害事象発生率は，有害事象の数の合計ではなく少なくとも1つの有害事象を経験している患者の数を反映している．
コントロールはイリゲーションRFカテーテルによるアブレーション群．

VGLA と従来の RF アブレーションとの比較

Dukkipati らによる発作性心房細動（PAF）を対象とした多施設前向き研究[1]によると PVI 成功率は 97.7％，1 年後の AF 非再発率は 61.1％，合併症は，脳梗塞が 1.2％，心タンポナーデが1.2％，横隔神経障害が3.5％，左房食道瘻および肺静脈狭窄は皆無であり，point by point による RF カテーテルアブレーションとの比較は❷のとおりである．また別の報告によると，慢性期での肺静脈再伝導率は 14.3％であり，そのうち 22.2％が左上肺静脈，14.8％が左下肺静脈，3.7％が右肺静脈共通幹，37.0％が右上肺静脈，22.2％が右下肺静脈，とくに左肺静脈に関しては再伝導部位は 90.9％が左心耳との境界である ridge 側であった[2]．

このように高いPVI成功率およびPVIの高いdurabilityが期待できる VGLA は，有効なアブレーション方法と考えられる．

■ レーザーアブレーションの実際

バルーンカテーテルの準備

HeartLight のシステムは，シース，バルーンカテー

❸ HeartLight システム

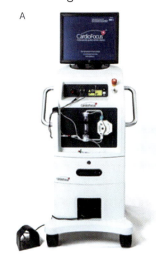
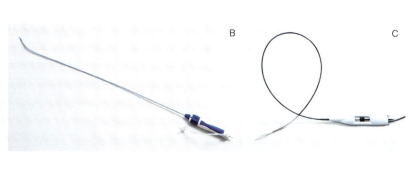

A：コンソール，B：シース，C：バルーンカテーテル．

テル，内視鏡ファイバー，コンソール，拡張液から構成されている（❸）．通常の AF アブレーションの手技手順に従い Brockenbrough を施行した後に左房に挿入したシースを専用のシース（12 Fr〈外径 16 Fr〉シングルディレクショナルカーブ）に入れ替える．バルーンカテーテルをコンソールに接続し，内腔を拡張液（重水〈D_2O〉と造影剤 10％の混合液）で充填させる．この拡張液を循環させることによりバルーン内部の冷却と同時にバルーンサイズの調整を行っている．なお重水は 980 mm のレーザー波長を吸収しにくいため心筋組織へ効率よくエネルギーを伝達できる．次に，内視鏡ルーメンに内視鏡ファイバーを挿入しコンソールに接続する．

バルーンカテーテルを血管内に挿入し，バルーンサイズを調整する

準備が整った段階でバルーンカテーテルを専用シースに挿入し，先端を目標の肺静脈に挿入した後にバルーンをインフレートする．バルーンを肺静脈に押しつけることで肺静脈からの血流を遮断し前庭部の心筋組織が内視鏡で確認できるようにする（❹）．ここでバルーンを肺静脈前庭部に十分接触させ肺静脈の血流を遮断し，血液を排除し，焼灼の標的となる心筋をしっかりと描出する必要がある．なぜなら血液にレーザーが焼灼されることにより血液自体の温度が急上昇することで血栓形成や steam pop が生じてしまうからである．

これに加えて，焼灼ラインをより前庭部側に設定するためにはバルーンサイズを調整する必要がある．バルーンサイズは拡張液の還流量を変化させることで調整す

る．還流量が変化することでバルーンのコンプライアンスが変化し，肺静脈などの解剖学的要素あるいはバルーンの押しつけなどの手技的要素によりバルーンサイズあるいは形態を変化させるのである．拡張液の還流量は 9 段階の設定があり，1 から 9 になるにつれて還流量が増加し，バルーンコンプライアンスが低下する．

Z マーカーで内視鏡像の血流遮断位置を確認する

適切にバルーンサイズを調整しバルーンを肺静脈に押しつけた状態で肺静脈血流が遮断されているかどうかを内視鏡像で確認する．❺にコンソールのモニター画面を示す．左側の内視鏡画面がリアルタイムの内視鏡であり，右側の画面はレビュー用の内視鏡画面である．ここでバルーンの構造を考えたとき，内視鏡像の中に必ずバルーンのシャフトが出現する．したがって肺静脈周囲 360°のうち一部の心筋は描出できず，また治療ができないことになる．内視鏡像の中のシャフトが実際の肺静脈前庭部のどの部位に相当するかを判断するためのツールが Z マーカー（❻）である．

Z マーカーはバルーンシャフトにある 'Z' 型の X 線不透過マーカーであり，このマーカーの透視画面での見え方によりシャフトの相対的位置を特定する．通常，最初は上肺静脈の焼灼の際は 6 時方向，下肺静脈の焼灼の際は 12 時方向（ともに carina 側）にシャフトが見えるように設定することが多く，最後に同部位を焼灼する際にバルーンカテーテルを回転させてシャフトの見える方向を変更する．この際，当然ではあるがバルーンカテーテルの回転に伴い内視鏡像も回転してしまうため，レ

レーザーバルーンアブレーション

❹ 当院*でのVGLA施行例

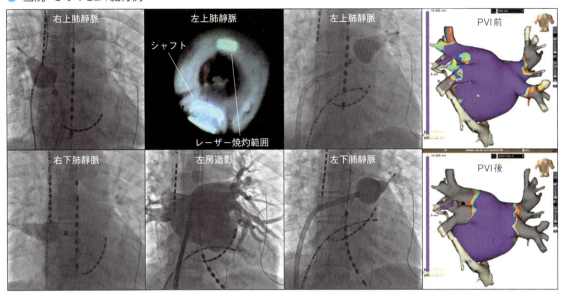

*横浜市立みなと赤十字病院.

❺ コンソールモニター画面

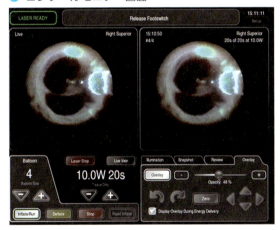

ビュー内視鏡画面との整合性を保つためには，透視画面でZマーカーを元にシャフトの方向を確認したうえで，コンソールモニターに映る内視鏡像のオリエンテーションを調整しておく必要がある．

レーザー焼灼を開始する

目標の肺静脈前庭部の心筋が十分に描出できた段階で，レーザー焼灼を開始する．1回の焼灼範囲は30°であり，緑色の可視光線で内視鏡画面に表示される．焼灼範囲の30～50％を1つ前に焼灼した範囲と重複させたうえで，焼灼を開始する．この際に使用するのがコン

ソールモニター右側のレビュー画面である．内視鏡像にて焼灼部位は白色に変色しているのを確認できるが，レビュー画面を活用したほうがより完全な連続性病変を作成しやすい．

各焼灼で出力設定を❼の6パターンから選択できる．とくに左肺静脈の前側（ridge 側）などの比較的心筋組織が厚いと思われる部位の焼灼には高出力のエネルギーを選択することが望ましい．また Bordignon らの報告では，低出力（5.5～8.5 W 設定）による焼灼と比較すると高出力（8.5 W 以上設定）による焼灼のほうが PVI 成功率が高く，AF 再発率も低いとされ[3]，PVI の durability に関する報告においても，肺静脈再伝導した症例は 5.5 W での焼灼の割合が有意に多かったとされている[2]．したがって可能な限り高出力での焼灼が好ましいと考えられるが，血液が完全に排除されていない場合で焼灼範囲に血液の混入が考えられる場合は，血栓形成の観点から 5.5 W での焼灼が推奨されている．

左・右肺静脈焼灼の際に注意すべきこと

左肺静脈の焼灼の際に注意すべきことは食道合併症である．Schmidt らの報告によると 27 人の PAF 患者で VGLA 後に内視鏡で確認したところ 4 人で食道粘膜の潰瘍が確認されている[4]．食道関連合併症を防ぐための工夫としては，食道温度の測定（38.5℃以上での焼灼中止），左房後壁側の焼灼エネルギーを下げることなど

349

❻ Zマーカー

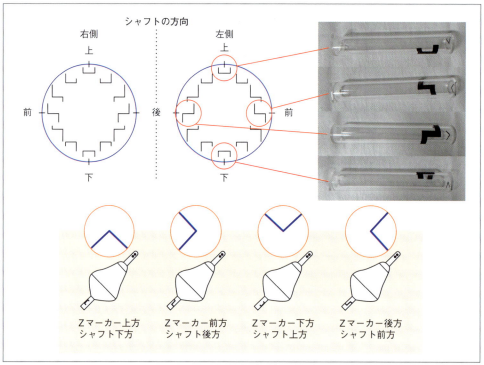

右図で矩形マークはシャフトの方向を表している.

❼ レーザー出力一覧

5.5 W×30 sec	流動血液が含まれる場合
7.0 W×30 sec	
8.5 W×20 sec	推奨される標準設定
8.5 W×30 sec	
10 W×20 sec	
12 W×20 sec	

があげられる.右肺静脈(とくに右上肺静脈)の焼灼の際に注意すべきことは横隔神経障害である.クライオバルーンアブレーション時と同様,持続的に横隔神経を刺激しながらCMAP(横隔膜の収縮による電気信号の記録)の低下がないことを確認しながら焼灼を行うことが有効と考えられる.

今後への期待

手術時間および透視時間は前述のDukkipatiらの報告によると,それぞれ平均236分,平均35.6分とpoint by pointによるRFカテーテルアブレーションと比較すると,ともにやや長い結果となっている[1].しかし,Perrottaらの報告によると良好なラーニングカーブが得られ[5],ある程度の症例数を経験することにより,手技時間,透視時間,さらにはPVI成功率,AF再発率などに関してもより良好な結果が得られることが期待できる.

(重田卓俊,沖重 薫)

● 引用文献

1) Dukkipati SR, et al. Pulmonary vein isolation using the visually guided laser balloon：A prospective, multicenter, and randomized comparison to standard radiofrequency ablation. J Am Coll Cardiol 2015；66：1350-60.
2) Dukkipati SR, et al. The durability of pulmonary vein isolation using the visually guided laser balloon catheter：Multicenter results of pulmonary vein remapping studies. Heart Rhythm 2012；9：919-25.
3) Bordignon S, et al. Energy titration strategies with the endoscopic ablation system：Lessons from the high-dose vs. low-dose laser ablation study. Europace 2013；15：685-9.
4) Schmidt B, et al. Feasibility of circumferential pulmonary vein isolation using a novel endoscopic ablation system. Circ Arrhythm Electrophysiol 2010；3：481-8.
5) Perrotta L, et al. How to learn pulmonary vein isolation with a novel ablation device：Learning curve effects using the endoscopic ablation system. J Cardiovasc Electrophysiol 2014；25：1293-8.

略語一覧

[ ]内は省略可，( )は直前の語と置き換え可.

ACC	American College of Cardiology	アメリカ心臓病学会
ACE	angiotensin converting enzyme	アンジオテンシン変換酵素
ACLS	advanced cardiac (cardiovascular) life support	二次救命処置
ACS	acute coronary syndrome	急性冠症候群
AED	automated external defibrillator	自動体外式除細動器
AF	atrial fibrillation	心房細動
AFL	atrial flutter	心房粗動
AHA	American Heart Association	アメリカ心臓協会
AHRE	atrial high rate episodes	
AIC	arrhythmia-induced cardiomyopathy	
AIVR	accelerated idioventricular rhythm	促進心室固有調律
ALARA	as low as reasonably achievable	
AMC	aorto-mitral continuity	大動脈僧帽弁連続
APC	atrial premature contraction	心房期外収縮
APD	action potential duration	活動電位持続時間
APHRS	Asia Pacific Heart Rhythm Society	
ARB	angiotensin II receptor blocker	アンジオテンシンII受容体拮抗薬
ARVC	arrhythmogenic right ventricular cardiomyopathy	不整脈原(源)性右室心筋症，催不整脈性右室心筋症
ASD	atrial septal defect	心房中隔欠損[症]
AT	atrial tachycardia	心房頻拍
ATP	anti [-] tachycardia pacing	抗頻拍ペーシング
ATS	Andersen-Tawil syndrome	Andersen-Tawil症候群
AV	atrioventricular	房室
AVNRT	atrioventricular nodal reentrant tachycardia	房室結節リエントリー性頻拍
AVRT	atrioventricular reciprocating tachycardia	房室回帰性頻拍
BNP	brain (B-type) natriuretic peptide	脳性(B型)ナトリウム利尿ペプチド
CABG	coronary artery bypass grafting	冠動脈バイパス術
CAD	coronary artery disease	冠動脈疾患
cAFL	common atrial flutter	通常型心房粗動
cAMP	cyclic adenosine monophosphate	サイクリックAMP，環状アデノシン一リン酸
CFAE	complex fractionated atrial electrogram	心房内複雑電位，複雑性分裂心房電位
CL	cycle length	周期長
CPR	cardiopulmonary resuscitation	心肺蘇生
CPVT	catecholaminergic (catecholamine-induced) polymorphic ventricular tachycardia	カテコラミン誘発多形性心室頻拍
CRT	cardiac resynchronization therapy	心臓再同期療法
CRT-D	cardiac resynchronization therapy-defibrillator	両室ペーシング機能付き植込み型除細動器

略語一覧

CRT-P	cardiac resynchronization therapy-pacemaker	ペーシング機能のみのCRT
CS	coronary sinus	冠[状]静脈洞
CTI	cavo[-]tricuspid isthmus	下大静脈三尖弁間狭路，三尖弁輪-下大静脈間解剖学的峡部
DAD	delayed afterdepolarization	遅延後脱分極
DC	direct current	直流
DCM	dilated cardiomyopathy	拡張型心筋症
DE	delayed enhancement	遅延増強効果
DHPLC	denaturing high performance liquid chroma tography	
DOAC	direct oral anticoagulant	直接経口抗凝固薬
DP	diastolic potential	拡張期電位
DVT	deep venous (vein) thrombosis	深部静脈血栓[症]
EAD	early afterdepolarization	早期後脱分極
ECAS	European Cardiac Arrhythmia Society	
ECG	electrocardiogram	心電図
EDV	end-diastolic volume	拡張終(末)期容積
EF	ejection fraction	駆出分画，駆出率
EHRA	European Heart Rhythm Association	
EP	electrophysiology	電気生理学
EPS	electrophysiologic[al] study	電気生理学的検査
ER	early repolarization	早期再分極
ERS	early repolarization syndrome	早期再分極症候群
ES	electrical storm	エレクトリカル・ストーム
ESC	European Society of Cardiology	ヨーロッパ心臓病学会
ESUS	embolic stroke of undetermined source	塞栓源不明脳塞栓症
FD	frequency domain	周波数ドメイン，周波数領域
FDA	Food and Drug Administration	アメリカ食品医薬品局
fQRS	filtered QRS	フィルター化QRS
GDF	growth differentiation factor	
GP	ganglionated plexi	自律神経節，自律神経叢
HUT test	head-up tilt test	[ヘッドアップ]チルト試験，傾斜台試験
HFpEF	heart failure with preserved ejection fraction	[左室]収縮力(左室駆出率)の保たれた心不全(左室駆出率50％以上の心不全)
HFrEF	heart failure with reduced ejection fraction	[左室]収縮力(左室駆出率)の低下した心不全(左室駆出率40％未満の心不全)
HRS	Heart Rhythm Society	アメリカ不整脈学会
HRV	heart rate variability	心拍変動
hs-CRP	high sensitive C-reactive protein	高感度CRP，高感度C反応性蛋白
IABP	intra[-]aortic balloon pump (pumping)	大動脈内バルーンポンプ(バルーンパンピング)
ICD	implantable cardioverter defibrillator	植込み型除細動器
ICM	implantable cardiac monitor	植込み型ループ式心電計

IHD	ischemic heart disease	虚血性心疾患
ILR	implantable loop recorder	植込み型ループ式心電計
ILVT	idiopathic left ventricular tachycardia	左室起源特発性心室頻拍
INR	international normalized ratio	国際標準比 [率]
iPS細胞	induced pluripotent stem cell	人工多能性幹細胞
ISA	intrinsic sympathetic activity	内因性交感神経刺激作用，内因性交感神経活動
JCS	Japanese Circulation Society	日本循環器学会
LAD	left anterior descending [coronary] artery	左 [冠 [状] 動脈] 前下行枝
LAO	left anterior oblique position	左前斜位
LAS$_{40}$	low amplitude signal below 40 μV	フィルター化QRSの後半の40μV未満の電位の持続時間
LAVA	local abnormal ventricular activity	心室局所異常電位
LCC	left coronary cusp	左冠尖
LCSD	left cardiac sympathetic denervation	左星状神経節ブロック
LCX	left circumflex [coronary] artery (branch)	左 [冠 [状] 動脈] 回旋枝
LP	late potential	遅延電位
LQTS	long QT [interval] syndrome	QT [間隔 (時間)] 延長症候群
LV	left ventricle	左 [心] 室
LVAD	left ventricular assist device	左室補助人工心臓，左心補助装置
LVEF	left ventricular ejection fraction	左室駆出分画，左室駆出率
LVNC	left ventricular noncompaction	左室緻密化障害
LVOT	left ventricular outflow tract	左室流出路
LVZ	low voltage zone	低電位領域
M-TWA	microvolt (μV)-TWA	マイクロボルトTWA (T波交互脈)
MAF	minor allele frequency	
MDP	maximum diastolic potential	最大拡張期電位
ME	medical engineering	医用 [電子] 工学
METs	metabolic equivalents	メッツ，代謝率，代謝平衡，代謝当量
MMA-TWA	modified moving average TWA	
MRI	magnetic resonance imaging	磁気共鳴画像法
NCX	Na (sodium)-Ca (calcium) exchanger	Na^+/Ca^{2+} 交換機構，Na・Ca交換体
NGS	next generation sequencer	次世代シーケンス (シーケンサー)
NID	number of intervals to detect	
NINDS	National Institute of Neurological Disorders and Stroke	国立神経疾患・脳卒中研究所
NOAC	non-vitamin K antagonist oral anticoagulant	非ビタミンK拮抗経口抗凝固薬
NSAID [s]	non [-] steroidal anti [-] inflammatory drug [s]	非ステロイド抗炎症薬
NSTEMI	non-ST-segment elevation myocardial infarction	非ST上昇 [型] 心筋梗塞
NSVT	nonsustained ventricular tachycardia	非持続性心室頻拍
NVAF	non-valvular atrial fibrillation	非弁膜症性心房細動

略語一覧

NYHA	New York Heart Association	ニューヨーク心臓協会
OAC	oral anticoagulant	経口抗凝固薬
PAC	premature atrial contraction	心房期外収縮
PAF	paroxysmal atrial fibrillation	発作性心房細動
PAT	paroxysmal atrial tachycardia	発作性心房頻拍
PCI	percutaneous coronary intervention	経皮的冠動脈インターベンション
PCR	polymerase chain reaction	ポリメラーゼ連鎖反応
PDE	phosphodiesterase	ホスホジエステラーゼ
PET	positron emission tomography	ポジトロン[放出型]断層撮影
PFO	patent foramen ovale	卵円孔開存
PJRT	permanent [form of] junctional reciprocating tachycardia	永続性(恒久性)接合部回帰性頻拍
PKA	protein kinase A	プロテインキナーゼA
POTS	postural orthostatic tachycardia syndrome	起立性頻拍症候群
PPI	post pacing interval	
PSVT	paroxysmal supraventricular tachycardia	発作性上室頻拍
PTE	pulmonary thromboembolism	肺血栓塞栓[症]
PV	pulmoanary vein	肺静脈
PVC	premature ventricular contraction	心室期外収縮
PVI	pulmonary vein isolation	肺静脈隔離[術]
RAA	renin-angiotensin-aldosterone	レニン・アンジオテンシン・アルドステロン
RAO	right anterior oblique position	右前斜位
RCA	right coronary artery	右冠[状]動脈
RCC	right coronary cusp	右冠尖
RCT	randomized controlled trial	無作為化臨床試験，ランダム化比較試験
RF	radiofrequency	高周波，ラジオ波
RMS_{40}	root mean square voltage at last 40 msec	フィルター化QRSの終末部40ミリ秒の電位の2乗の平均値の平方根
RV	right ventricle	右[心]室
RVA	right ventricular apex	右室心尖部
RVOT	right ventricular outflow tract	右室流出路
RyR (RYR)	ryanodine receptor	リアノジン受容体
S-G分類	Sicilian Gambit 分類	シシリアン・ガンビット分類
S-ICD	subcutaneous implantable cardioverter defibrillator	皮下植込み型除細動器
SAE	signal averaged electrocardiogram	加算平均心電図[法]
SAECG	signal-averaging (averaged) electrocardiography	加算平均心電図検査
SCD	sudden cardiac death	心臓突然死
SDNN	standard deviation of the NN intervals	
SE	systemic embolism	全身性塞栓[症]，体塞栓[症]
SERCA	sarcoendoplasmic reticulum Ca^{2+} ATPase	筋小胞体−滑面小胞体カルシウムアデノシントリフォスファターゼ

SNP	single nucleotide polymorphism	スニップ，単 (一) 塩基多型
SOICR	store overload-induced Ca^{2+} release	
SOLAECE	Sociedad Latinoamericana de Estimulación Cardíaca y Electrofisiología	
SR	sarcoplasmic reticulum	筋小胞体
SSCP	single strand conformation polymorphism	
SSS	sick sinus syndrome	洞不全症候群
STEMI	ST-segment elevation myocardial infarction	ST 上昇 [型] 心筋梗塞
SVT	supraventricular tachycardia	上室頻拍
TAVI	transcatheter aortic valve implantation	経カテーテル [的] 大動脈弁留置術
TCL	tachycardia cycle length	頻拍周期
TD	time domain	タイムドメイン，時間領域
TD-TWA	time domain-TWA	
TdP	torsade [s] de pointes	トルサードドポワント，倒錯 [型] 心室頻拍
TEE (= TOE)	transesophageal echocardiography	経食道心エコー [法]
TIA	transient ischemic attack	一過性脳虚血発作
TOE (= TEE)	transoesophageal echocardiography	経食道心エコー [法]
TPI	tissue proximity indication	
TS	Timothy syndrome	Timothy 症候群
TSH	thyroid [-] stimulating hormone	甲状腺刺激ホルモン
TTR	time in therapeutic range	
TTT	time to therapy	
TV-ICD	transvenous-ICD	経静脈植込み型除細動器
TWA	T [-] wave alternans	T 波オルタナンス，T 波交互脈
TWV	T [-] wave variability	
ucAFL	uncommon atrial flutter	非通常型心房粗動
VF	ventricular fibrillation	心室細動
VGLA	visually guided laser ablation	
VGLB	visually guided laser balloon	
VPC	ventricular premature contraction	心室期外収縮
VSD	ventricular septal defect	心室中隔欠損 [症]
VT	ventricular tachycardia	心室頻拍
VVS	vasovagal syncope	血管迷走神経性失神
WCD	wearable cardioverter defibrillator	着用型除細動器
WPW 症候群	Wolff-Parkinson-White syndrome	ウォルフ・パーキンソン・ホワイト症候群

索 引

和文索引

あ

アジマリン	9
アデノシン	38, 60
アドバンス・ケア・プランニング	214
アトロピン	149
アピキサバン	16, 233
アプリジン	15, 152, 223
アミオダロン	12, 43, 46, 152, 166, 188, 191, 196, 224〜227, 254, 261, 262, 273, 277, 315〜318
アルコール摂取	60
アルテプラーゼ	334

い

イオンチャネル・トランスポータ	33, 35
異常自動能	35, 36, 185
異所性自動能亢進	160
イソプロテレノール	193, 200, 202, 298
イソプロテレノール負荷	90
一次性心室細動	191
一過性徐脈	145
一過性外向き電流	294
遺伝子異常	132, 194, 296, 302
遺伝子組換え組織プラスミノーゲンアクチベータ	334
遺伝子診断	133, 305
遺伝子治療	311
遺伝子変異	275, 285
遺伝子QT延長症候群	129, 226
遺伝性心筋症	284
遺伝性不整脈	60, 129
──の遺伝子検査	129
イリゲーションアブレーション	4
陰性T波	29, 275

う

植込み型除細動器	240, 286, 306, 319, 324
植込み型心電図記録計	334
植込みデバイスリード	106
右脚ブロック型心室頻拍	188
右室流出路起源PVC	157
右室流出路起源心室頻拍	188

右室流出路起源特発性心室頻拍	184, 226
渦巻き型旋回興奮波	41
右側左房切開	317
右側自由壁副伝導路	177
運動負荷試験	81
運動負荷心電図	81

え

エキシマレーザー	246
エドキサバン	16, 233
エボリューションシステム	247
エレクトリカル・ストーム	264
遠隔期不整脈	314
遠隔モニタリング	7, 207, 214, 238, 243
エントレインメントペーシング	125
エントレインメントマッピング	165

お

オノアクト®	255
オーバードライブペーシング	34

か

解剖学的リエントリー	39
拡張不全	256
確定的影響	249
確率的影響	249
加算平均心電図	44, 95
下肢浮腫	61
過常伝導	120
画像シークエンス	110
下大静脈三尖弁間狭路	165
活動電位持続時間	37
活動電位波形	34
心筋細胞の──	33
カテコラミン誘発多形性心室頻拍	30, 37, 205, 301, 306
カテーテルアブレーション	2, 5, 152, 155, 168, 194, 201, 203, 256, 263, 265, 269, 277, 280, 287, 298, 311, 317, 342
カフェイン摂取	60
下部共通路	120
カリウムチャネル遮断薬	254
カルシウム拮抗薬	47, 186, 226, 277, 309, 315
カルシウムチャネル遮断薬	173

カルジオフォン	224
カルディオバージョン	261, 273
カルベジロール	228, 309
肝頸静脈逆流	61
間欠性WPW症候群	77
肝腫大	61
緩徐伝導路	270
関節可動域指導	218
完全皮下植込み型除細動器	195, 324
完全房室ブロック	21, 138, 146
カンデサルタン	47
カンファレンス	215
鑑別診断（不整脈の）	136
冠攣縮性狭心症	76

き

奇異性心拍数上昇	165
奇異性塞栓症	333
期外刺激法	119
期外収縮	21, 26, 53, 60, 68, 76, 152
偽性心室頻拍	173
キニジン	2, 9, 191, 193, 199, 202, 298
機能的リエントリー	39
逆方向性AVRT	173
逆方向房室回帰性頻拍	27
凝固マーカー測定	233
狭心症	69
胸痛	59
胸部診察	61
胸部誘導	66
局所電位指標アブレーション	270
虚血性心室頻拍	185
虚血性心筋症	267
虚血性心疾患	76, 81
鋸歯状波	138
起立性低血圧	58
起立性頻拍症候群	90
緊急ペーシング	149
筋電位	327

く

空気カーマ	250
クマジン稜	104
クライオアブレーション	181
クライオバルーンアブレーション	169, 346

クラス Ic		11

け

経胸壁心エコー		103
経口 III 群抗不整脈薬		227
経口 β 遮断薬		228
経静脈植込み型除細動器		324
経食道心エコー		103
希有型 AVNRT		179
外科手術		4, 314
撃発活動		36, 185
血管迷走神経性失神		88
血管抑制型 VVS		92
血栓塞栓症		237
ゲノム解析の費用		132
原因不整脈		119
顕性 WPW 症候群		174〜176

こ

抗アドレナリン効果		38
抗アルドステロン薬		259
交感神経刺激薬		200
交感神経切除術		311
恒久的ペーシング		149
抗凝固薬		230
抗凝固療法		16, 329
高血圧		232
抗血小板薬		232
後枝起源心室頻拍		226
後脱分極		36
後中隔副伝導路		177
後天性 QT 延長症候群		37, 302
高度房室ブロック		53, 146
後乳頭筋起源心室頻拍		226
広範囲同側肺静脈同時隔離法		169
抗不整脈薬		9, 167, 196, 222, 273
興奮波		39
呼吸困難		59
コブド型 ST 上昇		85
瘤形成		280
混合型 VVS		92
コンソールモニター画面		348

さ

最大拡張期電位		33
細動		20, 259
再発性持続性心室頻拍		24
催不整脈作用		228
再分極異常		99
再分極異常説		294
左脚前枝心室頻拍		226
左室-右室ペーシング		241

左室起源特発性心室頻拍		142
左室駆出率		95
左室前心室頻拍		226
左室多極ペーシング		241
左室ペーシング		241
左室流出路起源 PVC		158
左心耳		104
左心耳血栓		104, 115, 329
左心耳血流速度		105
左心耳閉鎖デバイス		7
左側自由壁副伝導路		178
サドルバック型		85
サブストレート（基質）アブレーション		193
左房の計測		104
左房負荷		275
三次元渦巻き型旋回興奮波		41
三次元マッピング		5, 109
三尖弁閉鎖不全		106

し

ジギタリス		9, 14, 47, 315
刺激伝導系		2
ジゴキシン		15, 47, 255
シース		247
次世代シーケンサー		129, 131
持続性心室頻拍		23, 43, 182, 259, 318
持続性心室不整脈		96
持続性心房細動		15, 24, 27, 222, 224
持続性単形性心室頻拍		279
持続性頻拍		23
持続性頻脈性不整脈		15
ジソピラミド		10, 223, 224, 277
失禁		59
実効線量		250
失神		58, 82, 88
自動送信システム		207
自動能		33
シネ MRI		112
自発興奮		35
シベンゾリン		13, 223, 224, 277
脂肪変性		116
周術期心室不整脈		318
周術期不整脈		314
重症心不全		265
肢誘導		66
終末期心不全		214
出血リスク		231
術後不整脈		314
純粋 III 群抗不整脈薬		12
順方向性 AVNRT		173

順方向性 AVRT		173
上室調律		136
上室頻拍		60, 183
——の誘発		119
上室不整脈		276, 316
症状記録カード		74
脂溶性 β 遮断薬		228
常染色体優性遺伝		301
常染色体劣性遺伝		301
静脈前庭部隔離術		169
静脈内投与法		222
症例検討会		218
ショックリダクション		326
ショートラン		161
徐脈		60, 144, 149
徐脈性心房細動		150
徐脈性不整脈		21, 30
徐脈頻脈症候群		144
自律神経修飾		189, 274
ジルチアゼム		315, 316
シロスタゾール		193, 200, 202, 298
心移植		289
心エコー		103
心音モニタリング		212
心外膜アブレーション		115, 272
心外膜穿刺		115
心外膜側アプローチ		287
新規経口抗凝固薬		15
心筋 Na チャネルの異常		134
心筋イオンチャネルの異常		199
心筋梗塞		44, 69, 265, 271
心筋症パネル		130
心腔内心エコー		108
神経調節性失神		58
心原性失神		58, 59
心原性脳梗塞		236, 238
心原性脳塞栓症		333
心室期外収縮		27, 86, 154, 285
心室筋細胞		34
心室固有調律		21
心室細動		41, 191, 195, 198, 259, 261, 265, 298, 318
心室肥大		60
心室頻拍		43, 60, 86, 182, 192, 259, 261, 265, 267, 285, 287
——の誘発		119
心室頻脈		198
心室頻脈性不整脈		28
心室不整脈		43, 275, 278, 284
心室レイトポテンシャル		95
心尖部肥大型心筋症		275
心臓 CT		105, 115

索引

心臓 MRI 110
心臓 PET 117
心臓移植 263
心臓再同期療法 257
心臓サルコイドーシス 117
心臓手術後心室頻拍 185
心臓電気生理学的検査 279
心臓突然死 28, 69, 77, 259
心臓ペースメーカー指導管理料 208
心損傷 338
身体所見 61
心電図（検査） 72, 81, 137
心内膜アプローチ 269
心拍数 75
心拍調節療法 222
心拍変動 78
心不全 45, 47, 254, 256
心房オーバードライブペーシング 315
心房期外収縮 27, 152
心房細動 4, 15, 27, 41, 45, 84, 103, 138, 166, 194, 236, 254, 276, 314
心房細動アブレーション 105, 277
心房細動時間 236
心房細胞 34
心房粗動 84, 138, 160, 162, 314, 316
　　──の 1：1 伝導 164
　　──の 2：1 伝導 164
心房端 123
心房中隔穿刺 108
心房頻拍 160, 316
心房不整脈 289
心房ペーシング 99
心房リード 212
心抑制型 VVS 92, 93

す

スクロール波 41
ステロイド 263
スネアカテーテル 247
スラッジ 104

せ

生体情報 212
生理的自動能 33, 36
責任遺伝子 133
線維化 116
潜因性脳梗塞 333
潜在性 WPW 症候群 174, 176
前中隔副伝導路 176

先天性 QT 延長症候群 30, 37, 86, 129, 193, 203, 302

そ

早期後脱分極 36, 185
早期興奮症候群 172
早期再分極 198
早期再分極症候群 30, 54, 194, 197, 198, 202, 291
早期収縮 21
双極肢誘導 63
巣状心室頻拍 269
増大単極肢誘導 64
僧帽弁輪周囲起源 PVC 157
促進心室固有調律 137
塞栓源不明脳塞栓症 333
速伝導路 178
ソタロール 12, 46, 166, 194, 225, 263, 273, 279, 315
粗動 20
粗動波 162

た

第 1 度房室ブロック 146
第 2 度房室ブロック 137
第 3 度房室ブロック 138, 146
体外式ペースメーカ対応ベスト 217
タイムドメイン解析 101
多形性心室頻拍 37, 85, 182, 192, 205
多源性心室期外収縮 85
脱分極異常説 296
脱分極誘発自発興奮 35
多点マッピングカテーテル 343
ダビガトラン 233
タービュランス 80
単回経口投与法 223
単極胸部誘導 63, 65
単極肢誘導 63
単形性心室頻拍 182, 186
短時間作用型選択的 β_1 遮断薬 227
ダントロレン 310

ち

遅延後脱分極 36, 185
遅延造影 MRI 110
致死性心室不整脈 286
致死性不整脈 29, 306
遅伝導路 178
チーム医療 213, 219
着用型除細動器 324

中隔副伝導路 176
超小型化防水ホルター心電計 73
聴診 61
超短時間作用性 β 遮断薬 255
調律 136
治療抵抗性心室頻拍 189
チルト試験 88
陳旧性心筋梗塞 267

つ

通常型 AVNRT 139
通常型心房粗動 162, 316
　　──の興奮旋回方向 163
通電 180

て

低カリウム血症 195
低電位領域 153
テストステロン 293
デバイス感染症 245
デバイス抜去術 245
電位波高 111
電解質管理 196
電気緊張効果 35
電気生理学的検査 2, 5
電気的ストーム 189
伝導 Gap 318
伝導障害 296

と

等価線量 250
動悸 56, 59, 82
倒錯型心室頻拍 182
洞徐脈 21
洞性徐脈 136, 144
洞性不整脈 136
洞調律維持療法 222, 256
洞停止 21, 144
洞不全症候群 60, 83, 144, 150
洞房結節細胞 34
洞房ブロック 21, 144
特発性心室細動 54, 191, 197
特発性心室頻拍 183, 187〜189, 226
突然死 29, 278, 286
トランスミッター 210
トリガードアクティビティ 36

な

ナトリウムチャネル遮断薬 152, 154, 173, 186, 310
ナドロール 205, 305, 309

索 引

に

二次性QT延長症候群　30
ニードルアイスネアカテーテル　247
ニトログリセリン負荷　90
ニフェカラント
　　12, 188, 227, 261, 262, 318
二方向性心室頻拍　205, 308
乳頭筋心室頻拍　183

の

脳卒中　238
ノッチ型T波　303

は

肺静脈隔離　168, 257, 311
肺動脈圧モニタリング　212
パッチ型ホルター記録器　73
パネルシーケンス法　133
バルサルタン　47
瘢痕関連心室頻拍　185
瘢痕関連リエントリー性心室頻拍
　　189
反射性失神　58

ひ

皮下植込み型除細動器　282
皮下心電図　324
非虚血性心室頻拍　185
非虚血性心筋症　272
非持続性心室頻拍
　　23, 43, 78, 182, 187, 264, 278
非持続性頻拍　21
非選択性β遮断薬　309
ビソプロロール　228
肥大型心筋症　275, 280
肥大心　261
左星状神経節ブロック　204
非通常型AVNRT　139
非通常型心房粗動　164, 317
被曝　249
非ビタミンK阻害経口抗凝固薬
　　334
標準12誘導心電図　62
非リエントリー性心室頻拍　185
ピルシカイニド　11～13, 223, 224
貧血　233
頻拍　20, 68, 160
頻拍依存性心筋症　258
頻拍停止　270
頻脈　22, 60

頻脈性不整脈　20, 27, 53
　　——に対するデバイス治療
　　273

ふ

フィラメント　41
副収縮　34
複数単形性心室頻拍　183
副伝導路　66, 107, 122
副伝導路症候群　84
不整脈
　　254, 259, 267, 275, 284, 291, 314
　　——に対する予知検査　95
　　——の疫学　25
　　——の鑑別　57, 136
　　——の自覚症状　52
　　——の重症度　52
　　——の種類　55, 60
　　——の発生機序　33
　　——の評価　75
　　——の分類　20
　　学童期の——　31
　　小児の——　301
　　致死的な——　191
　　発作性の——　24
不整脈基質　259, 267
不整脈基質指標アブレーション　271
不整脈原(源)性右室心筋症
　　113, 284
不全心　254, 259, 261
不適切作動　240
不適切ショック　326
不必要作動　240
フレカイニド　11, 13, 194, 204, 205,
　　223, 224, 226, 310, 316
プロカインアミド　9, 261, 318
プロパフェノン
　　13, 152, 205, 223, 224, 310
プロプラノロール　305, 309

へ

ベクトルマグニチュード心電図　97
ペースマッピング　158
ペースメーカ
　　3, 7, 83, 86, 93, 193, 208, 236
　　——身体障害認定基準　87
ベプリコール®　200
ベプリジル
　　12, 193, 200, 202, 224, 226, 317
ベラパミル
　　10, 152, 154, 186, 205, 279, 316

ベラパミル感受性左室起源特発性
　　心室頻拍　184
ベラパミル感受性心室頻拍　186

ほ

傍His束ペーシング　124
防護装置　250
房室回帰性頻拍　27
房室結節アブレーション　257
房室結節リエントリー性頻拍　172
房室時間　241
房室接合部補充調律　21
房室ブロック　21, 60, 83, 137, 144,
　　145, 148, 150
房室弁輪心室頻拍　183
房室リエントリー性頻拍　172
放射線被曝低減　249
補充収縮　21, 53
補充調律　21
ホスホジエステラーゼIII阻害薬
　　200, 298
補正QT間隔　70, 303
発作性上室頻拍　27, 172
発作性心房細動　15, 27, 222, 224
発作性心房頻拍　77
ホットバルーンアブレーション
　　169, 346
ホルター記録器　72
ホルター心電図　72

ま

マイクロボルトTWA　99
マイクロリエントリー　160
膜電位振動　36
マクロリエントリー　162
マクロリエントリー回路　267
マクロリエントリー性心房頻拍　317
慢性2枝ブロック　150
慢性心不全　259

み

右前中隔副伝導路　176
ミルリノン　200

む

無症候性Brugada症候群　291
無症候性WPW症候群　175
無症候性心房細動　236, 238
無症候性発作性心房細動　333

め

迷走神経緊張　173

359

索引

メキシレチン	154, 305	
メトプロロール	228, 316	

も
問診　58

や
薬剤誘発性 QT 延長症候群　305
薬物的除細動　222
薬物的洞調律維持　166

ゆ
有症候性 Brugada 症候群　291
疣贅　245
誘発多形性心室頻拍　198

ら
卵円孔開存　333
卵円孔閉鎖術　335

り
リアノジン　37
リアノジン受容体異常　194
リエントリー　39
リエントリー性心室頻拍　185
リエントリー性頻拍　179
リズムコントロール　45, 316
リップマン毛細管電気計　62
リーディングサークル説　39
リドカイン　154, 227, 261, 318
リードレスペースメーカ　8, 336
リバーロキサバン　16, 233, 234
流出路起源心室不整脈　69
流出路心室頻拍　183, 187
両室ペーシング機能付き植込み型除細動器　240
臨床電気生理学的検査　119

ランジオロール　227, 255, 315

れ
レーザー出力　350
レーザー焼灼　349
レーザーバルーンアブレーション　346
レートコントロール　45, 47, 315
レート・リズム　20
レニン・アンジオテンシン系阻害薬　13, 47
連続刺激法　119

ろ
労作性狭心症　76
ローター　41

わ
ワルファリン　15, 46, 232, 334

欧文索引

A
A4 研究　170
AATAC 試験　171
abnormal automaticity　185
ACE 阻害薬　259
ACP　107, 214, 331
activation マッピング　342, 344
Adams Stokes 症候群　75
Advisor™ HD　343
AF　45, 47, 254
AF-CHF　46, 170, 224
AF 心拍数コントロール　255
AF リズムコントロール　254
AFFIRM　14, 45, 167
AHRE　236
AIVR　137
ALARA　249
ALTITUDE survival study　238
AMPLATZER™ Amulet™　331
Andersen-Tawil 症候群　304
antidromic AVRT　139
APD　37
ARB　14, 259
ARVC　113, 284
ASSERT　210, 236, 238
AT　120
ATP　173, 273, 310
AVID　43

AVNRT　120, 140, 172, 178
AVRT　139, 172

B
BASIS　43
bench-top NGS　131
BOX 隔離術　169
Brockenbrough 法　108
Bruce 法　82
Brugada 症候群　5, 29, 54, 67, 78, 85, 98, 193, 197, 198, 291
Brugada 心電図　193

C
C 線維（C-fiber）　89
CAFÉ-II 試験　225
cAFL　162
CARTO®　251
CARTO®3　343
CASQ2　307
CAST　11, 43, 254
CAT　45
CC5 誘導　74
CHADS$_2$ スコア　230, 237
CHA$_2$DS$_2$-VASc スコア　230
CM1 誘導　74
CM5 誘導　74
concealed entrainment　126
concealed fusion　128

cool-down 現象　160
coumadin ridge　104
coved 型 ST 上昇　29, 67
coved 型心電図　291
CPVT　37, 85, 194, 198, 205, 306
CRT　251, 257
　──の抗心不全ペーシング　241
CRT-D　6, 240
　──患者の自動車運転の許可　243
CRT-P　241
crux VT　183
CT　110, 116

D
DAD　36, 185
DANISH 試験　260
deflection index　155
deterministic effect　249
DOAC　232, 233, 334

E
EAD　36, 185
EEPVI　169
Einthoven の三角　63
electrical storm　194〜196, 298
encainide　11
EnSite Velocity™　343
EnSite™ NavX™　251

entrainment pacing	125	
entrainment with concealed fusion	126	
EPS	201	
ERS	198, 202	
ESC ガイドライン	232	
ESUS	333	
etripamil	16	
Expert Consensus Statement	245	

F
F 波	162
Fallot 四徴症	318, 320
fast kinetic drug	154
fast pathway	178
fast/slow AVNRT	179
FD-TWA	101
FDG-PET	117
fibrofatty replacement	284
FKBP12.6	306
focal VT	269
fQRS	97

G
gap 現象	120
GISSI-AF	13, 47
Goldberger 誘導	64

H
HeartLight	347
HELP-VT 研究	263
hepatojugular reflex	61
high density 3D マッピング	342
HRS	245
HRT	78
HRV	78
HUT	88

I
I_{Ca-L}	33
I_{Ca-T}	33
I_f	33
I_K	33
I_{K-Ado}	38
I_{ti}	37
I_{to}	294
ICD	6, 43, 86, 189, 193〜195, 201, 203, 206, 225, 240, 263, 273, 281, 286, 298, 306, 311, 319, 324
——患者の自動車運転	243
ILVT	142
IMPELLA®	266
IN-TIME 試験	211
incisional flutter	164
INTELLAMAP ORION™	343
intermediate kinetic drug	152
irregular tachycardia	22

J
J-RHYTHM II	47
J-RHYTHM 試験	14
J-RHYTHM レジストリー	231
J wave syndrome	292
J 波	67, 198, 291
J 波症候群	54, 78, 98, 194, 291
Jervell-Lange Nielsen 症候群	301, 304

K
K201	37
Kaplan-Meier 曲線	15
Kent 束	107

L
L 型カルシウム拮抗薬	16
LARIAT®	331
LAS_{40}	97
LCSD	204, 206
long PR 型	160
long RP' 頻脈	140
long RP 型	160
long-short sequence	261
loss of dome	295
Lown 分類	75, 155
LP	95, 96
LQT	226
LQT1	193, 302, 303, 305
LQT2	193, 302, 304, 305
——の遺伝子改変家兎	37
LQT3	193, 302, 304, 305
LQT7	304
LQT8	304
LQTS	129, 198, 203
LVAD	263
LVEF	95, 256
LVZ	153

M
M-TWA	99
MADIT-I	44
MADIT-II	44
MADIT-RIT	240, 263
manifest fusion	126
Maze 手術	4, 317
MDP	33
MediGuide™	251
Micra™	337, 339
MMA	101
MMA-TWA	101
Mobitz II 型第 2 度房室ブロック	138, 146
modified Bruce 法	82
modified Simpson 法	104
monomorphic VT	182
moricizine	11
MRI	110, 241

N
narrow QRS	22
—— regular tachycardia	141
—— tachycardia	139
——の頻脈	138
NASA 誘導	74
neuromodulation	189, 274
NGS	131
NINDS	333
NOAC	7
non-PV foci	153
Nordic ARVC Registry	289
NSVT	43

O
OPTIC 試験	263
orthodromic AVRT	139
Osborn 波	198, 291

P
P 波	64
PABA-CHF	257
PAC	152
PainFREE Rx II study	241
Para-Hisian pacing	124
PENTARAY Nav	343
PET	110
PFO	333
phase 2 reentry	295
pill-in-the-pocket	12, 173, 223
ping pong 説	308
pleomorphic VT	183
polymorphic VT	182
post pacing interval	126
POTS	90
PPI	126
PRELUDE レジストリ	201
PREVAIL 試験	330
progressive fusion	126

索引

PROTECT AF	330
PSVT	142
Purkinje 関連 VT	183
PVAI	169
PVC	75, 86, 154

Q

QRS 波	64
QRS 波形	126
QRS 幅	22
——の狭い上室頻拍	174
——の狭い頻拍	173
——の広い頻拍	173
QT 延長	195
QT 延長症候群	30, 54, 85, 192, 197, 198, 203, 301
QT 短縮症候群	54, 194
QTc	70, 303
QTd	69

R

R1193Q	133
RA 系阻害薬	47
RACE II	15, 47
Rastelli 手術	318
reciprocating bigemini	308
regular tachycardia	22
Rhythmia HDx™	343, 345
Rhythmia™	251
RMS_{40}	97
Romano-Ward 症候群	301, 302
rt-PA	334
Rubenstein I 型	144
Rubenstein II 型	144
Rubenstein III 型	144
RyR2	306

S

S-ECG	324
S-ICD	6, 8, 195, 282, 298, 324
S-ICD リード	324
SAECG	78
SAFE-T Trial	225
Sanger 法	130
Scar Homogenization	272
scar-related 心室頻拍	110
SCD-HeFT	45, 225, 240
SCN5A	296
SDNN	78
SEA0400	37
slow pathway	178
slow pathway 電位	179
slow/slow 型 AVNRT	179
slow VT	137
sludge	104
SMASH-VT	189, 265
SMS	265
SOICR	307
SOS-AF	236
stochastic effect	249
superior transseptal approach	317
SVT	120, 183

T

T2 強調画像	114
T 波	64
T 波オルタナンス（交互脈）	95, 99, 303
TD-TWA	101
TdP	37, 192, 261, 301, 305
thapsigargin	37
Timothy 症候群	304
TO	80
TOAST 分類	333
torsade (s) de pointes (TdP)	78, 149, 183, 192, 301
TREAR-AF	47, 48
triggered activity	185
TRUST	208, 209, 238
TS	80
TV-ICD	324
TWA	78, 95, 99, 303
TWV	101

U

U 波	64
ucAFL	164
underdose	232
underuse	232
unzipping	307
up-stream 治療	13

V

VA linking	121
VANISH	189, 265
Vaughan Williams 分類	3, 11
vegetation	245
VF	191, 195, 227
VGLA	346
voltage マッピング	342, 344
VT	23, 43, 141, 182, 227, 267
——のリエントリー回路モデル	268
—— storm	274
VTACH	265
VVS	88, 92

W

warm-up 現象	160
WATCHMAN®	329, 330
WaveCrest®	331
WCD	6, 324
Wenckebach 型第 2 度房室ブロック	137, 146
wide QRS	22
—— tachycardia	141
——波形	182
——頻拍	68
Wilson の結合電極	63
WPW 症候群	27, 39, 54, 65, 107, 172, 175

Z

Z マーカー	348

数字・ギリシャ文字

2-incision	324
2 枝ブロック	148
2：1 房室ブロック	146
3-incision	324
3D マッピング	5, 153, 251, 269, 342
3 枝ブロック	150
12 誘導ホルター記録器	73
I 群抗不整脈薬	10, 43, 318
Ia 群坑不整脈薬	161, 166, 277
Ic 群抗不整脈薬	43, 161, 166
III 群抗不整脈薬	11, 37, 166, 317, 318
β 遮断薬	14, 47, 152, 154, 191, 193, 194, 196, 204, 205, 226, 227, 255, 259, 277, 279, 305, 309, 315, 316, 318

中山書店の出版物に関する情報は，小社サポートページを
御覧ください．
https://www.nakayamashoten.jp/support.html

循環器内科専門医バイブル　3

不整脈　識る・診る・治す

2018年10月17日　初版第1刷発行 ©
〔検印省略〕

総 編 集	小室一成
専門編集	平尾見三
発 行 者	平田　直
発 行 所	株式会社 中山書店
	〒112-0006 東京都文京区小日向4-2-6
	TEL 03-3813-1100（代表）
	振替 00130-5-196565
	https://www.nakayamashoten.jp/
装丁	株式会社 プレゼンツ
印刷・製本	株式会社 真興社

Published by Nakayama Shoten Co.,Ltd.
ISBN 978-4-521-74585-5　　　　　　　　　　　　　　　　　　　　　　Printed in Japan
落丁・乱丁の場合はお取り替え致します．

・本書の複製権・上映権・譲渡権・公衆送信権（送信可能化権を含む）は株式会社中山書店が保有
します．

JCOPY〈（社）出版者著作権管理機構　委託出版物〉
本書の無断複写は著作権法上での例外を除き禁じられています．複写される場合は，そのつど
事前に，（社）出版者著作権管理機構（電話 03-3513-6969，FAX 03-3513-6979，e-mail:info@
jcopy.or.jp）の許諾を得てください．

本書をスキャン・デジタルデータ化するなどの複製を無許諾で行う行為は，著作権法上での限ら
れた例外（「私的使用のための複製」など）を除き著作権法違反となります．なお，大学・病院・
企業などにおいて，内部的に業務上使用する目的で上記の行為を行うことは，私的使用には該当
せず違法です．また私的使用のためであっても，代行業者等の第三者に依頼して使用する本人以
外の者が上記の行為を行うことは違法です．

循環器疾患の基礎から診断・治療の全般を
エキスパートが解説した新しいシリーズ！

循環器内科専門医バイブル

●シリーズ総編集
小室一成
（東京大学教授）

●B5判／並製／4色刷
各巻300〜400頁

本シリーズの特色
- ▶ 循環器領域を網羅的に扱うのではなく，専門医が関心の高いテーマや重要な領域を取り上げ，第一線で活躍するエキスパートが解説．
- ▶ 各巻のテーマは疾患をベースとし，関連する診断・検査・手技・薬物治療・非薬物治療を盛り込む．役に立つ「コラム」を随所に挿入．
- ▶ 臨床に重点を置きつつ基礎研究にも触れ，病態の深い理解を実臨床に活かす．
- ▶ 冒頭に「オーバービュー」を置き，治療の歴史的変遷や領域の拡大を概説．
- ▶ 「Expert Advice」では治療薬やデバイスの一歩進んだ使い方・使いこなし方，特殊な症例の管理などを伝授．
- ▶ 「Current Topics」では新しい治療薬やデバイスなど，診療の最新動向を解説．

1 心不全 識る・診る・治す

心不全の分類や疫学から，診断・検査，さまざまな病態に応じた治療，治療薬やデバイスの一歩進んだ使い方，新しい治療薬や治療法まで詳しく解説．常に座右に置いて指針を仰ぐにふさわしい，「バイブル」の名に値する実践書．

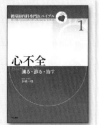

ISBN978-4-521-74583-1
専門編集●**小室一成**（東京大学教授）　B5判／並製／4色刷／384頁／定価（本体12,000円+税）

2 虚血性心疾患 識る・診る・治す・防ぐ

PCIの適応の拡大，デバイスの発展と手技の向上によって，虚血性心疾患の治療は成熟期を迎えている．本書では，動脈硬化の危険因子，疫学，診断・検査，病態に応じた治療，特殊な症例の管理，二次予防，そして診断と治療の最新動向を詳しく解説．

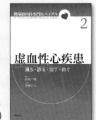

ISBN978-4-521-74584-8
専門編集●**中村正人**（東邦大学教授）　B5判／並製／4色刷／400頁／定価（本体12,000円+税）

3 不整脈 識る・診る・治す

多数に細分類される不整脈の全領域にわたり，診療に必須の広範な知識と的確な診断法，治療薬やデバイスの使いこなし方，病態に応じた治療の実際，さらに最新機器が臨床応用されている診療の最新動向に至るまで，第一線の不整脈専門医が詳しく解説．

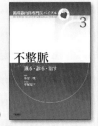

ISBN978-4-521-74585-5
専門編集●**平尾見三**（東京医科歯科大学教授）B5判／並製／4色刷／376頁／定価（本体12,000円+税）

中山書店　〒112-0006 東京都文京区小日向4-2-6　TEL 03-3813-1100　FAX 03-3816-1015
https://www.nakayamashoten.jp/